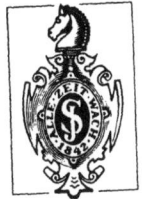

Oded Bar-Or

Die Praxis der Sportmedizin in der Kinderheilkunde

Physiologische Grundlagen
und klinische Anwendung

Mit 124 Abbildungen und 54 Tabellen

Übersetzt und bearbeitet von G. und R. Rost

Springer-Verlag
Berlin Heidelberg New York
London Paris Tokyo

Oded Bar-Or, M. D.
Chedoke-Mc Master-Hospital,
Chedoke Division, Evel 4, Box 2000
Station „A",
Hamilton Ontario L8N 3Z5
Kanada

ISBN-13:978-3-540-16836-2   e-ISBN-13:978-3-642-71404-7
DOI: 10.1007/978-3-642-71404-7

Das Werk ist urheberrechtlich geschützt. Die dadurch begründeten Rechte, insbesondere die der Übersetzung, des Nachdruckes, der Entnahme von Abbildungen, der Funksendung, der Wiedergabe auf photomechanischem oder ähnlichem Wege und der Speicherung in Datenverarbeitungsanlagen bleiben, auch bei nur auszugsweiser Verwertung, vorbehalten.

Die Vergütungsansprüche des § 54, Abs. 2 UrhG werden durch die „Verwertungsgesellschaft Wort", München, wahrgenommen.

© Springer-Verlag Berlin Heidelberg 1986

Die Wiedergabe von Gebrauchsnamen, Handelsnamen, Warenbezeichnungen usw. in diesem Werk berechtigt auch ohne besondere Kennzeichnung nicht zu der Annahme, daß solche Namen im Sinne der Warenzeichen- und Markenschutz-Gesetzgebung als frei zu betrachten wären und daher von jedermann benutzt werden dürften.

Produkthaftung: Für Angaben über Dosierungsanweisungen und Applikationsformen kann vom Verlag keine Gewähr übernommen werden. Derartige Angaben müssen vom jeweiligen Anwender im Einzelfall anhand anderer Literaturstellen auf ihre Richtigkeit überprüft werden.

Für Marilyn,
deren Verständnis dieses Buch erst möglich machte
und für Amit, Yuval und Tali,
die ihm seinen Sinn gaben.

Vorwort

In den letzten Jahren wurde durch wissenschaftliche Untersuchungen eine Menge an Wissen zu der Dreiecksbeziehung Kind – körperliche Belastung – Gesundheit gesammelt. Trotzdem steht zur klinischen Anwendung nur wenig von diesem Wissen in den Standardlehrbüchern der Kinderheilkunde zur Verfügung. Das vorliegende Buch soll die hier entstandene Lücke schließen.
Bis in die Mitte der 60er Jahre konzentrierte sich die sportmedizinische Forschung auf den jungen Erwachsenen bzw. auf den Menschen im mittleren Lebensalter. In den letzten Jahren läßt sich dagegen ein zunehmendes Interesse des Leistungsphysiologen gerade am Kind und am Jugendlichen beobachten. Ein wichtiger Anstoß für dieses Interesse war die wachsende Einbeziehung von Kindern in den leistungssportlichen Bereich. Heute sehen sich Kinder und jugendliche Leistungssportler häufig Trainingsbedingungen ausgesetzt, die noch vor 10 Jahren keinem erwachsenen Athleten zugemutet worden wären. Als Ergebnis dieser Entwicklung sind heute in Sportarten wie Turnen oder Schwimmen Meister und Rekordhalter jünger als jemals zuvor. In anderen Sportarten, wie beispielsweise Tennis, wird der Leistungsgipfel nach wie vor erst in der dritten Lebensdekade erreicht, aber ein systematisches Training, das bereits in der Kindheit beginnt, ist auch hier obligatorisch. Die wachsende Popularität des Joggings und anderer sportlicher Freizeitaktivitäten zieht Menschen aller Altersstufen an. Noch vor wenigen Jahren wurde der Langlauf für Kinder völlig abgelehnt. Wenn heutzutage ein 10 Jahre altes Kind ein Marathonrennen zu Ende läuft, so erregt dies kaum noch Aufsehen.
So interessant diese Entwicklung ist, so falsch wäre es, die pädiatrischen Aspekte sportmedizinischer Forschung nur auf den jungen Athleten zu beschränken. Die Bedeutung der körperlichen Belastung auch in der klinischen Kinderheilkunde erfährt zunehmende Aufmerksamkeit. Dies betrifft gleichermaßen die Diagnostik, die Prävention, die Therapie sowie die Krankheitsätiologie. Pädiatrische Kliniken und leistungsmedizinische Labors vieler Länder benutzen heute körperliche Belastung in der Diagnostik und in der klinischen Behandlung einer Reihe kindlicher Erkrankungen.
Der erste Anstoß zur sportmedizinischen Forschung im Bereich der Pädiatrie wurde von einer internationalen Arbeitsgruppe zur Frage der pädiatrischen Leistungsphysiologie gegeben. Diese Gruppe, die ebenso Kliniker wie Physiologen umfaßte, bildete sich 1967. Von ihr wurden seither 10 internationale Symposien abgehalten, in denen ca. 350 wissenschaftliche

Vorträge gehalten und publiziert wurden [1–7]. Wie sich aus den Literaturhinweisen dieses Buches ergibt, übersteigt allerdings die Zahl der Veröffentlichungen zum Thema Kind und körperliche Belastung diese Zahl bei weitem. Verglichen mit dem Zeitraum 10 Jahre zuvor stieg bis zu den Jahren 1981–1982 die Zahl der in pädiatrischen, physiologischen oder sportmedizinischen Zeitschriften veröffentlichten Artikel zur Thematik des körperlich belasteten Kindes um den Faktor 3–5 an.

Inwieweit ist all dieses Wissen für die Praxis zugänglich? Ein Blick in die neueren Lehrbücher der Kinderheilkunde oder der pädiatrischen Rehabilitation ergibt wenig nützliche Informationen zur Frage der körperlichen Belastung. Im Stichwortverzeichnis der meisten dieser Bücher tauchen Begriffe wie Anstrengung, Energieverbrauch, Ermüdung, Fitneß, körperliche Aktivität oder Sport nicht auf. In Abschnitten über das Asthma wird beispielsweise erwähnt, daß es eine belastungsinduzierte Bronchokonstriktion gibt, diese Information ist aber i. allg. für den Leser, der nach einem Provokationstest durch körperliche Belastung sucht, viel zu abstrakt. Darüber hinaus finden sich keinerlei praktikable Hinweise zur Frage empfehlenswerter oder kontraindizierter körperlicher Aktivitäten beim asthmatischen Kind. Abschnitte zum Diabetes mellitus schließen regelmäßig Hinweise auf die Wichtigkeit der täglichen körperlichen Belastung ein, Informationen zur kalorischen Umrechnung bei körperlichen Aktivitäten oder konkrete Richtlinien zur Belastungsdosierung werden dagegen nicht gegeben.

Im paramedizinischen Umfeld könnte insbesondere die pädiatrische Physiotherapie von den Grundsätzen der Leistungsphysiologie profitieren. Trotzdem beschäftigt sich keines der führenden Lehrbücher in diesem Bereich mit solch wichtigen Grundbegriffen wie Aufwärmung, Ermüdung oder Ausdauer. Man sucht vergeblich nach der Erwähnung von Belastungstests, die speziell zur Überprüfung der Leistungsfähigkeit körperlich behinderter Kinder entwickelt wurden. Zur Überprüfung der körperlichen Leistungsfähigkeit von Kindern werden nach wie vor völlig überholte und nichtstandardisierte Tests empfohlen, wie beispielsweise Trampolinspringen oder „einmal um den Block herumlaufen".

Ebenso wie in anderen klinischen Bereichen erfordert die Belastungsuntersuchung Sicherheitsvorkehrungen, standardisierte Belastungsprotokolle und Bewertungskriterien. Wie in anderen Behandlungsbereichen auch muß eine Bewegungstherapie auf klaren Indikationen und Kontraindikationen gegründet sein. Die Verordnung von Bewegung kann und muß nach Intensität, Wiederholungszahl und Dauer jeder einzelnen Belastungsform quantifiziert werden.

Aufgabe dieser Monographie ist es, den Kinderarzt, den Allgemeinmediziner und den Physiotherapeuten mit solchen Überlegungen vertraut zu machen und ihn mit einem entsprechenden Rüstzeug zur Anwendung körperlicher Aktivität als therapeutisches Prinzip zu versorgen.

Wie dies im Titel zum Ausdruck kommt, erörtert dieses Buch ebenso die physiologischen Grundlagen der kindlichen Belastungsreaktion wie die sich hieraus ergebenden klinischen Konsequenzen. Kapitel 1 führt den Leser in die pädiatrische Leistungsphysiologie ein. Das Hauptaugenmerk liegt auf der Darstellung der Auswirkungen von Wachstum und Reifung auf die Belastungsreaktion sowie auf die Trainierbarkeit. Ein Überblick über die Bedeutung dieser Grundlagen für die Gesundheitsvorsorge bei Kindern gibt das Kapitel 2. In den Kapiteln 3–8 wird eine detaillierte Analyse der Beziehungen zwischen körperlicher Aktivität und kindlichen Erkrankungen gegeben.

Kinder werden häufig der Doppelbelastung von körperlicher Aktivität unter Hitzebedingungen ausgesetzt. Die hieraus entstehende erhebliche Belastung des thermoregulatorischen und anderer Organsysteme kann zu einer Beeinflussung des kindlichen Wohlbefindens führen. Dieses Thema wird im Kapitel 9 dargestellt.

Um für den Leser ein konkretes Handwerkszeug für die klinische Benutzung zu schaffen, wurden Anhänge eingefügt. Anhang I gibt Normwerte einiger Meßgrößen der körperlichen Leistungsfähigkeit. Anhang II stellt die Methodik der Belastungstests dar, unter Einschluß von Vorschlägen zu Belastungsprotokollen und Vorsichtsmaßnahmen. Die übrigen Anhänge umfassen einige nützliche Tabellen, einen Fragebogen zur körperlichen Aktivität und ein Glossar der Terminologie dieses Buches. Dieses Glossar ist für Kliniker gedacht, die mit Terminologie und Ausdrucksweise von Leistungsphysiologie und Sportlehre nicht vertraut sind.

Soweit als möglich wurde auf Daten Bezug genommen, die direkt bei Kindern und Jugendlichen gewonnen wurden. Gelegentlich ließ es sich allerdings nicht vermeiden aus Informationen von Erwachsenen zu extrapolieren. Soweit dies der Fall war, wird im Text speziell darauf hingewiesen.

Wenn auch dieses Buch kein komplettes Lehrbuch der Leistungsphysiologie darstellt, so gibt es doch umfangreiche Informationen über die physiologischen Anpassungsreaktionen des gesunden Kindes unter körperlicher Belastung wieder. Diese sind als Grundlagenwissen für den klinisch orientierten Leser zu verstehen, sie können aber auch für den Studenten der Leistungsphysiologie bzw. der Sportlehre von Interesse sein, der sich speziell über das körperlich belastete Kind informieren will.

Zweifelsohne spielen in der Diskussion des Themas „Gesundheit des Kindes und körperliche Belastung" auch orthopädische Aspekte eine wichtige Rolle. Wenn sie in diesem Band nicht dargestellt werden, so handelt es sich hierbei um eine Beschneidung des Themas von seiten des Autors, der das Spektrum auf die physiologisch orientierte Thematik beschränken wollte.

Die Einbeziehung von belastungsbezogenen Themen in die Lehrpläne der medizinischen Ausbildungsstätten ist eine Entwicklung der jüngsten Zeit. Für viele Kliniker ist die körperliche Belastung als medizinischer Begriff noch eine „black box", die es zu öffnen gilt. Wenn dieses Buch alle diejenigen, die beruflich in die Fürsorge um die Gesundheit des Kindes eingebunden sind, dazu veranlaßt, auch körperliche Belastung in ihre Gesamtstrategie mit einzubeziehen, dann hat es seinen Zweck erfüllt.

Literatur

1. Bar-Or O (ed): Pediatric Work Physiology. Proceedings of the IVth International Symposium. Natanya, Wingate Institute, 1973.
2. Berg K, Eriksson BO (eds): Children and Exercise IX. Baltimore, University Park Press, 1980.
3. Borms J, Hebbelinck M (eds): Children and Exercise. Proceedings of the Vth International Symposium on Pediatric Work Physiology. Acta Paed Belg (Suppl 28), 1974.
4. Borms J, Hebbelinck M (eds): Pediatric Work Physiology. Proceedings of the VIth and VIIIth International Symposia. Basel, Karger, 1978.
5. Ilmarinen J, Välimäki I (eds): Pediatric Work Physiology X. Berlin, Springer-Verlag, 1983.
6. Lavallée H, Shephard RJ (eds): Frontiers of Activity and Child Health. Proceedings of the VIIth International Symposium of Pediatric Work Physiology. Quebec, Pélican, 1977.
7. Thorén C (ed): Pediatric Work Physiology. Proceedings of the Third International Symposium. Acta Paed Scand (Suppl 213), 1971.

Danksagungen

Wenngleich dieses Buch von einem einzelnen Autor geschrieben wurde, so basiert es doch auf den Daten, Gedanken und der Hilfe vieler. Die meisten Untersuchungen zur Reaktion des Kindes unter körperlicher Belastung habe ich gemeinsam mit meinem Kollegen Dr. Omri Inbar und Raffy Dotan an der Abteilung für Forschung und Sportmedizin am Wingate Institut in Israel durchgeführt. Die Kollegen Dr. Norman L. Jones, Dr. Alvin Zipursky und Dr. Angus B. MacMillan schufen die Bedingungen, die es mir möglich machten, dieses Buch zu schreiben. Meinen speziellen Dank möchte ich an Angus B. MacMillan dafür abstatten, daß er mir in den Augenblicken der Verzweiflung die erforderliche Ermutigung durch die Übernahme der Rolle des advocatus diaboli zukommen ließ. Raffy Dotan, die Doktoren Mohan K. R. Pai, Hugh M. O'Brodovich, John R. Sutton, R. Clifford Way und William M. Wilson arbeiteten abschnittsweise das Manuskript durch, ihnen ist für überaus positive Kritik und Ratschläge zu danken. Nicht zuletzt fühle ich mich zutiefst Audrey Hitchcock und Rosemary Phillis verpflichtet, die sich mit viel Enthusiasmus daran machten, meine Entwürfe in ein sauber getipptes Manuskript umzuformen.

Teile dieses Buches schrieb ich zu einem Zeitpunkt, als ich Gastprofessor an der McMaster Universität in Hamilton/Kanada war. Unterstützung wurde mir von der Forschungsstiftung des Kinderkrankenhauses in Toronto und von der Fakultät für Gesundheitswissenschaften der McMaster Universität gewährt.

Oded Bar-Or

Inhaltsverzeichnis

1 Die physiologischen Belastungsreaktionen des gesunden Kindes

Einleitung 1
Aktuelle Belastungsreaktionen 3
  Stoffwechselreaktionen bei Kindern während Belastung 3
  Maximale aerobe Leistungsfähigkeit 3
    Maximale Sauerstoffaufnahme 4
    Relative maximale Sauerstoffaufnahme 6
    Dimensionstheorie und maximale Sauerstoffaufnahme 6
    Mechanischer Wirkungsgrad und Bewegungsökonomie 8
  Anaerobe Leistungscharakteristika 12
    Leistungsfähigkeit 12
    Zugrundeliegende biochemische Charakteristika 15
    Anaerobe Schwelle 17
  Dynamik der Sauerstoffaufnahme 19
  Metabolische „Spezialisierung" 20
  Kardiovaskuläre Belastungsreaktionen 23
    Herzminutenvolumen und Schlagvolumen 24
    Die Herzfrequenz unter körperlicher Belastung 26
      Alter 27
      Geschlecht 29
      Adipositas 31
      Klimabelastung 31
      Psychischer Streß und Gewöhnung 31
      Aktive Muskelmasse 32
      Training und Bewegungsmangel 32
      Hitzeanpassung 32
      Krankheiten 32
      Medikamente 33
      Körperhaltung 34
    Muskeldurchblutung 34
    Arterieller Blutdruck 35
      Dynamische Belastung 35
      Statische Belastung 36
  Lungenfunktion unter Belastung bei Kindern 37
    Atemminutenvolumen 38
    Atemfrequenz und Atemzugvolumen 39
    Atemäquivalent 40

Alveoläre Ventilation und Gasaustausch 41
Vitalkapazität und Leistungsfähigkeit 41
Langzeitbelastungen 42
Aufwärmungseffekte 43
Belastungsempfinden und Lebensalter 45
Trainingseffekte 48
  Einleitung 48
  Methodische Schwierigkeiten 48
  Grundsätze der körperlichen Leistungsanpassung 50
    Spezifität des Trainings 50
    Belastungsdosierung 51
      Intensität 53
      Trainingsfrequenz 54
      Dauer der Trainingseinheit 54
      Dauer des Trainingsprogramms 55
    Trainingseffekte in bezug auf das Ausgangsniveau 55
  Trainierbarkeit von Muskelkraft und Muskelausdauer bei
  Kindern und Jugendlichen 55
    Maximale aerobe Leistungsfähigkeit 56
    Anaerobe Leistungsfähigkeit 57
    Muskelkraft 58
  Physiologische Auswirkungen von Trainings- und
  Bewegungsmangel 59
  Training und kardiovaskuläres System 60
    Morphologische Veränderungen 61
    Funktionelle Veränderungen 62
  Training und Atmung 63
  Skelettmuskelanpassung durch Training 64
    Morphologische Veränderungen 65
    Biochemische Veränderungen 65
  Training und Körperzusammensetzung 66
  Literatur 67

2 Allgemeine Aspekte zum Thema Kind und körperliche Belastung aus klinischer Sicht

Bewegungsgewohnheiten und Krankheit 80
  Krankheit als direkte und indirekte Ursache für
  Bewegungsmangel 81
  Pseudokrankheiten als Ursache für Bewegungsmangel 82
  Erfassung der körperlichen Aktivität 85
Auswirkungen von Krankheit auf die körperliche
Leistungsfähigkeit 88

Bewegungsmangel – Leistungsverlust – Bewegungsmangel:
ein Circulus vitiosus 88
Reduzierte maximale aerobe Leistungsfähigkeit 89
Reduzierter mechanischer Wirkungsgrad 91
Der Belastungstest als diagnostisches Hilfsmittel in der Pädiatrie ... 92
Bewegung als Therapie in der Pädiatrie 95
Verordnung der Bewegungstherapie (Fallstudien) 97
Nachteilige Effekte der Belastung 99
Literatur 102

3 Lungenerkrankungen

Bronchialasthma 107
  Die belastungsinduzierte Bronchokonstriktion (BIB) 107
    Beschreibung 107
    Epidemiologie 108
  BIB – Testverfahren zur Belastungsprovokation 109
    Belastungsform 109
    Belastungsintensität 111
    Belastungsdauer 112
    Einfluß einer vorausgegangenen Belastung 113
  Klimafaktoren und Asthma 113
    Der Einfluß des Klimas beim Asthmatiker in Ruhe 113
    Klimafaktoren und BIB 114
  Pathophysiologische Mechanismen der BIB 115
    Mögliche Auslösungsfaktoren 115
    Abkühlung der Atemwege als Provokationsverfahren 116
    Nervale oder humorale Übertragung 120
  Sonstige Reaktionen von Asthmakranken unter Belastung 121
  Bewegungsgewohnheiten des asthmakranken Kindes 122
  Körperliche Leistungsfähigkeit des asthmakranken Kindes 122
  Diagnostische Bedeutung der Belastungsuntersuchung
  bei Asthma 123
    Gründe für einen Provokationstest durch Belastung 123
    Dokumentation einer BIB 123
    Erfolgskontrolle einer medikamentösen Behandlung bei BIB .. 124
    Diagnostik hyperreaktiver Atemwege 124
    Vergleich der Asthmaprovokation bei unterschiedlichen
    Belastungsformen 124
    Bestimmung der Belastbarkeit 124
    Vertrauensbildung beim Patienten und den Eltern 124
    Bewertung der emotionalen Komponente 125
  Die Belastung als Provokationstest 125

Vorbereitende Maßnahmen 125
Absetzen von Medikamenten 126
Belastungsverfahren 126
Lungenfunktionstests 127
Interpretation der Bronchokonstriktion nach Belastung 127
Die Behandlung des Kindes mit BIB 129
Medikamentöse Behandlung 129
Prophylaktische Anwendung 129
Behandlung des Anfalls 131
Nasenatmung als Anfallsprävention 132
Artifizielle Methoden zur Erwärmung und Befeuchtung der
Einatmungsluft 133
Auswahl der geeigneten Belastungsformen 133
Das körperliche Training des asthmakranken Kindes 134
Körperliches Training und Verbesserung der
Leistungsfähigkeit 134
Training und BIB 135
Zystische Fibrose (ZF) 136
Ursachen der reduzierten körperlichen Leistungsfähigkeit 136
Belastungstest beim Kind mit zystischer Fibrose 139
Positive Effekte eines körperlichen Trainings 140
Erforderliche Vorsichtsmaßnahmen während der Durchführung
von Trainingsprogrammen 143
Interstitielle Lungenerkrankungen 144
Lungentuberkulose 144
Literatur 144

4 Herz-Kreislauf-Erkrankungen

Aortenstenose (AS) 154
Akute Belastungsreaktionen 154
Hämodynamische Besonderheiten 154
Myokardiale Ischämie 156
Körperliche Leistungsfähigkeit 157
Klinische Gefahren einer akuten Belastung 158
Diagnostischer Wert des Belastungstests 159
Bewertung der hämodynamischen Daten 159
Systolischer arterieller Druck 159
Linksventrikulärer enddiastolischer Druck und
Schlagvolumen 160
Linksventrikulärer Maximaldruck 160
Verhältnis von myokardialem Sauerstoffbedarf zur Sauer-
stoffversorgung 160

Bewertung des Belastungs-EKG 160
Kriterien für eine erfolgreiche operative Korrektur 162
Zulässige körperliche Aktivität 163
Aortenisthmusstenose (AIS) 164
Hämodynamische Besonderheiten 164
Diagnostische Bedeutung des Belastungstests 166
Hämodynamische Reaktionen unter Belastung 166
Positives Belastungs-EKG 166
Angeborener totaler AV-Block (AVB) 167
Hämodynamische Belastungsreaktion 167
Kammerarrhythmien unter Belastung 169
Belastungsinduzierte Synkopen 170
Körperliche Leistungsfähigkeit 170
Bewegungsgewohnheiten 171
Stellenwert des Belastungstests in der Bewertung des AVB 172
Koronare Herzkrankheit (KHK) 174
Trägt körperliches Training in der Kindheit zur Vorbeugung
gegenüber der KHK bei? 174
Hochdruck.. 175
Kreislaufreaktion unter dynamischer Belastung 175
Kreislaufreaktion unter statischer Belastung 176
Körperliche Leistungsfähigkeit und Bewegungsgewohnheiten 177
Stellenwert des Belastungstests bei der jugendlichen Hypertonie.. 177
Positive Effekte des körperlichen Trainings 179
Gesundheitlich negative Auswirkungen körperlicher Belastung
bei Hypertonie? 180
Neurozirkulatorische Asthenie (NZA) 181
Belastungsreaktionen und körperliche Leistungsfähigkeit........ 181
Diagnostischer Stellenwert der Belastungsuntersuchung 182
Positive Effekte eines körperlichen Trainings 184
Pulmonalstenose (PS) 184
Hämodynamische Besonderheiten beim Kind vor der Operation . 184
Hämodynamische Besonderheiten nach operativer Korrektur 186
Körperliche Leistungsfähigkeit 187
Diagnostischer Wert des Belastungstests 187
Isoproterenol als Esatz für Belastungstests.................. 188
Vorhofseptumdefekt (ASD) 189
Hämodynamische Belastungsreaktion 190
Körperliche Leistungsfähigkeit 190
Diagnostische Bedeutung des Belastungstets bei der Bewertung
des Kindes mit ASD...................................... 190
Ventrikelseptumdefekt (VSD)................................ 191
Hämodynamische Belastungsreaktionen 191
Körperliche Leistungsfähigkeit 192

Stellenwert des Belastungstests in der Bewertung des Kindes mit
VSD 192
Fallot-Tetralogie (FT) 192
  Hämodynamische Besonderheiten beim Kind vor einer operativen Korrektur 193
  Respiratorische Charakteristika des Kindes vor einer operativen Korrektur 193
  Belastungsreaktion nach operativer Korrektur 194
  Bewegungsgewohnheiten 197
  Körperliche Leistungsfähigkeit 197
  Diagnostischer Stellenwert des Belastungstests 198
  Zulässige körperliche Aktivitäten 199
  Literatur 200

5 Endokrine Erkrankungen

Diabetes mellitus 208
  Stoffwechselreaktionen unter Belastung 208
    Blutzuckersenkung durch Belastung 208
    Applikationsform und Applikationsort der Insulininjektion . 210
    Insulinbindung an Rezeptoren 212
    Belastungsinduzierte Hyperglykämie 212
  Stoffwechselveränderungen unter körperlichem Training 214
  Körperliche Belastung und Insulin – Synergistische Effekte.... 214
  Körperliche Belastung und Diabeteseinstellung 215
  Bewegungsgewohnheiten und Diabetes mellitus 217
  Körperliche Leistungsfähigkeit 219
  Körperliche Belastung in der Diabeteseinstellung 220
    Die Trias – Ernährung, Insulin, körperliche Belastung 220
    Ausgleich von Kalorienzufuhr und körperlicher Aktivität ... 224
Mangel an Wachstumshormon (HGH) 226
  Nutzen des Belastungstests in der Diagnostik 226
    Gründe für einen Provokationstest 226
    Provokationstests in Körperruhe 226
    Körperliche Belastung als Provokationstest 227
    Optimierung der Belastungsuntersuchung 231
  Literatur 233

6 Ernährungsstörungen

Anorexia nervosa (AN) 239
  Körperliche Leistungsfähigkeit 239
  Belastungsempfinden 241
  Bewegungsgewohnheiten 242
Unterernährung 242
  Wachstum und Leistungsfähigkeit 242
  Bewegungsgewohnheiten 246
  Auswirkungen von körperlichem Training 248
Adipositas 248
  Belastungsreaktion 248
  Bewegungsgewohnheiten 249
    Adipositas, körperliche Aktivität und Kalorienaufnahme 250
    Besteht ein kausaler Zusammenhang zwischen Bewegungsmangel und Übergewicht des Kindes? 251
    Ursachen des Bewegungsmangels 254
  Körperliche Leistungsfähigkeit 256
  Positive Effekte des körperlichen Trainings 261
    Wirksamkeit des Trainings zur Gewichtsabnahme 261
    Vergleich von Kalorieneinschränkung und Bewegungstherapie . 264
    Einfluß der Bewegungstherapie auf den Appetit 265
    Weitere, über die Fettreduktion hinausgehende Trainingseffekte 267
    Training und Fettgewebszellen 269
    Langzeiteffekte des Trainings 271
    Empfehlenswerte Sportarten 272
      Wirksamkeit 272
      Durchführbarkeit 273
      Freizeitaspekte 274
  Literatur 276

7 Neuromuskuläre Erkrankungen

Zerebralparese (CP) 283
  Körperliche Leistungsfähigkeit 283
  Mechanischer Wirkungsgrad und Bewegungsökonomie 283
  Bewegungsgewohnheiten 285
  Belastungstest 286
    Labortests 286
    Feldtests 286
  Training 287
    Funktionelle Auswirkungen 287

XX Inhaltsverzeichnis

Motorische Effekte 289
Empfehlenswerte Bewegungsformen 291
Epilepsie 292
Erschöpfung 293
Hyperventilation und körperliche Belastung 293
Schädeltrauma 294
Unfallgefährdung für das epileptische Kind und seine Umgebung 294
Medizinische Problematik 294
Empfehlungen zur körperlichen Belastung 295
McArdle-Syndrom 296
Progressive Muskeldystrophie (PMD) 297
Leistungseinschränkung 297
Muskelkraft 297
Muskelausdauer 298
Maximale aerobe Leistungsfähigkeit 300
Bewegungsgewohnheiten 300
Stellenwert der körperlichen Aktivität in der Therapie des
muskeldystrophischen Kindes 302
Skoliose 304
Funktionelle Einschränkungen und Leistungsfähigkeit 304
Auswirkungen einer Bewegungstherapie 306
Literatur 307

8 Hämatologische Erkrankungen

Anämie 311
Kompensationsmechanismen 311
Körperliche Leistungsfähigkeit 312
Eisenmangel als Trainingsfolge 314
Belastungshämoglubinurie 314
Symptomatik 314
Mögliche Mechanismen 315
Behandlung 316
Hämophilie 316
Gründe für ein körperliches Training 316
Empfehlenswerte Sportformen 317
Das Blutungsrisiko und seine Prävention 317
Sichelzellanämie 318
Thalassaemia major 319
Literatur 320

9 Klimaeinflüsse auf das Kind unter körperlicher Belastung

Einleitung 322
Einige Grundbegriffe der Thermoregulation 323
  Hitzestreß und Hitzebelastung 323
  Wärmeproduktion und Wärmeaustausch 324
  Physiologische Mechanismen und Verhaltensmuster zur Wärmeregulation 325
  Spezielle Gesichtspunkte zur Thermoregulation bei Kindern ... 326
Schweißbildung 328
  Schweißmenge 328
  Hitzeaktivierte Schweißdrüsen 329
  Bedeutung für die Leistungsfähigkeit 330
Hitzetoleranz 332
  Begriffsbestimmung 332
  Vergleich der Hitzetoleranz von Kindern und Erwachsenen 332
  Kältetoleranz 334
Akklimatisierung an Belastung in der Hitze 337
  Hitzeakklimatisierung – Definition und Anpassungsmechanismen 337
  Vergleich der Akklimatisierung von Kindern gegenüber Erwachsenen 338
  Veränderungen im Belastungsempfinden während der Akklimatisierung 340
Flüssigkeits- und Elektrolythaushalt 341
  Flüssigkeitsverschiebungen unter Belastung 341
  Elektrolytverlust unter Belastung 343
  Hypohydratation 343
    Spontane Dehydratation 344
    Absichtliche Dehydratation 344
    Konsequenzen für Gesundheit und Leistungsfähigkeit ... 346
  Wasser- und Elektrolytersatz 348
Gesundheitliche Risiken des Kindes in heißer Umgebung 351
  Einleitung 351
  Hitzeschäden 351
  Epidemiologische Untersuchungen zur gesundheitlichen Gefährdung des Kindes unter Hitzebedingungen 354
  Spezielle Risikogruppen für Hitzeschäden 355
    Anorexia nervosa (AN) 355
    Angeborene Herzfehler (AHF) 357
    Zystische Fibrose (ZF) 358
    Diabetes mellitus oder insipidus 358
    Diarrhö und Erbrechen 359
    Übertriebener Ehrgeiz 359
    Fieber 359

Hypohydratation 360
Ungenügende Akklimatisierung 360
Trainingsmangel 361
Mangelernährung 361
Geistige Retardierung 362
Übergewicht 362
Vorausgegangene Hitzeschäden 365
Syndrome mit ungenügender Schweißproduktion 365
Richtlinien für die Durchführung des Sports in der Hitze 366
Literatur 368

Anhang I: „Normwerte"

Einleitung 374
Literatur 375
    Maximale Sauerstoffaufnahme 376
    Maximale mechanische Leistung 378
    Belastungszeit im Laufbandtest nach Bruce 380
    PWC_{170} 381
    Zurückgelegte Strecke im 12-Minuten-Lauf 383
    Anaerobe Kapazität 384
    Maximale anaerobe Leistungsfähigkeit 386

Anhang II: Belastungsverfahren bei Kindern

Auswahl des geeigneten Ergometers 388
Das Belastungsverfahren 391
  Grundtypen der Belastungsverfahren 391
  Beispiele für Belastungsverfahren 393
    Der maximale Bruce-Test auf dem Laufband mit stufenförmiger Steigerung und kontinuierlicher Durchführung 393
    Der maximale McMaster-Test auf dem Fahrradergometer mit stufenförmiger Steigerung und kontinuierlicher Durchführung . 394
    Der maximale McMaster-Test für Drehkurbelarbeit mit den Armen bei stufenförmiger Steigerung und kontinuierlicher Durchführung 396
    Der maximale, stufenförmig nach dem Intervallprinzip gesteigerte fahrradergometrische Test nach Cumming 396
    Der submaximale, stufenförmig kontinuierlich durchgeführte fahrradergometrische Test nach Adams 397
    Der intervallartig stufenförmig durchgeführte submaximale Steptest nach Hanne 397

Der anaerobe Wingate-Fahrradergometertest 398
Parameter ergometrischer Tests 401
  Herzfrequenz.. 402
  Atmung 402
  Arterieller Blutdruck 403
  Sauerstoffaufnahme 404
  Elektrokardiogramm (EKG) 405
    Hautpräparation 405
    Elektrodenwahl 405
    Wahl der Ableitungen 405
    Indikationen für das Belastungs-EKG 406
    Belastungsinduzierte elektrokardiographische Veränderungen . 406
    Vergleich von Belastungs-EKG und Langzeit-EKG 407
  Herzminutenvolumen 408
  Belastungsempfinden (Rating of Perceived Exertion = RPE) 409
Bestimmung der maximalen aeroben Leistungsfähigkeit 411
  Direkte Messung 411
  Indirekte Messung – submaximale Tests 412
    Indirekte Bestimmung der maximalen Sauerstoffaufnahme 412
    PWC_{170} 413
    $W_{0,85}$ 414
    W_{R17} 415
  Indirekte Bestimmung – Maximaltests 416
Erforderliche Sicherheitsmaßnahmen 416
  Personal 416
  Kontraindikationen für Belastungstests 417
  Abbruchgründe für einen Belastungstest 417
  Literatur 418

Anhang III: Fragebogen zur körperlichen Aktivität 422

Anhang IV: Kalorische Äquivalentwerte 427

Anhang V: Glossar 428

Sachverzeichnis 431

1 Physiologische Belastungsreaktionen des gesunden Kindes

Einleitung

Wenn es darum geht, Belastungsreaktionen des kranken Kindes zu verstehen, ist es zunächst erforderlich, sich mit den normalen, d. h. den physiologischen Belastungsreaktionen, vertraut zu machen. Beim Kind kommt es zu ähnlichen physiologischen Veränderungen wie beim Erwachsenen, wenn es sich Einzelbelastungen oder wiederholten Belastungsreizen anzupassen hat. Obwohl in jedem Lebensabschnitt solche Belastungsanpassungen stattfinden, so bestehen doch – und dies soll im vorliegenden Abschnitt grundsätzlich herausgearbeitet werden – Unterschiede in der Reizantwort auf körperliche Anstrengungen in Abhängigkeit vom Wachstum und von der Entwicklung. Ein 6jähriges Kind wird nicht ebenso schnell laufen können wie ein Jugendlicher, der seinerseits wiederum einem jungen Erwachsenen unterliegt. Die Muskelkraft eines Kindes wird geringer sein als nach Abschluß des individuellen Reifungsprozesses. Andererseits ist die Erholungsfähigkeit bei Kindern größer als bei Jugendlichen und Erwachsenen, sie sind nach einer vorausgegangenen Belastung rascher wieder einsatzfähig.

Schon seit langem ist bekannt, daß die physiologischen Fähigkeiten von den *Dimensionen* des Körpers und seiner Organsysteme abhängig sind. So wird beispielsweise die Kontraktionskraft des Herzmuskels ohne eine entsprechende morphologische Größenzunahme nicht ausreichend sein, um die wachsende Peripherie mit einem entsprechenden Blutangebot zu versorgen. Wenn der Stütz- und Bewegungsapparat des Jugendlichen wächst, so ist dies nur dann mit einer entsprechenden Steigerung der Körperkräfte verbunden, wenn sich gleichzeitig die Muskulatur adäquat entwickelt, ein Vorgang, der seinerseits wiederum von hormonellen und anderen pubertär bedingten Veränderungen abhängig sein kann.

Es würde den Rahmen dieses Kapitels sprengen, im einzelnen alle physiologischen Veränderungen zu analysieren, die bei jeder Art von körperlicher Belastung und in jedem einzelnen Organsystem zu beobachten sind. Es soll auch nicht versucht werden, die Grundsätze von Wachstum und Entwicklung darzustellen. Der interessierte Leser kann hier auf entsprechende Standardlehrbücher zu Fragen der Leistungsphysiologie [17, 181] oder zur allgemeinen Entwicklung [160] verwiesen werden. In den folgenden Abschnitten sollen, ausgehend von einer Darstellung der allgemeinen

Grundsätze der Leistungsphysiologie, die Unterschiede in der Belastungsreaktion des Kindes im Vergleich zu älteren Gruppen dargestellt werden. Es soll versucht werden, aufzuzeigen, inwieweit solche Unterschiede die körperlichen Fähigkeiten des Kindes bestimmen bzw. einschränken können. Unser Verständnis der kindlichen Belastungsreaktionen ist immer noch mangelhaft. Mehr noch als beim Erwachsenen werden die Untersuchungsmöglichkeiten bei Kindern durch ethische und methodologische Einschränkungen begrenzt. Es dürfte nur sehr wenige Untersucher geben, die bereit wären, lediglich zur Befriedigung ihrer wissenschaftlichen Neugierde bei Kindern so eingreifende Verfahren anzuwenden wie arterielle Punktionen, Muskelbiopsien oder das Einbringen von Thermosonden in die Nähe des Trommelfells zur Messung der Körpertemperatur unter Belastung. Es geht nicht an, Kinder zur Untersuchung der Auswirkungen von Umwelteinflüssen ohne weiteres Bedingungen auszusetzen, die von extremer Kälte, Hitze, Luftfeuchtigkeit oder Sauerstoffmangel bestimmt sind. Auch das Ausweichen in entsprechende Tierversuche zur Feststellung von altersabhängigen Unterschieden in Fragen der Trainierbarkeit, der motorischen Lernfähigkeit oder der Wärmeregulation kann nicht zu befriedigenden Resultaten führen. Der Physiologe, der sich mit Fragen der Leistungsfähigkeit des Kindes, speziell des Vorschulkindes, beschäftigt, ist nach wie vor auf der Suche nach einem geeigneten Instrumentarium bzw. nach Untersuchungsverfahren, die den Besonderheiten des Kindes, seiner Körpergröße, seinen Porportionen, seinem Motivations- und Aufmerksamkeitsgrad gerecht werden. In vielen Studien wurden lediglich Verfahren, Methoden und Instrumentarien übernommen, die für Erwachsene geeignet sein mögen, sicher aber nicht für Kinder. Es besteht ein ausgesprochener Nachholbedarf an methodologisch orientierter Forschung im Bereich der pädiatrischen Leistungsphysiologie.
Aufgrund der erörterten Einschränkungen ist unser Wissen immer noch begrenzt auf einige Kenntnisse über die Funktionsweise des kardiovaskulären und pulmonalen Systems, auf allgemeine Konzeptionen der Energieumsetzung und des Stoffwechsels, sowie auf Einzelphänomene im Bereich der Wärmeregulation und der Flüssigkeitsverschiebungen im Organismus. Daten zu Fragen der hormonellen Regulation, zur kindlichen Muskelfaser und zu Phänomenen im Größenordnungsbereich unterhalb der Zellebene sind nur in sehr geringer Zahl verfügbar. Bisher ist noch keinerlei Einstieg in ein Verständnis der zentralen oder peripheren Vorgänge im Nervensystem des körperlich belasteten Kindes abzusehen.
Dieses Kapitel konzentriert sich daher auf Aussagen im metabolischen, kardiovaskulären und pulmonalen Bereich. Einige Aussagen werden sich darüber hinaus auf das Belastungsempfinden beziehen. Eine detaillierte Diskussion der Wärmeregulation findet sich im Kapitel 9.

Aktuelle Belastungsreaktionen

Stoffwechselreaktionen bei Kindern während Belastung

Eine Grundvoraussetzung der mechanischen Kontraktion der Muskelfaser besteht in der Energiefreisetzung aus der Aufspaltung von Adenosintriphosphat (ATP). Diese energiereiche Verbindung ist in nur sehr kleinen Mengen im ruhenden Muskel vorhanden (etwa 4–5 mmol/kg Feuchtgewicht). Nach Einleitung der Muskelkontraktion ist daher die sofortige Neubildung von ATP erforderlich. Dies ist auf folgenden Wegen möglich:
1. aus den beschränkt verfügbaren Depots an Kreatinphosphat,
2. aus der Glykolyse,
3. aus dem Zitronensäurezyklus.

Bei den beiden erstgenannten Energiequellen ist die Verfügbarkeit von Sauerstoff nicht erforderlich, sie werden daher *anaerob* genannt, die letzte erfordert Sauerstoff, daher die Bezeichnung *aerob*. Muskelkontraktionen, die lediglich auf einer anaeroben Energiebereitstellung basieren, können höchstens 40–50 s durchgehalten werden. Im Gegensatz hierzu kann muskuläre Arbeit auf der Basis einer aeroben Energiebereitstellung über Stunden hinweg erfolgen. Wenngleich die meisten Formen körperlicher Belastung sowohl aerobe als auch anaerobe Energiequellen benutzen, so werden sie doch i. allg. durch den Sportwissenschaftler in sog. „aerobe" und „anaerobe" Typen unterteilt. Zu den aerob bestimmten Aktivitäten gehören Langlauf, Schwimmen, Radfahren, Skilanglauf und andere Ausdauerbelastungen. Anaerob wird die Energie freigesetzt beim Sprint, Sprung, Wurf und anderen Belastungsformen, die durch hohe Intensität und kurze Dauer bestimmt werden. In diesem Zusammenhang wird häufig die Frage gestellt, ob Kinder im Vergleich zu Erwachsenen in ihrer Leistungsfähigkeit als eher aerob oder mehr anaerob charakterisiert werden können. Es soll versucht werden, diese Frage in den folgenden Abschnitten zu beantworten.

Maximale aerobe Leistungsfähigkeit

Zur Bestimmung der maximalen aeroben Leistungsfähigkeit wird am häufigsten die maximale Sauerstoffaufnahme verwendet. Man versteht hierunter die höchstmögliche Menge an Sauerstoff, die vom Körper pro Zeiteinheit verbraucht werden kann. In diesem Parameter spiegelt sich die höchste Energieumsatzrate wider, die der Stoffwechsel auf aerobem Wege bewältigen kann. Der Verbrauch von 1 l Sauerstoff entspricht einer Energiefreisetzung von 5 kcal bzw. 21 kJ.

4 Physiologische Belastungsreaktionen des gesunden Kindes

Maximale Sauerstoffaufnahme

In der Abb. 1.1 wird die Beziehung zwischen der maximalen Sauerstoffaufnahme und dem chronologischen Alter bei 3910 Mädchen und Jungen im Alter von 6–18 Jahren dargestellt. Sie verdeutlicht, daß das Wachstum des Kindes mit einer entsprechenden Zunahme der maximalen Sauerstoffaufnahme einhergeht. Die Werte nehmen bei Mädchen und Jungen bis zum Alter von 12 Jahren im gleichen Ausmaß zu, wenn auch Jungen schon im Alter von 5 Jahren etwas höhere Werte aufweisen [209]. Danach zeigt sich ein unterschiedliches Verhalten. Bei Jungen nimmt die maximale Sauerstoffaufnahme bis zum Alter von 18 Jahren weiter zu, während sie sich nach dem 14. Lebensjahr bei Mädchen kaum noch ändert.

Abb. 1.1. Darstellung der maximalen aeroben Leistungsfähigkeit in Abhängigkeit vom Alter. Absolutwerte der maximalen Sauerstoffaufnahme bei Mädchen (n = 1730) und Jungen (n = 2180) im Alter von 6–18 Jahren. Jeder Einzelpunkt repräsentiert den Mittelwert eines Kollektivs der folgenden Autoren: Andersen u. Magel [7], Andersen et al. [32], Åstrand [15], Bar-Or u. Zwiren [32], Bar-Or et al. [31], Chatterjee et al. [46], Ekblom [61], Gaisl u. Buchberger [83], Hermansen u. Oseid [102], Ikai et al. [106], Kobayashi et al. [117], MacDougall et al. [133], Mácek et al. [134], Mocellin [145], Nagle et al. [151], Robinson [162], Seliger [179], Shephard et al. [182] und Thoren [194]. Die ungefähren Bereiche für Mädchen und Jungen wurden optisch geschätzt herausgehoben, um den allgemeinen Trend zu verdeutlichen.

4   Physiologische Belastungsreaktionen des gesunden Kindes

Maximale Sauerstoffaufnahme

In der Abb. 1.1 wird die Beziehung zwischen der maximalen Sauerstoffaufnahme und dem chronologischen Alter bei 3910 Mädchen und Jungen im Alter von 6–18 Jahren dargestellt. Sie verdeutlicht, daß das Wachstum des Kindes mit einer entsprechenden Zunahme der maximalen Sauerstoffaufnahme einhergeht. Die Werte nehmen bei Mädchen und Jungen bis zum Alter von 12 Jahren im gleichen Ausmaß zu, wenn auch Jungen schon im Alter von 5 Jahren etwas höhere Werte aufweisen [209]. Danach zeigt sich ein unterschiedliches Verhalten. Bei Jungen nimmt die maximale Sauerstoffaufnahme bis zum Alter von 18 Jahren weiter zu, während sie sich nach dem 14. Lebensjahr bei Mädchen kaum noch ändert.

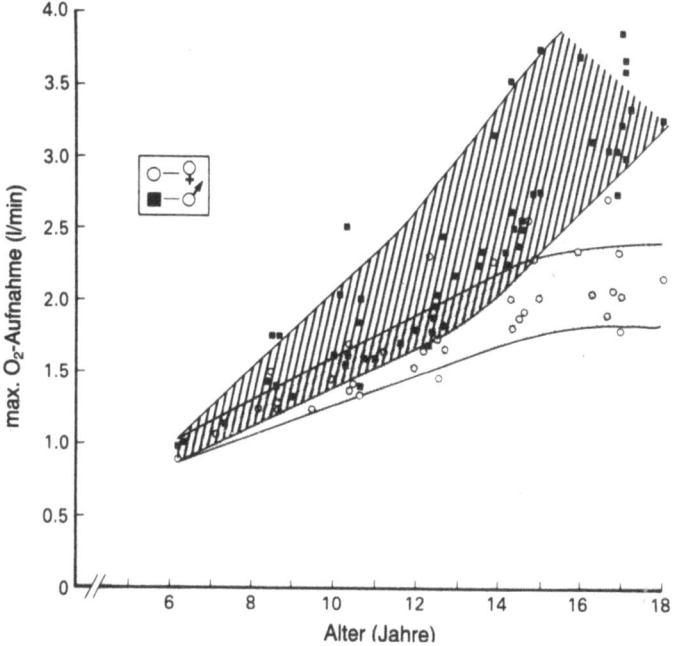

Abb. 1.1. Darstellung der maximalen aeroben Leistungsfähigkeit in Abhängigkeit vom Alter. Absolutwerte der maximalen Sauerstoffaufnahme bei Mädchen (n = 1730) und Jungen (n = 2180) im Alter von 6–18 Jahren. Jeder Einzelpunkt repräsentiert den Mittelwert eines Kollektivs der folgenden Autoren: Andersen u. Magel [7], Andersen et al. [32], Åstrand [15], Bar-Or u. Zwiren [32], Bar-Or et al. [31], Chatterjee et al. [46], Ekblom [61], Gaisl u. Buchberger [83], Hermansen u. Oseid [102], Ikai et al. [106], Kobayashi et al. [117], MacDougall et al. [133], Mácek et al. [134], Mocellin [145], Nagle et al. [151], Robinson [162], Seliger [179], Shephard et al. [182] und Thoren [194]. Die ungefähren Bereiche für Mädchen und Jungen wurden optisch geschätzt herausgehoben, um den allgemeinen Trend zu verdeutlichen.

Relative maximale Sauerstoffaufnahme

Hierunter ist die auf das Kilogramm Körpergewicht bezogene maximale Sauerstoffaufnahme zu verstehen. Die bisherigen Ausführungen könnten die Schlußfolgerung nahelegen, daß die maximale aerobe Leistungsfähigkeit des Kindes im Vergleich zur späteren Entwicklung eingeschränkt sei. Hierbei ist allerdings zu berücksichtigen, daß das Kind aufgrund seiner geringeren Körpermasse bei der Fortbewegung mit einer geringeren maximalen Sauerstoffaufnahme auskommt als der körperlich schwerere Jugendliche oder Erwachsene. Die absolute maximale Sauerstoffaufnahme eignet sich daher wenig zum Vergleich der aeroben Leistungsfähigkeit bei Individuen, die sich hinsichtlich ihrer Körpermasse voneinander unterscheiden. Es ist daher erforderlich, sie zu relativieren, wobei als Bezugsmaße Körpergröße, Körperoberfläche, fettfreie Körpermasse oder Gewicht in Frage kommen können.

Hier hat sich i. allg. der Bezug auf das Körpergewicht, ausgedrückt als Sauerstoffaufnahme pro Kilogramm Körpergewicht, durchgesetzt, wenngleich dies auch aus theoretischen Überlegungen keineswegs als ideal angesehen werden kann. Einen Vergleich auf dieser Basis zeigt die Abb. 1.3. Hieraus ergibt sich, daß bei Jungen keine wesentliche Änderung der relativen Sauerstoffaufnahme stattfindet, bei Mädchen findet sich dagegen eine kontinuierliche Abnahme mit zunehmendem Alter. Hierin dürfte sich die Zunahme des Fettanteils beim heranwachsenden Mädchen widerspiegeln, oder umgekehrt ausgedrückt, die relative Abnahme der fettfreien Körpermasse.

Dimensionstheorie und maximale Sauerstoffaufnahme

In letzter Zeit wurde gegenüber der Benutzung des Körpergewichts als Bezugsbasis für die maximale Sauerstoffaufnahme und andere Funktionsparameter Widerspruch laut [14, 33, 76, 166, 200]. Eine andere Betrachtungsweise ergibt sich aus der Dimensionstheorie, wenn man davon ausgeht, daß die Proportion zwischen den einzelnen Körperabschnitten im Verlaufe der späten Kindheit, der Jugend und des Erwachsenenalters weitgehend unverändert bleiben [13].

Legt man diese Theorie zugrunde, so ist es möglich, die wachstumsbedingten Veränderungen der Körperdimensionen und -funktionen durch die Überprüfung der relativen Änderungen der Körperlänge (L) vorauszusagen. So wird beispielsweise die Länge der Körperabschnitte und der Organe sich proportional zu L entwickeln, die jeweiligen Oberflächen und Querschnitte zu L^2 und die Volumina bzw. Massenverhältnisse proportional zu L^3. Die gleichen Grundsätze können im Bereich physiologischer Funktionen angewendet werden. Da die Muskelkraft vom Muskelquerschnitt abhängig ist, kann sie auf L^2 bezogen werden; Lungenvolumen,

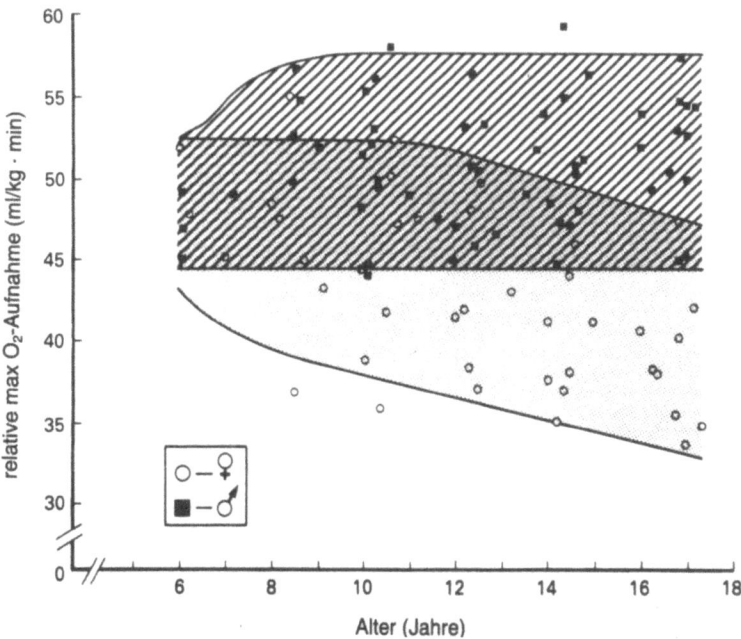

Abb. 1.3. Maximale, gewichtsbezogene aerobe Leistungsfähigkeit in Abhängigkeit vom Lebensalter bei Mädchen (n = 1730) und Jungen (n = 2180). Bezüglich der Symbole sowie der Quellenangaben s. Abb. 1.1

Schlagvolumen und Arbeit entwickeln sich proportional zu L^3, Zeitgrößen proportional zu L [200]. Leistung, also Arbeit pro Zeit, muß daher gegen $L^3/L = L^2$ aufgetragen werden; das gleiche gilt für die maximale Sauerstoffaufnahme, die eine Volumeneinheit pro Zeit darstellt.
Kann ein Bezug der maximalen Sauerstoffaufnahme auf das Quadrat der Körperlänge die Interpretation der wachstumsbezogenen Änderungen der maximalen aeroben Leistungsfähigkeit verbessern? Die Antwort wird durch das folgende Beispiel verdeutlicht. Die maximale Sauerstoffaufnahme eines 117 cm großen 6 Jahre alten Jungen sei 1,0 l/min. Im 18. Lebensjahr, bei einer Körpergröße von 176 cm, ist unter Bezug auf L^2 dann ein Wert von 2,3 l/min zu erwarten. Dies steht im Widerspruch zu dem realen Wert von 3,0 l/min, der i. allg. bei gesunden, untrainierten jungen Erwachsenen gefunden wird. Dies bedeutet, daß die Werte für die maximale Sauerstoffaufnahme bei Kindern unter Betrachtung der Grundsätze der Dimensionstheorie *niedriger* sind als die von Erwachsenen. Dies läßt die Frage stellen, ob der Exponent von 2 auch wirklich experimentell bestätigt werden kann. Eine Reihe von Längsschnittuntersuchungen zeigten, daß

sich die maximale Sauerstoffaufnahme mit einem Längenexponent im Bereich zwischen 1,51 und 3,21 ändert [12, 18, 184, 190]. Die Brauchbarkeit der Anwendungen dieser Grundsätze zur Voraussage der maximalen aeroben Leistungsfähigkeit sowie wahrscheinlich auch zur Voraussage anderer Leistungsparameter konnte daher experimentell nicht bestätigt werden. Bei wachstumsbezogenen Vergleichen läßt sich daher ein praktischer Vorteil gegenüber dem Bezug auf das Körpergewicht oder die fettfreie Körpermasse nicht erkennen.

Mechanischer Wirkungsgrad und Bewegungsökonomie

Wenn muskuläre Kontraktionen zu Bewegungen führen, entsteht äußere mechanische Muskelarbeit. Das kalorische Äquivalent dieser Arbeit beträgt nur ca. 20–25% der während der Kontraktion umgesetzten Energie. Die restlichen 75–80% werden in Wärme verwandelt.
Der Wirkungsgrad (WG) ist definiert als die Beziehung zwischen der vom Muskel produzierten äußeren mechanischen Leistung (W) und der während der Kontraktion umgesetzten chemischen Energie (E). Da der Muskel bereits im Ruhezustand ein gewisses Maß an Energie (e) verbraucht, beträgt die Nettoenergiemenge, die während der Kontraktion umgesetzt wird, E−e. Der Wirkungsgrad wird i. allg. als Prozentsatz dieser Nettoenergie nach der folgenden Gleichung angegeben:

$$WG = \frac{W - 100}{E - e}$$

In dieser Gleichung werden in Zähler und Nenner i. allg. Leistungsgrößen dem Gebrauch von Arbeitsgrößen vorgezogen, wenn die Arbeit innerhalb einer definierten Zeitperiode erbracht wird.
Um den mechanischen Wirkungsgrad des Gesamtkörpers zu bewerten, ist es erforderlich, die mechanische Gesamtleistung zu errechnen und den erforderlichen chemischen Energieumsatz zu kennen. Zur Ermittlung der Stoffwechselumsatzrate mißt man i. allg. die Sauerstoffaufnahme und geht von 5 kcal Energieumsatz bzw. 21 kJ für jeden verbrauchten Liter Sauerstoff aus. (Dieser Wert schwankt in Abhängigkeit vom benutzten Energiesubstrat. Er beträgt 4,70 kcal/l bei Fettverbrennung und 5,05 kcal/l bei Kohlenhydraten.) Um die leistungsbedingte Steigerung der Nettosauerstoffaufnahme zu kennen, ist es weiterhin erforderlich, die Ruhesauerstoffaufnahme von dem während der Belastung ermittelten Wert abzuziehen. Es ergibt sich dann folgende Gleichung:

$$WG = \frac{\text{Mechanische Leistung}}{\text{Metabolische Umsatzrate in Belastung} - \text{Ruhewert}}$$

Die Messung der erbrachten physikalischen Leistung stößt auf methodische Schwierigkeiten. Sie kann verhältnismäßig gut während der Fahrradergometrie ermittelt werden, wenn man davon ausgeht, daß die Reibungsverluste zwischen Pedalen und Schwungrad vernachlässigbar sind. Dagegen ist die Bestimmung bei anderen Formen der körperlichen Aktivität ungleich schwieriger. Es existieren zwar eine Reihe von Gleichungen, um die mechanische Energie beim Gehen oder Laufen auf der Grundlage von Geschwindigkeit, Neigungswinkel und Körpergewicht zu errechnen, diese Gleichungen berücksichtigen allerdings individuelle Unterschiede in der Bewegungstechnik nicht. Differenzen dieser Art bestehen beispielsweise im Ausmaß der Vertikalbewegung des Körpers oder seiner Abschnitte bzw. im Grad seitlicher Kippbewegungen des Beckens; sie sind in den meisten Formeln zur Errechnung der mechanischen Leistung nicht enthalten.

Aus diesem Grunde müssen interindividuelle Schwankungen der Sauerstoffaufnahme beim Gehen oder Laufen nicht notwendigerweise Differenzen im mechanischen Wirkungsgrad auf der zellulären Ebene bedeuten, sie sind i. allg. eher als Unterschiede in der Ökonomie der Fortbewegung zu interpretieren [112]. Solche Überlegungen gelten ebenso für andere körperliche Aktivitäten, wie beispielsweise beim Schwimmen, bei dem die Sauerstoffaufnahme bei unterschiedlichen Individuen aufgrund verschiedener Schwimmtechniken erheblich differiert.

Im Verlauf dieses Buches werden wir auf den mechanischen Wirkungsgrad nur dann eingehen, wenn sich sowohl Zähler als auch Nenner, die ihn bestimmen, gleichermaßen als meßbar erweisen. Von „Bewegungsökonomie" soll dann gesprochen werden, wenn der Zähler unbestimmbar bleibt. Der Begriff der Bewegungsökonomie ist beim Verständnis von Unterschieden in der kindlichen Leistungsfähigkeit im Vergleich zu anderen Gruppen ebenso wichtig wie beim Verständnis entsprechender Unterschiede zwischen gesunden und behinderten Kindern.

Der Wirkungsgrad während der Fahrradergometrie entspricht bei Kindern dem von Jugendlichen und Erwachsenen, er liegt im Bereich von 18–30%, bei einem Durchschnittswert von 25% [19, 35, 89, 179, 182, 193, 204]. Im Gegensatz hierzu ist die Sauerstoffaufnahme pro Kilogramm Körpergewicht während des Gehens und Laufens bei Kindern vergleichsweise höher [15, 89, 123, 133, 162, 187]. Dies zeigt die Abb. 1.4, die die submaximale Sauerstoffaufnahme bei 5–18 Jahre alten Mädchen und Jungen während des Laufens mit unterschiedlichen Geschwindigkeiten auf einem Laufband wiedergibt [15]. Die relative Sauerstoffaufnahme bei einer Geschwindigkeit von 10 km/h, lag beispielsweise bei einem 5 Jahre alten Kind im Vergleich zu einem 17 Jahre alten Jugendlichen um 8 ml/kg · min, bzw. um 20% höher. Ein ähnlicher Unterschied wird in der Abb. 1.5 für das Laufen bei verschiedenen Neigungswinkeln aufgezeigt. Der höhere Sauerstoffbedarf bei kleinen Kindern kann nicht nur durch

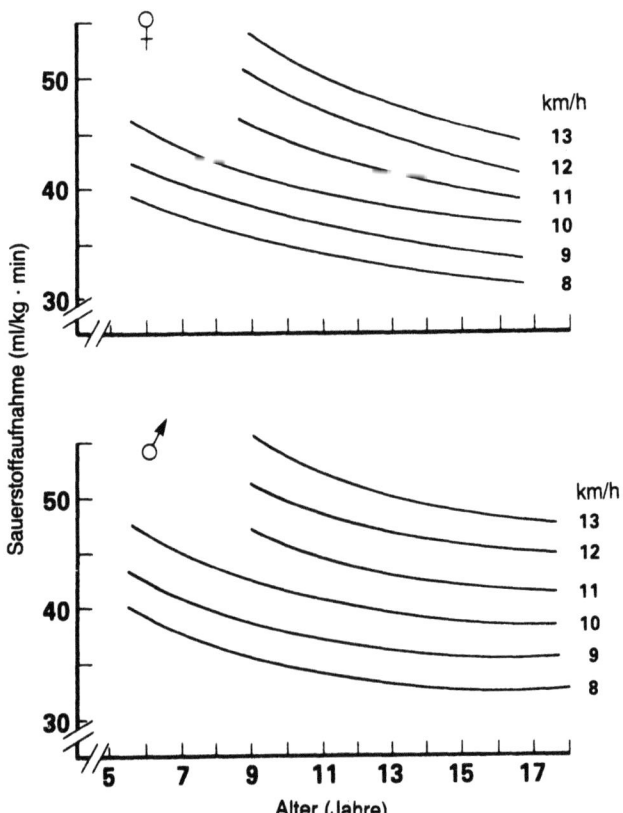

Abb. 1.4. Submaximale Sauerstoffaufnahme in Abhängigkeit vom Lebensalter. Untersucht wurden 67 Mädchen und 72 Jungen im Alter von 4–18 Jahren in einem Laufbandtest mit verschiedenen Geschwindigkeiten (Nach Åstrand [15])

Unterschiede im Bereich der Ruhewerte erklärt werden, die nur etwa 1–2 ml/kg · min betragen. Der Grund liegt in einer vergleichsweise unökonomischen Bewegungstechnik beim Gehen und Laufen. Durch Training kommt es zu einer Ökonomisierung der Lauftechnik bei Kindern [55] und Jugendlichen [112], die sich in einem niedrigeren Sauerstoffverbrauch dokumentiert.

Was auch immer die Ursachen sein mögen, der vergleichsweise hohe Sauerstoffbedarf beim Gehen oder Laufen läßt die aerobe Leistungsfähigkeit des kleinen Kindes verhältnismäßig gering erscheinen, wenn man von dem Wert ausgeht, den die hohe absolute maximale Sauerstoffaufnahme erwarten ließe. Bezeichnet man die Differenz zwischen der maximalen

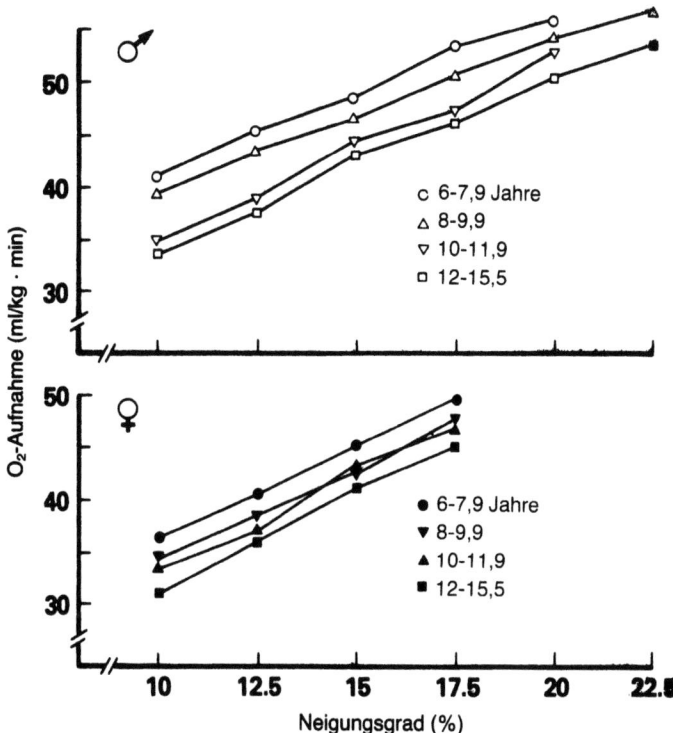

Abb. 1.5. Sauerstoffbedarf beim Gehen auf dem Laufband mit verschiedenen Neigungswinkeln. Dargestellt sind die Mittelwerte bei 6–15 Jahre alten Mädchen (n = 64) und Jungen (n = 83), wobei das Gesamtkollektiv in vier Altersgruppen unterteilt wurde. Die Gehgeschwindigkeit betrug 5–6 km/h. (Nach Daten von Skinner et al. [187])

Sauerstoffaufnahme und dem Sauerstoffbedaf für eine bestimmte Leistung als metabolische *Reserve,* so sind die Kinder hier deutlich benachteiligt. Dies wird schematisch in der Abb. 1.6 wiedergegeben. Das 8jährige Kind, das mit einer Geschwindigkeit von 180 m/min läuft, benötigt hier 90% seiner maximalen aeroben Absolutleistung, im Gegensatz zum 16 Jahre alten Jugendlichen, der bei gleicher Geschwindigkeit nur 75% seines Maximums in Anspruch nehmen muß. Die Leistungsreserve der Laufgeschwindigkeit nimmt daher im Alter zu, eine Beobachtung aus der sich die Tatsache erklärt, daß Kinder für Laufwettbewerbe über Langstrecken weniger geeignet sind als Jugendliche und Erwachsene, obgleich sie langsamere Laufgeschwindigkeiten über sehr lange Zeitabschnitte durchhalten können.

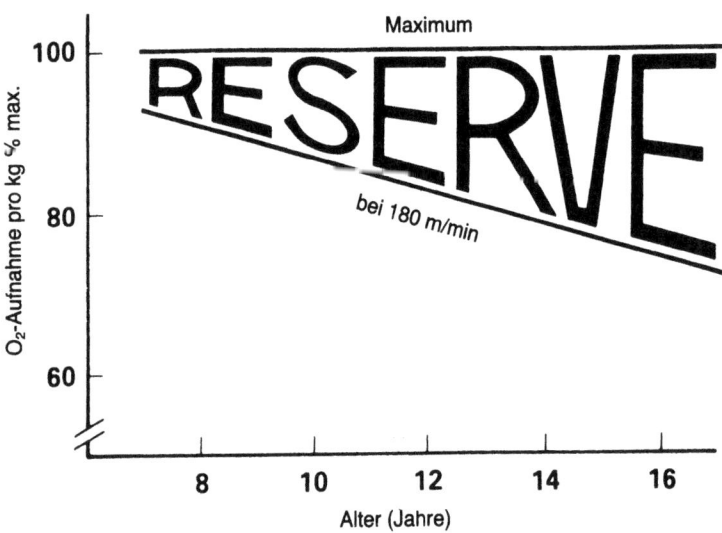

Abb. 1.6. Aerobe „Reserve" in Abhängigkeit vom Lebensalter. Dargestellt ist die maximale Sauerstoffaufnahme sowie die jeweilige Sauerstoffaufnahme bei einer Belastung auf dem Laufband mit Pulsfrequenz 180 pro min bei 134 Mädchen und Jungen im Alter von 7–16 Jahren. (Dargestellt auf der Grundlage der Daten von MacDougall et al. [133]. Wiedergegeben mit Genehmigung von Bar-Or [26])

Anaerobe Leistungscharakteristika

Leistungsfähigkeit

Die Fähigkeit, Leistungen vom anaeroben Typ zu erbringen, d. h. supramaximale Belastungen von 1 min Dauer oder kürzer, ist bei Kindern deutlich niedriger ausgeprägt als bei Jugendlichen oder Erwachsenen [57, 109, 126]. Abb. I.9 und Abb. I.10 (im Anhang I) fassen die Daten der anaeroben Leistungsfähigkeit bei Jungen und Mädchen verschiedener Altersgruppen zusammen, so wie sie sich im anaeroben Wingate-Test ergaben. Zur Beschreibung des Testes wird auf den Anhang II verwiesen, hinsichtlich von Beispielen von Belastungsprotokollen auf die Literatur [23, 25]. Die anaerobe Leistungsfähigkeit wird in diesem Test als die mittlere mechanische Leistung bzw. als die gesamte mechanische Arbeit definiert, die innerhalb von 30 s erbracht wird. Erwartungsgemäß ergibt sich eine positive Korrelation, wenn man die Leistung in Absolutwerten zum Alter in Beziehung setzt (Abb. I.9). Aber auch bei körpergewichtsbezogener Betrachtung erbringt ein 8 Jahre alter Junge nur 70% der Leistung eines 11jährigen.

Einen anderen Parameter des anaeroben Wingate-Tests stellt die maximale Leistung dar, die innerhalb der jeweiligen 5-s-Intervalle erbracht wird. Dieser Wert charakterisiert die Schnelligkeit der muskulären Kontraktion der jeweiligen Testperson. Wie aus den Abb. I.11 und I.12 hervorgeht, ist diese anaerobe Spitzenleistungsfähigkeit bei kleinen Kindern signifikant niedriger als bei Jugendlichen, unabhängig davon, ob die Betrachtung in Absolutwerten (Abb. I.11) oder bei Bezug auf das Körpergewicht (Abb. I.12) erfolgt.

Eine ähnliche altersabhängige Zunahme in der maximalen anaeroben Leistungsfähigkeit findet sich bei Verwendung des Margaria-Tests [57, 58, 126]. Aus der Abb. 1.7 geht hervor, daß die maximale Energieumsatzrate bei Betrachtung der Absolutwerte ebenso wie bei gewichtsbezogener Betrachtung um so niedriger ausfällt, je jünger die Versuchsperson ist.

Zusammenfassend läßt sich folgendes feststellen: Die Frage, ob die aerobe maximale Leistungsfähigkeit des Kindes erniedrigt ist, ist noch nicht entschieden, man wird von verschiedenen Ausgangspunkten der Betrachtung zu unterschiedlichen Schlußfolgerungen kommen. Dagegen kann

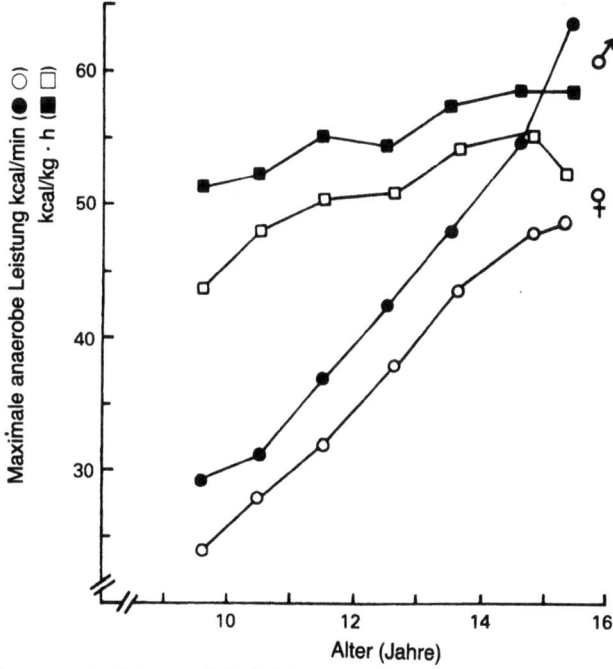

Abb. 1.7. Maximale anaerobe Leistungsfähigkeit in Abhängigkeit vom Lebensalter. Dargestellt ist der Energieumsstz im Margaria-Treppen-Lauftest bei 294 9–16 Jahre alten Mädchen und Jungen. Die Mittelwerte der einzelnen Altersgruppen werden absolut (○ = Mädchen, ● = Jungen) und gewichtsbezogen (□ = Mädchen, ■ = Jungen) dargestellt. (Nach Kurowski [126])

14 Physiologische Belastungsreaktionen des gesunden Kindes

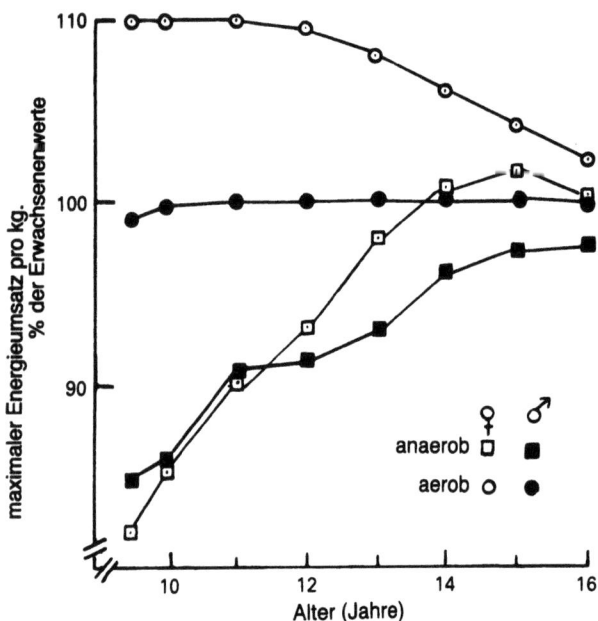

Abb. 1.8. Entwicklung der aeroben und anaeroben Leistungscharakteristika. In der Abbildung werden die maximale Sauerstoffaufnahme und die maximale Leistungsfähigkeit im Margaria-Treppen-Lauftest bei 9–16 Jahre alten Mädchen und Jungen wiedergegeben. Die Symbole stellen jeweils die Mittelwerte in Prozentangaben dar, wobei der Wert im Alter von 18 Jahren mit 100% gesetzt wurde. (Die Abbildung basiert auf Daten von Kurowski [126] und Bar-Or [26])

hinsichtlich der anaeroben Leistung eindeutig festgestellt werden, daß sie beim Kind ebenso bei absoluter wie bei relativer Betrachtungsweise erniedrigt ist; dies trifft gleichermaßen bei Bezug auf das Körpergewicht, das Quadrat der Körperlänge oder die fettfreie Körpermasse zu. Die Abb. 1.8 gibt einen graphischen Vergleich der wachstumsabhängigen Unterschiede zwischen aerober und anaerober Leistungsfähigkeit wieder. Um zu einer einheitlichen Skalierung zu kommen, wurden die Werte in Prozenten ausgedrückt, wobei die Leistungsfähigkeit des 18jährigen mit 100% angenommen wurde. Während die maximale aerobe Leistungsfähigkeit mit zunehmendem Alter unverändert blieb (bei Jungen), oder sogar abnahm (bei Mädchen), findet sich eine wachstumsabhängige Zunahme der anaeroben Leistung. Dieses Muster der zwei wesentlichen Leistungskomponenten in Abhängigkeit vom Wachstum erhält man unabhängig davon, welche Bezugsgröße man zur Normalisierung der Daten auch immer verwenden mag.

Zugrundeliegende biochemische Charakteristika

Wie bereits ausgeführt wurde, können Unterschiede in der maximalen aeroben Leistungsfähigkeit durch Verschiedenheiten in der aktiven Muskelmasse erklärt werden [56, 57]. Gleiches gilt nicht für die *anaerobe* Leistungsfähigkeit. In der deutlich niedrigeren anaeroben Belastbarkeit des jüngeren Kindes spiegelt sich weitgehend im Vergleich zum Erwachsenen eine *qualitative* Leistungsminderung seines Muskels (oder der Fähigkeit der Inanspruchnahme der intramuskulären motorischen Einheiten) wider, die eben diese Fähigkeit, anaerobe Arbeit durchzuführen, einschränkt. Eine solche Feststellung wird durch eine Reihe von Untersuchungsergebnissen gestützt. Die Tabelle 1.1 faßt die Charakteristika der biochemischen Substrate im Muskel zusammen, die zur Energiefreisetzung bei der Muskelkontraktion gebraucht werden. Der größte altersabhängige Unterschied findet sich in der glykolytischen Kapazität: Die Konzentration an Glykogen und speziell seine anaerobe Verwertbarkeit sind beim Kind niedrig. Dies drückt sich in einer funktionellen Benachteiligung bei intensiven körperlichen Belastungen aus, die 10–60 s dauern.

Tabelle 1.1. Verfügbare Substrate und ihre Verwertung in der Muskulatur von präadoleszenten Jungen (dargestellt nach Ergebnissen von Eriksson u. Saltin [75], Eriksson [65] und Karlsson [114]

Substrat	Ruhewerte		Umsatzrate während körperlicher Belastung
	Konzentration im Muskel mmol/kg Feuchtigkeit	Vergleich mit älteren Kollektiven	
ATP	3,5–5	Keine Änderung im Alter	Wie bei Erwachsenen
KP	12–22	bei Kindern niedriger	Wie bei Erwachsenen oder niedriger
Glykogen	45–75	bei Kindern niedriger	Deutlich niedriger als bei Erwachsenen

Eine Methode, die Glykogenverwertung zu beurteilen, besteht in der Messung der Laktatkonzentration im Blut, oder – besser noch – in der Muskulatur. Laktat stellt das Endprodukt der anaeroben Glykolyse dar, seine maximale Kontraktion im Muskel reflektiert zumindest teilweise die maximale glykolytische Umsatzrate.

Vergleichende Untersuchungen zeigen bei Kindern niedrigere maximale Laktatspiegel im Blut [15, 39, 142, 149, 162, 206] und im M. quadriceps [69, 70, 72, 114] gegenüber älteren Personen.

16   Physiologische Belastungsreaktionen des gesunden Kindes

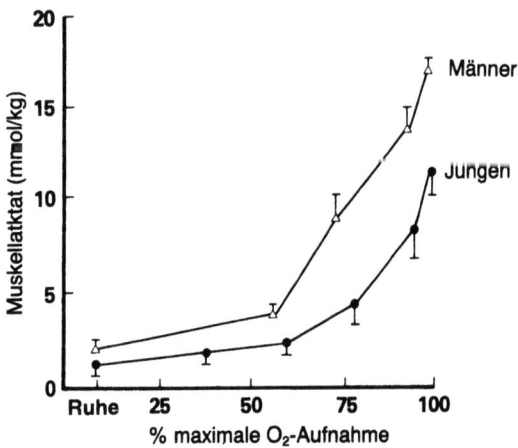

Abb. 1.9. Muskellaktat bei Kindern und Erwachsenen. Die Abbildung ergibt einen Vergleich der Muskel-Laktatkonzentration (Angabe pro Feuchtgewicht) bei 13,5–14,8 Jahre alten Jungen gegenüber jungen Männern bei unterschiedlichen Belastungsintensitäten. Die senkrechten Linien geben jeweils den einfachen Standardschätzfehler (SEM) wieder. (Umgezeichnet mit Erlaubnis von Eriksson [72])

Ein Beispiel zeigt die Abb. 1.9, in der die Ergebnisse bei heranwachsenden Jungen mit denen junger Männer bei unterschiedlichen Belastungsintensitäten während eines fahrradergometrischen Tests gegenübergestellt werden. Auf jedem Belastungsniveau wiesen die Jungen niedrigere Muskellaktatkonzentrationen auf, die maximale Milchsäurekonzentration lag um ca. 35% niedriger als bei Erwachsenen [72]. Untersuchungen bei Ratten ergaben, daß die Laktatproduktion von der Konzentration des zirkulierenden Testosterons abhängig ist. Es wurde diskutiert, wenngleich nicht sicher bestätigt, ob die Fähigkeit von Jungen zur laktaziden Energiebereitstellung während maximaler Belastung von ihrer sexuellen Reife abhängen kann [72]. Eine solche These steht in Übereinstimmung mit Befunden bei Frauen, die nach der Reife eine niedrigere anaerobe Leistungsfähigkeit aufweisen als Männer, und bei denen die altersbezogenen Unterschiede geringer ausfallen. Es dürfte allerdings noch zu früh sein, die These einer hormonellen Verursachung von Unterschieden in der Glykolyserate zwischen Jungen und Männern als gesichert anzunehmen.

Der glykolytische Umsatz wird durch die Aktivität von Enzymen wie Phosphorylase, Pyruvatdehydrogenase und Phosphofruktokinase beschränkt. Entsprechende Untersuchungen zeigten für das letztgenannte Enzym eine geringere Aktivität in Muskelfasern von 13 Jahre alten [69, 70] bzw. 16–17 Jahre alten Jungen [78] gegenüber jungen Erwachsenen. Diese

Befunde legen den Gedanken nahe, in der Verminderung der Konzentration dieses Enzyms eine der Ursachen für die geringere glykolytische Aktivität bei Kindern und Jugendlichen zu sehen.
Ein zusätzlicher Indikator der anaeroben Leistungsfähigkeit ergibt sich in dem Ausmaß des Azidosegrades, bei dem der Muskel sich als noch kontraktionsfähig erweist. Trainierte Erwachsene können sich in Einzelfällen so hoch belasten, daß der arterielle Blut-pH bis auf 6,80 absinkt [115], dies entspricht einem pH-Wert von 6,60 oder niedriger in der aktiven Muskelfaser. Untrainierte Personen sind andererseits nur selten in der Lage, Belastungen fortzuführen, wenn ihr arterieller pH-Wert 7,20 unterschreitet. Kinder sind nicht in der Lage, die gleichen Azidosegrade zu erreichen wie Heranwachsende oder junge Erwachsene [83, 115, 142, 199] wie dies in den Abb. 1.10a und 1.10b gezeigt wird. In der Abb. 1.10a werden die mittleren Blut-pH-Werte bei verschiedenen männlichen Kollektiven unter jeweiliger maximaler Belastung dargestellt. Eine dieser Untersuchungsreihen [142] wurde im Rahmen einer Längsschnittstudie über 4 Jahre fortgeführt. Unabhängig von den absoluten pH-Werten zeigte sich dabei eine altersabhängige Zunahme des Azidosegrades um 0,01–0,02 pH Einheiten pro Jahr. Ein ähnliches altersabhängiges Muster zeigt sich bei Betrachtung des Basenüberschusses bei erschöpfender fahrradergometrischer Belastung (Abb. 1.10b). Die Abnahme des Basenüberschusses beträgt ca. 1–1,5 mmol/l · Jahr.

Anaerobe Schwelle

Bei stufenförmig ansteigender Belastung wird irgendwann ein Punkt erreicht, bei dem die Laktatproduktion die Elimination aus dem Blut überschreitet. Ab dieser sog. „anaeroben Schwelle" kommt es zu einem deutlichen Konzentrationsanstieg des Blutlaktats. Mit dieser Laktatakkumulation geht ein überproportionaler Anstieg der Ventilation einher, der die metabolischen Bedürfnisse sehr deutlich überschreitet (im einzelnen wird hierzu auch auf den Abschnitt „Atemminutenvolumen" verwiesen, S. 38). Manche Physiologen ziehen den Zeitpunkt der Ventilationsbeschleunigung dem deutlichen Laktatanstieg als Index für die anaerobe Schwelle vor.
Es wurde diskutiert, ob die anaerobe Schwelle bei Erwachsenen ein besseres Maß für ihre kardiopulmonale Ausdauer, also die Leistungsfähigkeit etwa beim Langlauf – darstellt als die maximale Sauerstoffaufnahme. Dies wurde auch für Kinder und Jugendliche in einer Reihe von Untersuchungen bestätigt [186], wenngleich im Widerspruch zu anderen Resultaten (Dotan et al., unveröffentlicht). Es wurde weiterhin angenommen, daß bei Kindern vor der Pubertät möglicherweise die anaerobe Schwelle geeigneter sei als die maximale Sauerstoffaufnahme, um trainingsbedingte Verbesserungen in der maximalen aeroben Leistungsfähigkeit wiederzugeben.

18 Physiologische Belastungsreaktionen des gesunden Kindes

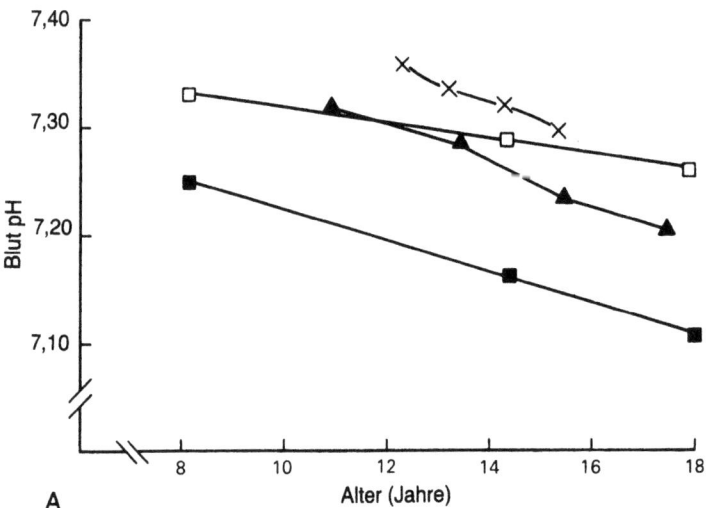

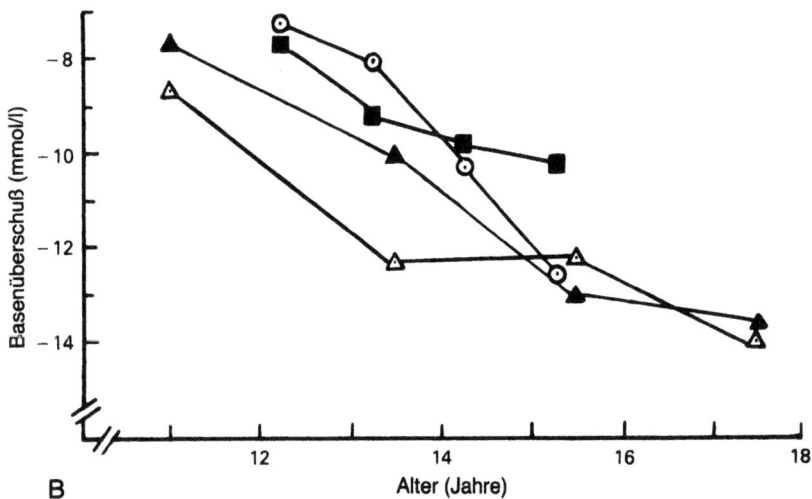

Abb. 1.10 a, b. Säurebasen-Gleichgewicht und Alter. *a* Mittelwerte des pH nach erschöpfender Fahrradergometerbelastung (□, ▲, X) oder nach einem 300 m Sprint (○) auf der Basis von Untersuchungen von Kindermann et al. [115], Matejkovà et al. [142] und von Ditter et al. [199] dar. *b* Mittelwerte nach einer erschöpfenden fahrradergometrischen Belastung bei sporttreibenden Mädchen (▲) und Jungen (▲, ●) sowie bei nicht Sport treibenden Jungen (■). (Die Untersuchungsergebnisse wurden von Ditter et al. [199] und von Matějkovà et al. [142] erhoben)

Auch eine solche These wurde in einer neueren Studie aus dem Labor des Autors in Israel nicht bestätigt (Dotan et al., unveröffentlicht). Die anaerobe Schwelle fällt bei Kindern und Heranwachsenden etwas höher aus als bei Erwachsenen, wenn sie prozentual auf die maximale Sauerstoffaufnahme bezogen wird. Andererseits scheinen keine altersabhängigen Unterschiede zwischen Kindern und Jugendlichen zu bestehen [128].

Dynamik der Sauerstoffaufnahme

Die Befunde von Untersuchungen zur Dynamik der Sauerstoffaufnahme bei Zunahme der metabolischen Umsatzrate stehen in Übereinstimmung mit der Feststellung einer geringeren anaeroben Kapazität von Kindern im Vergleich zum Erwachsenen. Der Übergang von Ruhe zu Belastung, bzw. von einem bestimmten Belastungsniveau zu einem höheren, setzt eine Steigerung des Stoffwechsels voraus. Da die aerobe Energiefreisetzung zunächst hinter den metabolischen Bedürfnissen zurückbleibt, wird eine „Sauerstoffschuld" eingegangen. Die Energiebilanzierung in diesen Initialstadien wird auf anaerobem Wege durchgeführt. Während einer submaximalen Belastung führt der nachfolgende Anstieg der aeroben Energieversorgung entsprechend den Bedürfnissen zu einem neuen metabolischen Steady state, dessen Einstellung innerhalb von 2–5 min erreicht wird.

Kinder weisen eine raschere Sauerstoffdynamik auf als Erwachsene [80, 137, 138, 162]. Wie aus der Abb. 1.11 hervorgeht, ist das Sauerstoffdefizit bei 10–11 Jahre alten Jungen kleiner als bei jungen Erwachsenen. Noch deutlicher wird die hohe Geschwindigkeit des Anstiegs der Sauerstoffaufnahme bei Jungen, wenn man sie mit Erwachsenen vergleicht. In den in der Abb. 1.11 dargestellten Befunden erreichten Kinder 55% ihrer endgültigen Sauerstoffaufnahme innerhalb von 30 s, das Steady state wurde in 2 min eingestellt. Dagegen erreichten die Erwachsenen nur 33% ihrer einzustellenden Sauerstoffaufnahme innerhalb der ersten 30 s, bei ihnen dauerte das Erreichen des Steady state 3–4 min [137].

Zwischen dem Lebensalter und dem zum Erreichen von 50% der Steady-state-Sauerstoffaufnahme erforderlichen Zeitbedarf besteht eine positive, lineare Korrelation (Abb. 1.12) [80]. Es ist eine interessante Frage, ob Kinder nur deshalb ihre anaeroben Möglichkeiten weniger in Anspruch nehmen müssen, weil sie ihre Sauerstoffaufnahme rascher einstellen (dies würde eine geringere Sauerstoffschuld und eine niedrigere Laktatproduktion bedeuten), oder ob diese raschere Sauerstoffdynamik als *kompensatorische* Antwort auf die niedrigere glykolytische Kapazität zu verstehen ist. Diese Frage bleibt noch ungelöst. Eine andere, noch nicht hinreichend untersuchte Erklärungsmöglichkeit für den rascheren Anstieg der Sauerstoffaufnahme bei Kindern ist möglicherweise in dem kleineren Körper und den dadurch bedingten kürzeren Kreislaufzeiten zu sehen [51].

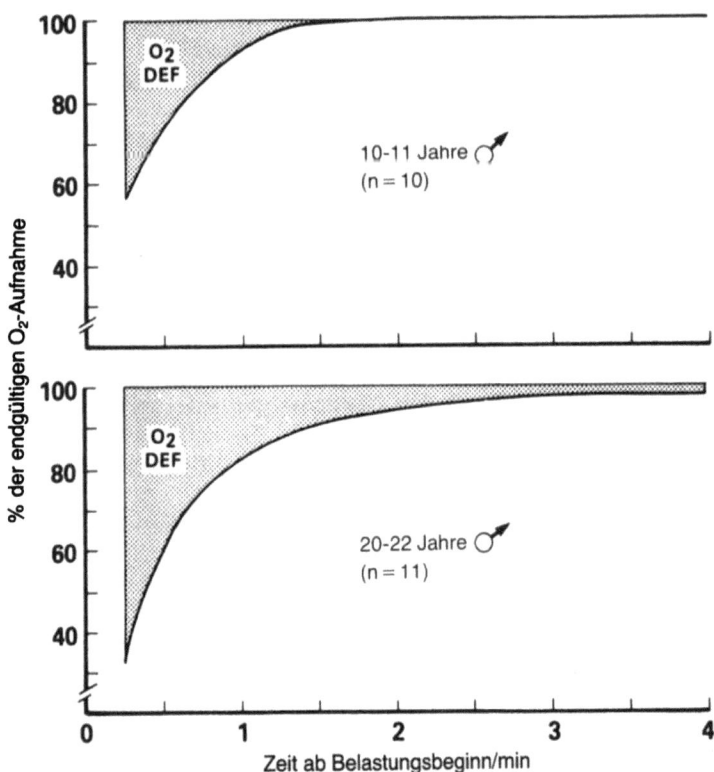

Abb. 1.11. Sauerstoffschuld bei Kindern und Erwachsenen. Dargestellt ist der Anstieg der Sauerstoffaufnahme bei 10- bis 11jährigen Jungen im Vergleich zu 20–22 Jahre alten jungen Männern, die jeweils mit 90–100% ihrer vorherbestimmten maximalen Leistungsfähigkeit belastet wurden. (Die Abbildung beruht auf Daten von Máček u. Vàvra [137], sie ist mit Genehmigung von Bar-Or [26] wiedergegeben)

Metabolische „Spezialisierung"

Bei körperlich aktiven Erwachsenen, speziell bei Hochleistungsathleten, findet sich häufig eine hochgradige Spezialisierung morphologischer und funktioneller Leistungscharakteristika. Diese charakteristischen Eigenschaften sind z. T. erworben, wie beispielsweise die Zunahme der Muskelmasse und der Muskelkraft als Folge eines Gewichthebertrainings. Andere Eigenschaften sind ererbt, sie bilden gewissermaßen das „Talent" des einzelnen, beispielsweise ein hoher Körperwuchs, eine große maximale aerobe Leistungsfähigkeit oder eine kurze Reaktionszeit. Solche spezifischen

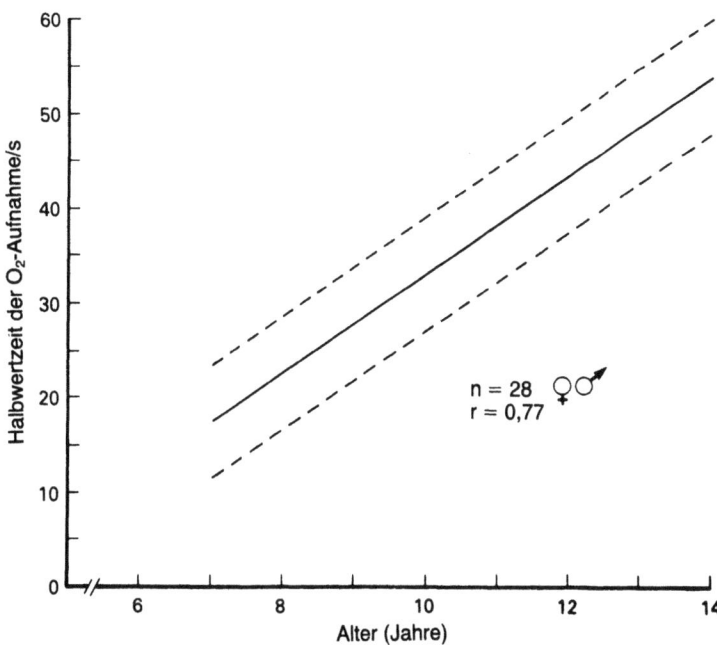

Abb. 1.12. Dynamik der Sauerstoffaufnahme in Abhängigkeit vom Lebensalter. Die Abbildung stellt die Halbwertszeit der Sauerstoffaufnahme während eines submaximalen fahrradergometrischen Tests (59 Watt) bei 28 7–14 Jahre alten Jungen und Mädchen dar. Die unterbrochene Linie gibt den einfachen Standardschätzfehler (S.E.M.) an. (Zugrunde gelegt sind die Daten von Freedson et al. [80])

Leistungscharakteristika bei erwachsenen Athleten finden sich einmal innerhalb unterschiedlicher Sportarten, beispielsweise beim Vergleich von Gewichthebern gegenüber Läufern, sie finden sich aber auch innerhalb einzelner Belastungsformen. Unter den Läufern sind z. B. die Sprinter Mischtypen; sie weisen eine wohlentwickelte Muskulatur auf, sie haben andererseits aber nur eine durchschnittliche maximale aerobe Leistungsfähigkeit. Im Vergleich hierzu sind Langstreckenläufer außergewöhnlich schlank, sie zeigen eine hohe maximale aerobe Leistungsfähigkeit, dagegen ist ihre Schnellkraft gering. Bei Sprintern finden sich ungefähr gleichviel schnelle und langsame Muskelfasern. Dagegen weisen Marathonläufer 80–90% langsame Muskelfasern mit einer hohen aeroben Kapazität auf.

Läßt sich eine solche Spezialisierung schon während der Kindheit nachweisen? Die verfügbaren Informationen zur Beantwortung einer solchen Frage sind dürftig. Geht man von morphologischen und Leistungsdaten aus, so scheinen Kinder noch nicht spezialisiert zu sein. So erreicht beispielsweise der Körpertyp von Kindern, selbst dann, wenn sie schon erfolgreiche Sportler sind, selten die Extreme, die man bei erwachsenen Athleten beobachtet. Von der Funktion her läßt sich meist feststellen, daß der kindliche „Sprintstar" seiner Klasse i. allg. auch als Ausdauerläufer überdurchschnittliche Leistungen erbringt; darüber hinaus ist er in einer Vielzahl von Mannschaftssportarten erfolgreich. In Laboruntersuchungen zeigt sich, daß Kinder mit einer hohen maximalen Sauerstoffaufnahme meist auch überdurchschnittliche anaerobe Leistungen erbringen [29]. Als Beispiel kann eine Studie angeführt werden, in der aerobe und anaerobe Leistungscharakteristika bei 16 8- bis 11jährigen Jungen untersucht wurden, unter denen sich 6 US-amerikanische Spitzenläufer ihrer Altersgruppe befanden [143]. Aus der Abb. 1.13 geht hervor, daß diejenigen Sportler, die im anaeroben Wingate-Test gut abschnitten, auch hohe maximale Sauerstoffaufnahmewerte aufwiesen – ein Beleg für die fehlende Spezialisierung. Ähnliche Befunde konnten wir auch bei 8–12 Jahre alten Schwimmern erheben [108].

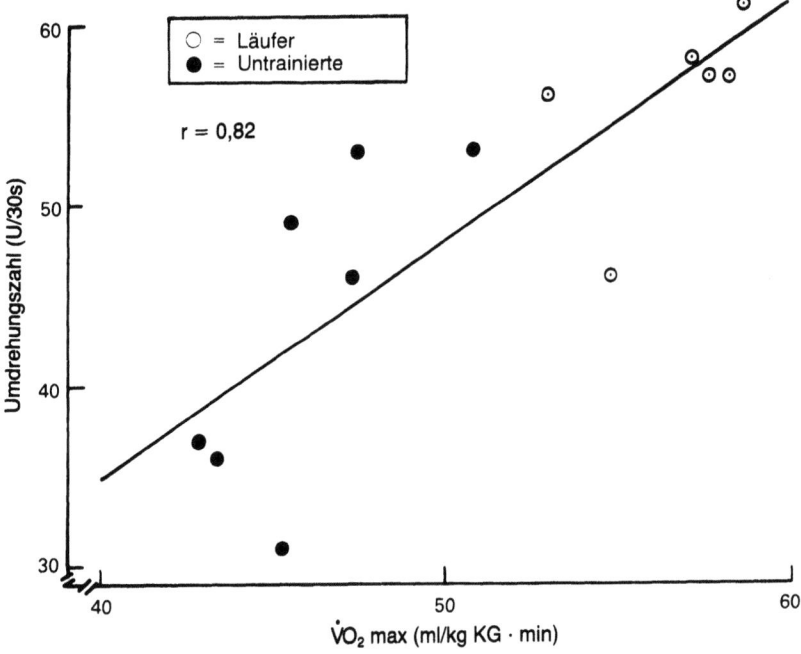

Abb. 1.13. Die Abbildung soll die physiologischerweise beim Kind fehlende Spezialisierung verdeutlichen. Sie stellt das Verhältnis der im anaeroben Wingate-Test erreichten individuellen Tretgeschwindigkeit gegenüber der maximalen aeroben Leistungsfähigkeit ($\dot{V}O_2$ max) dar. Die Daten wurden bei 13 Jungen im Alter von 8–11 Jahren erhoben, 6 von ihnen waren sehr gut trainierte Langläufer, die anderen Nichtsportler. (Nach Mayers u. Gutin [143])

Die Differenzierung der Muskelfasern findet im 1. Lebensjahr statt. Naturgemäß wäre es von äußerstem Interesse, festzustellen, ob die Spezialisierung der Muskelfasern, die beim erwachsenen Athleten zu beobachten ist, bereits bei Kindern nachweisbar ist. Bisher sind zu dieser Frage leider nur Daten von 6 Jahre alten, untrainierten Kindern verfügbar. Bei ihnen findet sich eine Muskelfaserverteilung, die derjenigen von körperlich inaktiven Erwachsenen entspricht [34, 132]. Das Spektrum der Muskelfaserverteilung bei 15 Jahre alten Jungen änderte sich nach 3jähriger Teilnahme an einem Ausdauerprogramm nur wenig gegenüber dem Befund, der 3 Jahre vor Beginn des Trainings erhoben wurde [109].

Zusammenfassend kann festgestellt werden, daß auf der Grundlage der bisher leider nur fragmentarisch vorhandenen Informationen Kinder im präpubertären Alter anscheinend als „metabolische Nichtspezialisten" bezeichnet werden können, selbst dann, wenn sie sich in speziellen Sportarten engagieren.

Kardiovaskuläre Belastungsreaktionen

Die wesentliche Funktion des Herz-Kreislauf-Systems während körperlicher Belastung besteht im Antransport von zusätzlichem Sauerstoff zum bzw. im Abtransport von CO_2 aus dem arbeitenden Muskel. Hinzu kommt der Transport von Substraten, Metaboliten und Hormonen, das Aufrechterhalten des osmotischen bzw. Säure-Basen-Gleichgewichts und der Abtransport von Wärme aus dem Körperkern zur Peripherie.

Die Veränderungen, die eine Zunahme der Sauerstoffversorgung des Muskels bewirken, können am besten nach dem Fickschen Prinzip beschrieben werden:

$$VO_2 = HMV \cdot (C_aO_2 - C_vO_2)$$

In dieser Gleichung bedeutet VO_2 die Sauerstoffaufnahme, HMV das Herzminutenvolumen und $C_aO_2 - C_vO_2$ die Differenz des Sauerstoffgehalts zwischen dem arteriellen und dem gemischt-venösen Blut. Das Herzminutenvolumen stellt das Produkt aus der Herzfrequenz (F) und dem Schlagvolumen (SV) dar. Daher gilt:

$$VO_2 = F \cdot SV \cdot (C_aO_2 - C_vO_2)$$

Die Sauerstoffaufnahme kann entweder durch einen Anstieg des Herzminutenvolumens oder der arteriovenösen Sauerstoffdifferenz erhöht werden. Tatsächlich werden beide Möglichkeiten unter Belastung verwirklicht – das Herzminutenvolumen wird durch eine Steigerung sowohl der Herzfrequenz als auch des Schlagvolumens erhöht, die arteriovenöse Sauerstoffdifferenz wächst als Folge eines Anstiegs der Muskeldurchblutung. Hierdurch wird eine Abnahme des gemischt-venösen Sauerstoffgehalts bewirkt.

Physiologische Belastungsreaktionen des gesunden Kindes

Tabelle 1.2. Zentrale und periphere hämodynamische Anpassungsreaktionen unter Belastung bei Kindern im Vergleich zu Erwachsenen

Funktion	Kindliche Reaktionen im Vergleich zum Erwachsenen
Submaximale Herzfrequenz	höher, speziell in der ersten Lebensdekade
Maximale Herzfrequenz	höher
Submaximales und maximales Schlagvolumen	niedriger
Submaximales Herzminutenvolumen	etwas niedriger
Submaximale arteriovenöse Sauerstoffdifferenz	etwas höher
Durchblutung des arbeitenden Muskels	höher
Systolischer und diastolischer Blutdruck – submaximal und maximal	niedriger

Die Tabelle 1.2 faßt die Unterschiede in der Kreislaufreaktion unter Belastung zwischen Kindern und Erwachsenen zusammen.

Herzminutenvolumen und Schlagvolumen

Das Herzminutenvolumen erhöht sich bei Kindern zu Beginn jeder Belastung bzw. bei jeder Steigerung der Belastungsintensität auf ein höheres Niveau in gleicher Art und Weise wie beim Erwachsenen. Innerhalb weniger Minuten wird jeweils ein neues Steady-state-Herzminutenvolumen eingestellt. Ein Charakteristikum des Kindes liegt in seinem für alle Belastungsstufen im Vergleich zum Erwachsenen deutlich niedrigeren Schlagvolumen. Dies wird, wenngleich nicht vollständig, durch einen stärkeren Anstieg der Herzfrequenz ausgeglichen. Als Ergebnis resultiert ein leicht erniedrigtes Herzminutenvolumen bei jeder Belastungsintensität, wie dies in der Abb. 1.14 verdeutlicht wird [30, 60, 63, 71, 73, 146, 164].
Die Frage, ob diesem erniedrigten Herzminutenvolumen bei Kindern eine irgendwie geartete biologische Bedeutung zukommt, steht noch im Raum. Die hiermit verbundene leicht erhöhte arteriovenöse Sauerstoffdifferenz ist zweifellos völlig ausreichend, um den Sauerstofftransport auf submaximalen Stufen zu gewährleisten. Ein potentieller Nachteil des erniedrigten Herzminutenvolumens könnte theoretisch allerdings während maximaler Belastung bestehen, dann nämlich, wenn eine weitere Erhöhung der Sauerstoffutilisation nicht mehr möglich ist [73], oder auch dann, wenn das Kind einer kombinierten Belastung aus körperlicher Arbeit und extremer Hitze ausgesetzt wird. Im letzteren Fall muß der Kreislauf gleichzeitig stark gesteigerte metabolische Bedürfnisse und die Anforderungen des Wärmetransports zur Peripherie hin erfüllen. Hierbei besteht die Gefahr, daß der Kreislauf einer solchen Doppelbelastung nicht mehr gerecht wird,

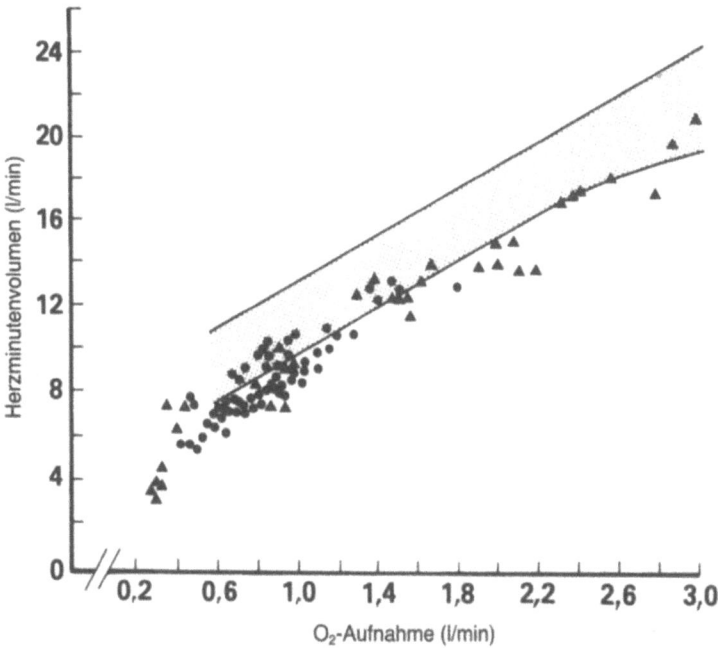

Abb. 1.14. Das Herzzeitvolumen des körperlich belasteten Kindes. Dargestellt sind Einzelwerte bei Jungen während körperlicher submaximaler und maximaler Belastung am Fahrradergometer im Sitzen. ● = Daten von Godfrey et al. [93] bei Jungen mit einer Körperlänge von 110–154 cm, untersucht mit der CO_2-Rückatmungsmethode. ▲ = Daten von Eriksson bei Jungen im Alter von 13–14 Jahren, untersucht mit der Farbstoffverdünnungsmethode [63]. Der schattiert eingezeichnete Bereich gibt die Werte beim jungen Erwachsenen während körperlicher Belastung in aufrechter Körperhaltung wieder. (Nach der Literatur zusammengestellt von Bar-Or et al. [30])

und somit die Arbeit in der Hitze nicht mehr durchgehalten werden kann [24, 60]. (Hierzu wird auch auf Kapitel 9 verwiesen.) Auf allen Belastungsstufen ist darüber hinaus das Schlagvolumen bei Jungen etwas höher als bei Mädchen [30, 49, 93, 164].

Das Ausmaß dieser hypokinetischen Belastungsreaktion hängt vom Alter und vom Entwicklungsstadium des Kindes ab. Die Abb. 1.15 gibt ein Untersuchungsergebnis wieder, nach dem jüngere Kinder im Vergleich zu älteren ein niedrigeres Schlagvolumen für eine gegebene Belastungsstufe aufwiesen. Bei den kleineren Kindern wurde dieser Nachteil durch eine höhere Herzfrequenz ausgeglichen, so daß im Vergleich zu den älteren das Herzminutenvolumen nur geringfügig erniedrigt war [146] (s. dazu auch Literaturstellen 88, 164).

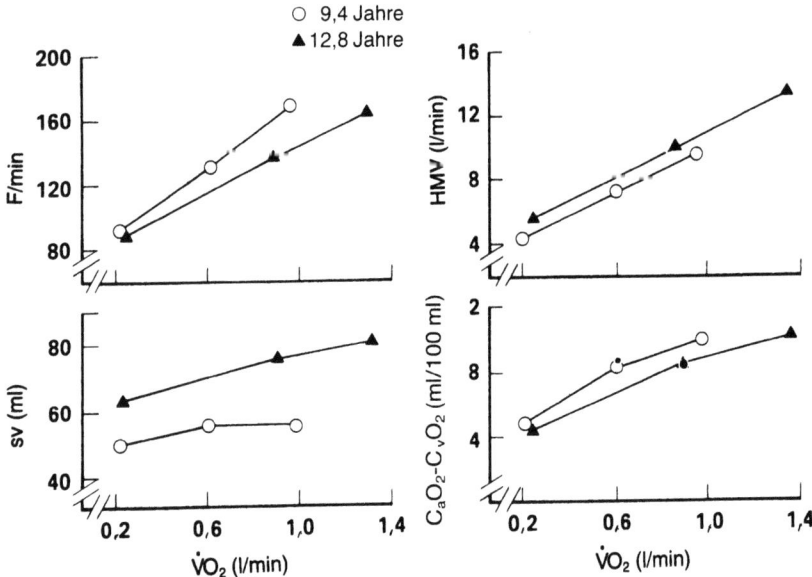

Abb. 1.15. Hämodynamische Veränderungen während Fahrradergometrie im Sitzen bei zwei verschiedenen Altersgruppen von Jungen. Das Herzzeitvolumen wurde mit der Farbstoffverdünnungsmethode ermittelt. Dargestellt sind die Mittelwerte bei zehn 8–11,5 Jahre alten Jungen sowie bei zwölf 11,5–14 Jahre alten Jungen. (Nach Mocellin et al. [146])

Ein ähnliches Resultat wird in der Abb. 1.16 gezeigt. In dieser Untersuchung wurden die Ergebnisse von Mädchen und Jungen, die einer maximalen Belastung unterzogen wurden, in solche bei einer präpubertären, pubertären und postpubertären Altersgruppe eingeteilt. Bezogen auf die maximale Sauerstoffaufnahme war das Herzvolumen als wichtige Determinante der Steigerungsfähigkeit des Schlagvolumens während Belastung [104] bei den Kindern vor der Pubertät am kleinsten [206]. Es erscheint möglich, daß diese Gruppe auch ein niedrigeres maximales Herzminutenvolumen aufwies, daß sie somit gemäß dem Fickschen Prinzip auf eine höhere periphere Sauerstoffutilisation angewiesen war, um ein bestimmtes Maß an maximaler Sauerstoffaufnahme zu erreichen.

Herzfrequenz unter körperlicher Belastung

Die Herzfrequenz wurde unter allen Parametern bisher am häufigsten in der Leistungsphysiologie untersucht, da sie eine verhältnismäßig leicht zu ermittelnde Größe darstellt. Der Herzfreqzenz kommt eine Reihe wichti-

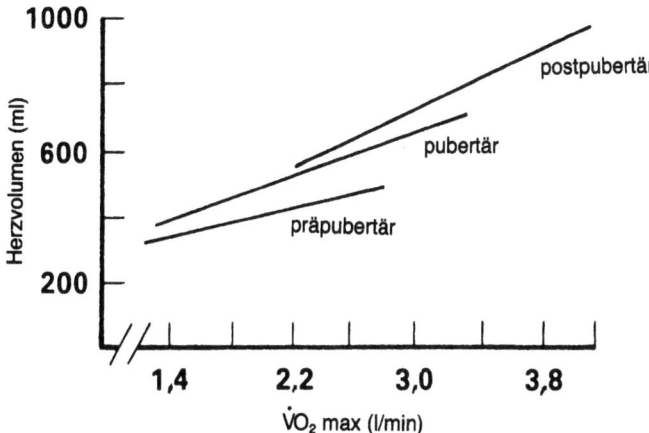

Abb. 1.16. Beziehung zwischen Herzvolumen, maximaler Sauerstoffaufnahme und biologischer Entwicklung. 51 männliche und weibliche Schwimmer wurden in eine präpubertäre (10,6 ± 0,4 Jahre), pubertäre (12,5 ± 0,3) und postpubertäre (16,4 ± 0,7) Gruppe eingeteilt. Alle Athleten wurden in einem fahrradergometrischen Test ausbelastet. Die Herzvolumenbestimmung erfolgte in Ruhe. (Die Regressionslinien werden mit Erlaubnis von Wirth et al. [206] wiedergegeben)

ger Bedeutungen zu. Ihre Erfassung hat sich als wertvoll für die Überwachung der kardiovaskulären Belastungsreaktionen erwiesen. Zusätzlich macht sie ihre enge Beziehung zum Stoffwechselniveau zu einem brauchbaren Indikator des Energieumsatzes. Weiterhin ist auf der Basis des Frequenzverhaltens eine Vorhersage der maximalen Sauerstoffaufnahme möglich. Durch die ausgeprägte Empfindlichkeit der Frequenzreaktion auf jede Zunahme oder Abnahme des Trainingszustands, dient sie als nützliches Maß für die Ermittlung der Leistungsfähigkeit, bzw. für die Überwachung der Mitarbeit im Trainingsprogramm.

In diesem Abschnitt sollen die Beziehungen zwischen der Herzfrequenz einerseits und einer Reihe von physiologischen und psychologischen Parametern vor, während und nach der Belastung analysiert werden. Besonderes Augenmerk soll dabei auf Faktoren gerichtet werden, die die Frequenzreaktionen des Kindes unter Belastung modifizieren, im einzelnen sind sie in der Tabelle 1.3 zusammengefaßt. Jeder, der in der Praxis die Frequenzmessung in sein diagnostisches Repertoire aufnehmen möchte, sollte sich mit diesen Faktoren gründlich vertraut machen.

Alter

Die *submaximale* Herzfrequenz nimmt bei Kindern in Abhängigkeit vom Alter ab [8, 15, 43, 93, 162, 168, 196, 206, 207]. In der Abb. 1.17 wird ge-

Tabelle 1.3. Faktoren mit Einfluß auf die Belastungsherzfrequenz bei Kindern und Jugendlichen

Faktor	Submaximale Herzfrequenz (bei vorgegebener Belastungsintensität)	Maximale Herzfrequenz
Alter	jung > alt	kein Effekt
Geschlecht	weiblich > männlich	kein Effekt
Adipositas	fett > mager	kein Effekt
Klimatische Belastung	↑	kein Effekt
Emotionelle Belastung	↑	kein Effekt
Aktive Muskelmasse	klein > groß	groß > klein
Körperhaltung	aufrecht > liegend	aufrecht > liegend
Trainingszustand	↓	kein Effekt oder gering
Bewegungsmangel	↑	kein Effekt
Hitzeanpassung	↓	kein Effekt
Gewöhnung	↓	kein Effekt
Krankheiten		
Anämie	↑	kein Effekt
Anorexia nervosa	↑	↓
AV-Block	↓	↓
Zyanotische Herzfehler	↑	
Rhytmusstörungen	↑↓	verschieden
Fieber	↑	kein Effekt
Muskeldystrophie und Lähmung	↑	↓
Neurozirkulatorische Asthenie	↑	kein Effekt
Medikamente		
β-Blocker	↓	↓
Methylphenidat	↑	kein Effekt
β$_2$-Sympathikomimetika	↑	kein Effekt
Schilddrüsenhormone	↑	kein Effekt

zeigt, daß die Herzschlagzahl bei einem 8jährigen Kind im Vergleich zu einem 18 Jahre alten Jugendlichen bei gleicher absoluter Belastung um 30–40 Schläge höher liegen kann. Solche Unterschiede sind naturgemäß teilweise auf eine größere *relative* Belastungsintensität des Kindes (Abb. 1.17) zu beziehen, sie werden aber auch bei metabolisch vergleichbaren Belastungen gefunden [206]. Die höhere Herzfrequenz des Kindes erscheint biologisch sinnvoll, da sie sein niedrigeres Schlagvolumen ausgleicht.

Die *maximale* Herzfrequenz von Kindern und Heranwachsenden erreicht Werte von 195–215 Schlägen pro min [8, 15, 30, 162]. Sie fällt erst dann ab, wenn das Stadium der Reife erreicht ist. Dieser Abfall ist von Faktoren wie Geschlecht, Trainingszustand, Klima oder anderen Umgebungsbedingungen unabhängig. Das Ausmaß der Frequenzreduktion beträgt

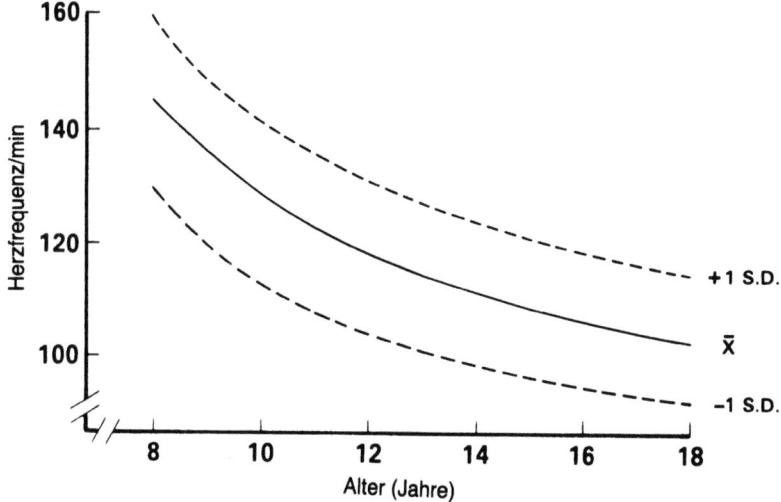

Abb. 1.17. Belastungsherzfrequenz in Abhängigkeit vom Lebensalter. Untersucht wurden 237 Jungen im Alter von 8–18 Jahren im Rahmen einer Studie zu Wachstum und Reifung in Westdeutschland. (Die Daten wurden von Bouchard et al. [43] während eines fahrradergometrischen Tests bei einer durchschnittlichen Belastung von 29,4 Watt erhoben)

0,7–0,8 Schläge/min und Jahr [28]. Definiert man die Differenz zwischen der submaximalen und der maximalen Herzfrequenz als Maß einer gewissen „kardialen Reserve", so ist diese bei einem 16 Jahre alten Jugendlichen deutlich größer als bei einem 6 Jahre alten Kind. Dieser graphisch in der Abb. 1.18 gezeigte Befund steht in Übereinstimmung mit dem bereits vorausgehend diskutierten Resultat einer kleineren metabolischen Reserve bei Kindern.

Geschlecht

Ganz allgemein weisen Frauen für die gleiche Belastungsintensität eine höhere Herzfrequenz auf als Männer. Im allgemeinen wurde dieser Unterschied stets mit der niedrigeren Hämoglobinkonzentration der erwachsenen Frau erklärt [15]. Dem steht entgegen, daß höhere Herzfrequenzen auch bei Mädchen vor der Pubertät gefunden werden, deren Hämoglobinspiegel sich von dem gleichaltriger Jungen nicht unterscheidet [30, 135, 168, 202], ein Befund der selbst beim 6jährigen Kind erhoben wurde [11, 93, 158]. Das Ausmaß der Frequenzsteigerung bei Frauen beträgt 10–20 Schläge pro min. Die Abb. 1.19 zeigt einen solchen Vergleich, bei dem 6–7 Jahre alte Mädchen und Jungen während eines Laufs mit gleicher Ge-

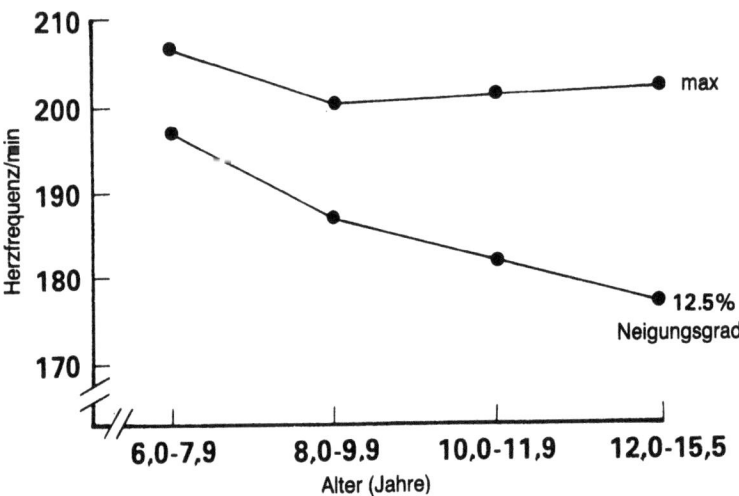

Abb. 1.18. Herzfrequenz-„Reserve" und Lebensalter. Untersucht wurden 61 Mädchen und 83 Jungen, 6–15,5 Jahre alt, mittels eines Laufbandtests bei einer Geschwindigkeit von 5,6 km/h. Der Test wurde mit stufenförmigem Belastungsanstieg bis zur Ausbelastung durchgeführt. Dargestellt sind die mittleren Herzfrequenzwerte bei einem Neigungswinkel des Laufbands von 12,5% sowie bei dem jeweilig höchsten erreichten Neigungswinkel *(max)*. (Nach Daten von Bar-Or et al. [31] und Skinner et al. [187])

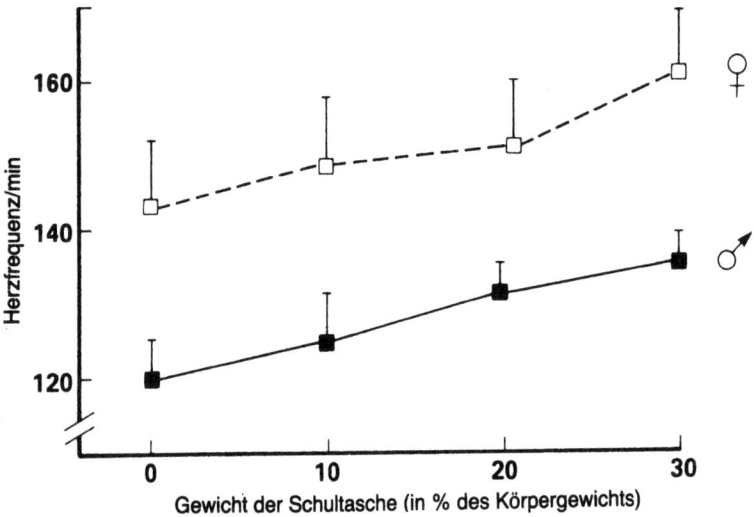

Abb. 1.19. Belastungsherzfrequenz und Geschlecht des Kindes. Die Daten stammen aus eigenen Untersuchungen des Autors in Israel. Untersucht wurden 9 Jungen und 6 Mädchen im Alter von 6–7 Jahren.

schwindigkeit durch verschiedene Gewichte, die sie auf dem Rücken zu tragen hatten, belastet wurden. Unabhängig vom absoluten Ausmaß der Frequenzsteigerung wiesen die Mädchen jeweils etwa 20 Schläge pro Minute mehr auf als die Jungen. Die Ursache für diese hohe Herzfrequenz bei Mädchen ist nicht klar. Sie könnte in dem niedrigeren Schlagvolumen [30] ebenso gesehen werden, wie in dem traditionell geringeren Ausmaß der körperlichen Aktivität bei Mädchen [87]. Es ist auch nicht auszuschließen, daß geschlechtsbezogene Unterschiede in der vegetativen Frequenzanpassung bestehen, wenngleich bisher Daten, die eine solche Annahme begründen könnten, nicht verfügbar sind. Ein Hinweis auf quantitative Unterschiede in den Regelmechanismen könnte in dem Befund gesehen werden, daß bei Jungen nach Belastung die Herzfrequenz rascher abfällt als bei Mädchen [158].

Adipositas

Übergewichtige Kinder weisen höhere submaximale Herzfrequenzen auf als schlanke (s. auch Abschnitt „Belastungsreaktionen", S. 248).

Klimabelastung

Während Belastung in heißer oder feuchter Umgebung steigt die Herzfrequenz an. Erhöht sich die Temperatur um 2–3 °C über 23–24 °C hinaus, bzw. die Feuchtigkeit um 15–20% über eine relative Luftfeuchtigkeit von 60–70%, Bedingungen, die am angenehmsten empfunden werden, so kann jeweils mit einer Zunahme der Herzfrequenz um 10 oder mehr Schläge gerechnet werden. Bei Nichtberücksichtigung werden hieraus fehlerhafte Informationen abgeleitet. Jeder Arzt, der in seiner Praxis Belastungstests bei Kindern durchführt, sollte dies berücksichtigen (s. Kapitel 9).

Psychischer Streß und Gewöhnung

Wie bei Erwachsenen wird die Herzfrequenz von Kindern durch Aufregung oder Furcht gesteigert. Sie kann um etwa 30–50 Schläge/min über den jeweiligen Basiswert ansteigen; am deutlichsten werden solche Unterschiede in Ruhe und während geringgradiger Belastung. Die ganze Umgebung eines Labors mit seinen Apparaten, den nicht vertrauten Personen und Aufgaben, die auf das gesunde oder kranke Kind zukommen, können bei ihm Ängste auslösen. Bei wissenschaftlichen Untersuchungen ist daher eine Gewöhnungsphase absolut erforderlich, in der das Kind sich mit allen Vorgängen vertraut machen kann. Die Daten, die während einer solchen Eingewöhnungsphase erhoben werden, können nicht weiter verwendet werden. Bei einem klinischen Untersuchungsvorgang sollte das Kind beruhigt werden; man sollte zwar messen, aber Herzfrequenzwerte, die auf niedrigeren Belastungsstufen gefunden werden, nicht berücksichtigen, wenn sie mit den Ergebnissen bei höherer Belastungsintensität nicht in Übereinstimmung stehen. Eine gute Möglichkeit, das Kind an die Situation zu gewöhnen, besteht darin, es vor dem Test mit den Ausrüstungsgegenständen des Belastungslabors wie Mundstück, Nasenklemme oder Stethoskop, spielen zu lassen.

Aktive Muskelmasse

Wenn eine bestimmte mechanische Leistung unter Inanspruchnahme kleiner Muskelgruppen erbracht wird, steigt die Herzfrequenz stärker an als wenn zur Erbringung der gleichen Leistung auf größere Muskelgruppen zurückgegriffen werden kann. Dies zeigt sich beispielsweise bei der Drehkurbelergometrie mit den Armen, bei der die Herzfrequenz um 20–30 Schläge/min höher liegt als bei gleicher Belastung während eines fahrradergometrischen Tests, also während Drehkurbelarbeit, die mit den Beinen ausgeführt wird [21, 90]. Werden daher Kinder mit motorischen Schädigungen im Rahmen etwa einer Zerbralparese, Poliomyelitis, Muskeldystrophie oder Spina bifida einer Drehkurbelarbeit mit den Armen unterzogen, so muß bei der Beurteilung der Ergebnisse die kleine Muskelmasse in Rechnung gestellt werden. Die Verwendung von Normwerten, bzw. Nomogrammen auf der Basis von Fußkurbelarbeit, ist nicht möglich. Leider sind Normwerte für Armarbeit bei Kindern bisher nicht verfügbar.

Training und Bewegungsmangel

Die Belastungsreaktion der Herzfrequenz ist ein hoch empfindliches Maß für den aeroben Trainingszustand (s. auch Abschnitt „Training und kardiovaskuläres System", S. 60).

Hitzeanpassung

Der Unterschied in der Frequenzreaktion unter Hitzebedingungen im akklimatisierten und nichtakklimatisierten Zustand kann 15–20 Schläge/min betragen [24]. Solche Unterschiede können leicht andere Effekte auf die Herzfrequenz überdecken. Wechselnde Wetterbedingungen müssen daher ebenso berücksichtigt werden, wie beispielsweise die Tatsache, daß Kinder in Gebieten mit hohen Temperaturen untersucht werden, in die sie neu zugezogen sind.

Krankheiten

Einige Krankheiten können spezifische Modifikationen im submaximalen und maximalen Frequenzverhalten hervorrufen (Tabelle 1.3). Hinsichtlich weiterer Einzelheiten kann auf die entsprechenden Abschnitte verwiesen werden.

Medikamente

Pharmaka, die in das autonome Nervensystem oder den Energieumsatz eingreifen, rufen Veränderungen der Herzfrequenz hervor. Leider sind spezielle Informationen hierzu bisher rar: für das Propranolol beispielsweise, ein häufig benutzter β-Blocker, wurde eine Reduktion der submaximalen und maximalen Herzfrequenz bei gesunden Kindern um 15–30 Schläge/min gefunden (Abb. 1.20). Methylphenidat, das zur Behandlung „hyperaktiver" Kinder empfohlen wird, induziert eine Zunahme der Submaximalfrequenz um etwa 10 Schläge/min, die maximale Frequenz wird dagegen wenig beeinflußt (Abb. 1.21). Ähnliche Veränderungen wurden auch unter Theophyllin und $β_2$-Sympathomimetika beschrieben, Pharmaka, die häufig bei Asthma verordnet werden. Obwohl es hierzu keine weiteren Befunde gibt, erscheint es selbstverständlich, daß auch eine Reihe anderer Substanzen die hämodynamische Belastungsreaktion des Kindes modifizieren.

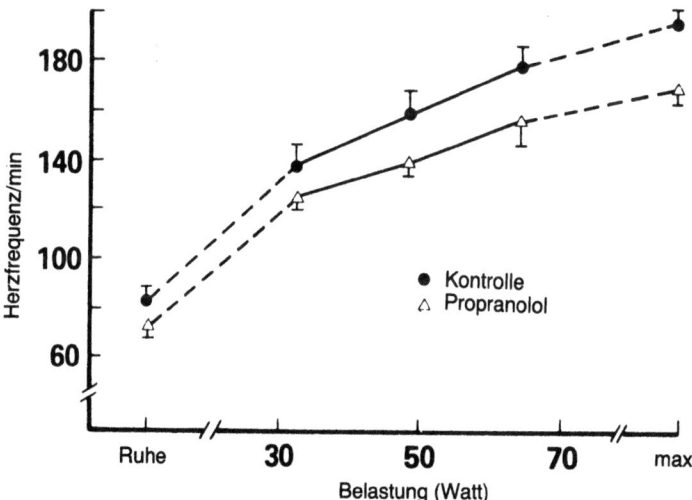

Abb. 1.20. β-Rezeptorenblocker und Belastungsherzfrequenz. Die Abbildung zeigt die Veränderungen der Blastungsherzfrequenz im Kontrollversuch sowie nach oraler Applikation von 10 mg Propranolol. Als Untersuchungspersonen dienten sechs 11 Jahre alte, gesunde Jungen, die einen stufenweise ansteigenden Belastungstest durchführten. Die senkrechten Linien geben den einfachen Standardschätzfehler (S.E.M.) an. (Nach Thorén [194])

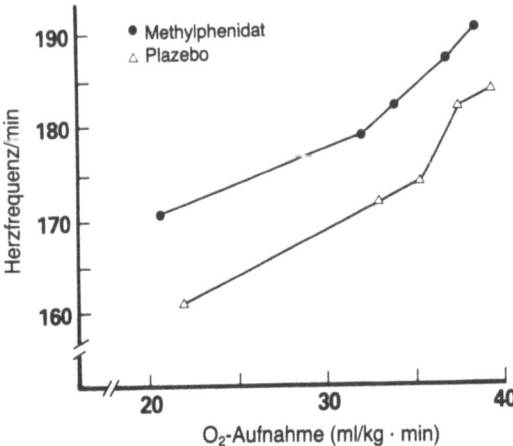

Abb. 1.21. Methylphenidat und Belastungsherzfrequenz. Auf der Grundlage der Daten von Boileau et al. [40] wird ein Vergleich des Herzfrequenzverhaltens unter dem Einfluß von Methylphenidat und Plazebo bei 6–12 Jahre alten „hyperaktiven" Jungen und Mädchen gezeigt.

Körperhaltung

Belastungsuntersuchungen werden häufig, besonders in der Klinik, im Liegen durchgeführt. In dieser Körperhaltung, in der der venöse Rückfluß begünstigt wird, ist die Herzfrequenz in Ruhe submaximal und maximal niedriger als bei Belastung im Sitzen [50]. So wurde beispielsweise bei 8–15 Jahre alten, gesunden Jungen die maximale Herzfrequenz bei Fahrradergometrie im Sitzen um 9 Schläge/min höher gefunden als im Liegen [49].

Muskeldurchblutung

Zum Anstieg des Herzminutenvolumens unter Belastung kommt eine erhebliche Umverteilung der regionalen Durchblutung hinzu. Beim Erwachsenen steigt die Durchblutung des arbeitenden Skelettmuskels sowie der respiratorischen Muskulatur, des Myokards und, in Abhängigkeit von der Belastungsintensität, der Haut. Zum Ausgleich findet sich entsprechend ein Abfall der Durchblutung im Bereich der Nieren, des Splanchnikusgebiets und in der nichtarbeitenden Muskulatur. Daten über die periphere Durchblutung bei Kindern sind nur eingeschränkt verfügbar. Im Vergleich zu jungen Erwachsenen wurde bei 12 Jahre alten Jungen eine höhere Muskeldurchblutung nach Belastung gefunden [118]. Dieser Unter-

schied verkleinerte sich bei einer Nachkontrolle der Jungen nach einem [119] bzw. nach weiteren vier Jahren [120].
In der höheren Muskeldurchblutung des Kindes könnte eine günstigere Blutverteilung während der Belastung zum Ausdruck kommen. Eine solche Umverteilung ermöglicht einen größeren Sauerstofftransport zur arbeitenden Muskulatur, trotz eines niedrigeren Herzminutenvolumens und damit einer stärkeren venösen Ausschöpfung des Sauerstoffgehalts. Ähnlich wie bei Erwachsenen scheint sich auch bei Kindern die Muskeldurchströmung auf das erforderliche Niveau innerhalb von 30–40 s nach Beginn oder nach Steigerung der Intensität einer Belastung einzustellen. Diese Anpassung geschieht rascher als die Einstellung der Sauerstoffaufnahme oder des Herzminutenvolumens. Nach diesen Überlegungen scheint offensichtlich die Muskeldurchblutung keinen limitierenden Faktor für die Sauerstofftransportkapazität des Kindes darzustellen.

Arterieller Blutdruck

Dynamische Belastung

Die Kontraktilitätssteigerung des Myokards unter Belastung bewirkt eine Zunahme des intraventrikulären systolischen Drucks. Hierin ist einer der Mechanismen zu sehen, die für eine gesteigerte Durchblutung in der Peripherie sorgen. Die Steigerung des intraventrikulären systolischen Drucks manifestiert sich u. a. auch in einer Zunahme des peripheren arteriellen systolischen Drucks. Im Gegensatz hierzu ändert sich der diastolische Blutdruck, der bekanntermaßen primär von der peripheren Gefäßweite abhängig ist, unter Belastung nur wenig, wobei die Richtung der Änderung im Einzelfall nicht vorausgesagt werden kann. Bei dynamischer Belastung erfolgt der Anstieg des systolischen Drucks proportional zur Belastungsintensität bzw. zum allgemeinen Energieumsatz [73]. Ein solches hämodynamisches Muster findet sich grundsätzlich bei allen gesunden Personen, unabhängig vom Lebensalter. Dagegen finden sich *quantitative* Unterschiede, die vom Lebensalter bzw. der Körpergröße abhängen: bei gleicher Belastungsintensität steigt beim Kleinkind der systolische ebenso wie der diastolische Druck geringer an als beim Jugendlichen [111, 125, 161, 192]. Dies wird in der Abb. 1.22 graphisch dargestellt.
Der niedrigere Druckanstieg beim Kind steht in Übereinstimmung mit seinem niedrigeren Herzminutenvolumen bzw. Schlagvolumen, wie oben ausgeführt. Hierin könnte sich aber auch ein niedrigerer peripherer Widerstand bei Kindern auf der Basis kürzerer Blutgefäße ausdrücken. Bisher gibt es keine wesentlichen Argumente für die Wertung dieser altersabhängigen Druckdifferenzen hinsichtlich der Leistungsfähigkeit des gesunden Kindes, weder im positiven noch im negativen Sinn.

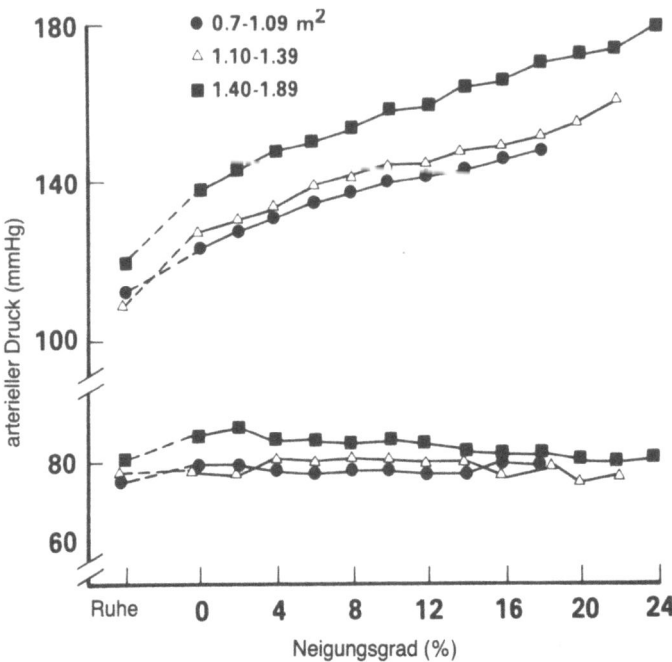

Abb. 1.22. Blutdruck während des Gehens bei Kindern und Jugendlichen. Die Untersuchungen wurden bei 274 Mädchen und Jungen durchgeführt, die ambulant einer pädiatrischen Klinik vorgestellt worden waren. Kinder mit organischen kardiovaskulären Erkrankungen waren dabei aus der Studie ausgeschlossen. Die Belastung wurde auf dem Laufband mit einer Gehgeschwindigkeit von 3,5 km/h durchgeführt. Der Neigungswinkel des Bandes wurde jede Minute um je 2% erhöht. Die Teilnehmer wurden aufgrund ihrer Körperoberfläche in 3 Untergruppen eingeteilt. (Nach Daten von Riopel et al. [161])

Für eine vorgegebene Altersgruppe weisen Jungen höhere systolische Spitzendrücke auf als Mädchen [161], wahrscheinlich auf der Grundlage ihrer höheren maximalen Schlagvolumina. Aus bisher nicht bekannten Gründen antworten schwarze Kinder mit einem höheren arteriellen Druckanstieg unter Belastung als weiße [3, 192].

Statische Belastung

Die Blutdruckreaktion bei statischer Belastung ist von der unter dynamischer Belastung grundsätzlich verschieden. Am meisten fällt das Abweichen der Blutdruckreaktion von den metabolischen Bedürfnissen auf: sowohl systolischer als auch diastolischer Druck steigen wesentlich stärker an als dies von der Erhöhung des Energieumsatzes her zu erwarten wäre.

Immer dann, wenn eine Kraftbelastung 20% der maximalen willkürlichen Kontraktionskraft der entsprechenden Muskelmasse übersteigt, kann ein Steady state nicht mehr eingestellt werden. Es kommt zu einer zunehmenden Muskelermüdung, innerhalb weniger Minuten ist die Leistungsfähigkeit erschöpft, selbst dann, wenn die Herzfrequenz unterhalb von 110–120 Schlägen/min bleibt [28, 130]. Offensichtlich werden während statischer Haltearbeit pressorische Reaktionen in Gang gesetzt, die dazu führen, daß bei Erwachsenen bei 50% der maximalen willkürlichen Kontraktionskraft innerhalb von nur 1 min maximale systolische Druckwerte mit entsprechendem Anstieg des diastolischen Drucks erreicht werden. Aus Untersuchungen von Erwachsenen ist bekannt, daß der Druckanstieg während isometrischer Arbeit nicht von der absoluten ausgeübten Kraft abhängig ist, sondern von der relativen Intensität der Belastung der *jeweiligen Muskelgruppe,* bezogen auf die maximale willkürliche Kontraktionskraft. So führt beispielsweise Handgriffarbeit mit 50% der maximal möglichen Intensität zu einer ähnlichen Druckreaktion wie sie bei einer Belastung beider Quadrizepsmuskel mit ebenfalls 50% ihrer Maximalkraft beobachtet wird.

Obwohl vermutet wird, daß Kinder und Jugendliche unter statischer Belastung ähnlich reagieren wie Erwachsene, sind Daten bei ihnen über die Druckreaktion selten und nur auf Handgriffarbeit beschränkt [77, 174, 192]. Die systolischen Spitzendrücke, die bei Kindern während dynamischer Belastung beobachtet werden, liegen höher als diejenigen, die während maximaler Handgriffarbeit verschiedener Intensität und Dauer beobachtet werden. In diesem Rahmen existieren allerdings leider keine Untersuchungen in denen verglichen wurde, ob die Energieumsatzrate der jeweiligen dynamischen und statischen Belastung auch entsprechend gleich hoch dosiert war, um einen gültigen Vergleich zwischen den jeweiligen Druckreaktionen zu ermöglichen.

Es besteht ein deutliches Defizit an Daten hinsichtlich der Blutdruckreaktion von Kindern während isometrischer Belastung. Solche Informationen sind besonders beim hochdruckkranken Kind bedeutsam oder bei Kindern, bei denen aufgrund von Behinderungen im Bewegungssystem die statische Belastung eine große Rolle spielt.

Lungenfunktion unter Belastung bei Kindern

Der Atmung kommt unter Belastung nicht nur eine große Rolle zur Regelung des erhöhten O_2- und CO_2-Transports zu, sondern auch bei der Bilanzierung des Säure-Basen-Haushalts durch die Kontrolle der CO_2-Reserven. Der Anstieg des O_2- und CO_2-Austauschs wird durch eine Vermehrung der pulmonalen Ventilation und damit auch der alveolären Ventila-

Tabelle 1.4. Atmungsfunktion während körperlicher Belastung im Vergleich zwischen Kindern und Erwachsenen

Funktion	Kindliche Reaktionen im Vergleich zu Erwachsenen
Maximales Atemminutenvolumen pro kg · Körpergewicht	gleich
Submaximales Atemminutenvolumen pro kg Körpergewicht	höher
Punkt des optimalen Wirkungsgrades der Atmung (Wendepunkt „der Kurve des Atemminutenvolumens")	früher oder gleich
Maximale und submaximale Atemfrequenz	höher
Maximales Atemzugvolumen zu Vitalkapazität	niedriger
Submaximales Atemzugvolumen zu Vitalkapazität	gleich oder niedriger
Maximales und submaximales Atemäquivalent	höher
Totraum zu Atemzugvolumen	gleich
Partialdruck des arteriellen CO_2	etwas niedriger

tion ermöglicht. Parallel hierzu steigt proportional die Durchblutung der Pulmonalkapillaren an.

Hinsichtlich der Atemgrößen des arbeitenden Kindes sind weniger Daten verfügbar als im Kreislaufbereich. Die vorhandenen Informationen scheinen aufzuzeigen, daß qualitativ die kindliche pulmonale Belastungsreaktion ähnlich ausfällt wie die des Erwachsenen, wenngleich auch hier *quantitative* Unterschiede bestehen. Diese sind in der Tabelle 1.4 zusammengefaßt.

Atemminutenvolumen

Absolut gesehen steigt die Ventilation mit dem Alter an. Während ein 6 Jahre altes Kind ein maximales Atemminutenvolumen von 30–40 l/min erbringen kann, steigt dieses beim jungen Erwachsenen auf 100–120 l/min oder darüber [15, 162]. Gewichtsbezogen unterscheidet sich die maximale Ventilation bei Kindern, Jugendlichen und Erwachsenen nur wenig. Das submaximale, auf das Kilogramm Körpergewicht bezogene Atemminutenvolumen liegt andererseits beim Kind höher, ein Unterschied, der sich in Abhängigkeit vom Lebensalter vermindert. Im Alter von 6 Jahren kann das relative Atemminutenvolumen noch um 50% höher liegen als mit 17 Jahren [162]. Hieraus scheint eine niedrigere „ventilatorische Reserve" des Kindes hervorzugehen.

Mit ansteigender Belastungsintensität steigt die Ventilation zunächst linear mit der Energieumsatzrate bis etwa 60% der maximalen Sauerstoffaufnahme an. Dann ist ein „Wendepunkt" der Atmung erreicht, ab der ein steilerer Anstieg zu beobachten ist. Die Zunahme der Atmungsintensität

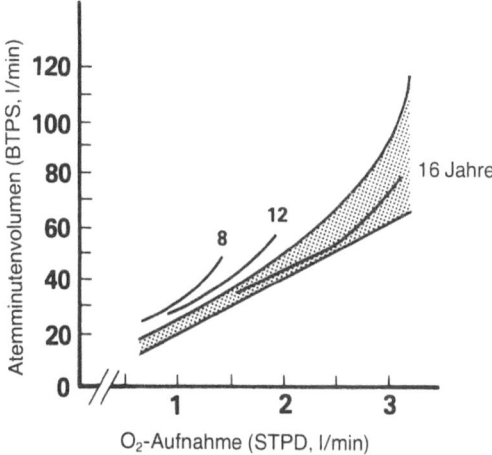

Abb. 1.23. Atemminutenvolumen während Belastung. Die Untersuchungen erfolgten bei 83 norwegischen Jungen, unterteilt in drei Altersklassen, durch einen fahrradergometrischen Test bei zwei submaximalen Belastungsintensitäten sowie bei maximaler Belastung. *BTPS* body temperature, ambient pressure, saturated with water vapor; *STPD* standard temperature and pressure, dry air. Der grau eingezeichnete Bereich gibt die Daten jugendlicher Erwachsener wieder [17]. (Die Daten für Kinder stammen von Andersen et al. [9])

wird aller Wahrscheinlichkeit nach durch das Serumlaktat bzw. die Wasserstoffionen getriggert, die ein ähnliches Verhaltensmuster aufweisen. Der Anstieg der Atmungsintensität wird auf die „anaerobe Schwelle" bezogen, mit der er häufig zusammenfällt (s. Abschnitt „Anaerobe Schwelle", S. 17). Wie in Abb. 1.23 dargestellt, weisen Kinder im Vergleich zu Jugendlichen oder Erwachsenen für eine gegebene Sauerstoffaufnahme ein höheres Atemminutenvolumen auf, der Anstieg der Atemintensität erfolgt eher. Hieraus könnte gefolgert werden, daß die Atmung von Kindern weniger ökonomisch erfolgt. Wird dagegen die maximale Atmung prozentual gegen die maximale Sauerstoffaufnahme aufgetragen, so ergibt sich, daß keine altersbezogenen Unterschiede hinsichtlich des steilen Atemanstiegs zu beobachten sind [169]. Hieraus läßt sich wahrscheinlich die Folgerung ableiten, daß die Steuerung der Atmung beim arbeitenden Kind ähnlich wie bei älteren Individuen erfolgt.

Atemfrequenz und Atemzugvolumen

Kinder weisen sowohl unter submaximaler als auch unter maximaler körperlicher Belastung deutlich höhere Werte der Atemfrequenz auf als ältere

Personen. So fand sich beispielsweise bei einem 6jährigen Kind beim Gehen mit einer Geschwindigkeit von 5–6 km/h bei 8,6% Neigungswinkel eine Atemfrequenz von 50 pro min im Vergleich zu 25 pro min bei einem 25 Jahre alten Mann [162]. Während eines maximalen Lauftestes erreichte ein 5 Jahre altes Kind eine maximale Frequenz von 70 pro min, im Vergleich zu 50 pro min bei einem 17jährigen [15]
Unterschiedliche Atemfrequenzen in Abhängigkeit von Alter und Reife können beim Fahrradtest weniger deutlich ausfallen, als beim Laufen oder Gehen, sie sind aber immer noch nachweisbar [43, 92, 169, 177].
Die Frage stellt sich, ob die relative Tachypnoe bei Kindern als Ausdruck einer relativ flachen Atmung aufzufassen ist. Eine Möglichkeit, die Atemtiefe zu bewerten, stellt die Betrachtung des Verhältnisses Atemzugvolumen zu Vitalkapazität dar. Während submaximaler Arbeit ist dieses Verhältnis bei Kindern im Vergleich zu Erwachsenen geringgradig erniedrigt. Deutlicher wird der Unterschied bei maximaler Belastung, hier beträgt die Relation bei Kindern 0,42–0,48, im Vergleich zu 0,48–0,54 bei Jugendlichen und 0,56–0,59 bei Erwachsenen [15, 92, 162, 169]. Die Schlußfolgerung ergibt sich hieraus, daß Kinder im Vergleich zu Jugendlichen und Erwachsenen eine relative Tachypnoe mit verhältnismäßig flacher Atmung unter Belastungsbedingungen aufweisen.

Atemäquivalent

Das Atemäquivalent ist als die Menge an Atemminutenvolumen in Litern definiert, die zum Transport eines Liters Sauerstoff erforderlich ist. Dieses Verhältnis dient als zahlenmäßiger Ausdruck der Atemeffizienz. Ein hoher Wert spiegelt eine schlechte Atemökonomie wider.
In einer Reihe von Untersuchungen [9, 15, 117, 163] wurde eine Abnahme dieses Werts sowohl während submaximaler als auch während maximaler Belastung in Abhängigkeit vom Alter festgestellt, andere Untersucher konnten dies aber nicht bestätigen [162, 169]. Hieraus ergibt sich ein Trend zu einer weniger effizienten Atmung bei Kindern, wie dies die Abb. 1.24 darstellt. Eine weitere Untersuchung deutet darauf hin, daß das Atemäquivalent bei Mädchen höher liegt als bei gleichaltrigen Jungen [15]. Dieser Befund steht jedoch im Gegensatz zu den Ergebnissen einer Längsschnittstudie, in der etwa 120 Mädchen und Jungen über 5–7 Jahre beobachtet wurden [169].
Den Hauptnachteil der schlechteren Atemökonomie bei Kindern stellt der größere Sauerstoffbedarf für die Atemmuskulatur selbst dar. Aus dieser Tatsache könnte, bis zu einem gewissen Grad, der höhere Energieumsatz bei gleicher submaximaler Belastung im Kindesalter erklärt werden.

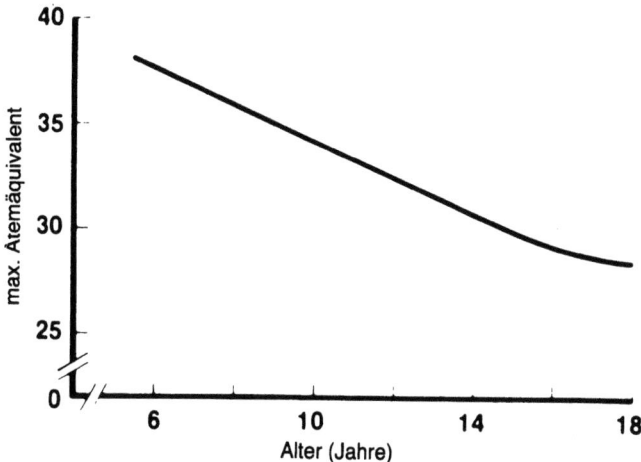

Abb. 1.24. Atemäquivalent während maximaler Belastung, bezogen auf das Lebensalter. (Die schematische Darstellung basiert auf Daten von Andersen et al. [9], Åstrand [15] und Kobayashi et al. [117])

Alveoläre Ventilation und Gasaustausch

Der Gasaustausch in den Alveolen wird im wesentlichen von der alveolären Ventilation und nicht vom Atemminutenvolumen bestimmt. Trotz ihres verhältnismäßig flachen Atemmusters ist der physiologische Totraum bei Kindern kleiner als bei Erwachsenen, die alveoläre Ventilation ist daher für den Gasaustausch adäquat [93, 183]. Kinder weisen sogar eine leichte *alveoläre Hyperventilation* auf, wenn man dies nach dem arteriellen pCO_2 ($_{Pa}CO_2$) beurteilt. Bei Kindern wurde, während unterschiedlicher Belastungsstufen am Laufband [11] oder am Fahrradergometer [92, 93] der arterielle pCO_2 mit 33–36 mm Hg niedriger gefunden als bei Erwachsenen (40 mm Hg).

Es liegen keine Daten vor, die auf systematische altersbezogene Unterschiede in den Lungendiffusionsgrößen während körperlicher Belastung hinweisen würden. Es scheint allerdings so, als ob während nahezu maximaler Belastung Jugendliche eine niedrigere Diffusionskapazität bei einem gegebenen Prozentsatz der funktionellen Residualkapazität aufweisen als Erwachsene [121].

Vitalkapazität und Leistungsfähigkeit

Die Vitalkapazität korreliert bei Kindern und Jugendlichen eng mit den Körperdimensionen, speziell mit der Körperlänge [159]. Früher wurde

dieser Parameter als Leistungsindex betrachtet, da man hohe Vitalkapazitätwerte bei einigen Athletengruppen beobachtete. Wenn allerdings die Vitalkapazität auf die Körpermaße bezogen wird, dann zeigt sich bei gesunden Kindern nur eine sehr lockere Beziehung zwischen Vitalkapazität und sportlicher Leistungsfähigkeit [48].
In entsprechenden Studien wurde die Vitalkapazität bei schwimmenden Mädchen [16, 62] und Jungen [66] größer gefunden als dies von ihren Körpermaßen her zu erwarten war, eine Korrelation zwischen Vitalkapazität und sportlicher Leistungsfähigkeit ergab sich allerdings nicht. Lediglich in Fällen von schweren Lungen- oder Brustwanderkrankungen kann die Vitalkapazität zur leistungsbeschränkenden Größe werden (s. Kapitel 3 und 7).

Langzeitbelastungen

Als „Langzeitbelastungen" sollen solche Aktivitäten definiert werden, die 30 min oder länger gleichmäßig durchgehalten werden. Obwohl normalerweise solche Belastungen dem spontanen Bewegungsmuster des Kindes zuwider laufen, werden sie heute von vielen Kindern durchgeführt, nachdem der Langlauf als Sport auch des Kindes zunehmend populär geworden ist. Langzeitbelastungen werden auch in anderen Sportarten von Jugendlichen ausgeübt, in denen sie als Teil des Trainingsprogramms angesehen werden, wie z. B. im Tanzsport.
Zur Frage der Anpassung von Kindern unter solchen Belastungen liegen einige Untersuchungsergebnisse vor, die meisten von ihnen aus der Tschechoslowakei. Grundsätzlich unterscheiden sich die Belastungsreaktionen von Kindern und Jugendlichen nicht von denen der Erwachsenen, unabhängig davon ob die Leistungen unter üblichen Umweltbedingungen oder unter zusätzlicher Hitzebelastung erbracht werden müssen [141]. Bei Belastungsintensitäten von etwa 60–70% der maximalen Sauerstoffaufnahme und Belastungsdauer von ca. 1 h erreicht die Herzfrequenz zunächst ein Plateau, dem dann aber ein zunehmender langsamer Frequenzanstieg folgt. Nach 1 h liegt die Herzfrequenz um 10–15% über dem 10-min-Wert [136, 139]. Das Atemminutenvolumen kann in der gleichen Zeit um ca. 2 l/min, die Sauerstoffaufnahme um 1–2 ml/kg · min ansteigen. Während die Zunahme der Herzfrequenz und des Atemminutenvolumens als Folge des Anstiegs der Körpertemperatur und einer geringgradigen Dehydratation erklärt werden kann, ist die Steigerung der Sauerstoffaufnahme auf eine zunehmende Fettutilisation auf Kosten der Kohlenhydratverbrennung im arbeitenden Muskel zurückzuführen. Eine solche Verschiebung in den Substraten spiegelt sich gleichzeitig in einer Abnahme des respiratorischen Quotienten wider, d. h. also im Verhältnis der CO_2-Produktion zur Sauerstoffaufnahme.

Der wesentliche altersbezogene Unterschied in der Reaktion auf Langzeitbelastungen besteht in einem langsameren Anstieg des Blutlaktats [116, 139], einer geringeren Zunahme des Serumkaliums [36] und in einer weniger ausgeprägten Abnahme des Plasmavolumens [140] bei Kindern. Es bleibt zunächst noch ungeklärt, ob der geringere Anstieg des Blutlaktats auf eine niedrigere Produktion im Muskel oder auf eine raschere Entfernung aus dem Blut zurückzuführen ist. Auf der Basis von Untersuchungen mit Kurzzeitbelastungen erscheint die zweite Erklärungsmöglichkeit als die plausiblere.

Sieht man von der schlechteren Bewegungsökonomie des Kindes ab, die im Abschnitt „Mechanischer Wirkungsgrad und Bewegungsökonomie" (s. S. 8) dargestellt wurde, so läßt sich zusammenfassend kein grundlegender physiologischer Faktor aufzeigen, der Kinder für Langzeitbelastungen weniger geeignet erscheinen läßt als Erwachsene. Die kindliche Vorliebe für körperliche Aktivitäten kürzerer Dauer muß daher mit psychologischen Ursachen erklärt werden, wie beispielsweise kürzere Aufmerksamkeitsperioden, Bedürfnis nach Erholungsreizen und einem geringeren sozialen Antrieb in Richtung auf Ausdauerbelastungen.

Aufwärmungseffekte

Das Aufwärmen ist allgemeine Praxis bei Sportlern ebenso wie bei Ballettänzern, es sollte von jedermann vor einer Belastung durchgeführt werden. Der Sinn des Aufwärmens besteht ebenso in einer Verbesserung der Leistungsfähigkeit, wie in der Vorbeugung gegenüber Verletzungen. Zur Erklärung dieser Vorteile bieten sich eine Reihe möglicher physiologischer Mechanismen an: die Beschleunigung der Erregungsausbreitung entlang der Nervenfaser, eine schnellere Muskelkontraktion, eine „Rechtsverschiebung" der Sauerstoffbindungskurve und damit eine größere Sauerstoffverfügbarkeit in den Geweben, eine verbesserte Koronardurchblutung und ein höheres Sauerstoffangebot im Myokard, Faktoren, die einer myokardialen Ischämie zu Beginn intensiver Belastungen vorbeugen, eine Abnahme des Sauerstoffdefizits zu Beginn einer Belastung, die Zunahme des mechanischen Wirkungsgrads der Muskelaktivität und die Reduktion der Reibungswiderstände innerhalb des Muskels, zwischen Sehnen und Sehnenscheiden, sowie innerhalb der Gelenke.

Von anderer Seite werden auch psychologische Faktoren als Wirkmechanismus des Aufwärmens in Anspruch genommen, wobei darauf hingewiesen wird, daß ohne den Aufwärmvorgang der Sportler nicht die entsprechende Einstellung erreicht, um sich bei der erforderlichen Leistung voll ausgeben zu können.

Um diese Fragen weiter abzuklären, wurde in einer entsprechenden Versuchsanordnung des Autors angestrebt, mögliche psychologische Faktoren zu eliminieren. Als Untersuchungspersonen dienten 7–9 Jahre alte untrainierte Jungen, denen der Vorgang des Aufwärmens nicht geläufig war. Sie mußten einen aeroben Fahrradergometertest über 4 min sowie einen 30 s dauernden anaeroben Test, den sog. Wingate-Test, mit und ohne vorherigem Aufwärmen absolvieren. Das Aufwärmen bestand in intermittierenden Laufbandbelastungen über 15 min hinweg, die die Rektaltemperatur um 0,52 °C und die Herzfrequenz auf 150 ± 10 Schläge/min ansteigen ließ. Die Zeitdauer zwischen der Aufwärmphase und dem eigentlichen Belastungstest währte 4 min. Die Ergebnisse sind in den Abb. 1.25 und 1.26 dargestellt. Durch die Aufwärmphase wurden die Kinder in die Lage versetzt, stärker ihre aeroben Energiequellen zu nutzen, sie erreichten im Vergleich zur Kontrolle schneller ein Steady state. Auch das Ergebnis des Wingate-Tests wurde verbessert, die mittlere Leistung stieg um 7% an [107]. Beim Vergleich eines intermittierend durchgeführten gegenüber einem kontinuierlichen Aufwärmen mit gleicher Steigerung der Stoffwechselaktivität, erwies sich die intermittierende Form bei Kindern als die effektivere.

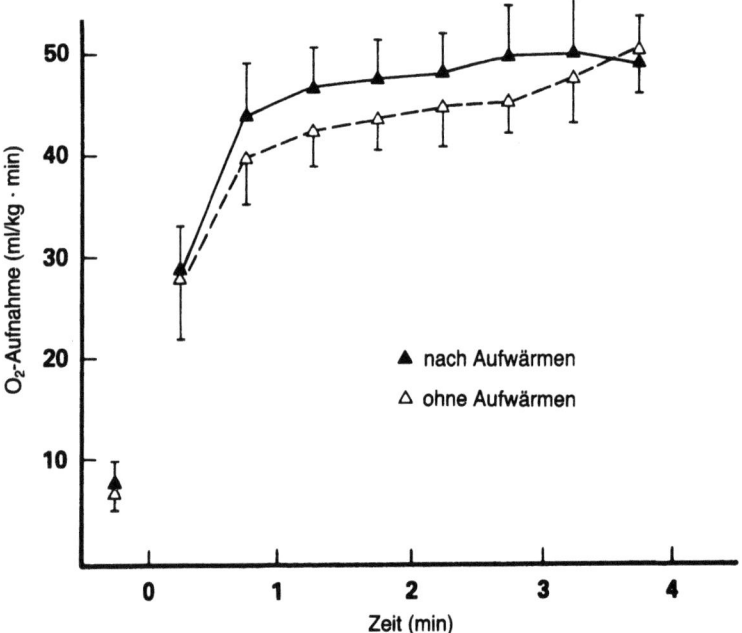

Abb. 1.25. Effekt des Aufwärmens auf die Sauerstoffaufnahme bei anstrengender Belastung. Die Untersuchungen wurden bei zwölf 7–9 Jahre alten Jungen durchgeführt, die über 4 min hinweg einen Fahrradergometertest bei gleicher Belastung mit und ohne vorherige Aufwärmphase durchführen mußten. Die senkrechten Säulen geben die einfache Standardabweichung wieder. Im einzelnen wird auf den Text verwiesen. (Wiedergegeben mit Erlaubnis von Inbar u. Bar-Or [107])

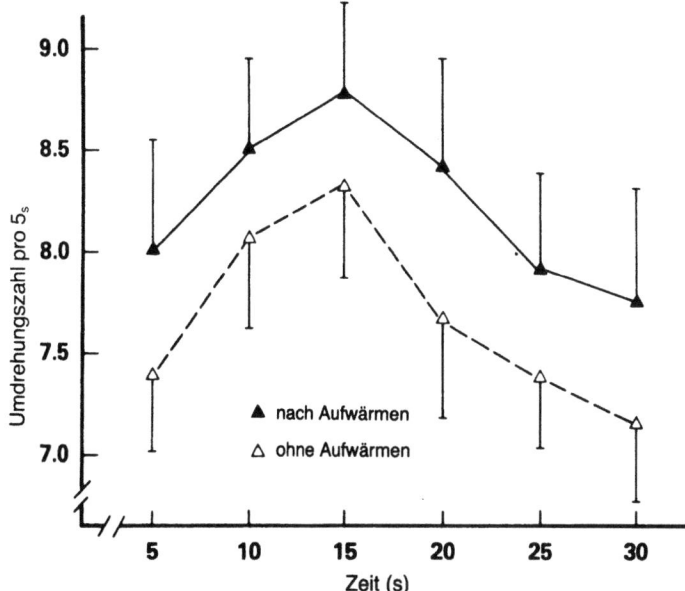

Abb. 1.26. Effekt des Aufwärmens auf die anaerobe Leistungsfähigkeit. Die Untersuchungen wurden bei zwölf 7–9 Jahre alten Jungen durchgeführt, die über 30 s hinweg den anaeroben Wingate-Test auf dem Fahrradergometer mit und ohne vorherige Aufwärmphase durchführten. Bezüglich der weiteren Einzelheiten wird auf den Text verwiesen. Die senkrechten Linien bedeuten die einfache Standardabweichung. (Wiedergegeben mit Erlaubnis von Inbar u. Bar-Or [107])

Das Aufwärmen kann in unterschiedlicher Art und Weise durchgeführt werden, je nach der folgenden Belastung, den klimatischen Bedingungen oder den individuellen Gewohnheiten. Trotzdem sollte man versuchen, stets die drei nachfolgend genannten Komponenten in eine Aufwärmephase einzubeziehen: unspezifische Aktivitäten, die die Kerntemperatur steigern, Dehnungsübungen sowie sportartspezifische Bewegungen – so sollte beispielsweise der Werfer im Handball mit dem Ball typische Wurfbewegungen ausführen. Die optimale Dauer eines Aufwärmens vor dem Start mit unspezifischen Belastungen beträgt 8–12 min.

Belastungsempfinden und Lebensalter

Wie in Kapitel 2 dargestellt, sind Kinder normalerweise aktiver als Erwachsene. Eine Erklärungsmöglichkeit für dieses Phänomen mag darin bestehen, daß Erwachsene körperliche Inaktivität bevorzugen, da sie Belastungen ermüdender empfinden als Kinder.

Um dieser Möglichkeit nachzugehen, führten wir Untersuchungen bei ca. 1300 männlichen Personen im Alter von 7–68 Jahren durch, die alle einen identischen fahrradergometrischen Test absolvierten [22]. Neben anderen Parametern wurde das Belastungsempfinden bei jeder Belastungsstufe nach der Borg-Skala [41] in RPE-Werten (rating of perceived exertion) festgestellt (s. auch Anhang II, Abschnitt „Belastungsempfinden", S. 409). Nimmt man die submaximale Herzfrequenz als Maß der kardiovaskulären Belastung an, so kann das Verhältnis RPE/Herzfrequenz ein Maß für die subjektive Anstrengung bei einer gegebenen „objektiven" Belastung darstellen. In der Abb. 1.27 wird dieses Verhältnis für verschiedene Altersgruppen bei unterschiedlichen Belastungsintensitäten aufgezeichnet. Abgesehen von der jüngsten Gruppe der 7–9 Jahre alten Turner weisen alle anderen untersuchten Personen einen altersabhängigen Zuwachs in der Größe von RPE/Herzfrequenz auf. Hieraus ergibt sich, daß Kinder eine Belastung, die zu einer gleichartigen kardiovaskulären Leistungssteigerung führt, im Vergleich zu älteren Personen als leichter empfinden. Nachdem die submaximale Herzfrequenz für eine vorgegebene Belastungsintensität bei Kindern höher liegt als bei Erwachsenen (s. Abb. 1.17), wurden die RPE-Werte auch in bezug auf einen bestimmten *Prozentsatz* der maximalen Schlagzahl analysiert. Ein solches Vorgehen

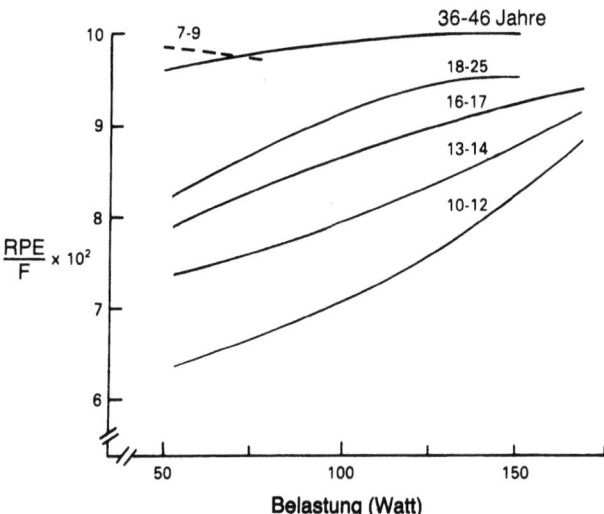

Abb. 1.27. Entwicklung des Belastungsempfindens mit dem Lebensalter. Dargestellt wird das Verhältnis des Belastungsempfindens *(RPE)* zur Herzfrequenz *(F)* bei verschiedenen Belastungsintensitäten. Die Daten wurden bei 904 7–46 Jahre alten männlichen Versuchspersonen während eines Belastungstests am Fahrradergometer erhoben. Die Untersuchungspersonen wurden in sechs Altersgruppen unterteilt. (Nach Bar-Or [22])

erscheint beim Vergleich kardiovaskulärer Belastungen von Personen unterschiedlichen Alters sinnvoller. Die Ergebnisse werden schematisch in der Abb. 1.28 dargestellt. Demnach ist das Verhältnis RPE/Prozentsatz der maximalen Herzfrequenz bei Kindern niedriger als bei Jugendlichen und – noch deutlicher – bei Erwachsenen. Diese Daten legen die Vermutung nahe, daß tatsächlich gleichartige physiologische Belastungen von Kindern als leichter empfunden werden als von älteren Personen. Die Ursache dieser Beobachtung bleibt unklar. Das Phänomen steht zwar in Übereinstimmung mit den niedrigeren Milchsäurewerten und der geringeren Sauerstoffschuld bei Kindern, bisher liegen jedoch keine Daten vor, die einen kausalen Zusammenhang zwischen der Laktatkonzentration und dem Belastungsempfinden beweisen. Tatsächlich finden sich umgekehrt sogar Befunde dafür, daß das Belastungsempfinden bei 16 Jahre alten Jungen nicht von der Blutlaktatkonzentration, sondern von der Belastungsintensität während des Fahrradergometertests abhängig ist [170]. Untersuchern mit Erfahrung in der Ergometrie im Kindesalter fällt immer wieder die rasche Erholungsfähigkeit nach Belastung bei jungen Untersuchungspersonen auf. Wird beispielsweise bei Erwachsenen ein maximaler aerober Leistungstest mit völliger Ausbelastung durchgeführt, so sind diese i. allg. hinterher völlig erschöpft und weiteren Aktivitäten für mehrere Stunden abgeneigt. Bei Kindern sieht dies ganz anders aus. Immer wieder verblüffen einige von ihnen den Untersucher durch den Wunsch, schon 30–45 min nach einer solchen völligen Ausbelastung den Test zu wieder-

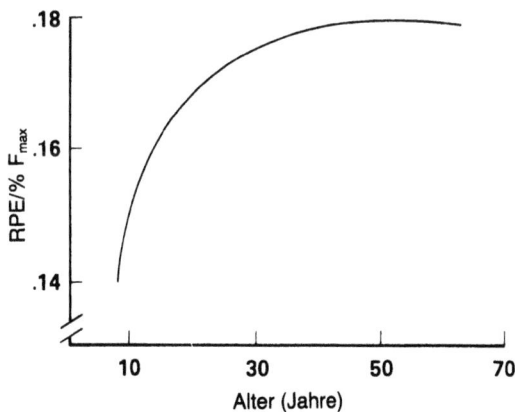

Abb. 1.28. Belastungsempfinden und Lebensalter. Dargestellt sind RPE-Werte in Abhängigkeit vom jeweiligen Prozentsatz der maximalen Herzfrequenz (% F_{max}). Die Daten wurden bei ca. 1300 9–68 Jahre alten männlichen Versuchspersonen erhoben, die jeweils mit 100 Watt belastet wurden. (Schematische Darstellungen auf Grund der Daten von Bar-Or [22], mit Genehmigung des Autors wiedergegeben [26])

holen, in der Hoffnung, die vorausgehende Leistung verbessern zu können! Bisher wurden systematische Vergleichsuntersuchungen zwischen Kindern und Erwachsenen über die Erholungsfähigkeit noch nicht durchgeführt. Es wäre denkbar, daß die kindliche Versessenheit auf die Wiederholung anstrengender Belastungen mit ihrem geringeren Belastungsempfinden zusammenhängen könnte.
Ein weiterer altersabhängiger Unterschied im Belastungsempfinden wurde nach Training bzw. Hitzeakklimatisation beobachtet. Hierzu wird auf die Diskussion im Kapitel 9 verwiesen.

Trainingseffekte

Einleitung

Die Leistungsanpassung stellt einen Prozeß dar, innerhalb dessen Belastungen, die über Wochen und Monate hinweg regelmäßig durchgeführt werden, morphologische und funktionelle Veränderungen innerhalb der Gewebe und Organsysteme induzieren. Sie sind am ausgeprägtesten im Bereich der Skelettmuskulatur, des Myokards, der Blutgefäße, den Fettgeweben, Knochen, Bändern, Sehnen, dem Zentralnerven- und dem endokrinen System zu finden.
Der Autor unterscheidet hier zwischen „Training" und „Conditioning". Die Begriffe „Konditionsbildung" und „Training" werden im Deutschen häufig unscharf und austauschbar in bezug auf Langzeit-Belastungsprogramme und ihre Auswirkungen benutzt. Im angloamerikanischen Sprachbereich werden beide voneinander unterschieden, wobei unter Konditionsbildung ein Belastungsprogramm zur Steigerung der allgemeinen Leistungsfähigkeit verstanden wird, unter Training ein Prozeß, der die Leistungsfähigkeit in speziellen motorischen Komponenten oder in einzelnen Körperteilen verbessern soll. Konditionsbildung verbessert somit durch Laufen oder Gymnastik die allgemeine „Kondition" (in diesem Sinn wird der Begriff auch im Deutschen verwandt), man spricht dagegen von einem speziellen Sprinttraining oder einem Training der Armbeuger. Im deutschen Sprachbereich hat sich diese Unterscheidung allerdings nicht eingebürgert. Der deutsche Trainingsbegriff umfaßt auch den englischen Ausdruck „Conditioning", so daß die Übernahme der Unterscheidung zwischen Konditionsbildung und Training durch den Autor in unserem Sprachbereich Schwierigkeiten mit sich bringt und daher unterbleibt. (Anmerkung der Übersetzer.)

Methodische Schwierigkeiten

Wissenschaftliche Untersuchungen zur Frage der Trainingsauswirkungen bei Kindern, stoßen auf methodische Schwierigkeiten und Fallgruben. Ähnlich wie bei anderen Altersgruppen sollten solche Untersuchungen In-

terventionsprogramme und Längsschnittstudien einschließen. Bei Erwachsenen können funktionelle Änderungen vor und nach der Intervention mit ziemlicher Sicherheit auf das Trainingsprogramm bezogen werden. Bei Kindern können Veränderungen als Folge von Wachstum, Entwicklung und Reifung häufig mögliche Effekte einer Intervention ausgleichen und maskieren. Viele der physiologischen Veränderungen als Trainingsfolge können auch in gleicher Form als Ergebnis eines natürlichen Wachstums- und Reifungsprozesses beobachtet werden. Dies trifft beispielsweise auf die Abnahme der submaximalen Herzfrequenz und des Atemäquivalents zu, sowie auf die Zunahme von Schlagvolumen, maximalem Blutlaktat, die muskuläre Kraft oder die Bewegungsökonomie beim Laufen.
Es stellt eine entscheidende Aufgabe für die Physiologie bzw. die Bewegungslehre dar, Techniken zu entwickeln, mit denen sich die Effekte von Wachstum und Entwicklung von Trainingswirkungen differenzieren lassen [166]. In den letzten Jahren wurde dabei den Dimensionsgrundsätzen besondere Aufmerksamkeit gewidmet (s. Abschnitt „Dimensionstheorie und maximale Sauerstoffaufnahme", S. 6) auf deren Grundlage körpergrößenbezogene Veränderungen vorausgesagt werden und auf die in Trainingsstudien Bezug genommen werden kann [33, 61, 152, 200]. Ein solches Vorgehen ist dann nützlich, wenn keine Kontrollgruppe verfügbar ist, obgleich hierin ein adäquater *Ersatz* für eine Kontrollgruppe nicht gesehen werden kann, da eine Differenzierung von Gewöhnungs- und Lerneffekten hierdurch nicht möglich erscheint [97]. Weiterhin ist die Validität der theoretischen Exponenten für die Körpergröße in bezug auf eine Reihe von Meßparametern fraglich [18, 181].
In einer Reihe von Trainingsstudien wurden Kontrollgruppen miteingeschlossen, sehr selten wurden aber die Kinder den jeweiligen Test- und Kontrollgruppen randomisiert zugeteilt. Daher kann i. allg. eine Vorselektion nicht ausgeschlossen werden. Die Möglichkeit einer solchen Vorauswahl liegt dann offen auf der Hand, wenn beispielsweise Mitglieder von Sportvereinen mit ihrem wahrscheinlich höheren Grad an Talent und Motivation mit nichttrainierten Kindern verglichen werden. Auch dann, wenn in Schulen „Sportgruppen" gebildet und mit nichttrainierenden Kontrollgruppen verglichen werden, läßt sich eine Selektion kaum vermeiden, da Kinder, die dem sporttreibenden Kollektiv zugeteilt werden, sich häufig freiwillig melden und die Zustimmung ihrer Eltern benötigen. Ihre Haltung dem Sport gegenüber dürfte sich daher gegenüber ihren nichtselektierten Altersgenossen unterscheiden.
Aufgrund dieser Einschränkungen ist unser gegenwärtiges Wissen über Trainingseffekte bei Kindern noch bruchstückhaft. Notwendigerweise beobachten wir Veränderungen, die während des Trainings auftreten, ohne zu wissen, ob sie wirklich als deren ursächliche Folge angesehen werden können.

Grundsätze der körperlichen Leistungsanpassung

Vom klinisch orientierten Leser, der körperliches Training in sein therapeutisches Handeln einzubeziehen beabsichtigt, kann nicht erwartet werden, die *Techniken* des Trainings und der konditionellen Verbesserung aktiv zu beherrschen. Diese Rolle sollte, speziell für die Beschäftigung mit behinderten Kindern, ausgebildeten Sportlehrern, Krankengymnasten und Physiotherapeuten mit besonderem Interesse an Fitneß und Sport vorbehalten bleiben. Andererseits ist es wichtig, daß der Arzt, der körperliche Aktivität verordnet, mit dem *Ziel,* den *Grundsätzen* und der *Terminologie* des Trainings vertraut ist. Auf diese Inhalte soll im weiteren Verlauf eingegangen werden. Bezüglich weiterer Informationen zur technischen Durchführung eines solchen Trainings muß auf entsprechende Lehrbücher verwiesen werden [17, 79, 181].

Spezifität des Trainings

Veränderungen in den Geweben als Ergebnis chronischer Belastungen sind reizspezifisch: eine spezielle körperliche Aktivität kann Veränderungen erzeugen, die auf einzelne Gewebe beschränkt sind, während sie in anderen nicht gefunden werden. Weiterhin ist es möglich, daß ein Gewebe auf unterschiedliche Belastungsreize verschiedenartig reagiert [101]. Langlauf beispielsweise führt zu einer myokardialen Hypertrophie, zu einer Verbesserung der aeroben Kapazität der Muskelfasern im Quadrizeps und zu einer vorzugsweisen Hypertrophie der langsamen Muskelfasern. Im Gegensatz hierzu wird ein Krafttraining im Bereich der Kniestreckung kaum das Myokard beeinflussen, es wird eine Hypertrophie des Quadrizeps bewirken, die vorwiegend die schnellen Muskelfasern betrifft, dagegen wird die oxidative Kapazität in diesem Muskel nur geringgradig verbessert. Eine beispielhafte Untersuchung zur Spezifität von Trainingseffekten wurde von Fournier et al. [78] bei 16–17 Jahre alten Jungen durchgeführt. Ein 5 Monate andauerndes Sprinttraining führte zu einem Anstieg der Aktivität der muskulären Phosphofruktokinase, einem „anaeroben" Enzym, um 20,6%, ohne eine Änderung der Sukzinyldehydrogenase, einem Enzym des oxidativen Bereichs. Dagegen war unter einem Ausdauertraining ein Anstieg der Sukzinyldehydrogenaseaktivität um 42% zu beobachten bei nur 6%igem Anstieg der Aktivität der Phosphofruktokinase. Die Spezifität der Reizwirkung kann besonders gut beim Krafttraining verdeutlicht werden [171]. Jeder der nachfolgend genannten Faktoren kann die Reizantwort auf ein Krafttraining verändern:
1. die einbezogenen Muskeln,
2. die Kontraktionsform (konzentrisch, exzentrisch, isometrisch),
3. die Belastungsintensität und die Wiederholungszahl,

4. die Geschwindigkeit der Kontraktionen,
5. die Gelenkstellung, bei der die Kontraktion durchgeführt wird,
6. das Bewegungsmuster.

Die feinen Nuancen im Bereich der Trainingswirkung sind von besonderer Bedeutung bei Athleten, die im Leistungssport nach absoluter Perfektion streben. Sie sind weniger bedeutsam, wenn es darum geht, die allgemeine körperliche Leistungsfähigkeit zu verbessern. Nichtsdestoweniger sollte vernünftigerweise das Trainingsprogramm für ein behindertes oder durch Bewegungsmangel gekennzeichnetes Kind so beschaffen sein, daß die jeweilige körperliche Aktivität speziell auf seine spezifischen Bedürfnisse zugeschnitten ist. Manche Kinder, speziell solche mit muskulären Erkrankungen, benötigen Trainingsprogramme, die gewissermaßen „nach Maß" ihren Möglichkeiten im häuslichen Bereich angepaßt sind, andere können die Vorteile öffentlicher Sportmöglichkeiten nutzen.

Unterschiedliche Belastungsformen entwickeln verschiedene Anteile der körperlichen Fitneß. Tabelle 1.5 faßt die Hauptvorteile hinsichtlich der Leistungsfähigkeit zusammen, die von verschiedenen Sportarten erwartet werden dürfen. Die verschiedenen motorischen Komponenten werden in dieser Tabelle mehr nach populären als nach streng physiologisch-wissenschaftlichen Begriffen eingeteilt. Der Begriff „allgemeine Ausdauer" steht dabei z. B. für die maximale aerobe Leistungsfähigkeit und der Terminus „lokale Muskelausdauer" für die anaerobe Kapazität. Die Bedeutung, die dabei einer bestimmten Belastungsform zur Verbesserung einer speziellen Fitneßkomponente zugeschrieben wird, stellt jeweils die charakteristischste Auswirkung dar, ohne daß dies zahlreiche Variationsmöglichkeiten ausschließt. So wird beispielsweise Volleyball sicher nicht die Sportart der Wahl zur Verminderung eines Übergewichts darstellen. Es kann aber auch in einer Art und Weise durchgeführt werden, die mit hohem Energieverbrauch einhergeht und daher den Fettanteil des Körpers reduziert. In ähnlicher Form ist Fußball sicher kein besonders geeigneter Sport, um die Kraft der Rumpfmuskulatur zu verbessern. Andererseits *kann* aber auch gerade ein Fußballer speziell diese Muskeln kräftigen, wenn er besondere Elemente wie Gymnastik oder Kraftübungen in sein Trainingsprogramm aufnimmt.

Belastungsdosierung

Genau wie bei anderen medizinischen Verordnungen sollte auch im Bereich des körperlichen Trainings die Verschreibung hinsichtlich von Intensität, Häufigkeit, Dauer der Trainingseinheit und des Gesamtprogramms genau charakterisiert werden.

Tabelle 1.5. Typische Auswirkungen verschiedener Sportarten auf motorische Eigenschaften

Sportart	Allgemeine Ausdauer	Lokale Muskelausdauer	Muskelkraft	Schnelligkeit	Geschicklichkeit	Beweglichkeit	Gewichtskontrolle
Individualsportarten							
Boxen	+++	+++	++	+++	+++	–	+++
Radfahren (Lang- und Mittelstrecken)	+++	+++	++	++	–	–	+++
Eiskunstlauf	++	++	++	++	+++	+++	++
Golf	–	–	++	+	–	+++	++
Turnen	+	+++	+++	++	+++	+++	++
Reiten	–	++	+	–	–	–	–
Sprungdisziplinen (Leichtathletik)							
Rudern	+	+	+++	+++	+	++	+++
Laufen	+++	+++	++	++	–	–	+++
Sprint	+	+	++	+++	++	++	++
Mittelstrecken	+++	+++	++	++	–	–	+++
Langlauf	+++	+	+++	+++	–	–	++
Segeln	+	++	++	++	++	–	+
Skiabfahrtslauf und -slalom	++	++	++	++	+++	+	++
Skilanglauf	+++	++	++	+	+++	–	+++
Schwimmen	+++	+++	+++	+++	+++	+++	+++
Tennis/Squash	++	++	++	+++	++	++	+++
Wurfdisziplinen (Diskus etc.)	+	+	+++	+++	+	+	++
Gehen	++	+	++	–	–	++	++
Gewichtheben	–	++	+++	+	–	–	–
Ringen/Judo	++	++	+++	++	++	+++	++
Mannschaftssportarten							
Baseball	++	++	+	++	+++	–	++
Basketball, Fußball	++	+++	++	+++	+++	++	+++
American Football	+++	+++	+++	+++	+++	+	+++
Eishockey	+++	+++	+	+++	+++	+	++
Volleyball	+	++	+	++	+++	+++	++
Wasserball	+++	++	++	++	++	–	++

– = Effekt gering, + = etwas vorhanden, ++ = groß, +++ = sehr groß

Intensität

Die Intensität einer körperlichen Aktivität wird von verschiedenen Parametern bestimmt, wie beispielsweise der Steigerung der Stoffwechselaktivität, ausgedrückt als Sauerstoffaufnahme, der kardiovaskulären Belastung, verdeutlicht durch die Herzfrequenz, oder im Falle eines Krafttrainings durch das Gewicht, das angehoben, gestoßen oder gezogen werden muß. Die Intensität wird häufig in absoluten Einheiten angegeben, obwohl die Bezugnahme auf den aktuellen Leistungszustand des jeweiligen Individuums günstiger wäre. So wird eine Belastung, zu deren Erbringung eine Sauerstoffaufnahme von 0,75 l/min erforderlich ist, für ein behindertes oder auch kleines Kind mit einer maximalen Sauerstoffaufnahme von 1,0 l/min intensiver sein als für ein gesundes bzw. ein größeres Kind mit einer maximalen Sauerstoffaufnahme von 1,5 l/min. Im gleichen Sinn bedeutet das Anheben eines Gewichts von 20 kp für einen Muskel mit einer maximalen willkürlichen Kontraktionskraft von 40 kp eine kleinere Belastung als für einen Muskel, der eine maximale Kraft von nur 30 kp aufweist. Es ist daher ratsam, die Intensität eines aeroben bzw. eines Krafttrainings als *Prozentsatz* der individuellen maximalen Sauerstoffaufnahme bzw. der maximalen willkürlichen Kontraktionskraft zu beschreiben.
Es ist seit langem bekannt, daß der *Trainingseffekt*, d. h. das Ausmaß der Veränderungen, die als Folge eines Trainings zu beobachten sind, positiv mit der Intensität der körperlichen Aktivität korreliert. Dies trifft in besonderem Maße für die maximale aerobe Leistungsfähigkeit sowie für die Kraft, aber auch für andere motorische Komponenten zu.
Ein wichtiger Begriff in diesem Zusammenhang ist der der *Reizschwelle*. Unter Reizschwelle ist diejenige Belastungsintensität zu verstehen, unterhalb derer nur ein geringer oder keinerlei Trainingseffekt beobachtet werden kann. Für junge Erwachsene liegt diese Reizschwelle zur Verbesserung der maximalen aeroben Leistungsfähigkeit bei 60–70% der maximalen Sauerstoffaufnahme bzw. bei 70–80% der maximalen Herzfrequenz. Für Kinder sind hierzu keine speziellen Daten verfügbar. Die Erfahrung zeigt jedoch, daß ihre aerobe Reizschwelle mindestens genauso hoch anzusetzen ist wie die von Erwachsenen. Die Schwellenintensität für die Kraftentwicklung liegt bei 60–65% der maximalen willkürlichen Kontraktionskraft.
Ein Trainingsprogramm muß progressive Anforderungen stellen. Immer dann, wenn als Folge des Trainings eine bestimmte Fitneßkomponente verbessert werden konnte, kann eine Belastungsintensität, die vorher ausreichte, um solche Veränderungen zu erzielen, unterschwellig werden und damit nicht mehr ausreichend sein. Das Beispiel soll an einem Muskel mit einer maximalen willkürlichen Kontraktionskraft von 30 kp verdeutlicht werden, der durch das Heben eines 20 kp schweren Gewichts trainiert wird. Als Ergebnis dieses Trainings wird er stärker, die maximale willkür-

liche Kontraktionskraft steigt auf 35 kp. Bei diesem Leistungsniveau muß jetzt die Belastung auf 23–25 kp angehoben werden, um eine weitere Leistungsverbesserung zu erzielen.

Trainingsfrequenz

Die Zahl der Trainingseinheiten pro Woche ist ein entscheidender Faktor für den Erfolg eines Sportprogramms. Nachdem sich die Zahl der Trainingseinheiten, ihre Intensität und Dauer gegenseitig beeinflussen, kann es keine ideale Trainingszahl geben, die gleichermaßen für jedes Trainingsprogramm Gültigkeit hat. Obwohl sich letztlich auch bei einem nur einmal pro Woche durchgeführten Training Effekte nachweisen lassen, sollte allgemein angeraten werden, mindestens 2- bis 3mal pro Woche zu trainieren. Die Zahl der Trainingseinheiten im Leistungssport kann auch bei Kindern 12–15 pro Woche betragen! Solche Umfänge sind selbstverständlich bei Kindern, bei denen eine Bewegungstherapie oder nur die Verbesserung der allgemeinen Leistungsfähigkeit das Ziel sind, nicht erforderlich. Hier wird die Häufigkeit, mit der die Kinder Sport treiben, oft mehr von den allgemeinen Lebensumständen bestimmt, beispielsweise von der Möglichkeit der Eltern, das Kind zu Sportstätten zu fahren.
Im Rahmen der Bewegungstherapie verordnen wir Kindern im Regelfall 3mal wöchentlich Sport, in der Hoffnung, daß sie dann mindestens 2mal pro Woche teilnehmen. Für häusliche bewegungstherapeutische Programme sind 4–5 Einheiten wöchentlich empfehlenswert.

Dauer der Trainingseinheit

Ähnlich wie bei der Trainingshäufigkeit gilt auch hier, daß es keine festgeschriebene optimale Dauer gibt. In die Gesamtdauer sollten von vornherein 10 min für das vorherige Aufwärmen und 5–7 min für die Erholungsphase am Ende jeder Einheit einkalkuliert sein. Der trainingswirksame Abschnitt der Einheit, in dessen Verlauf die Reizschwelle überschritten wird, sollte 15–30 min dauern. Auf diese Art und Weise entsteht eine Gesamtdauer von 35–45 min. Wird die reizwirksame Phase zu stark verlängert, so kann es gerade bei Kindern zu Ermüdungserscheinungen kommen. Die Gesamtdauer sollte darüber hinaus auch der individuell unterschiedlichen Aufmerksamkeitsphase angemessen sein. Kinder im Vorschulalter, oder ähnlich auch geistig zurückgebliebene Kinder, verlieren i. allg. nach 10–15 min das Interesse, das dagegen bei Kindern in späteren Entwicklungsstadien oder bei besserer Motivation über einen wesentlich längeren Zeitraum aufrecht erhalten werden kann.

Dauer des Trainingsprogramms

Wie jede andere therapeutische Intervention muß auch die Bewegungstherapie über eine Zeitlang durchgeführt werden, um überhaupt Wirkung zu zeigen. Obwohl sich im Einzelfall bereits nach 1–2 Wochen Trainingseffekte nachweisen lassen, dauern die meisten Programme minimal 6–8 Wochen. Vorausgesetzt, der Grundsatz der zunehmenden Trainingsintensität ist berücksichtigt, gilt die Regel, daß ein Programm um so wirkungsvoller sein wird, je länger es durchgeführt wird. Die Gesamtdauer wird weiterhin von den speziellen Trainingszielen bestimmt. So wird beispielsweise der Einsatz von Bewegungstherapie im Rahmen einer Gewichtsreduzierung oft 6 Monate dauern, um nennenswerte Wirkungen zu erzielen. Im Gegensatz hierzu kann ein Kräftigungsprogramm für spezielle Muskelgruppen oft schon nach 1 Monat erfolgreich sein.

Wichtige Ziele jedes Sports sind für gesunde und behinderte Kinder gleichermaßen der Versuch, die Lebensgewohnheiten zu beeinflussen, der Erwerb von technischen Bewegungsfähigkeiten und die Freude an der Bewegung. Auch diese mehr pädagogischen Ziele sollten über die rein physiologischen hinaus die Dauer eines Trainingsprogramms bestimmen.

Trainingseffekte in Bezug auf das Ausgangsniveau

Das Ausgangsniveau der körperlichen Leistungsfähigkeit bestimmt bei Kindern ebenso wie bei Erwachsenen den Erfolg eines allgemeinen Fitneß- oder eines spezifischen Trainingsprogramms: je geringer der Ausgangszustand der körperlichen Leistungsfähigkeit, um so größer ist die Zunahme der individuellen Fitneß [113, 168, 173, 180]. Die Konsequenzen dieses Phänomens für die Trainingsmoral und die Motivation des untrainierten Teilnehmers liegen auf der Hand.

Trainierbarkeit von Muskelkraft und Muskelausdauer bei Kindern und Jugendlichen

Die unterschiedlichen Entwicklungsstadien des heranwachsenden Kindes lassen die Frage stellen, ob innerhalb dieser Entwicklung Minima und Maxima der Reaktionsbereitschaft auf Trainingsreize beobachtet werden können. Diese Frage ist für jeden Trainer und für jeden jungen Athleten im Leistungssport von herausragendem Interesse. Diese Frage sollte aber auch den Physiotherapeuten, Sportlehrer oder Kinderarzt interessieren, der körperliches Training in sein Behandlungsrepertoire integrieren möchte. Vor einem erweiterten theoretischen Hintergrund führt dieses Thema auf die Grundfrage zurück, ob es im Verlauf der menschlichen

Entwicklungsjahre Phasen gibt, in denen bestimmte Charakteristika gewissermaßen „fixiert" sind, oder ob umgekehrt Phasen beobachtet werden können, in denen diese Eigenschaften auf Außenreize eine besonders günstige oder auch eine besonders geringe Ansprechbarkeit aufweisen.
Die Fragen der Trainierbarkeit motorischer Fertigkeiten im koordinativen Bereich beim heranwachsenden Kind werden in entsprechenden Lehrbüchern zur motorischen Entwicklung dargestellt, sie sollen hier nicht Gegenstand weiterer Erörterungen sein. Dagegen soll im folgenden die Problematik der Trainierbarkeit der maximalen aeroben Leistungsfähigkeit bei Kindern verschiedener Entwicklungsphasen unter Einbeziehung neuerer Untersuchungen besprochen werden. In diesem Zusammenhang ist es erforderlich, mindestens einige weitere motorische Grundqualitäten zu erwähnen.

Maximale aerobe Leistungsfähigkeit

Wenn Erwachsene ein aerob bestimmtes Trainingsprogramm durchführen, so läßt sich ein deutlich altersabhängiger Trend aufzeigen: je jünger ein Individuum, desto besser seine Trainierbarkeit [172]. Extrapoliert man diese Aussage in den kindlichen Bereich, so sollte sich die Konsequenz ergeben, daß Kinder sogar noch besser trainierbar sind als junge Erwachsene, eine Aussage, die allerdings keineswegs zutrifft.
Eine Reihe von Studien zeigten bei Kindern und Jugendlichen eine Trainierbarkeit hinsichtlich der allgemeinen Leistungsfähigkeit, sowie auch bei speziellen Trainingsprogrammen, in gleichem Ausmaß, wie dies von Erwachsenen erwartet werden könnte [20, 59, 61, 97, 98, 185, 189, 203]. Auf der anderen Seite häufen sich zunehmend die Befunde, nach denen die Trainierbarkeit bei Kindern vor der Pubertät, speziell vor Abschluß des 10. Lebensjahres, niedriger erscheint, als von den Daten von Erwachsenen her zu erwarten wäre, selbst dann, wenn sich bei diesen Kindern die sportliche Leistungsfähigkeit verbessert [6, 27, 32, 52, 54, 55, 86, 100, 117, 147, 157, 167, 176, 185, 188, 191, 208]. Als Beispiel sei eine Untersuchung aus unserem eigenen Arbeitskreis angeführt, in der 91 neun bis zehn Jahre alte Kinder ein Intervalltraining 2-, 3- oder 4mal pro Woche über einen Zeitraum von 9 Wochen hinweg durchführten. Obwohl sich die Laufleistung erheblich verbesserte, fand sich keine Zunahme der aeroben Leistungsfähigkeit [32]. Ähnliche Befunde wurden bei 5 Jahre alten Kindern erhoben, die 5mal wöchentlich über 14 Monate hinweg 750–1500 m liefen [208], oder bei Kindern vor der Pubertät, die Mittel- und Langstrecken liefen [147, 191].
In diesem Zusammenhang stellt sich naturgemäß die Frage nach der Möglichkeit der Verbesserung der Langlaufleistung ohne eine entsprechende Zunahme der maximalen Sauerstoffaufnahme. Eine Erklärungsmöglich-

keit ergibt sich im koordinativen Bereich durch die Verbesserung des Laufstils, d. h. der Bewegungsökonomie [55]. Eine andere Erklärung könnte in einer Verbesserung der *anaeroben* Kapazität, trotz eines „aerob" durchgeführten Trainungsprogramms gesehen werden [97]. Auf der Grundlage der Befunde anderer Autoren kann die Möglichkeit diskutiert werden, ob nicht tatsächlich die aerobe Leistungsfähigkeit bei Kindern vor der Pubertät im Maximum verbessert wird, für deren Erfassung lediglich die maximale Sauerstoffaufnahme keinen brauchbaren Parameter darstellt [52, 143, 167, 175]. Zur Beurteilung könnte auf andere Indikatoren ausgewichen werden, wie beispielsweise die anaerobe Schwelle. Letztlich könnte ein Grund für den scheinbaren Mangel der Trainierbarkeit bei Kindern vor der Pubertät auch in der hohen spontanen körperlichen Aktivität der sog. „Kontrollgruppen" gesehen werden. Es erscheint uns durchaus vorstellbar, daß die Kontrollkinder, die nicht am Trainingsprogramm teilnehmen, durch das hohe Maß an körperlicher Aktivität in ihrer Freizeit die Unterschiede zur Trainingsgruppe verwischen [53, 100].
Die maximale aerobe Leistungsfähigkeit der Kinder wird durch einige, aber keineswegs alle, Trainingsprogramme beeinflußt, die sich bei Erwachsenen als wirksam erwiesen haben. Es liegen Hinweise dafür vor, daß Langläufe ohne Unterbrechung effektiver sind, als Intervalltraining [131], der Effekt von Schwimmen scheint deutlicher als der von anderen Sportarten [197].
Die Untersuchungsergebnisse zur Frage ab welchem Entwicklungsstadium die anaerobe Trainierbarkeit des Kindes diejenige des jungen Erwachsenen erreicht, sind widersprüchlich. Es wurde versucht, solche Unterschiede durch Einordnung der jeweiligen Untersuchungskollektive nach dem Alter, in dem das größte Längenwachstum erreicht wird, zu interpretieren. Auf der Grundlage eines solchen Konzepts zeigten Kobayashi et al. [117], daß die Phasen der größten Effektivität des aeroben Trainings etwa mit dem Zeitpunkt des Maximums im Längenwachstum zusammenfiel. Bei einem ähnlichen Untersuchungsansatz konnte eine andere Studie ein solches, besonders ausgeprägtes Stadium der aeroben Trainierbarkeit dagegen nicht nachweisen [5].

Anaerobe Leistungsfähigkeit

Wie in Tabelle 1.6 dargestellt, erhöht ein Trainingsprogramm bei 11–13 Jahre alten Jungen die Konzentration von Muskel-ATP, Kreatinphosphat und Glykogen sowie die Aktivität der Phosphofruktokinase und die Glykogenumsatzrate [64]. Bisher ist nicht bekannt, ob sich innerhalb bestimmter Entwicklungsstadien für diese Trainingseffekte Maxima nachweisen lassen.

Tabelle 1.6. Trainierbarkeit des anaeroben Systems bei Kindern (nach Eriksson [64]). n = 12 Jungen, 11-15 Jahre alt, vor und nach einem aeroben und anaeroben Training über 6-16 Wochen

Parameter im Muskel	Werte vor dem Training im Vergleich zu Erwachsenen	Reaktion unter Training
% schnelle Muskelfaser	ähnlich	unverändert (?)
Kreatinphosphat (Ruhe)	ähnlich	Zunahme
ATP (Ruhe)	ähnlich	Zunahme
Glykogen (Ruhe)	niedrig	Zunahme
Phosphofruktokinase	niedrig	Zunahme
Glykogenentleerung unter Belastung	niedriger	Zunahme
Maximaler Laktatwert	niedrig	Zunahme

In einer weiteren Studie wurde bei 9-17 Jahre alten Kindern und Jugendlichen die lokale dynamische Ausdauer der Armbeuger vor und nach einem Training untersucht. Bei Jungen fand sich ein Minimum der Trainingswirkung etwa ein halbes Jahr vor dem Zeitpunkt des höchsten Längenwachstums, während bei Mädchen eine deutliche Abnahme der Trainierbarkeit zum Zeitpunkt des schnellsten Wachstums, bzw. ein halbes Jahr später, auffiel. In den anderen Altersphasen war die Verbesserung der dynamischen Muskelausdauer ziemlich einheitlich [127]. Diese Resultate stehen im Widerspruch zu einer anderen Untersuchung, die ein Maximum der Trainierbarkeit der Armbeuger hinsichtlich der dynamischen Ausdauer im Alter von 11-13 Jahren aufzeigte [105].

Muskelkraft

Im Vergleich zum Erwachsenen wiesen 8 Jahre alte Mädchen und Jungen bei gleichen Trainingsreizen eine geringgradig höhere Trainierbarkeit der Muskelkraft auf [165]. In Übereinstimmung mit diesen Befunden zeigten 7-13,4 Jahre alte Mädchen innerhalb eines 5 Wochen dauernden Trainingsprogramms einen höheren Zuwachs an isometrischer Muskelkraft im Vergleich zu einer 13,5-19 Jahre alten weiblichen Untersuchungsgruppe [152]. Dagegen ließ sich bei Jungen nach der Pubertät ein deutlicher Zuwachs an Muskelkraft durch ein Trainingsprogramm im Vergleich zu Jungen vor der Pubertät finden [201], weiterhin wurde bei weiblichen und männlichen Jugendlichen eine geringere Trainierbarkeit der Muskelkraft beobachtet als bei jungen Erwachsenen [103].
Bei Zusammenfassung dieser Daten ist eine abschließende Schlußfolgerung noch nicht möglich. Die entscheidende Studie zur Frage der Kraft-

trainierbarkeit von Kindern steht noch aus. Bei einer solchen Studie müßten sowohl Kinder als auch Jugendliche und junge Erwachsene eingeschlossen werden, die ein solches Trainingsprogramm alle bei etwa gleichem Ausgangsniveau an Muskelkraft beginnen. Darüber hinaus müßte die Trainingsintensität sehr sorgfältig für alle Gruppen gleichermaßen dosiert werden. Bis zur Durchführung eines solchen Untersuchungsvorhabens werden unsere Aussagen hinsichtlich der Krafttrainierbarkeit in Abhängigkeit vom Lebensalter stets nur auf Vermutungen beschränkt bleiben müssen.

Physiologische Auswirkungen von Trainings- und Bewegungsmangel

Eine signifikante Reduktion des individuellen Niveaus an körperlicher Aktivität resultiert rasch in einer Verschlechterung der Leistungsfähigkeit sowie einer Reihe von physiologischen Funktionen. Hierin spiegelt sich gewissermaßen der Umkehrprozeß des Trainings wider. Häufig läßt sich dies als Ergebnis länger andauernder Bettruhe beobachten, als Folge von Immobilisierung durch Gipsverband, bzw. bei Athleten, die ihr Trainingspensum außerhalb der Wettkampfsaison vermindern.
Das Verständnis dieser Vorgänge, die sich während der Trainingsreduktion ereignen, ist nicht nur für den Athleten und seinen Trainer von Bedeutung. Wichtig sind diese Kenntnisse auch für den Arzt, der häufig darüber zu entscheiden hat, ob Bettruhe, Gipsverband, die Beendigung des Trainings, oder andere Formen der Immobilisierung verordnet werden müssen.
Entsprechende Untersuchungen bei gesunden Erwachsenen haben aufgezeigt, daß Bettruhe innerhalb von nur 4–7 Tagen signifikante Verschlechterungen von Funktionen und Leistungsfähigkeit bewirken kann [82]. So ließ sich beispielsweise bei jugendlichen Freiwilligen, die sich im Rahmen der Routine einer Krankenhausstation einer 7tägigen Bettruhe unterzogen, eine 6–7%ige Reduktion der maximalen Sauerstoffaufnahme, der maximalen Leistungsfähigkeit am Fahrradergometer, des Hämoglobins, des Plasma-, Blut- und Blutzellvolumens nachweisen. Während sich eine Verminderung der Urinausscheidung an Noradrenalin fand [82], wurde eine Reduktion der Muskelkraft nicht beobachtet [81]. Wird nach einem chirurgischen Eingriff Bettruhe erforderlich, so ist die zu beobachtende Funktionsverschlechterung noch deutlicher ausgeprägt.
Einige, aber nicht alle [96], Untersuchungen weisen darauf hin, daß das Ausmaß des Leistungsverlustes in direktem Zusammenhang mit dem Ausgangsniveau der körperlichen Leistungsfähigkeit steht. Personen mit höherem Fitneßgrad erleiden einen besonders ausgeprägten Verlust an Leistungsfähigkeit.

Obwohl man annehmen darf, daß Kinder auf Bewegungsmangel ähnlich reagieren wie Erwachsene, gibt es hierfür bisher kaum direkte Hinweise. In einer Untersuchung wurden Schülerinnen einer Oberschule 23 Wochen lang nach Beendigung eines Leichtathletiktrainings beobachtet [144]. Nach 7 Wochen fand sich ein Anstieg der submaximalen Herzfrequenz um 10 Schläge pro Minute; der Rückgang der Herzfrequenz in der Erholungsphase nach Belastung war verzögert. Eine Verschlechterung der Bewegungsökonomie des Laufens wurde nicht beobachtet, dagegen fand sich eine deutliche Abnahme der Atemökonomie, gemessen am Verhältnis Atemminutenvolumen zu Sauerstoffaufnahme. Die aeroben und anaeroben Muskelenzymaktivitäten verminderten sich bei männlichen Jugendlichen 6 Monate nach Beendigung eines Ausdauer- bzw. eines Sprinttrainings [78].

Bewegungsmangel bei Kindern ist gerade aus klinischer Sicht von besonderer Bedeutung. Dies zeigt z. B. eine Studie, in der 12 Jahre alte Jungen untersucht wurden, bei denen die eine Gruppe auf einer orthopädischen Station durch Gips-, bzw. durch einen Streckverband immobilisiert war; die Kontrollgruppe war zwar hospitalisiert, aber nicht immobilisiert. Die im Bett ruhiggestellten Kinder wiesen höhere Blutdrücke auf sowie z. T. eine höhere Kalziumausscheidung [195]. Nachteilige Effekte eines Bewegungsmangels werden auch bei Kindern mit Muskeldystrophie gesehen. In gewissen Stadien ihrer progressiven Erkrankung können diese Kinder gerade noch laufen, die geringste Abnahme ihrer Aktivität kann sie in diesem Stadium allerdings zur Bettlägrigkeit für den Rest ihres Lebens verdammen. Für solche Kinder kann sich die ungerechtfertigte Verordnung von Bettruhe katastrophal auswirken, wie im einzelnen im Kapitel 7 dargestellt wird. Ähnliche Beobachtungen wurden bei Kindern mit rheumatischer Arthritis gemacht [110].

Im Rahmen von Untersuchungen bei jugendlichen Athleten einige Jahre nach Beendigung ihres Trainings konnte man Befunde über die maximale aerobe Leistungsfähigkeit erheben, die sich von gleichaltrigen Jugendlichen, die nie vorher trainiert hatten, nicht wesentlich unterschieden [76, 150]. Im Gegensatz zu diesen Befunden wurden bei ehemaligen Leistungsschwimmerinnen Herzvolumina gefunden, die über dem Erwartungswert lagen [67]. Wenn solche Frauen dann später im Alter von 29–31 Jahren erneut ein Schwimmtraining durchführten, war die Steigerung der maximalen Sauerstoffaufnahme im gleichen Bereich zu finden wie bei Frauen, die vorher nie trainiert hatten [68].

Training und kardiovaskuläres System

Die morphologischen und funktionellen Veränderungen im kardiovaskulären System als Folge eines körperlichen Trainings sind in der Tabelle 1.7 zusammengefaßt.

Tabelle 1.7. Kardiovaskuläre Veränderungen bei Kindern während eines Trainingsprogramms

Parameter	Veränderung
Morphologische Parameter	
Herzvolumen	Zunahme
Myokard	konzentrische Hypertrophie
Blutvolumen	Zunahme
Gesamthämoglobin	leichte Zunahme
Funktionelle Parameter	
Submaximales und maximales Schlagvolumen	Zunahme
Submaximale Herzfrequenz	Abnahme
Maximale Herzfrequenz	keine Veränderung oder Abnahme
Submaximales Herzminutenvolumen	keine Veränderung oder Abnahme
Maximales Herzminutenvolumen	Zunahme
Myokardialer Sauerstoffbedarf	Abnahme
Submaximale und maximale arteriovenöse Sauerstoffdifferenz	unverändert
Submaximale und maximale Muskeldurchblutung	unverändert
Submaximaler systolischer Blutdruck	unverändert
Maximaler systolischer Blutdruck	Zunahme
Submaximaler und maximaler diastolischer Blutdruck	unverändert oder Zunahme
Submaximaler und maximaler peripherer Gesamtwiderstand	unverändert

Morphologische Veränderungen

Die Herzmuskelmasse, bestimmt im Echokardiogramm, sowie das röntgenologisch ermittelte Herzvolumen, nehmen als Folge eines Ausdauertrainings zu, trainierte Kinder weisen im Vergleich zu untrainierten entsprechend höhere Werte auf [2, 61, 74, 85, 129, 198]. Die myokardiale Hypertrophie ist v. a. das Ergebnis einer ausgeprägten Druck- und zu einem geringeren Grade einer erhöhten Volumenbelastung. In Tierversuchen konnte eine trainingsinduzierte vermehrte Kollateralenbildung des Koronarkreislaufs nachgewiesen werden, entsprechende Untersuchungen bei erwachsenen Menschen sind jedoch nicht eindeutig, Daten von Kindern nicht verfügbar.

Wenngleich das Schlagvolumen mit dem Herzvolumen korreliert ist, scheint jedoch die Myokardmasse kein entscheidender Faktor für die kindliche Leistungsfähigkeit zu sein [2]. Das Gesamtblutvolumen sowie das Gesamthämoglobin nehmen im Laufe eines Trainingsprozesses zu

[74]; trainierte Jungen verfügen im Vergleich zu untrainierten über entsprechend höhere Werte [122]. Ein höheres Blutvolumen ist einerseits bedeutsam für einen gesteigerten venösen Rückfluß, auf der anderen Seite verbessert es die Möglichkeit des Wärmetransports vom Körperkern zur Peripherie. Der Anstieg der Hämoglobinmenge verbessert die Sauerstofftransportkapazität des Blutes. Anderseits wächst die Hämoglobin *Konzentration* als Folge des Trainings nicht an. Tatsächlich weisen sogar einige Ausdauerathleten eine im gewissen Sinn sportinduzierte Anämie auf (s. Kapitel 8).

Funktionelle Veränderungen

Das Schlagvolumen vermehrt sich bei Kindern in der Pubertät als Folge körperlichen Trainings sowohl in Ruhe als auch auf allen submaximalen Belastungsstufen [74, 84, 100] ebenso wie beim Erwachsenen. Im Gegensatz hierzu scheint bei Kindern vor der Pubertät Training nicht zu Veränderungen des Schlagvolumens zu führen [100, 130]. Die Ursache eines vermehrten Schlagvolumens kann einerseits ein höheres Blutvolumen sowie ein erhöhter venöser Rückstrom sein, anderseits kann sich hierin auch eine verbesserte myokardiale Kontraktilität widerspiegeln [205].
Bei trainierten Sportlern findet sich im Vergleich zu untrainierten Personen eine in Ruhe sowie auf allen submaximalen Belastungsstufen erniedrigte Herzfrequenz, die sich darüber hinaus in der Erholungsphase nach Belastung rascher wieder normalisiert. Diese Frequenzerniedrigung ist der empfindlichste Parameter für den Trainingseffekt [32, 44, 52, 74, 100, 178]; er wird häufig bereits gefunden, bevor Modifikationen in der maximalen aeroben Leistungsfähigkeit beobachtet werden [52]. Die maximale Herzfrequenz nimmt dagegen wesentlich geringer ab, selten mehr als 5–7 Schläge pro Minute.
Die Ursache der trainingsinduzierten Bradykardie ist noch unklar. Sie könnte sekundär als Folge eines gesteigerten Schlagvolumens zu verstehen sein, anderseits spiegelt sich in ihr auch ein erhöhter parasympathischer Antrieb bei erniedrigtem Sympathikotonus wider [73]. Unabhängig von dem zugrundeliegenden Mechanismus geht eine niedrigere Herzfrequenz mit einer verminderten Herzarbeit und einem reduzierten kardialen Sauerstoffbedarf einher.
Das empfindliche Ansprechen der Herzfrequenz auf Training und Bewegungsmangel bildet die Basis für Leistungstests, in denen die maximale aerobe Leistungsfähigkeit indirekt über die submaximale Herzfrequenz ermittelt wird [1, 17, 35, 42, 43, 45, 84, 168] (s. Anhang II, Abschnitt „Bestimmung der maximalen aeroben Leistungsfähigkeit").
Da Schlagvolumen und Herzfrequenz gegensinnig beeinflußt werden, ändert sich das Herzminutenvolumen für eine gegebene Belastungsintensität

nur wenig [84]. Das *maximale* Herzminutenvolumen wächst als Folge des Trainings bei Kindern [74] wie bei Erwachsenen porportional zur Steigerung der maximalen Sauerstoffaufnahme an.
Bei Erwachsenen wird im Zuge eines Trainings eine Zunahme der arteriovenösen Sauerstoffdifferenz beobachtet, in der sich eine vermehrte periphere Sauerstoffutilisation widerspiegelt. Bei Kindern wurde dagegen weder submaximal [84] noch maximal [74] eine Modifikation der Sauerstoffdifferenz gefunden. Diese Diskrepanz könnte auf der Tatsache einer vergleichsweise hohen arteriovenösen Sauerstoffdifferenz beruhen, die beim untrainierten Kind über der des untrainierten Erwachsenen liegt.
Die Muskeldurchblutung änderte sich bei 12 Jahre alten Jungen nach einem 40 Wochen dauernden Trainingsprogramm weder im submaximalen noch im maximalen Bereich [119]. Bei Erwachsenen findet sich dagegen ein anderes Muster. Hier wird eine Abnahme der Durchblutung im tätigen Muskel für submaximale Belastung, dagegen eine Zunahme während maximaler Belastung als Trainingsfolge beobachtet.
Der systolische Blutdruck nimmt bei Erwachsenen im Laufe eines Trainings um etwa 7 mm Hg ab [181]. Ähnliche Beobachtungen wurden von Jugendlichen mit leichter Hypertonie berichtet [99] (s. auch Abschnitt „Positive Effekte eines körperlichen Trainings", S. 179). Körperliches Training führte weder zu einer Veränderung des systolischen Blutdrucks für eine gegebene Belastungsintensität bei Jungen vor der Pubertät [130], noch zu Modifikationen im Verhalten des peripheren Widerstands [74].

Training und Atmung

Sowohl die statischen (Volumina, Kapazitäten), als auch die dynamischen (Fluß- und Diffusionsgrößen) pulmonalen Funktionen sind eng mit den Körperdimensionen korreliert. Es ist daher schwierig, zwischen Veränderungen der respiratorischen Reaktionen unter Belastung als Folge von Wachstum bzw. Training zu unterscheiden. Leider gibt es nur sehr wenige Interventionsstudien in diesem Bereich, in denen eine entsprechende Kontrollgruppe integriert wurde, um solche Unterscheidungen zu ermöglichen. Die bisher als Folge eines Trainings gefundenen Veränderungen, die in der Tabelle 1.8 zusammengefaßt sind, bedürfen daher weiterer Bestätigung.
Die Vitalkapazität wird i. allg. bei Erwachsenen als Folge eines Laufprogramms nicht erhöht; soweit Unterschiede in der Vitalkapazität zwischen Sportlern und Nichtsportlern gefunden werden, sind sie weitgehend auf eine Selektion zurückzuführen [16]. Eine Reihe von Untersuchungen [4, 61, 62], aber nicht alle [120], zeigten bei Kindern und Jugendlichen eine Zunahme der Vitalkapazität nach einem Lauf- oder Schwimmprogramm, die über das Ausmaß der wachstumsbedingten Veränderungen hinausgin-

Tabelle 1.8. Veränderungen in den Lungenfunktionsgrößen bei Kindern unter Training

Parameter	Veränderung
Vitalkapazität	Keine Veränderung (bei Schwimmern Zunahme)
Submaximales Atemminutenvolumen	Abnahme
Maximales Atemminutenvolumen	Zunahme
Submaximale Atemfrequenz	Abnahme
Maximales Atemzugvolumen	Zunahme
Submaximales, maximales Atemäquivalent	Abnahme oder unverändert
Ausdauer der Atemmuskulatur	Zunahme
Lungendiffusionskapazität	Unverändert

gen. In einer solchen Zunahme könnte sich die kräftigere Atemmuskulatur widerspiegeln, durch die am Ende der Exspiration eine stärkere Thoraxkompression erfolgt.

Durch Training werden das Atemminutenvolumen sowie die Atemfrequenz für eine gegebene Belastung vermindert, die Sauerstoffausschöpfung der eingeatmeten Luft gesteigert. In diesem wichtigen Trainingseffekt könnte sich zum einen eine geringere Bedeutung der anaeroben Energiebereitstellung ausdrücken, aber auch ein niedrigerer Sauerstoffbedarf für gleiche Belastung, oder eine Abnahme der Empfindlichkeit von Chemorezeptoren [181]. Im Gegensatz hierzu nehmen im Maximalbereich das Atemminutenvolumen und die Atemfrequenz durch Training proportional zur Steigerung der maximalen Sauerstoffaufnahme zu [4, 189].

Durch ein gezieltes Training der Atemmuskeln, beispielsweise isometrischen Ausatmungsübungen, wird ihre Ausdauer wirkungsvoll verstärkt, d. h. ihre Fähigkeit, ein hohes Atemminutenvolumen über lange Zeit hinweg aufrechtzuerhalten. Ein solcher Effekt wurde bei gesunden Erwachsenen festgestellt, aber auch bei Kindern mit zystischer Fibrose (s. Abschnitt „Positive Trainingseffekte bei zystischer Fibrose", S. 140, sowie Abb. 3.12).

Obwohl Sportler eine erhöhte pulmonale Diffusionskapazität aufweisen, konnte bei Jugendlichen als Ergebnis eines Trainings keine Zunahme über das Ausmaß der Steigerung des pulmonalen Blutdurchflusses hinaus nachgewiesen werden [121].

Skelettmuskelanpassung durch Training

Gerade für den Skelettmuskel, den eigentlichen Motor der Fortbewegung, ist eine besonders ausgeprägte Anpassung unter Training zu erwarten. Zahlreiche Untersuchungen bei Erwachsenen wurden besonders seit der Einführung der Nadelbiopsie des Muskels Anfang der 60iger Jahre durchgeführt, die sowohl morphologische als auch biochemische Veränderungen nachwiesen. Aufgrund ethisch begründeter Beschränkungen sind entsprechende Daten bei Jugendlichen rar; soweit sie vorhanden sind, zeigen sie ähnliche Anpassungsmuster wie beim Erwachsenen. Daten bei Kindern unterhalb von 12 Jahren sind nicht verfügbar.

Morphologische Veränderungen

Im chronisch aktiv belasteten Skelettmuskel des Erwachsenen findet sich eine Hypertrophie, möglicherweise aber auch eine Hyperplasie. Eine Hypertrophie, aber keine Hyperplasie, wurde bei Jugendlichen im Verlauf eines Ausdauertrainings [78, 109], aber nicht als Folge eines Sprinttrainings [78], gefunden. Die Querschnittsfläche der langsamen Muskelfasern, z. T. auch der schnellen Muskelfasern, vergrößerte sich bei 16–17 Jahre alten Jungen als Folge eines 3monatigen Ausdauerprogramms um 10–30%. Ein Hinweis für eine Veränderung der Fasertypverteilung als Folge eines Trainings fand sich nicht [70, 109].
Bei Erwachsenen führt Training zu einer Zunahme der Muskelkapillarisierung und zur Ausbildung von Kollateralkreisläufen in Skelettmuskeln. Entsprechende Untersuchungen bei Kindern liegen nicht vor.

Biochemische Veränderungen

Veränderungen, die dem aeroben bzw. dem anaeroben Energiestoffwechsel zuzuordnen sind, werden in der Tabelle 1.9 zusammengefaßt.
Die herausragenden trainingsbezogenen Veränderungen in den Organellen der Muskelfasern bei Erwachsenen bestehen in einer Zunahme von Zahl und Volumen der Mitochondrien. Entsprechende Informationen sind bei Kindern nicht verfügbar, bei ihnen vergrößert sich aber ebenfalls die aerobe Stoffwechselkapazität als Folge eines Ausdauertrainings; eine Zunahme der Glykogendepots sowie der oxidativen Enzymaktivitäten wurde nachgewiesen [70, 72, 78]. Ein Sprinttraining führt nicht zu Veränderungen der oxidativen Enzyme bei Jugendlichen [78], ein Beleg für die Spezifität der Trainingswirkungen im Bereich des Muskelstoffwechsels.
Bei Jugendlichen wurde nachgewiesen, daß die Aktivität der Phosphofruktokinase als umsatzbeschränkendes Enzym der anaeroben Glykolyse als Folge eines Sprinttrainings [78], ebenso wie im Rahmen eines ausdauerbetonten Fahrradtrainings [72], nicht aber im Rahmen von Langläufen [78] zunimmt.
Dieses Ergebnis demonstriert, zusammen mit den Hinweisen auf eine gesteigerte Glykogenutilisation [64, 65], die Empfindlichkeit des anaeroben Systems gegenüber Trainingsreizen. Zu ähnlichen Aussagen kommen auch

Tabelle 1.9. Auswirkungen eines Trainings auf den Muskelstoffwechsel bei Kindern und Erwachsenen

Parameter	Veränderung	Verfügbarkeit von Informationen bei Kindern	Informationen nur bei Erwachsenen
Aerobe Energiebereitstellung			
Mitochondrien-			
-zahl	Zunahme		X
-volumen	Zunahme		X
Glykogendepots	Zunahme	X	
Fettdepots	Zunahme		X
Fettutilisation	Zunahme		X
Myoglobingehalt	Zunahme		X
Oxidative Enzymaktivität	Zunahme	X	
(z. B. SDH, Zytochromoxidase, Palmityl-CoA-Synthetase)			
Anaerobe Energiebereitstellung			
ATP-Gehalt	Zunahme	X	
ATP-Utilisation	Zunahme	X	
Kreatinphosphat-			
-gehalt	Zunahme	X	
-utilisation	Zunahme	X	
Glykogenverwertung	Zunahme	X	
Submaximales Laktat	Unverändert	X	
Maximales Laktat	Zunahme	X	
Anaerobe Enzymaktivität	Zunahme	X	
(z. B. PFK, ATPase, CK, Myokinase)			

Untersuchungen hinsichtlich der Veränderung der Leistungsfähigkeit bei Kindern im Rahmen eines Interventionsprogramms [97, 98, 109].

Training und Körperzusammensetzung

Trainingsprogramme, die von hoher kumulativer Energieumsatzrate bestimmt werden, wie beispielsweise Langlauf, Gehen oder Schwimmen, bzw. von hoher Belastungsintensität, wie Gewichtheben, können zu Veränderungen der Körperzusammensetzung führen. Einerseits induziert der anabole Effekt der Belastung, besonders im Rahmen eines Krafttrainings [94], eine Zunahme der fettfreien Körpermasse. Andererseits kann die Fettmasse abnehmen, nachdem Fett eine wichtige Energiequelle darstellt. Das Gesamtresultat zeigt sich in einer relativen Zunahme der fettfreien Körpermasse bei Abnahme des Fettanteils.

Die oben beschriebenen Veränderungen werden nicht einheitlich gefunden. Eine Reihe von Autoren [95, 148, 155, 156] fand eine Abnahme der Fettmenge bei Zunahme der fettfreien Körpermasse als Folge von Trainingsprogrammen, andere Autoren [38, 47, 91, 189] konnten diese Befunde nicht bestätigen. Die Hauptursache für diese widersprüchlichen Ergebnisse ist in der Tatsache zu suchen, daß Veränderungen der Körpermasse und -zusammensetzung auch von anderen Faktoren abhängig sind als vom Energieumsatz. In diesem Zusammenhang ist die Kalorienaufnahme und die Nahrungszusammensetzung von besonderer Bedeutung [37]. Ein weiterer in Rechnung zu stellender Faktor ist die Interferenz von Wachstums- und Reifungsvorgängen. Es wäre beispielsweise denkbar, daß bestimmte Trainingsprogramme zu wirksamen Veränderungen der Körperzusammensetzung führen, daß diese Effekte aber durch Modifikationen auf der Grundlage von Wachstum und Entwicklung, oder durch diätetische Gewohnheiten maskiert und möglicherweise sogar aufgehoben werden. Bei Erwachsenen wurde die Abnahme des Fettanteils durch die Kombination eines Trainingsprogramms mit Kälteexposition vergrößert [153].

Der Fettanteil beim Eintritt in ein Trainingsprogramm ist von besonderer Bedeutung beim Kind. Es scheint so, als ob übergewichtige Jugendliche mit größeren Veränderungen in der Körperzusammensetzung reagieren, als normalgewichtige [91, 148] (s. Abschnitt „Wirksamkeit des Trainings zur Gewichtsabnahme", S. 261).

Literatur

1. Adams FH, Bengtsson E, Berven H, et al: Determination by means of a bicycle ergometer, of the physical working capacity of children. Acta Paediatr Scand Suppl 118:120–122, 1959.
2. Allen HD, Goldberg SJ, Sahn DJ, et al: A quantitative echocardiographic study of champion childhood swimmers. Circulation 55:142–145, 1977.
3. Alpert BS, Flood NL, Strong WB, et al: Responses to ergometer exercise in healthy biracial population of children. J Pediatr 101:538–545, 1982.
4. Andersen B, Froberg K: Respiratory functions in highly-trained and normal boys during puberty (abstract). Acta Physiol Scand 105:D35, 1980.
5. Andersen B, Froberg K: Circulatory parameters and muscular strength in trained and normal boys during puberty (abstract). Acta Physiol Scand 105:D36, 1980.
6. Andersen B, Froberg K: Maximal oxygen uptake and lactate concentration in highly trained and normal boys during puberty (abstract). Acta Physiol Scand 105:D37, 1980.
7. Andersen KL, Magel JR: Physiological adaptation to a high level of habitual physical activity during adolescence. Int Z Angew Physiol 28:209–227, 1970.

8. Andersen KL, Seliger V, Rutenfranz J, Berndt I. Physical performance capacity of children in Norway. Part II. Heart rate and oxygen pulse in submaximal and maximal exercises—population parameters in a rural community. Eur J Appl Physiol 33:197–206, 1974.
9. Andersen KL, Seliger, V, Rutenfranz J, Messel S: Physical performance capacity of children in Norway. Part III. Respiratory responses to graded exercise loadings—population parameters in a rural community. Eur J Appl Physiol 33:265–274, 1974.
10. Andersen KL, Seliger V, Rutenfranz J, Mocellin R: Physical performance capacity of children in Norway. Part I. Population parameters in a rural inland community with regard to maximal aerobic power. Eur J Appl Physiol 33:177–195, 1974.
11. Anderson SD, Godfrey S: Cardio-respiratory response to treadmill exercise in normal children. Clin Sci 40:433–442, 1971.
12. Asmussen E: Growth in muscular strength and power. In: Rarick L (ed.) Physical Activity, Human Growth and Development. Academic Press, New York, 1973, pp. 60–79.
13. Asmussen E: Development problems in physical performance capacity. In: Larson L (ed.) Fitness Health and Work Capacity. International Standards for Assessment. MacMillan, New York, 1974.
14. Asmussen E, Heebøll-Nielsen KR: A dimensional analysis of physical performance and growth in boys. J Appl Physiol 7:593–603, 1955.
15. Åstrand PO: Experimental Studies of Physical Working Capacity in Relation to Sex and Age. Munksgaard, Copenhagen, 1952.
16. Åstrand PO, Engström L, Eriksson P, et al: Girl swimmers. With special reference to respiratory and circulatory adaptation and gynecological and psychiatric aspects. Acta Paediatr (Scand) Suppl. 147, 1963.
17. Åstrand PO, Rodahl K: Textbook of Work Physiology, 2nd ed. McGraw-Hill, New York, 1977.
18. Bailey DA, Ross WD, Mirwald RL, Wesse C: Size dissociation of maximal aerobic power during growth in boys. In: Borms J, Hebbelinck M (eds.) Pediatric Work Physiology. Karger, Basel, 1978, pp. 140–151.
19. Bal MER, Thompson EM, McIntosh EH, Taylor CM, MacLeod G: Mechanical efficiency in cycling of girls six to fourteen years of age. J Appl Physiol 6:185–188, 1953.
20. Banister EW: A comparison of fitness training methods in a school program. Res Q Am Assoc Health Phys Educ 36:387–392, 1965.
21. Bar-Or O: Arm ergometry vs. treadmill running and bicycle riding in men with different conditioning levels. In: Hansen G, Mellerowicz H (eds.) Internationale Seminar fur ergometrie. Sports Med Inst, Berlin, 1972.
22. Bar-Or O: Age-related changes in exercise perception. In: Borg G (ed.) Physical Work and Effort. Pergamon Press, Oxford and New York, 1977, pp. 255–266.
23. Bar-Or O: Um nova teste de capacidade anaerobica. Med Esporte Porto Alegre 5:73–82, 1980.
24. Bar-Or O: Climate and the exercising child—a review: Int J Sports Med 1:53–65, 1980.

25. Bar-Or, O: Le test anaérobie de Wingate. Charactéristiques et applications. Symbioses 13:157–172, 1981.
26. Bar-Or O: Physiologische Gesetzmässigkeiten sportlicher Aktivität beim Kind. In: Howald H, Han E (eds.) Kinder im Leistungssport. Birkhauser, Basel, 1982, pp 18–30.
27. Bar-Or O: The growth and development of children's physiological and perceptional responses to exercise. In: Ilmarinen Y, Välimäki I (eds.) Pediatric Work Physiology. Springer Verlag, Berlin, in press, 1983.
28. Bar-Or O, Buskirk ER: The cardiovascular system and exercise. In: Johnson WR, Buskirk ER (eds.) Science and Medicine of Exercise and Sport, 2nd ed. Harper and Row, New York, 1974, pp. 121–136.
29. Bar-Or O, Inbar O: Relationships among anaerobic capacity, sprint and middle distance running of schoolchildren. In: Shephard RJ, Lavallée H (eds.) Physical Fitness Assessment. Charles C. Thomas, Springfield, 1978, pp. 142–147.
30. Bar-Or O, Shephard RJ, Allen CL: Cardiac output of 10- to 13-year-old boys and girls during submaximal exercise. J Appl Physiol 30:219–223, 1971.
31. Bar-Or O, Skinner JS, Bergsteinova V, et al: Maximal aerobic capacity of 6- to 15-year-old girls and boys with subnormal intelligence quotients. Acta Paediatr Scand Suppl 217:108–113, 1971.
32. Bar-Or O, Zwiren LD: Physiological effects of increased frequency of physical education classes and of endurance conditioning on 4- to 10-year-old girls and boys. In: Bar-Or O (ed.) Pediatric Work Physiology. Wingate Institute, Natanya, 1973, pp. 183–198.
33. Bar-Or O, Zwiren LD, Ruskin H: Anthropometric and developmental measurements of 11- to 12-year-old boys, as predictors of performance 2 years later. Acta Paediatr Belg 28[Suppl.]:214–220, 1974.
34. Bell RD, MacDougall JD, Billeter R, et al: Muscle fiber types and morphometric analysis of skeletal muscle in six-year-old children. Med Sci Sports Exercise 12:28–31, 1980.
35. Bengtsson E: The working capacity in normal children, evaluated by submaximal exercise on the bicycle ergometer and compared with adults. Acta Med Scand 154:91–109, 1956.
36. Berg A, Keul J, Huber G: Biochemische Akutveränderungen bei Ausdauerbelastungen im Kindes- und Jugendalter. Mschr Kinderheilkd 128:490–495, 1980.
37. Berg K: Body composition and nutrition of adolescent boys training for bicycle racing. Nutr Metabol 14:172–180, 1972.
38. Berg K, Bjure J: Preliminary results of long-term physical training of adolescent boys with respect to body composition, maximal oxygen uptake, and lung volume. Acta Paediatr Belg 28[Suppl.]:183–190, 1974.
39. Blimkie CJR, Cunningham DA, Leung FY: Urinary catecholamine excretion during competition in 11- to 23-year-old hockey players. Med Sci Sports 10:188–193, 1978.

40. Boileau RA, Ballard JE, Sprague RL, et al: Effect of methylphenidate on cardiorespiratory responses in hyperactive children. Res Q Am Assoc Health Phys Educ 47:590–596, 1976.
41. Borg G: Physical Performance and Perceived Exertion. Gleerup, Lund, 1962.
42. Börjeson M: Overweight children. Acta Paediatr Scand Suppl 132, 1962.
43. Bouchard C, Malina RM, Hollmann W, Leblanc C: Submaximal working capacity, heart size and body size in boys 8 to 18 years. Eur J Appl Physiol 36:115–126, 1977.
44. Brown CH, Harrower JR, Deeter MF: The effects of cross-country running on pre-adolescent girls. Med Sci Sports 4:1–5, 1972.
45. Burmeister W, Rutenfranz J, Stresny W, Radny HG: Body cell mass and physical performance capacity ($\dot{W}_{170}$) of school children. Int Z Angew Physiol 31:61–70, 1972.
46. Chatterjee S, Banerjee PK, Chatterjee P, Maitra SR: Aerobic capacity of young girls. Indian J Med Res 69:327–333, 1979.
47. Clarke DH, Vaccaro P: The effect of swimming training on muscular performance and body composition in children. Res Q Am Assoc Health Phys Educ 50:9–17, 1979.
48. Cumming GR: Correlation of physical performance with laboratory measures of fitness. In: Shephard RJ (ed.) Frontiers of Fitness. Charles C. Thomas, Springfield, 1971, pp. 265–279.
49. Cumming GR: Hemodynamics of supine bicycle exercise in "normal" children. Am Heart J 93:617–622, 1977.
50. Cumming GR: Supine bicycle exercise in pediatric cardiology. In: Borms J, Hebbelinck M (eds.) Pediatric Work Physiology. Karger, Basel, 1978, pp. 82–88.
51. Cumming GR: Recirculation times in exercising children. J Appl Physiol: Respir Environ Exercise Physiol 45:1005–1008, 1978.
52. Cumming GR, Goodwin A, Baggley G, Antel J: Repeated measurements of aerobic capacity during a week of intensive training at a youths' track camp. Can J Physiol Pharmacol 45:805–811, 1967.
53. Cumming GR, Goulding D, Baggley G: Failure of school physical education to improve cardiorespiratory fitness. Can Med Assoc J 101:69–73, 1969.
54. Daniels J, Oldridge N: Changes in oxygen consumption of young boys during growth and running training. Med Sci Sports 3:161–165, 1971.
55. Daniels J, Oldridge N, Nagle F, White B: Differences and changes in $\dot{V}O_2$ among young runners 10 to 18 years of age. Med Sci Sports 10:200–203, 1978.
56. Davies CTM: Body composition in children: A reference standard for maximum aerobic power output on a stationary bicycle ergometer. Acta Paediatr Scand Suppl 217:136–137, 1971.
57. Davies CTM, Barnes C, Godfrey S: Body composition and maximal exercise performance in children. Hum Biol 44:195–214, 1972.
58. di Prampero PE, Cerretelli P: Maximal muscular power (aerobic and anaerobic) in African natives. Ergonomics 12:51–59, 1969.

59. Dotan R, Rotstein A, Tenenbaum G, Bar-Or O: Is the anaerobic threshold preferable to maximal O_2 uptake or other indicators for evaluating the effect of aerobic conditioning in prepubescent boys? (in Hebrew). Research Report, Wingate Institute, Natanya, 1982.
60. Drinkwater BL, Kupprat IC, Denton JE, et al: Response of prepubertal girls and college women to work in the heat. J Appl Physiol: Respir Environ Exercise Physiol 43:1046–1053, 1977.
61. Ekblom B: Effect of physical training in adolescent boys. J Appl Physiol 27:350–355, 1969.
62. Engström I, Eriksson BO, Karlberg P, et al: Preliminary report on the development of lung volumes in young girl swimmers. Acta Paediatr Scand Suppl 217:73–76, 1971.
63. Eriksson BO: Cardiac output during exercise in pubertal boys. Acta Paediatr Scand Suppl 217:53–55, 1971.
64. Eriksson BO: Physical training, oxygen supply and muscle metabolism in 11- to 15-year old boys. Acta Physiol Scand Suppl 384:1–48, 1972.
65. Eriksson BO: Muscle metabolism in children—a review. Acta Paediatr Scand Suppl 283:20–27, 1980.
66. Eriksson BO, Berg K, Taranger J: Physiological analysis of young boys starting intensive training in swimming. In: Eriksson B, Furberg B (eds.) Swimming Medicine. University Park Press, Baltimore, 1978, pp. 147–160.
67. Eriksson BO, Engström I, Karlberg P, et al: Physiological analysis of former girl swimmers. Acta Paediatr Scand Suppl 217:68–72, 1971.
68. Eriksson BO, Freychuss U, Lundin A, Thorén CAR: Effect of physical training in former female top athletes in swimming. In: Berg K, Eriksson BO (eds.) Children and Exercise IX. University Park Press, Baltimore, 1980, pp. 116–127.
69. Eriksson BO, Gollnick PD, Saltin B: Muscle metabolism and enzyme activities after training in boys 11 to 13 years old. Acta Physiol Scand 87:485–497, 1973.
70. Eriksson BO, Gollnick PD, Saltin B: The effect of physical training on muscle enzyme activities and fiber composition in 11-year-old boys. Acta Paediatr Belg 28[Suppl.]:245–252, 1974.
71. Eriksson BO, Grimby G, Saltin B: Cardiac output and arterial blood gases during exercise in pubertal boys. J Appl Physiol 31:348–352, 1971.
72. Eriksson BO, Karlsson J, Saltin B: Muscle metabolites during exercise in pubertal boys. Acta Paediatr Scand [Suppl.] 217:154–157, 1971.
73. Eriksson BO, Koch G: Cardiac output and intra-arterial blood pressure at rest and during submaximal and maximal exercise in 11- to 13-year-old boys before and after physical training. In: Bar-Or (ed.) Pediatric Work Physiology. Wingate Institute, Natanya, 1973, pp. 139–150.
74. Eriksson BO, Koch G: Effect of physical training on hemodynamic response during submaximal and maximal exercise in 11–13 year old boys. Acta Physiol Scand 87:27–39, 1973.
75. Eriksson BO, Saltin B: Muscle metabolism during exercise in boys aged 11 to 16 years compared to adults. Acta Paediatr Belg 28[Suppl.]:257–265, 1974.

76. Eriksson BO, Thorén, C: Training girls for swimming from medical and physiological points of view, with special reference to growth. In Eriksson B, Furberg B (eds.) Swimming Medicine IV. University Park Press, Baltimore, 1978, pp. 3–15.
77. Fixler DE, Laird WP, Browne R, et al: Response of hypertensive adolescents to dynamic and isometric exercise stress. Pediatrics 64:579–583, 1979.
78. Fournier M, Ricci J, Taylor AW, et al: Skeletal muscle adaptation in adolescent boys: sprint and endurance training and detraining. Med Sci Sports Exercise 14:453–456, 1982.
79. Fox EL: Sports Physiology. W.B. Saunders, Philadelphia, 1979.
80. Freedson P, Gilliam TB, Sady S, Katch VL: Transient $\dot{V}O_2$ characteristics in children at the onset of exercise. Eur J Appl Physiol, in press, 1983.
81. Friman G: Effect of acute infectious disease on isometric muscle strength. Scand J Clin Lab Invest 37:303–308, 1977.
82. Friman G: Effect of clinical bed rest for seven days on physical performance. Acta Med Scand 205:389–393, 1979.
83. Gaisl G, Buchberger J: The significance of stress acidosis in judging the physical working capacity of boys aged 11 to 15. In: Lavallée H, Shephard RJ (eds.) Frontiers of Activity and Child Health. Pélican, Quebec, 1977, pp. 161–168.
84. Gatch W, Byrd R: Endurance training and cardiovascular function in 9- and 10-year-old boys. Arch Phys Med Rehab 60:574–577, 1979.
85. Geenen DL, Gilliam TB, Steffens C, et al: The effects of exercise on cardiac structure and function in prepubescent children (abstract). Med Sci Sports Exercise 13:93, 1981.
86. Gilliam TB, Freedson PS: Effects of a 12-week school physical fitness program on peak VO_2 body composition and blood lipids in 7 to 9 year old children. Int J Sports Med 1:73–78, 1980.
87. Gilliam TB, Freedson PS, Geenen DL, Shahraray B: Physical activity patterns determined by heart rate monitoring in 6- to 7-year-old children. Med Sci Sports Exercise 13:65–67, 1981.
88. Gilliam TB, Sady S, Thorland WG, Weltman AL: Comparison of peak performance measures in children ages 6 to 8, 9 to 10, and 11 to 13 years. Res Q Am Assoc Health Phys Ed 48:695–702, 1977.
89. Girandola RN, Wiswell RA, Frisch F, Wood K: Metabolic differences during exercise in pre- and post-pubescent girls (abstract). Med Sci Sports Exercise 13:110, 1981.
90. Glaser RM, Laubach LL, Sawka MN, Suryaprasad AG: Exercise stress, fitness evaluation and training of wheelchair users. In: Leon AS, Amundson GJ (eds.) Proceedings First International Conference on Lifestyle Health. University of Minnesota, Minneapolis, 1978.
91. Glick Z, Kaufmann NA: Weight and skinfold thickness changes during a physical training course. Med Sci Sports 8:109–112, 1976.
92. Godfrey S: The growth and development of the cardio-pulmonary responses to exercise. In: Davis JA, Dobbing J (eds.) Scientific Foundations of Paediatrics. W.B. Saunders, Philadelphia, 1974, pp. 271–280.

93. Godfrey S, Davies CTM, Wozniak E, Barnes CA: Cardio-respiratory response to exercise in normal children. Clin Sci 40:419–431, 1971.
94. Goldberg AL, Etlinger JD, Goldspink DF, Jablecki C: Mechanism of work-induced hypertrophy of skeletal muscle. Med Sci Sports 7:248–261, 1975.
95. Goode RC, Virgin A, Romet TT, et al: Effects of a short period of physical activity in adolescent boys and girls. Can J Appl Sport Sci 1:241–250, 1976.
96. Greenleaf JR, Kozlowski S: Reduction in peak oxygen uptake after prolonged bed rest. Med Sci Sports Exercise 14:477–480, 1982.
97. Grodjinovsky A, Bar-Or O: Influence of added physical education hours upon anaerobic capacity, adiposity, and grip strength in 12- to 13-year-old children enrolled in a sports class. In: Ilmarinen Y, Välimäki I (eds.) Pediatric Work Physiology X. Springer Verlag, Berlin, in press, 1983.
98. Grodjinovsky A, Bar-Or O, Dotan R, Inbar O: Training effect on the anaerobic performance of children as measured by the Wingate anaerobic test. In: Borg K, Eriksson BO (eds.) Children and Exercise IX. University Park Press, Baltimore, 1980, pp. 139–145.
99. Hagberg JM, Ehsani AA, Heath GW, et al: Beneficial effects of endurance exercise training in adolescent hypertension (abstract). Presented at 29th Annual Meeting of the American College of Cardiology, 1980.
100. Hamilton P, Andrew GM: Influence of growth and athletic training on heart and lung functions. Eur J Appl Physiol 36:27–38, 1976.
101. Henrikkson KG: Muscle histochemistry and muscle function. Acta Paediatr Scand Suppl 283:15–19, 1980.
102. Hermansen L, Oseid S: Direct and indirect estimation of maximal oxygen uptake in prepubertal boys. Acta Paediatr Scand Suppl 217:18–23, 1971.
103. Hettinger TL: Physiology of strength. Charles C Thomas, Springfield, 1961.
104. Hollmann W: The preventive and rehabilitative role of sport in internal medicine. Das Medizinische Prisma 2:4–28, 1978.
105. Ikai M: Training of muscular endurance related to age. FIEP Bull (Federation Internationale d'Education Physique) 3–4:19–27, 1969.
106. Ikai M, Shindo M, Miyamura M: Aerobic work capacity of Japanese people. Res J Phys Educ 14:137–142, 1970.
107. Inbar O, Bar-Or O: The effects of intermittent warm-up on 7- to 9-year-old boys. Eur J Appl Physiol 34:81–89, 1975.
108. Inbar O, Bar-Or O: Relationships of anaerobic and aerobic arm and leg capacities to swimming performance of 8- to 12-year-old children. In: Lavallée H, Shephard RJ (eds.) Frontiers of Activity and Child Health. Pélican, Quebec, 1977, pp. 283–292.
109. Jacobs I, Sjödin B, Svane B: Muscle fiber type, cross-sectional area and strength in boys after 4 years' endurance training (abstract). Med Sci Sports Exercise 14:123, 1982.
110. Jacobs JC, Dick HM, Downey JA: Weight bearing as a treatment for damaged hips in juvenile rheumatoid arthritis. N Engl J Med 205:409, 1981.
111. James FW, Kaplan S, Glueck CJ, et al: Responses of normal children and young adults to controlled bicycle exercise. Circulation 61:902–912, 1980.

112. Kaneko M, Ito A, Fuchimoto T, Toyooka J: Mechanical work and efficiency of young distance runners during level running. In: Morecki A (ed.) Biomechanics VII. University Park Press, Baltimore, 1981, pp. 234–240.
113. Kaneko M, Otsuka A: Effect of a long-term training on physical fitness in 9–10 year old boys and girls (in Japanese). J Phys Fitness Jpn 7:44–50, 1979.
114. Karlsson J: Muscle ATP, CP and lactate in submaximal and maximal exercise. In: Pernow B, Saltin B (eds.) Muscle Metabolism During Exercise. Plenum Press, New York, 1971, pp. 383–393.
115. Kindermann VW, Huber G, Keul J: Anaerobe Kapazität bei Kindern und Jugendlichen in Beziehung zum Erwachsenen. Sportarzt Sportmed 6:112–115, 1975.
116. Kindermann VW, Keul J, Lehmann M: Ausdauerbelastungen beim Heranwachsenden—metabolische und kardiozirkulatorische Veränderungen. Fortschr Med 97:659–665, 1979.
117. Kobayashi K, Kitamura K, Miura M, et al: Aerobic power as related to body growth and training in Japanese boys: a longitudinal study. J Appl Physiol: Respir Environ Exercise Physiol 44:666–672, 1978.
118. Koch G: Muscle blood flow after ischemic work and during bicycle ergometer work in boys aged 12 years. Acta Paediatr Belg 28[Suppl.]:29–39, 1974.
119. Koch G: Muscle blood flow in prepubertal boys. Effect of growth combined with intensive physical training. In: Borms J, Hebbelinck M (eds.) Pediatric Work Physiology. Karger, Basel, 1978, pp. 39–46.
120. Koch G: Aerobic power, lung dimensions, ventilatory capacity, and muscle blood flow in 12–16-year-old boys with high physical activity. In: Berg K, Eriksson BO (eds.) Children and Exercise X. University Park Press, Baltimore, 1980, pp. 99–108.
121. Koch G, Eriksson BO: Effect of physical training on anatomical R-L shunt at rest and pulmonary diffusing capacity during near-maximal exercise in boys 11 to 13 years old. Scand J Clin Lab Invest 31:95–105, 1973.
122. Koch G, Röcker L: Plasma volume and intravascular protein masses in trained boys and fit young men. J Appl Physiol: Respir Environ Exercise Physiol 43:1085–1088, 1977.
123. Krahenbuhl GS, Pangrazi RP, Chomokos EA: Aerobic responses of young boys to submaximal running. Res Q Am Assoc Health Phys Educ 50:413–421, 1979.
124. Krotkiewski M, Kral JG, Karlsson J: Effects of castration and testosterone substitution on body composition and muscle metabolism in rats. Acta Physiol Scand 109:233–237, 1980.
125. Kulangara RJ, Strong WB: Exercise stress testing in children. Compr Ther 5:51–61, 1979.
126. Kurowski TT: Anaerobic power of children from ages 9 through 15 years. M.Sc. Thesis, Florida State University, 1977.
127. Lammert O, Froberg K, Murer K, Andersen PE: The effect of training in relation to chronological age and developmental stages in children 9 to 17 years of age (abstract). Acta Physiol Scand 105:61A, 1980.

128. Lehmann M, Keul J, Hesse A: Zur aeroben und anaeroben Kapazität sowie Catecholaminexkretion von Kindern und Jugendlichen während langdauernder submaximaler Körperarbeit. Eur J Appl Physiol 48:135–145, 1982.
129. Lengyel M, Gyarfas I: The importance of echocardiography in the assessment of left ventricular hypertrophy in trained and untrained school children. Acta Cardiol 34:63–69, 1979.
130. Lind AR: Cardiovascular responses to static exercise. Circulation 41:173–176, 1970.
131. Lussier L, Buskirk ER: Effects of an endurance training regimen on assessment of work capacity in pre-pubertal children. Ann NY Acad Sci 301:734–747, 1977.
132. MacDougall JD, Bell RD, Howald H: Skeletal muscle ultrastructure and fiber types in prepubescent children. In: Nagle FJ, Montoye HJ (eds.) Exercise in Health and Disease. Charles C. Thomas, Springfield, 1982, pp. 113–117.
133. MacDougall JD, Roche PD, Bar-Or O, Moroz JR: Oxygen cost of running in children of different ages; maximal aerobic power of Canadian schoolchildren (abstract). Can J Appl Sports Sci 4:237, 1979.
134. Máček M, Seliger V, Vávra J, et al: Physical fitness of the Czechoslovak population between the ages of 12 and 55 years. Oxygen consumption and pulse oxygen. Physiol Bohemoslov 28:75–82, 1979.
135. Máček M, Vávra J: Cardiopulmonary and metabolic changes during exercise in children 6 to 14 years old. J Appl Physiol 30:202–204, 1971.
136. Máček M, Vávra J: Prolonged exercise in children. Acta Paediatr Belg 28[Suppl.]:13–18, 1974.
137. Máček M, Vávra J: The adjustment of oxygen uptake at the onset of exercise: a comparison between prepubertal boys and young adults. Int J Sports Med 1:75–77, 1980.
138. Máček M, Vávra J: Oxygen uptake and heart rate with transition from rest to maximal exercise in prepubertal boys. In: Berg K, Eriksson BO (eds.) Children and Exercise IX. University Park Press, Baltimore, 1980, pp. 64–68.
139. Máček M, Vávra J, Novosadová J: Prolonged exercise in prepubertal boys, I. Cardiovascular and metabolic adjustment. Eur J Appl Physiol 35:291–298, 1976.
140. Máček M, Vávra J, Novosadová J: Prolonged exercise in prepubertal boys, II. Changes in plasma volume and in some blood constituents. Eur J Appl Physiol 35:299–303, 1976.
141. Macková J, Sturmová M, Máček M: Prolonged exercise in prepubertal boys in warm and cold environments. In: Ilmarinen Y, Välimäki I (eds.) Pediatric Work Physiology X. Springer Verlag, Berlin, in press, 1983.
142. Matějková J, Kopřivová Z, Placheta Z: Changes in acid-base balance after maximal exercise. In: Placheta Z (ed.) Youth and Physical Activity. J.E. Purkyne University, Brno, 1980, pp. 191–199.
143. Mayers N, Gutin B: Physiological characteristics of elite prepubertal cross-country runners. Med Sci Sports 11:172–176, 1979.

144. Michael E, Evert J, Jeffers K: Physiological changes of teenage girls during five months of detraining. Med Sci Sports 4:214–218, 1972.
145. Mocellin R: Jugend und Sport. Med Klin 70:1443–1457, 1975.
146. Mocellin R, Sebening W, Bühlmeyer K: Herzminutenvolumen und Sauerstoffaufnahme in Ruhe and während submaximaler Belastungen bei 8–14 jährigen Jungen. Z Kinderheilkd 114:323–339, 1973.
147. Mocellin R, Wasmund U: Investigations on the influence of a runnmg-training programme on the cardiovascular and motor performance capacity in 53 boys and girls of a second and third primary school class. In: Bar-Or O (ed.) Pediatric Work Physiology. Wingate Institute, Natanya, 1973, pp. 279–285.
148. Moody DL, Wilmore JH, Girandola RN, Royce JP: The effects of a jogging program on the body composition of normal and obese high school girls. Med Sci Sports 4:210–213, 1972.
149. Morse M, Schultz FW, Cassels DE: Relation of age to physiological responses of the older boy (10 to 17 years) to exercise. J Appl Physiol 1:683–709, 1949.
150. Murase Y, Kamei S, Kobayashi K, Matsui H: Longitudinal study on aerobic power for super junior athletes. J Phys Fitness Jpn 28:271–279, 1979.
151. Nagle FJ, Hagberg J, Kamei S: Maximal O_2 uptake of boys and girls ages 14 to 17. Eur J Appl Physiol 36:75–80, 1977.
152. Nielsen B, Nielsen K, Behrendt Hansen M, Asmussen E: Training of "functional muscular strength" in girls 7–19 years old. In: Berg K, Eriksson B (eds.) Paediatric Work Physiology, IX. University Park Press, Baltimore, 1980, pp. 69–78.
153. O'Hara W, Allen C, Shepherd RJ, Allen G: Fat loss in the cold: a controlled study. J Appl Physiol 46:872–877, 1979.
154. Oseid S, Hermansen L: Hormonal and metabolic changes during and after prolonged muscular work in prepubertal boys. Acta Paediatr Scand Suppl 217:147–153.
155. Pařizková J: Longitudinal study of the development of body composition and body build in boys of various physical activity. Hum Biol 40:212–225, 1968.
156. Pařizková J: Body Fat and Physical Fitness. M, Nijhoff, The Hague, 1977.
157. Pauer M, Sobolová V, Zelenka V, et al: The effects of intensified school physical education on physical fitness (abstract). Physiol Bohemoslov 29:272, 1980.
158. Pels AE, Gilliam TB, Freedson PS, et al: Heart rate response to bicycle ergometer exercise in children ages 6 to 7 years. Med Sci Sports Exercise 13:299–302, 1981.
159. Polgar G, Promadhat V: Pulmonary function testing in children: techniques and standards. W.B. Saunders, Philadelphia, 1971.
160. Rarick LR (ed.): Physical Activity, Human Growth and Development. Academic Press, New York, 1973.
161. Riopel DA, Taylor AB, Hohn AR: Blood pressure, heart rate, pressure rate product and electrocardiographic changes in healthy children during treadmill exercise. Am J Cardiol 44:697–704, 1979.

162. Robinson S: Experimental studies of physical fitness in relation to age. Int Z Angew Physiol Einschl Arbeitphysiol 10:251–323, 1938.
163. Rode A: Some factors influencing the fitness of a small Eskimo community. Ph.D. Thesis, University of Toronto, 1972.
164. Rode A, Bar-Or O, Shephard RJ: Cardiac output and oxygen conductance. A comparison of Canadian eskimo and city dwellers. In: Bar-Or O (ed.) Pediatric Work Physiology. Wingate Institute, Natanya, 1973, pp. 45–57.
165. Rohmert W: Rechts-links-Vergleich bei isometrischem Armmuskeltraining mit verschiedenem Trainingsreiz bei achtjährigen Kindern. Int Z Angew Physiol Einschl Arbeitsphysiol 26:363–393, 1968.
166. Ross WD, Drinkwater DT, Whittingham NO, Faulkner RA: Anthropometric prototypes: age six to eighteen years. In: Berg K, Eriksson BO (eds.) Children and Exercise IX. University Park Press, Baltimore, 1980, pp. 3–12.
167. Rost R, Gerhardus H, Hollmann W: Untersuchungen zur Frage eines Trainingseffektes bei Kindern im Alter von 8-10 Jahren im kardiopulmonalen System. Koln, DSHS, 1978.
168. Rutenfranz J: Entwicklung und Beurteilung der körperlichen Leistungsfähigkeit bei Kindern und Jugendlichen. Karger, Basel, 1964.
169. Rutenfranz J, Andersen KL, Seliger V, et al: Exercise ventilation during the growth spurt period: comparison between two European countries. Eur J Pediatr 136:135–142, 1981.
170. Rutenfranz J, Klimt F, Ilmarinen J, Kylian H: Blood lactate concentration during triangular and stepwise loadings on the bicycle ergometer. In: Lavallée H, Shephard RJ (eds.) Frontiers of Activity and Child Health. Pélican, Quebec, 1977, pp. 179–187.
171. Sale D, MacDougall D: Specificity in strength training: a review for the coach and athlete. Can J Appl Sport Sci 5:87–92, 1980.
172. Saltin B: Physiological effects of physical conditioning. Med Sci Sports 1:50–56, 1969.
173. Scheuer J, Tipton CM: Cardiovascular adaptations to physical training. Annu Rev Physiol 39:221–251, 1977.
174. Schieken RM, Geller DF: The cardiovascular effect of isometric exercise in children (abstract). Clin Res 26:741A, 1978.
175. Schmücker B, Dordel J, Hollmann W: The aerobic power of 7–9 years old children participating in a rehabilitative sport programme. In: Lavallée H, Shephard RJ (eds.) Frontiers of Activity and Child Health. Pélican, Quebec, 1977, pp. 307–312.
176. Schmücker B, Hollmann W: The aerobic capacity of trained athletes from 6 to 7 years of age on. Acta Paediatr Belg 28[Suppl.]:92–101, 1974.
177. Schneider EC, Crampton CB: The respiratory responses of pre-adolescent boys to muscular activity. Am J Physiol 117:577–586, 1936.
178. Seliger V: The influence of sports training on the efficiency of juniors. Int Z Angew Physiol Einschl Arbeitsphysiol 26:309–322, 1968.
179. Seliger V: Physical fitness of Czechoslovak children at 12 and 15 years of age. IBP results of investigation 1968–1969. Acta Univ Carol Gymnica 5:6–196, 1970.

180. Shephard RJ: Future research on the quantifying of endurance training. J Hum Ergol 3:163–181, 1975.
181. Shephard RJ: Physiology and biochemistry of exercise. Praeger, New York,. 1982.
182. Shephard PJ, Allen C, Bar-Or O, et al: The working capacity of Toronto schoolchildren. Can Med Assoc J 100:560–566, 705–714, 1969.
183. Shephard RJ, Bar-Or O: Alveolar ventilation in near maximum exercise. Data on pre-adolescent children and young adults. Med Sci Sports 2:83–92, 1970.
184. Shephard RJ, Lavallée H, LaBarre R, et al: On the basis of data standardization in prepubescent children. In: Ostyn M, Bennen G, Simons J (eds.) Proceedings 2nd International Seminar on Kinanthropometry. Karger, Basel, 1979.
185. Shephard RJ, Lavallée H, Jéquier JC, et al: Influence of added activity classes upon the working capacity of Quebec schoolchildren. In: Lavallée H, Shephard RJ (eds.) Frontiers of Activity and Child Health. Pélican, Quebec, 1977, pp. 237–245.
186. Sjödin B: The relationships among running economy, aerobic power, muscle power, and onset of blood lactate accumulation in young boys (11–15 yrs). In: Komi PV (ed.) Proceedings Internation Symposium on Sport Biology, Human Kinetics Ltd, 1981, pp 57–60.
187. Skinner JS, Bar-Or O, Bergsteinová V, et al: Comparison of continuous and intermittent tests for determining maximal oxygen intake in children. Acta Paediatr Scand Suppl 217:24–28, 1971.
188. Sprynarova S: Development of the relationship between aerobic capacity and the circulatory and respiratory reaction to moderate activity in boys 11–13 years old. Physiol Bohemoslov 15:253–264, 1966.
189. Sprynarová S, Pařizková J, Irinová I: Development of the functional capacity and body composition of boy and girl swimmers aged 12–15 years. In: Borms J, Hebbelinck M (eds.) Pediatric Work Physiology. Karger, Basel, 1978, pp. 32–38.
190. Sprynarová S, Reisenauer R: Body dimensions and physiological indicators of physical fitness during adolescence. In: Shephard RJ, Lavallée H (eds.) Physical Fitness Assessment. Charles C. Thomas, Springfield, 1978, pp. 32–37.
191. Stewart KJ, Gutin B: Effects of physical training on cardiorespiratory fitness in children. Res Q Am Assoc Health Phys Ed 47:110–120, 1976.
192. Strong WB, Miller MD, Striplin M, Salehbhai M: Blood pressure response to isometric and dynamic exercise in healthy black children. Am J Dis Child 132:587–591, 1978.
193. Taylor CM, Bal MER, Lamb MW, McLeod G: Mechanical efficiency in cycling of boys seven to fifteen years of age. J Appl Physiol 2:563–570, 1950.
194. Thorén C: Effects of beta-adrenergic blockade on heart rate and blood lactate in children during maximal and submaximal exercise. Acta Paediatr Scand Suppl 177:123–125, 1967.

195. Turner MC, Ruley EJ, Buckley KM, Strife CF: Blood pressure elevation in children with orthopedic immobilization. J Pediatr 95:989–992, 1979.
196. Ulbrich J: Individual variants of physical fitness in boys from the age of 11 up to maturity and their selection for sports activities. Medicina dello Sports 24:118–136, 1971.
197. Vaccaro P, Clarke DH: Cardiorespiratory alterations in 9–11 year old children following a season of competitive swimming. Med Sci Sports 10:204–207, 1978.
198. Van Uytvanck, Vrijens J: Experimentelle Untersuchungen über Anpassungserscheinungen von Adoleszenten mit schwacher Konstitution bei kurzfristiger, genau dosierter Arbeit. Int Z Angew Physiol Einschl Arbeitphysiol 25:310–313, 1968.
199. Von Ditter H, Nowacki P, Simai E, Winkler U: Das Verhalten des Säure-Basen-Haushalts nach erschöpfender Belastung bei untrainierten und trainierten Jungen und Mädchen im Vergleich zu Leistungssportlern. Sportarzt Sportmed 28:45–48, 1977.
200. Von Döbeln W, Eriksson BO: Physical training, maximal oxygen uptake and dimensions of the oxygen transporting and metabolizing organs in boys 11 to 13 years of age. Acta Paediatr Scand 61:653–660, 1972.
201. Vrijens J: Muscle strength development in the pre- and post-pubescent age. Med Sport (Basel) 11:152–158, 1978.
202. Wasmund U, Nowacki P, Ditter H, Klimt F: Radiotelemetrische Untersuchungen der Herzfrequenz während eines 3000 m-Laufs auf dem Sportplatz und auf dem Laufband bei 10 jährigen Schülern und Schülerinnen. Mschr Kinderkeilkd 126:198–204, 1978.
203. Weber G, Kartodihardjo W, Klissouras V: Growth and physical training with reference to heredity. J Appl Physiol 40:211–215, 1976.
204. Wilmore JH, Sigerseth PO: Physical work capacity of young girls 7–13 years of age. J Appl Physiol 22:923–928, 1967.
205. Winters WG, Leaman DM, Anderson RA: The effect of exercise on intrinsic myocardial performance. Circulation 48:50–55, 1973.
206. Wirth A, Trager E, Scheele K, et al: Cardiopulmonary adjustment and metabolic response to maximal and submaximal physical exercise of boys and girls at different stages of maturity. Eur J Appl Physiol 29:229–240, 1978.
207. Yamaji K, Miyashita M, Shephard RJ: Relationship between heart rate and relative oxygen intake in male subjects aged 10 to 27 years. J Hum Ergol 7:29–39, 1978.
208. Yoshida T, Ishiko I, Muraoka I: Effect of endurance training on cardiorespiratory functions of 5-year-old children. Int J Sports Med 1:91–94, 1980.
209. Yoshizawa S, Ishizaki T, Honda H: Physical Fitness of Children aged 5 and 6 years. J Hum Ergol 6:41–51, 1977.

2 Allgemeine Aspekte zum Thema Kind und körperliche Belastung aus klinischer Sicht

Der Kliniker, der körperliche Belastung in sein diagnostisches oder therapeutisches Repertoire aufnehmen will, muß sich in jedem einzelnen Fall die folgenden Fragen stellen:
- Reicht die körperliche Aktivität des betroffenen Kindes aus?
- Falls nicht, worin liegen die Ursachen, im körperlichen, psychischen oder sozialen Bereich?
- Wie ist die körperliche Leistungsfähigkeit des Kindes?
- Kann ein Belastungstest diagnostisch wertvoll sein?
- Kann körperliches Training zur Gesundheit oder zur Lebensqualität des Kindes beitragen?
- Ist körperliche Belastung evtl. gesundheitsschädlich?

Im vorliegenden Kapitel soll ein Überblick über die Bedeutung dieser Fragen für den klinisch tätigen Kinderarzt gegeben werden. Einzelfragen werden im weiteren Verlauf des Buchs erörtert.

Bewegungsgewohnheiten und Krankheit

Bei Erwachsenen wird ein von Bewegungsmangel gekennzeichneter Lebensstil in den meisten Gesellschaften akzeptiert, er gilt keineswegs von vornherein als ungesund, selbst wenn er als nicht erstrebenswert angesehen werden mag. Bei Kindern ist im Gegensatz hierzu körperliche Inaktivität i. allg. immer Ausdruck einer Normabweichung, unabhängig davon, ob die Gründe hierfür im körperlichen Bereich zu suchen sind, in einer psychischen Störung oder in sozialen Anpassungsschwierigkeiten.

Die meisten Erwachsenen bedürfen externer, häufig wiederholter Aufforderung um körperlich aktiv zu werden und zu bleiben. Ganz anders ist dies bei Kindern, sie können durch eine minimale Stimulation zu einem körperlich aktiven Leben angeregt werden. Jedes gesunde Kind wird auch ohne besonderen Ansporn rennen, springen, klettern oder laufen, wenn ihm Gelegenheit hierzu gegeben wird, obgleich natürlich das individuelle Ausmaß der Aktivität unterschiedlich sein kann. Auch viele kranke Kinder werden sich so verhalten.

In diesem Zusammenhang soll das Ausmaß an körperlicher Aktivität dann als zu gering definiert werden, wenn es dem vergleichbarer gesunder Altersgenossen mit ähnlichem kulturellen und sozioökonomischem Hintergrund nicht entspricht. Auf keinen Fall soll aus dieser Definition geschlossen werden, daß wir den Grad der körperlichen Aktivität beim Kind heute i. allg. als *ausreichend* betrachten. Es liegen eine Reihe von Berichten aus mehreren Ländern [6, 22, 25, 46, 51] vor, die nachweisen, daß sich auch gesunde Kinder im Schul- bzw. Vorschulalter heute oft nur *wenige Minuten* am Tag so ausreichend körperlich belasten, daß ihre Herzfrequenz über 160–170 Schläge/min ansteigt. Die übrige körperliche Aktivität im Laufe eines Tages ist wahrscheinlich zu gering, um Trainingseffekte hervorzurufen (Abb. 2.1).

Die theoretischen Begründungen für die psychologischen Mechanismen, die dem Spiel und der Aktivität des Kindes zugrunde liegen, werden in einer Monographie von Ellis u. Scholtz [16] dargestellt. Die kulturellen, sozialen und pädagogischen Rahmenbedingungen, die heutzutage die Aktivität des gesunden Kindes formen, wurden von Shephard [53] zusammengefaßt. Eine Darstellung kann daher an dieser Stelle unterbleiben; die weitere Diskussion soll sich direkt auf die Besonderheiten beim kranken Kind konzentrieren.

Krankheit als direkte und indirekte Ursache für Bewegungsmangel

In der Tabelle 2.1 werden Erkrankungen des Kindes aufgeführt, die zu Bewegungsmangel führen. Die Liste ist in zwei Gruppen unterteilt: die er-

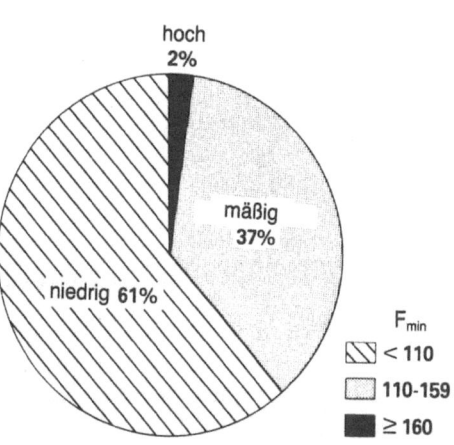

Abb. 2.1. Darstellung des Bewegungsverhaltens bei gesunden Kindern. Bei 59 Mädchen und Jungen im Alter von 7–9 Jahren, die keinerlei besonderen Sport betreiben, wurde aufgrund von Herzfrequenzregistrierungen ein Aktivitätsprofil erstellt. Nach der Höhe der Frequenz wurden drei verschiedene Aktivitätsbereiche abgegrenzt. Die Graphik gibt den zeitlichen Prozentsatz während einer 12stündigen Beobachtungsphase wieder, der jeder dieser drei Bereiche zuzuordnen ist. (Nach Daten von Gilliam et al. [23])

Tabelle 2.1. Erkrankungen des Kindes, die zu einer Einschränkung der körperlichen Aktivität führen

Primärer Bewegungsmangel als direkte Folge von Krankheiten	Sekundärer Bewegungsmangel als Begleiterscheinung von Krankheiten
Arthritis	Bronchialasthma
Zerebralparese	Leichte oder mäßige zystische Fibrose
Schwere zystische Fibrose	Diabetes mellitus
Muskeldystrophie	Epilepsie
Extreme Fehlernährung	Gynäkomastie
Schwere Fettsucht	Hämophilie
Lähmungen	Geistige Behinderung
Schwere Skoliose	Nichtzyanotische Herzfehler
	Leichte oder mäßige Adipositas
Zyanotischer Herzfehler	Fehldiagnosen

ste Untergruppe führt Krankheiten auf, bei denen Bewegungsmangel ursächlich mit dem Krankheitsgeschehen zusammenhängt, die zweite Untergruppe Krankheiten, bei denen Bewegungsmangel vorkommen kann, aber nicht zwangsläufig muß. So liegt es auf der Hand, daß beispielsweise ein Kind mit deformierender Polyarthritis oder fortgeschrittener muskulärer Dystrophie in seiner Motorik und seinen Fortbewegungsmöglichkeiten eingeschränkt sein muß, während ein asthmakrankes oder diabetisches Kind körperlich aktiv sein *könnte,* obwohl es häufig diese Möglichkeit nicht nutzt. Im zweiten Fall handelt es sich um einen indirekten Effekt der Krankheit, der häufig noch von Zusatzfaktoren überlagert wird, wie dies im Schema der Abb. 2.2 gezeigt wird. Als solche Faktoren, die zum Bewegungsmangel führen können, sind „overprotection" durch Eltern, die Angst des Kindes oder seiner Eltern, unpädagogisches Verhalten von Eltern, Lehrern und gelegentlich auch Hausarzt, sowie soziale Isolierung durch die Altersgenossen, anzusprechen. Auch eingeschränkte körperliche Leistungsfähigkeit trägt zu Bewegungsmangel bei, es entsteht auf diese Art und Weise ein Circulus vitiosus, der im einzelnen im Abschnitt „Auswirkungen von Krankheiten auf die körperliche Leistungsfähigkeit" (s. S. 88) besprochen wird. Spezielle Beispiele für indirekte Effekte von Krankheiten auf körperliche Aktivität werden in der Tabelle 2.2 gegeben.

Pseudokrankheiten als Ursache für Bewegungsmangel

Oft wird Kindern lediglich aufgrund einer angenommenen Erkrankung ohne wirkliche organische Grundlagen körperliche Aktivität verboten. Das bekannteste Beispiel einer solchen Pseudokrankheit ist das akzidentelle Herzgeräusch.

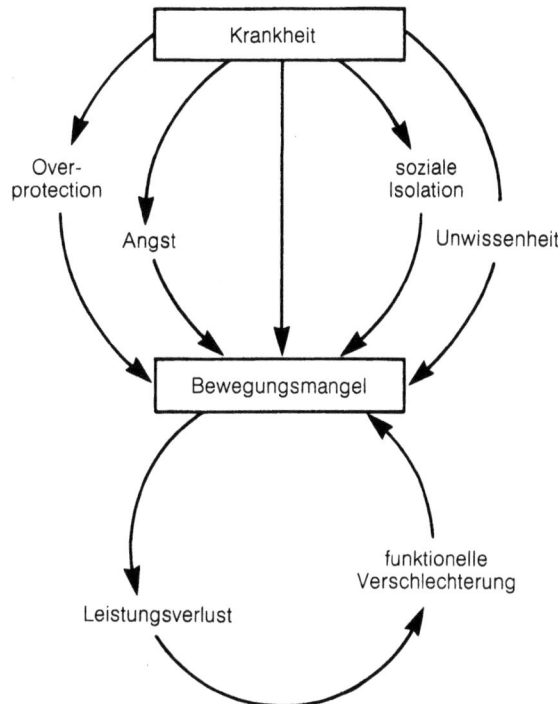

Abb. 2.2. Direkte und indirekte Beziehungen zwischen Krankheit und Bewegungsmangel

Tabelle 2.2. Ursache von Bewegungsmangel bei Erkrankungen von Kindern nach Angaben der Eltern oder der Patienten

Krankheit	Ursache des Bewegungsmangels
Bronchialasthma	Angst vor Anfällen nach Belastungen
Diabetes mellitus	Angst vor hypoglykämischem Schock
Epilepsie	Angst vor Sturz und Verletzung
Herzerkrankung	Angst vor „Herzanfall"
Hämophilie	Angst vor Verletzung und Blutungen
Geistige Behinderung	Isolierung, fehlende soziale Integration
Adipositas	Behinderung, soziale Diskriminierung, geringe Leistungsfähigkeit
Akzidentelles Herzgeräusch	Angst vor „Herzschlag"

Dies soll am Beispiel einer Untersuchung an Schülern einer Oberschule in Seattle (USA) belegt werden. 93 Schüler, bei denen ein „Herzfehler" festgestellt wurde, wurden eingehend von einem Kinderkardiologen nachuntersucht, verbunden mit einer Befragung ihrer Eltern. Hierdurch sollte festgestellt werden, bei wievielen von diesen Kindern wirklich eine organische Herzerkrankung vorlag, und inwieweit das Ausmaß der Bewegungseinschränkung zum Vorhandensein oder zum Fehlen einer solchen Krankheit in Beziehung stand [3]. Wie aus der Abb. 2.3 hervorgeht, fand sich nur bei jeweils einem von fünf Kindern wirklich eine organische Herzkrankheit. Bei den übrigen wurde nur ein akzidentelles Herzgeräusch oder überhaupt kein Befund festgestellt. Das überraschendste Ergebnis in dieser Untersuchung bestand darin, daß in beiden Gruppen, unabhängig davon, ob nun ein Herzfehler vorhanden war oder nicht, das Ausmaß der körperlichen Aktivität um etwa 40% eingeschränkt war! Ursächlich für diese Einschränkung der körperlichen Aktivität ihrer Kinder war nach Angaben der meisten Eltern die Information durch den Arzt über die primär gestellte Diagnose.

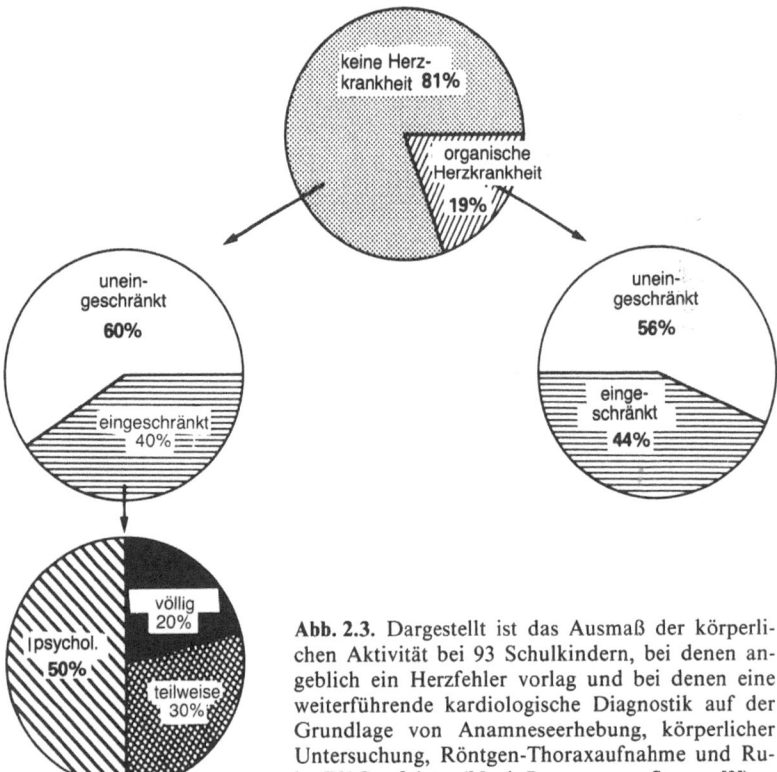

Abb. 2.3. Dargestellt ist das Ausmaß der körperlichen Aktivität bei 93 Schulkindern, bei denen angeblich ein Herzfehler vorlag und bei denen eine weiterführende kardiologische Diagnostik auf der Grundlage von Anamneseerhebung, körperlicher Untersuchung, Röntgen-Thoraxaufnahme und Ruhe-EKG erfolgte. (Nach Bergmann u. Stamm [3])

Wenn solche Erfahrungen auch auf andere Schulen extrapoliert werden dürfen, so ist davon auszugehen, daß die Zahl der Kinder mit Bewegungseinschränkungen aufgrund kardialer Fehldiagnosen weit höher liegt, als die Zahl derjenigen, bei denen wirklich eine solche Herzkrankheit bestätigt werden kann. Dem Arzt kommt bei der Entstehung solcher Fehldiagnosen und dem daraus resultierenden Bewegungsmangel eine entscheidende Bedeutung zu. Er kann ein Kind auf Jahre hinaus körperlicher Inaktivität überantworten, falls er nur den Verdacht äußert, daß das Kind sich möglicherweise sportlicher Aktivität enthalten solle, oder falls er die Eltern auch nur mit dem Gefühl der Unsicherheit auf diesem Gebiet allein läßt.

Erfassung der körperlichen Aktivität

Körperliche Aktivität kann auf unterschiedliche Art und Weise definiert und charakterisiert werden. Der Verhaltensforscher interpretiert sie als Ausdruck einer bestimmten Verhaltensintention, die primär mit den Mitteln des Bewegungsapparats dargestellt wird [16]. Innerhalb einer solchen Betrachtungsweise konzentriert sich das Interesse auf die Absicht und den Zweck der kindlichen Aktivität, die Motive, die ihr zugrunde liegen und das Ausmaß des sozialen Kontakts, das hierdurch bewirkt wird. Für den Physiologen wird Aktivität, primär durch eine Steigerung der Stoffwechselumsatzrate durch die muskuläre Kontraktion charakterisiert. Er interessiert sich im wesentlichen für die Auswirkungen, die dies für die unterschiedlichen Organsysteme und die Körperzusammensetzung zur Folge hat. Herzfrequenz und Energieumsatzrate sind die am häufigsten erfaßten physiologischen Parameter.
Für klinische Zwecke ist es wichtig, eine Synthese dieser beiden Betrachtungsweisen zu erreichen. Es ist ebenso erforderlich, die unterschiedlichen *Arten* von Bewegung, Spiel und Sport, die das Kind durchzuführen gewohnt ist, oder durchzuführen wünscht, sowie den Grad der hierdurch erreichten Sozialisierung zu kennen, wie auf der anderen Seite die kalorischen Äquivalentwerte dieser Aktivitäten.
Bezüglich der methodischen Einzelheiten zur Bewertung der körperlichen Aktivität kann auf die Literatur verwiesen werden [2, 16, 43]. Im folgenden sollen lediglich Kurzmethoden beschrieben werden, auf die innerhalb dieses Buchs Bezug genommen wird. Ihre Vor- und Nachteile werden in Tabelle 2.3 zusammengestellt.
Fragebogen [17, 47, 55] sind billig, sie können in breit angelegten Übersichtsuntersuchungen Anwendung finden, unabhängig davon, ob sie durch einen Interviewer, das Kind selbst oder durch die Eltern ausgefüllt werden. Fragebogen können auch als Basis zur Anamneseerhebung in der kinderärztlichen Praxis dienen (s. auch Anhang III „Erstellung eines Un-

Tabelle 2.3. Methoden zur Erfassung von Bewegungsgewohnheiten bei Klein- und Schulkindern

Methoden	Vorzüge	Nachteile
Fragebogen	Billig, geeignet für großangelegte Screeninguntersuchungen	Geringe Reliabilität und Objektivität
Eigenprotokoll	Billig	Niedrige Objektivität
Beobachtung durch Untersucher	Möglichkeit der Erfassung komplexer Aktivitäten	Zeitlich aufwendig, Schwierigkeit der Quantifizierung von körperlichen Aktivitäten
Zeit- und Bewegungsanalyse	Möglichkeit verschiedene Aktivitäten zu kategorisieren und quantifizieren	Zeitaufwendig
Schrittzähler	Objektiv, billig	Unspezifisch, niedrige Reliabilität bei langsamem Gehen oder sehr schnellem Laufen
Aktivitätsmesser zur Erfassung von Gliedmaßenbewegungen	Objektiv, billig, geeignet besonders bei Neugeborenen	Unspezifisch, erfaßt nur Gliedmaßenbewegungen
Meßgeräte zur mechanischen Erfassung von Wiegenbewegungen	Hohe Empfindlichkeit, keine Notwendigkeit der Befestigung am Kind selbst	Auf Wiegen beschränkt, unspezifisch
Photographische Verfahren, Zeitraffer oder Filmaufnahmen	Objektiv, gute Reliabilität und Validität. Geeignet zur Erfassung komplexer Aktivitäten	Auf eng begrenzte Untersuchungsräume beschränkt, teuer, schwer quantifizierbar
Summation von Herzschlägen auf elektrischem oder elektronischem Wege	Objektiv, billig, Langzeitbeobachtungen	Keine Möglichkeit der Erfassung von Belastungsspitzen, niedrige Reliabilität (bei einigen Geräten), individuelle Eichung erforderlich
Herzfrequenzerfassung durch Bandspeicher oder Telemetrie	Objektiv, verläßlich, Langzeitbeobachtungen auch von Belastungsspitzen	Teuer, individuelle Eichung erforderlich
Sauerstoffaufnahme	Objektiv, direkte Beziehung zur Belastungsintensität	Für die Untersuchungsperson unbequem, teuer

tersuchungsfragebogens", S. 422). Die Informationen aus solchen Fragebogenaktionen basieren auf dem Erinnerungsvermögen der Untersuchten, es mangelt ihnen an Objektivität. Dagegen ist ein Protokoll, das vom Patienten geführt wird, nicht an das Erinnerungsvermögen gebunden, es kann dann sehr brauchbar sein, wenn gut definierte Aktivitäten erfaßt werden [14, 42, 51]. Aber auch diese Methode ist nicht objektiv, darüber hinaus können die Patienten ihre Aktivität während der Erfassungsperiode verändern. Ein hohes Maß an Objektivität ist dann sichergestellt, wenn *Beobachtungen* durch einen *Untersucher* ausgeführt werden [7, 13, 59]. Allerdings ist dies eine sehr zeitraubende Technik, das Endergebnis ist oft eher deskriptiver als quantitativer Natur. Der Nachteil dieser Methode könnte durch die Einbeziehung einer sog. *Zeit-Bewegungs-Analyse* korrigiert werden, wobei der Untersucher die verschiedenen Aktivitäten in bestimmte Grundkategorien einteilt und dann die Zeiten, die für jede dieser Kategorien aufgewandt werden, registriert [2].
Schrittzähler werden am Gürtel oder Knöchel getragen, sie registrieren, durch die Bewegung getriggert, die Schrittzahl [44, 56, 61]. Der Vorteil dieser Geräte besteht in ihrem geringen Kostenaufwand und der objektiven, erhaltenen Information. Ihr Nachteil besteht darin, daß sie nicht zwischen Gehen und Laufen unterscheiden, und daß sie Bewegungen des Rumpfes und der Arme nicht erfassen. Darüber hinaus verlieren sie erheblich an Genauigkeit, wenn Kinder sehr langsam gehen oder sehr schnell laufen [30, 45]. Es gibt darüber hinaus *Aktivitätsmeßgeräte,* die auf einem ähnlichen Prinzip beruhen. Getragen werden diese Geräte an Handgelenken oder Fußknöcheln, mit dem Ziel, die Bewegungen der Gliedmaßen von Säuglingen in der Wiege zu erfassen [33, 41, 48]. Zum gleichen Zweck können auch *Druckaufnehmer* eingesetzt werden, die die vom Kind auf die Wiege übertragenen Bewegungen registrieren [26]. Die erhaltene Information ist zwar quantifizierbar, aber sie ist hinsichtlich der Art der durchgeführten Bewegungen unspezifisch.
Mit Hilfe von *Photographie* und *Filmaufnahmen* lassen sich objektiv spezielle Bewegungen und soziale Interaktionen erfassen [8, 10, 16, 63]. Die Hauptnachteile dieser Methoden liegen darin, daß sie beim Kind nur räumlich beschränkt innerhalb bestimmter Bereiche durchgeführt werden können, und daß darüber hinaus Informationen über den Energieverbrauch bei unterschiedlichen körperlichen Aktivitäten nicht abgeleitet werden können.
Die kontinuierliche *Summation der Herzschläge*, bzw. die *Registrierung der Herzfrequenz,* stellt eine Methode von zunehmender Bedeutung zur Erfassung eines metabolischen Profils im Tagesablauf dar. Diese Methode basiert auf der physiologischen Gesetzmäßigkeit einer linearen Beziehung zwischen Herzschlagzahl und Sauerstoffaufnahme bei submaximaler Belastung. Nach Erstellung einer Regressionsgeraden zwischen Herzfrequenz und Sauerstoffaufnahme ist es möglich, aus dem Frequenzprofil eines

Kindes im Tagesverlauf auf die jeweilige Sauerstoffaufnahme und den entsprechenden kalorischen Umsatz rückzuschließen [9, 22, 26, 47, 51, 59]. Die Nachteile bestehen in den hohen Kosten der Registriergeräte und in der Abhängigkeit der Herzfrequenz auch von anderen als lediglich metabolischen Faktoren. Es ist weiterhin nicht möglich, aufgrund dieser Methodik Informationen über die Qualität der jeweiligen vom Kind ausgeübten körperlichen Aktivität zu erhalten.

Eine weitere Untersuchungstechnik besteht in der Möglichkeit der *direkten Messung der Sauerstoffaufnahme* beim Kind unter körperlicher Belastung [50, 57]. Diese Spiroergometrie, die eine vereinfachte Form der direkten Kalorimetrie darstellt, ist die aussagekräftigste Methode zur Analyse des Energieumsatzes, der Nachteil besteht in den hohen Kosten und der schlechten Transportierbarkeit der Untersuchungsgeräte.

Nach dem Gesagten existiert keine einzelne Idealmethode zur Bewertung von Art, Intensität und Dauer der unterschiedlichen Aktivitäten im Verlaufe eines Tages. Am günstigsten ist es daher, eine deskriptive Methode, wie beispielsweise die Protokollführung durch das Kind selbst, mit einer objektiven Methode zur Erfassung eines Parameters des Stoffwechselumsatzes während körperlicher Aktivität zu verbinden, wie beispielsweise mit einer Frequenzregistrierung. Eine Daueruntersuchung sollte dabei über mindestens 3 Tage, darunter ein Wochenendtag, durchgeführt werden.

Auswirkungen von Krankheit auf die körperliche Leistungsfähigkeit

Krankheit kann auf unterschiedliche Art und Weise die Leistungsfähigkeit verschlechtern:
- Indirekt durch Bewegungsmangel und Trainingsverlust
- Abnahme der maximalen aeroben Leistungsfähigkeit
- Verschlechterung des ökonomischen Wirkungsgrads bei submaximaler Belastung.

Bewegungsmangel – Leistungsverlust – Bewegungsmangel: ein Circulus vitiosus

Krankheit führt häufig zu Bewegungsmangel, hieraus resultiert Leistungsverlust, d. h. eine Verminderung der funktionalen Fähigkeiten des Kindes und daraus wiederum erneut Bewegungsmangel. Dieser Circulus vitiosus kann, wie in Abb. 2.2 dargestellt, bei chronischen Erkrankungen beobachtet werden, wobei die Adipositas als typisches Beispiel genannt werden soll. Bei anderen Patienten kann der Bewegungsmangel durch kurzfristige Perioden von erzwungener Bettruhe verursacht werden, etwa als Folge von Verletzungen, chirurgischen Eingriffen oder Phasen der akuten Verschlechterung einer chronischen Krankheit. Als Beispiel sei hier ein Patient mit Muskeldystrophie aufgeführt, der noch in der Lage ist zu laufen. Bei ihm kann es vorkommen, daß er als Folge einer an und für sich harmlosen Verletzung für 2 Wochen ans Bett gefesselt wird, mit dem Ergebnis, daß er dann nicht mehr in der Lage ist, die Fähigkeit zum Gehen zurückzugewinnen. Ein Leistungsverlust kann auch bei gesunden Kindern beobachtet werden, die aus welchen Gründen auch immer, das Ausmaß ihrer körperlichen Aktivität reduzieren. Bezüglich von Einzelheiten der Folgen eines Bewegungsmangels wird auf den Abschnitt „Physiologische Auswirkungen von Trainings- und Bewegungsmangel" (s. S. 59) verwiesen.

Reduzierte maximale aerobe Leistungsfähigkeit

Erkrankungen können direkt auf das Sauerstofftransportsystem Einfluß nehmen und eine Reduktion der maximalen aeroben Leistungsfähigkeit bewirken. Nach dem Fickschen Prinzip stellt die maximale Sauerstoffaufnahme (VO_{2max}) das Produkt aus dem maximalen Herzminutenvolumen (HMV_{max}) und der maximalen arteriovenösen Sauerstoffdifferenz ($CaO_2 - C_VO_{2max}$) dar. Das maximale Herzminutenvolumen wiederum ist das Produkt aus maximalem Schlagvolumen (SV_{max}) und höchstmöglicher Herzfrequenz (F_{max}). Es gilt demnach:

$$VO_{2max} = SV_{max} \cdot F_{max} \cdot (CaO_2 - C_VO_2)_{max}$$

Krankheiten können jeden der drei auf der rechten Gleichungsseite vorkommenden Parameter vermindern und damit die maximale Sauerstoffaufnahme. Eine Auflistung solcher Krankheiten wird in der Abb. 2.4 gegeben.

Folgende Ursachen, die zu einer Reduktion des maximalen Schlagvolumens führen, sind zu nennen:
– Strömungsbehinderungen wie beispielsweise bei Aortenklappen-, Pulmonalklappenstenose oder Fallot-Tetralogie
– Herabgesetzte Kontraktilität bei Kardiomyopathie oder Trainingsverlust
– Hypovolämie als Folge von Dehydratation
– Reduziertes effektives „Vorwärtsschlagvolumen" bei Regurgitation, etwa als Folge eines Kammerseptumdefekts oder einer Tetralogie.

Obwohl die maximale Herzfrequenz bei vielen Erkrankungen kleiner sein kann als der altersentsprechende Sollwert, gibt es nur eine Krankheit, bei der die Reduktion der Maximalfrequenz den primären *limitierenden* Fak-

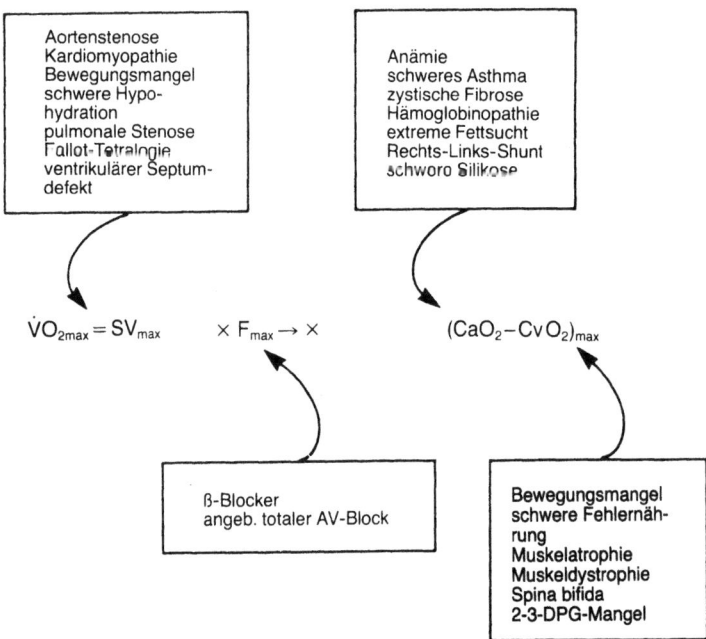

Abb. 2.4. Beziehung zwischen maximaler Sauerstoffaufnahme (VO_{2max}) und Krankheit. Dargestellt wird der Einfluß einer Reihe von Krankheiten und Außenfaktoren, die sämtlich zu einer Verminderung der maximalen Sauerstoffaufnahme über die einzelnen Variablen des Fickschen Prinzips führen

tor darstellt, der angeborene komplette AV-Block. Bei anderen Erkrankungen kann dagegen eine verminderte Maximalfrequenz häufig eher das Ergebnis als die Ursache einer reduzierten maximalen aeroben Leistungsfähigkeit darstellen. Eine primär erniedrigte Maximalfrequenz kann aber andererseits auch das Ergebnis einer medikamentösen Therapie sein, insbesondere einer β-Blockade.

Die Verminderung des arteriellen Sauerstoffgehalts kann entweder als Folge einer pulmonalen Funktionsstörung oder als Ergebnis einer reduzierten Sauerstoffbindungskapazität des Blutes entstehen. Als Beispiele für pulmonale Funktionsstörungen können zystische Fibrosen, schwere Formen des Bronchialasthmas oder restriktive Lungenerkrankungen genannt werden. Hierzu sind auch strukturelle Thoraxanomalien zu rechnen, wie schwere Skoliose, oder extreme Adipositas, bei der gleichfalls die alveoläre Ventilation erheblich erniedrigt ist. Alle diese respiratorischen Störungen können zu einer Sauerstoffuntersättigung führen. Als Ursachen für eine Verminderung der Sauerstofftransportkapazität des Blutes seien Anämien, Hämoglobinopathien oder zyanotische Herzfehler aufgeführt.

In diesen Fällen ist leichte bis mäßige körperliche Aktivität i. allg. noch durch einen kompensatorischen Anstieg des Herzminutenvolumens gut möglich. Dagegen ist die Leistungsfähigkeit bei intensiven körperlichen Belastungen dann eingeschränkt, wenn das Minutenvolumen seinen Maximalwert erreicht hat.

Ein hoher Sauerstoffgehalt im venösen Mischblut spiegelt eine niedrige Sauerstoffutilisation in der Peripherie wider. Dies kann dann beobachtet werden, wenn die muskuläre Durchblutung im Vergleich zur Blutverteilung in anderen Organbereichen niedrig ist, beispielsweise bei muskulärer Atrophie, Muskeldystrophie oder Zuständen schwerer Fehlernährung. Eine unzureichende Sauerstoffausschöpfung in der Peripherie kann auch als Ergebnis einer reduzierten oxidativen Kapazität in der Muskelfaser, im Rahmen eines Trainingsverlustes, auftreten. Das 2,3-Diphosphoglyzerat (2,3-DPG) im Erythrozyten bewirkt bekanntlich eine Rechtsverschiebung der Sauerstoffbindungskurve, d. h. eine Steigerung der im Gewebe bei einem vorgegebenen Sauerstoffdruck verfügbaren Sauerstoffmenge. Ein Mangel an 2,3-DPG könnte sehr wohl die Freisetzung von Sauerstoff vermindern, mit dem Ergebnis eines hohen Sauerstoffgehalts im gemischt-venösen Blut.

Reduzierter mechanischer Wirkungsgrad

Auch bei normaler maximaler Sauerstoffaufnahme kann die „metabolische Reserve" und damit die Fähigkeit zur Erbringung mäßiger oder auch intensiver Belastungen eingeschränkt sein, wenn submaximale Leistungen mit unverhältnismäßig hohem Energieumsatz erbracht werden müssen (s. Abschnitt „Stoffwechselreaktionen bei Kindern während Belastungen", s. S. 3). Dies ist beispielsweise bei Adipositas der Fall, in deren Rahmen der Transport des Überschußgewichts eine metabolische Belastung darstellt. In Analogie werden inadäquate metabolische Anforderungen bei Belastungen von Kindern mit spastischen oder athetotischen zerebralen Paresen, bzw. bei sonstigen neuromuskulären, von Koordinationsstörungen oder „Luxus"bewegungen gekennzeichneten Erkrankungen deutlich. Die Sauerstoffaufnahme kann ferner durch einen hohen Sauerstoffbedarf der Atemmuskulatur gesteigert werden, also bei obstruktiven Atemwegssyndromen, restriktiven Lungenerkrankungen oder Thoraxanomalien.

Auf der Grundlage der bisher geschilderten Überlegungen wird deutlich, daß eine Reihe von Krankheiten die Leistungsfähigkeit durch unterschiedliche Mechanismen einschränken können, beispielsweise Fettsucht, Bronchialasthma oder Fallot-Tetralogie, während bei anderen Erkrankungen ein einzelner, spezifischer, pathogenetischer Mechanismus besteht. Eine detailliertere Diskussion der Pathophysiologie unter Belastung wird in den nachfolgenden Kapiteln gegeben.

Der Belastungstest als diagnostisches Hilfsmittel in der Pädiatrie

Der Belastungstest ist inzwischen bei Erwachsenen allgemein als wichtige diagnostische Maßnahme zur Bewertung der koronaren Herzkrankheit, pulmonaler Funktionsstörungen und anderer Erkrankungen anerkannt [15, 29, 60]. Auch bei der klinischen Beurteilung von Kindern setzt sich in der pädiatrischen Praxis die Belastungsuntersuchung zunehmend durch, wenngleich hierzu bisher weniger Publikationen verfügbar sein mögen. Tatsächlich ist das diagnostische Spektrum in der Pädiatrie, bei dem die Belastungsuntersuchung zur Anwendung kommen kann, größer als in der Erwachsenenmedizin. Die Gründe für die Anwendung von Belastungstests in der Pädiatrie werden in der Tabelle 2.4 aufgeführt. Bezüglich der Testmethoden wird auf Anhang II verwiesen.

Tabelle 2.4. Indikationen zur Durchführung von Belastungstests bei Kindern

1. Bewertung der körperlichen Leistungsfähigkeit
2. Untersuchung spezieller pathophysiologischer Gesichtspunkte
    a) Indikationsstellung für chirurgische Eingriffe, medikamentöse Therapie oder weiterführende Untersuchungen
    b) Objektivierung funktioneller Verbesserungen nach Operationen
    c) Diagnostik von Krankheitsbildern
3. Bewertung des medikamentösen Therapieerfolgs
4. Prognostische Erfassung von „Risikofaktoren" für die Manifestation späterer Erkrankungen oder für Komplikationsmöglichkeiten bei bereits manifesten Krankheitsbildern
5. Vermittlung von Selbstvertrauen bei Kindern und Eltern
6. Motivierung von Kindern zu Sport oder Gewichtsabnahme

Kinder, deren Leistungsfähigkeit durch Krankheiten, Bewegungsmangel oder Trainingsverlust eingeschränkt sein kann, werden häufig zur Belastungsuntersuchung vorgestellt. Folgendes praktisches Einzelbeispiel soll die klinische Wertigkeit solcher Belastungsuntersuchungen bei Kindern verdeutlichen: In unser Belastungslabor wurden uns Kinder mit chronischem Nierenversagen unter einer Behandlung mit Hämo- bzw. Peritonealdialyse geschickt, mit der Frage, ob sie fähig seien, den Schulweg zu Fuß zurückzulegen oder ob ein Taxitransport erforderlich sei. Wir fanden, daß ihre körperliche Leistungsfähigkeit die Energieanforderungen des Gehens mit regulärer Schrittgeschwindigkeit bei weitem überschritt. Unsere Empfehlung lautete daher – sehr zur Freude der Kinder – man solle ihnen den Schulweg zu Fuß erlauben.
Die Bestimmung der körperlichen Leistungsfähigkeit ist ferner wichtig, um bewegungstherapeutische Programme zu erstellen und um regelmäßig Fortschritte objektivieren zu können.

Die Analyse eines spezifischen, pathophysiologischen Musters bei einer bestimmten Krankheit kann möglicherweise von noch größerer klinischer Bedeutung sein, als lediglich die Bestimmung der Leistungsfähigkeit. Verschiedene solcher pathophysiologischer Vorgänge können unter den Bedingungen einer körperlichen Belastung besser festgestellt werden als in Körperruhe. Der Grund hierfür ist im Anstieg des Stoffwechsels zu sehen, der unter Belastung eine Steigerung der Lungenfunktion, des Gasaustauschs, der kardiovaskulären, neuromuskulären und thermoregulatorischen Funktionen oft bis an ihre Leistungsgrenze heran erfordert. Die Aufdeckung einer Funktionsstörung in einem dieser Systeme ist unter Belastungsbedingungen mit größerer Wahrscheinlichkeit möglich als unter den Bedingungen der Körperruhe mit nur geringer funktioneller Beanspruchung. Folgende spezielle Beispiele seien genannt: das Auftreten ischämischer EKG-Veränderungen bei angeborener Aortenstenose, in denen sich das Ausmaß der Obstruktion widerspiegelt, das Auftreten ventrikulärer Arrhythmien bei angeborenem AV-Block oder nach operativer Korrektur einer Fallot-Tetralogie; hoher Belastungsblutdruck nach operativer Korrektur einer Aortenisthmusstenose, Bronchokonstriktion nach Belastung bei Bronchialasthma. Eine Reihe von Befunden können Operationsindikationen unterstützen, beispielsweise der Anstieg des rechtsventrikulären Füllungsdrucks, sowie der Abfall des Schlagvolumens bei der Pulmonalklappenstenose. Aus anderen Befunden lassen sich Therapieempfehlungen ableiten, wie beispielsweise zur Implantation eines Herzschrittmachers bei komplettem AV-Block, bei nicht ausreichendem Anstieg der ventrikulären Frequenz während körperlicher Belastung oder bei Indikationsstellung zu einer antiarrhythmischen medikamentösen Behandlung nach operativer Korrektur einer Fallot-Tetralogie.

Nichtinvasiv durchgeführte Belastungstests können in der klinischen Vorfelddiagnostik Anwendung finden. Ob weitere invasive Untersuchungen erforderlich sind, die die Indikation zu einer Katheteruntersuchung stellen lassen, wird etwa durch eine ST-Senkung von 2 mm oder mehr bei einer Aortenstenose bestimmt. In einer Reihe von Fällen kardialer oder vaskulärer Operationen kann trotz eines anatomisch zufriedenstellenden Resultats das funktionelle Ergebnis unbefriedigend bleiben. Auch hier kann sich zur Objektivierung ein Belastungstest als sehr hilfreich erweisen, dann etwa, wenn das Schlagvolumen nach einer pulmonalen Klappensprengung nicht ansteigt.

Obwohl Kinder i. allg. dem Leistungslabor mit einer bekannten Diagnose vorgestellt werden, wird trotzdem gelegentlich erst durch den Belastungstest die Diagnose gestellt werden können. Hier lassen sich als Beispiele Defizite an Wachstumshormonen nennen oder gelegentlich auch die Stellung der Diagnose eines Asthma bronchiale auf der Grundlage der Entdeckung einer belastungsinduzierten Bronchokonstriktion bei Kindern mit atypischer Symptomatik.

Ein weiterer Bereich, in dem sich Belastungstests als hilfreich erweisen können, ist die Bewertung des Nutzens einer medikamentösen Behandlung unter Berücksichtigung der jeweiligen körperlichen Aktivität. Dieser Gesichtspunkt ist ganz offensichtlich wichtig bei der Insulinbehandlung; er kann allerdings auch eine Rolle bei anderen Medikamenten spielen, beispielsweise bei Kortikoiden, antihypertensiven oder antikonvulsiven Medikamenten. Ein weiteres Gebiet, auf dem im Augenblick Untersuchungen durchgeführt werden, ist die Vorhersage der Manifestation verschiedener Erkrankungen in der Zukunft auf der Grundlage von Belastungsuntersuchungen, beispielsweise im Rahmen der Hypertonie oder der koronaren Herzkrankheit. Vorläufige Studien liegen weiterhin zur Frage der Bedeutung von Belastungsuntersuchungen für die Aufdeckung subklinischer diabetischer Nephropathien oder Neuropathien oder auch für eine Neuropathie im Rahmen der Chagas-Erkrankung vor.

Viele Kinder, die zur Belastungsuntersuchung vorgestellt werden, waren lange Zeit körperlich inaktiv; viele von ihnen haben jedes Zutrauen in ihre eigenen körperlichen Fähigkeiten verloren. Auch für solche Kinder kann ein Belastungstest von großer Bedeutung sein, dann nämlich, wenn sie durch die erfolgreiche Durchführung des Tests entdecken, daß sie zu erheblicher körperlicher Anstrengung fähig sind. Noch eindrucksvoller ist gelegentlich für manche Eltern die Feststellung, daß ihre Kinder durch Belastungen hoher Intensität offensichtlich nicht geschädigt werden. Aus diesem Grunde fordern wir i. allg. die Eltern auf, sich zumindest den ersten Belastungstest, wenn sie wollen auch die Untersuchungen im weiteren Verlauf, mitanzusehen. Die Eltern sollen hinter dem Kind sitzen, um es nicht abzulenken; sie können dann seine Reaktion beobachten. Wir hören dabei oft die überraschten Kommentare der Eltern, die niemals ihr Kind so stark belastet, Schweiß bedeckt und mit gerötetem Gesicht gesehen haben. Auf diese Weise stellt die Untersuchungssituation für sich selbst eine wichtige Erfahrung dar, sie kann in Eltern und Kindern gleichermaßen Zutrauen erwecken.

In ähnlicher Weise kann eine Untersuchung und ihre Interpretation auch als Medium benutzt werden, das Kind zu einer Steigerung seiner körperlichen Aktivität bzw. zu einer weiteren Teilnahme an einem Programm zur Gewichtsabnahme zu ermuntern. Dies ist im besonderen dann der Fall, wenn regelmäßig durchgeführte Untersuchungen Leistungsfortschritte nachweisen lassen.

Belastungsuntersuchungen sollten ebenso wie andere Labor- oder klinische Tests nicht isoliert betrachtet werden. Stets sollte eine entsprechende gründliche Anamneseerhebung vorausgehen, unter Einbeziehung von Daten zur körperlichen Aktivität des Kindes und der anderen Familienmitglieder, zur Einstellung im häuslichen Bereich gegenüber körperlichen Aktivitäten, sowie zur Frage von Bereitschaft und Fähigkeit der Eltern, zusätzliche Zeit in bewegungstherapeutische Programme zu investieren, die ihrem Kind verordnet werden; beispielsweise zur Frage, ob es ihnen möglich ist, regelmäßig das Kind zum Schwimmbad zu fahren. Eine weitere Voraussetzung stellt die körperliche Untersuchung des kardiopulmonalen sowie des Bewegungssystems dar. Häufig werden zusätzliche Labortests, wie beispielsweise EKG, Hämoglobinbestimmung sowie pulmonale Funktionswerte erforderlich. Diagnostische Schlußfolgerungen sowie therapeutische Empfehlungen sollten neben den Ergebnissen des Belastungstests stets auch diese zusätzlichen Informationen berücksichtigen.

Bewegung als Therapie in der Pädiatrie

Der Nutzen der körperlichen Aktivität für therapeutische Zwecke ist im physiotherapeutischen, arbeitsmedizinischen und sportmedizinischen Bereich weitgehend anerkannt. Training kann die Muskelkraft sowie das Ausmaß der Gelenkbeweglichkeit erhöhen, Kontrakturen vorbeugen, Ausdauer, Bewegungsfähigkeit und andere motorische Fähigkeiten verbessern. Aus der Sicht des Pädiaters können für das körperliche Training im Rahmen der Bewegungstherapie noch zusätzliche positive Faktoren genannt werden, wie sie in der Tabelle 2.5 aufgeführt werden.
Nur selten wird eine solche Bewegungstherapie den pathophysiologischen Mechanismus an sich beeinflussen können. Dies könnte etwa bei der Adipositas der Fall sein, in der das kalorische Gleichgewicht direkt beeinflußt wird, sowie bei der neurozirkulatorischen Asthenie, bei der der überhöhte sympathische Antrieb durch das Ergebnis eines körperlichen Trainings reduziert wird. Bei den meisten Krankheiten sind die positiven Effekte eines Trainings indirekter Natur, sie verändern den zugrunde liegenden pathologischen Prozeß i. allg. nicht.
So wird z. B. bei der progressiven Muskeldystrophie die krankhafte Veränderung in den befallenen Muskelfasern durch Training nicht verschwinden, andererseits kann hierdurch die Leistungsfähigkeit der verbliebenen gesunden Muskelfasern verbessert werden. Das Ergebnis wird in einem Anstieg der funktionellen Leistungsfähigkeit des Kindes, in der Verlängerung seiner möglichen Gehstrecke bestehen. Ein anderes Beispiel stellt der Diabetes mellitus dar, in dessen Rahmen sich gleichfalls die zugrunde liegenden endokrinen und metabolischen Defizite durch Training nicht ändern, dagegen werden die Qualität der Blutzuckereinstellung im Tagesprofil sowie das körperliche Wachstum verbessert.
Die Bewegungstherapie bei Kindern weist einige ganz spezielle Aspekte auf: Dadurch daß wir dem Kind Bewegung verordnen, geben wir ihm das Signal, daß es in der Lage ist, sich ebenso zu verhalten, wie sein gesunder

Tabelle 2.5. Erkrankungen von Kindern, bei denen sich die Indikation zur Bewegungstherapie ergibt

Krankheit	Vorteile
Pulmonale Erkrankung	
Bronchialasthma	Verminderung von Zahl und Intensität von Asthmaanfällen unter Belastung
Zystische Fibrose	Verbesserte „Bronchialtoilette"
Herz-Kreislauf-Erkrankungen	
Neurozirkulatorische Asthenie	Verbesserung der hämodynamischen Verhältnisse
Endokrine Störungen	
Diabetes mellitus	Bessere Diabeteseinstellung
Ernährungsstörungen	
Anorexia nervosa	Möglichkeit der Verhaltensbeeinflussung
Adipositas	Reduktion von Gewicht und Fettanteil
Erkrankungen des Bewegungsapparats	
Zerebralparese	Verbesserung der Beweglichkeit, Prävention von Kontrakturen, Gewichtskontrolle
Muskeldystrophie	Allgemeine Verbesserung der Beweglichkeit, Kräftigung der Restmuskulatur, Gewichtskontrolle
Lähmungen	Kräftigung der Restmuskulatur
Rheumatische Arthritis	Mobilisierung, Verbesserung des Bewegungsausmaßes
Sonstige	
Hämophilie	Mobilisierung, Verbesserung des Bewegungsausmaßes
Geistige Behinderung	Vermehrte Umweltreize, Sozialisierung

Altersgenosse, und daß es dies auch tun sollte. Wir rufen ihm dabei speziell seine Fähigkeiten ins Bewußtsein und nicht seine Behinderung. Hierin besteht der grundsätzliche Unterschied gegenüber anderen Therapieformen durch Medikamente, Diät oder Bettruhe, durch die i. allg. das Gefühl der Andersartigkeit bewirkt wird.

Ein weiteres Charakteristikum der Bewegungstherapie besteht darin, daß sie um so leichter fällt, je intensiver sie erfolgt und je größer die Kooperationsbereitschaft ist. Stets stellen die ersten therapeutischen Einheiten das größte Problem im Rahmen eines solchen Trainingsprogramms dar: das Kind ist wenig leistungsfähig, es fehlt ihm an Geschicklichkeit, Vertrauen und Motivation. Jede neue Belastung ist anstrengend, verursacht Schmerzen, Beschwerden und Frustration. In dieser Phase wird der Zuspruch des Bewegungstherapeuten und der Eltern benötigt.

Verordnung der Bewegungstherapie

Wie bei anderen Formen der ärztlichen Behandlung auch, sollte ein bewegungstherapeutisches Programm nach *Intensität, Dauer der Einzelsitzung* und des *Gesamtprogramms,* sowie des *Typs* der Belastungsform exakt verordnet werden (weitere Einzelheiten s. Abschnitt „Grundsätze der körperlichen Leistungsanpassung", S. 50).

Das Konzept der Bewegungstherapie hat sich bei Erwachsenen im Rahmen der Prävention und der Rehabilitation der koronaren Herzkrankheit bewährt. Dieses Konzept kann mit genauso großem Erfolg im Rahmen der Pädiatrie Anwendung finden. Unter Zugrundelegung der allgemeinen Ausführungen des Kapitels 1, sowie der speziellen Informationen der Tabellen III.1 und 5.3 ist es möglich, den Rahmen körperlicher Aktivität in einer Art und Weise vorzuschreiben, der dann vom Physio- bzw. Bewegungstherapeuten oder dem Sportlehrer ausgefüllt werden kann. Einfache Bewegungsformen können auch von den Eltern überwacht werden. Im folgenden sollen praktische Beispiele für eine solche Verordnung von Bewegungstherapie gegeben werden.

Fall Nr. 1

Bei einem 11 Jahre alten Mädchen besteht eine mäßige Adipositas bei 43 kg Gewicht (75. Perzentile) und 143 cm Länge (50. Perzentile). Der prozentuale Fettanteil beträgt nach der Hautfaltenmessung 32%. Organische Krankheiten liegen nicht vor, das Mädchen nimmt am Sportunterricht teil, ohne sonstige zusätzliche körperliche Aktivitäten.
Therapeutisches Ziel: Reduktion des Fettanteils auf 25%, ohne Beeinflussung des Wachstums.
Analyse der erforderlichen Belastungsintensität: Der 7%ige Überschußanteil an Fettgewebe entspricht unter Berücksichtigung des aktuellen Körpergewichts einem Absolutwert von 3,0 kg. Zum Verlust dieser Fettmenge ist für das Mädchen eine negative kalorische Bilanz von 21000 kcal, entsprechend 87800 kJ, erforderlich. Unter der Annahme, daß die Hälfte dieser Fettmenge durch eine mäßige kalorische Einschränkung verlorengehen könnte, müssen die verbleibenden 10500 kcal durch zusätzliche körperliche Belastung „verbrannt" werden.
Bei einem Verbrauch von 250 kcal pro Übungseinheit sind 42 Einheiten erforderlich. Dies bedeutet, daß bei drei Trainingseinheiten pro Woche das Gesamtprogramm 14 Wochen dauern sollte.
Der einzige Sport, der dem Mädchen Spaß macht, ist Bowling, es besitzt darüber hinaus aber ein Fahrrad, auf dem es herumfährt. Nachdem der Kalorienverbrauch beim Bowling nur sehr niedrig ist, sollte das Radfahren als Grundlage des Programms dienen. Als Alternative würde sich Joggen anbieten, dies scheint aber weniger geeignet, weil anstrengender. Wie aus der Tabelle III.1 hervorgeht, verbraucht ein 43 kg schweres Mädchen während einer 10minütigen Fahrt mit 15 km/h auf flachem Gelände etwa 45 kcal. Bei Gelände mit leichtem Anstieg, wie dies in der häuslichen Umgebung der Patientin vorliegt, dürfte dies einen Kalorienbedarf von 50–55 kcal pro 10·min bedeuten. Eine Fahrt von 45–50 min, entsprechend

11,5–12,5 km auf diesem vergleichsweise einfach zu bewältigenden Gelände ist somit ausreichend, um 250 kcal zu verbrennen. Unter Berücksichtigung der Grundlage der erforderlichen Progression der Belastungsintensität, wie dies im Abschnitt „Grundsätze der körperlichen Leistungsanpassung" (s. S. 50) beschrieben wurde, sollte das Mädchen zunächst mit einer Ausgangsstrecke beginnen und diese dann langsam steigern.

Verordnung:
Belastungstyp: Radfahren in leicht geneigtem (2–3%) Gelände.
Intensität: mäßig.
Zahl der Trainingseinheiten: 3/Woche.
Entfernung: 10 km in den ersten 3 Wochen
11 km in den zweiten 3 Wochen
12 km in den folgenden 4 Wochen
13 km in den letzten 4 Wochen.
Gesamtdauer des Programms: 14 Wochen.
Auf der Grundlage dieser Verordnung ist es für einen Angehörigen der Familie einfach, das Programm zu überwachen.

Fall Nr. 2

Ein 10 Jahre alter Junge mit Bronchialsthma nimmt seit 1 Jahr nicht mehr am Sportunterricht teil, nachdem bei ihm durch Laufen Atemnot und asthmatische Zustände ausgelöst wurden. Im übrigen ist er symptomfrei und nimmt keine Medikamente.
Die belastungsinduzierte Bronchokonstriktion konnte in einem entsprechenden Provokationstest nachgewiesen werden. Die maximale Leistungsfähigkeit betrug 70 Watt, sie lag damit um die 1,5fache Standardabweichung unterhalb des entsprechenden Altersnormwerts (s. auch Abb. 1.3 im Anhang I).
Behandlungsziele: 1. Wiedergewinnung einer normalen körperlichen Aktivität. 2. Steigerung der maximalen Leistungsfähigkeit um 15%.
Analyse der erforderlichen Behandlungsmaßnahmen: Die einfachste Möglichkeit, einem solchen Jungen die Teilnahme am Sportunterricht zu ermöglichen, ist die Verordnung entsprechender Medikamente zur Verhinderung eines belastungsinduzierten Asthmaanfalls. Eine gute Möglichkeit hierzu ist die Anwendung eines β_2-Sympathikomimetikums in Form beispielsweise eines Salbutamol-Aerosol-Sprays, wobei eine Inhalation kurz vor Beginn der Sportstunde durchgeführt werden sollte.
Die niedrige körperliche Leistungsfähigkeit ist bei diesem Kind am wahrscheinlichsten als Folge des Bewegungsmangels zu interpretieren. Die Wiedereingliederung in die normalen Schulaktivitäten kann dabei die Leistung nur in beschränktem Maße verbessern. Ein zusätzliches Trainingsprogramm ist daher indiziert.
Anders als im Fall Nr. 1, in dem es vorwiegend um einen zusätzlichen Kalorienverbrauch ging, sollte bei diesem Jungen die entsprechende Belastungsintensität im Vordergrund der Betrachtung stehen. Wie dies im einzelnen im Abschnitt „Grundsätze der körperlichen Leistungsanpassung" (s. S. 50) ausgeführt wurde, ist es erforderlich, eine Herzfrequenz von 160 oder mehr Schlägen/min zu erreichen, um die Trainingsschwelle zu überschreiten. Für diesen Jungen, der noch dazu ein technisch guter Schwimmer war, bot sich das Schwimmen als geeignete Sportart an, da es sich hierbei um die Belastungsform handelt, die am wenigsten geeignet ist, asthmatische Anfälle auszulösen.

Verordnung:
Belastungstyp: Schwimmen bei freier Wahl des Stils.
Belastungsintensität: die Herzfrequenz sollte über eine Zeitdauer von 15–20 Minuten den Wert von 160/min bei jeder Trainingseinheit überschreiten.
Wiederholungszahl: 2- bis 3mal pro Woche.
Dauer des Programms: 2 Monate.
Medikamente: Nicht unbedingt erforderlich, nur beim Auftreten von Atemnot und asthmatischen Zuständen. In diesen Fällen sollte die Inhalation eines Salbutamolsprays 5 min vor jeder Trainingseinheit erfolgen.
Es ist zu beachten, daß diese Verordnung keine Richtlinien über den Aufbau jeder Trainingseinheit, ihre Dauer oder die zu bewältigende Schwimmstrecke enthält. Auf der Grundlage der allgemeinen Richtlinien für die erforderliche Intensität und Zeitdauer sollte durch einen qualifizierten Physiotherapeuten ein entsprechender Trainingsplan erstellt werden.

Nachteilige Effekte der Belastung

Unter bestimmten Umständen kann sich Belastung auch nachteilig für die Gesundheit eines Kindes auswirken. Diese negativen Effekte schließen Sportverletzungen, Überlastungssyndrome und abnorme Belastungsreaktionen ein.
Obwohl sich naturgemäß Sportverletzungen besonders durch Zusammenstöße in Kontaktsportarten ereignen, können sie grundsätzlich in jeder Sportart und bei jedem Sportler auftreten, unabhängig von seinen sportlichen Fähigkeiten oder Zielen [9, 20, 24, 32].
Das Verletzungsrisiko kann durch eine entsprechende Vorbereitung vermindert werden, wie beispielsweise die Auswahl etwa gleichwertiger Gegenspieler, gemessen an Körpergröße, Alter und technischen Fähigkeiten, die Verwendung von Schutzkleidungen wie Helm, Mundschutz oder Knieschützer, durch spezielle Regelanpassungen und durch sorgfältige Pflege des Sportgeräts. Eine jährliche Sportvorsorgeuntersuchung wird empfohlen [1, 52], wenngleich ihr Wert zur Vorbeugung von Sportverletzungen noch umstritten ist [21].
Verschleißsyndrome können auftreten, wenn bestimmte Bewegungen mit hoher Belastungsintensität über Jahre hinweg wiederholt werden, wobei exzessive Belastungen für Knochen, Knorpel, Sehnen und Muskeln auftreten. Sie sind typisch für ehrgeizige junge Sportler, die sehr häufig und sehr intensiv trainieren [38]. Bei Kindern oder Jugendlichen treten Überlastungssyndrome in typischer Form am Ellenbogen des Baseballwerfers auf [58], als Rückenschmerzen im Lendenbereich bei Ruderern, Turnerinnen und Reitern [27, 28, 39, 40], sowie als Schulterschmerz bei Schwimmern [12].

Tabelle 2.6. Nichttraumatische negative Auswirkungen und Symptome unter Belastung bei Kindern und Jugendlichen

Abnormale Reaktion	Zugrunde liegende Krankheit oder pathophysiologische Ursache
Bronchokonstriktion	Bronchialasthma, Atopie, Keuchhusten in der Vorgeschichte
Thoraxschmerz	Aortenstenose, Bronchialasthma
Verzögerung der Menarche	Physiologisch[a]
Dehydratation	Physiologisch
Arrhythmie	AV-Block, Zustand nach Herzoperation, physiologisch
Hitzschlag, Erschöpfung	Dehydratation, fehlende Akklimatisierung, Adipositas, physiologisch
Hämaturie	Physiologisch, Glomerulonephritis, Nephrolithiasis
Hämoglobinurie	Physiologisch
Hoher Blutdruck	Aortenisthmusstenose, essentielle Hypertonie, Adipositas
Hypoglykämie	Diabetes mellitus
Rückbildungsstörungen	Aortenstenosen und Insuffizienzen, Aortenisthmusstenose, Mitralklappenprolaps, familiäre Hypercholesterinämie, Sichelzellanämie
Ketoazidose	Diabetes mellitus (Insulinmangel)
Zyklusunregelmäßigkeiten[a]	Physiologisch
Proteinurie	Physiologisch
Synkope	Aortenstenose, AV-Block
Tetanie	Hypoparathyreoidismus
Plötzlicher Tod	Aortenstenose, angeborene Koronargefäßanomalien

Ergebnis eines Langzeittrainings, alle anderen Reaktionen treten akut unter Belastung auf

In diesem Buch soll die Diskussion auf die nicht verletzungsbedingten gesundheitlichen Schäden durch körperliche Belastung konzentriert werden, die sich in abnormen Belastungsreaktionen manifestieren. Sie werden meist bei Kindern mit speziellen Erkrankungen gefunden, sie können aber auch bei gesunden Jugendlichen auftreten, wie dies in der Tabelle 2.6 dargestellt ist. Die Grenzen solcher unphysiologischer Belastungsreaktionen reichen von so harmlosen Symptomen wie Proteinurie [49] oder Hämaturie [4] bis hin zu lebensbedrohlichen Ereignissen wie Kammertachykardie [62] oder Hitzschlag [18].
Die Bedeutung körperlicher Belastung als auslösender Faktor des plötzlichen Todes bei jungen Herzpatienten wurde in einer multizentrischen internationalen Studie untersucht [31]. Wie aus der Abb. 2.5 hervorgeht, traten 58% der Todesfälle bei Kindern unter Ruhebedingungen auf. 32% der Kinder verstarben bei spielerischen Aktivitäten, 10% beim Sport. Die Au-

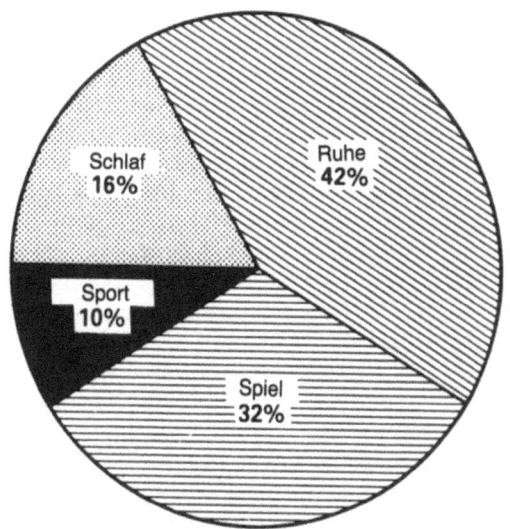

Abb. 2.5. Aufgliederung der jeweiligen körperlichen Aktivität während der 209 1–21 Jahre alte Mädchen und Jungen, die bei bekannter kardiovaskulärer Erkrankung ambulant behandelt wurden, plötzlich verstarben. Die Ergebnisse wurden im Rahmen einer internationalen multizentrischen Studie erhoben. In sie gingen Daten aus 20 Behandlungszentren in 9 Ländern ein. (Nach Lambert et al. [31])

toren kamen zu der Schlußfolgerung, daß bei jungen Herzpatienten die „Vermeidung anstengender körperlicher Belastung selten geeignet ist, diese Katastrophe zu verhindern". Als zugrunde liegende pathologische Ursache bei plötzlichen Todesfällen während oder unmittelbar nach Belastung wurden beschrieben: angeborene Anomalien der Koronararterien [36], angeborene Aortenstenose [31, 37] und hypertrophe Kardiomyopathie [35].

Die meisten der in der Tabelle 2.6 ausgeführten gesundheitlich negativen Belastungsreaktionen sind jeweils auf eine Einzelbelastung zu beziehen. Manche ereignen sich bei dem betroffenen Kind regelmäßig während Belastungen, wie beispielsweise ST-Senkungen bei schwerer Aortenstenose, ventrikuläre Arrhythmie bei angeborenem komplettem AV-Block, überhöhte Blutdruckanstiege bei Aortenisthmusstenose, oder Belastungshämaturie. Andere werden nur dann beobachtet, wenn mehrere ungünstige Faktoren zusammentreffen. So kann ein Hitzschlag z.B. ein gesundes Kind dann treffen, wenn es sich lange Zeit in der Hitze ohne entsprechende Flüssigkeitsaufnahme und ohne vorausgegangene Akklimatisierung belastet. Eine Ketoazidose kann bei einem insulinabhängigen Kind mit Diabetes mellitus auftreten, das sich belastet, ohne daß zuvor die erforderliche Insulindosis zugeführt wurde. Ein auf Dauer durchgeführtes Training kann neben Überlastungssyndromen die Menarche verschieben [34, 54] oder sekundäre Amenorrhöen bewirken [5, 11].

Im allgemeinen ist es möglich, gesundheitlich negative Effekte zu verhindern oder zumindest durch geeignete Vorsichtsmaßnahmen in ihren Auswirkungen zu minimieren. So ist es beispielsweise möglich, eine Hypoglykämie durch entsprechende Kohlenhydrateinnahme vor dem Sport, durch eine Reduzierung der Insulindosis, sowie durch die Auswahl entsprechender Injektionsstellen für das Insulin, zu vermeiden. Hitzeschäden und Hitzschlägen kann durch eine geeignete vorherige Akklimatisierung durch entsprechende Flüssigkeitszufuhr, sowie durch Reduzierung der Belastungsintensität bei gefährlichen klimatischen Bedingungen vorgebeugt werden. Zur Verhinderung oder Abschwächung belastungsinduzierter Asthmazustände empfiehlt sich die Einnahme von Medikamenten, der Wechsel vom Laufen zum Schwimmen und die Reduktion der körperlichen Aktivitäten an sehr trockenen bzw. sehr kalten Tagen.

Bei manchen Erkrankungen nehmen Eltern und Patienten das Vorliegen einer Gefährdung an, die in Wirklichkeit nicht existiert, oder die so minimal ist, daß sie von den Vorteilen der körperlichen Belastung mehr als ausgeglichen wird. Dies ist beispielsweise der Fall bei einer Epilepsie, bei der – im Gegensatz zu allgemeinen Vorurteilen – die Anfälle nicht durch Belastung ausgelöst werden. Kinder mit Hämophilie werden häufig von ihren Eltern aus Angst vor Blutungen von sportlichen Belastungen abgehalten. Neuere Beobachtungen legen die Vermutung nahe, daß das hierbei auftretende Risiko tatsächlich minimal ist. Kinder mit Hämophilie können unter der Voraussetzung einer geeigneten Substitutionstherapie an normaler sportlicher Aktivität teilnehmen. Einen ähnlichen Hang zur „overprotection" weisen häufig Eltern von Kindern mit Herzfehlern auf, seien diese nun echt oder nur vermutet, und zwar aus Furcht vor einem „Herzschlag".

Bei Kenntnis möglicher Schädigungsmechanismen durch körperliche Belastung kann der Arzt diese verhindern oder ihre Bedeutung so gering wie möglich halten. Seine Rolle besteht nicht zuletzt darin, die Angst vor nur eingebildeten Gefahren beim Sport auszuräumen.

Literatur

1. American Academy of Pediatrics: Disqualifying conditions for contact sports. In: School Health: A Guide for Health Professionals. American Academy of Pediatrics, 1977, pp. 223–227.
2. Andersen KL, Masironi R, Rutenfranz J, Seliger V: Habitual physical activity and health. World Health Organization, Copenhagen, 1978.
3. Bergman AB, Stamm SJ: The morbidity of cardiac nondisease in schoolchildren. N Engl J Med 276:1008–1013, 1967.

4. Bodian M, Black JA, Kobayashi N, et al: Recurrent hematuria in childhood. Q J Med 34:359–382, 1965.
5. Bonen A, Belcastro AN, Simpson AA, Ling W: Comparison of LH and FSH concentrations in age group swimmers, moderately active girls, and adult women. In: Eriksson B, Furberg B (eds.) Swimming Medicine, IV. University Park Press, Baltimore, 1978, pp. 70–78.
6. Bradfield RB, Chan H, Bradfield NE, Payne PR: Energy expenditures and heart rates of Cambridge boys at school. Am J Clin Nutr 24:1461–1466, 1971.
7. Bruch H: Obesity in childhood. IV. Energy expenditure of obese children. Am J Dis Child 60:1082–1109, 1940.
8. Bullen BA, Reed, RB, Mayer J: Physical activity of obese and nonobese adolescent girls appraised by motion picture sampling. Am J Clin Nutr 14:211–223, 1964.
9. Chambers RB: Orthopaedic injuries in athletes (ages 6 to 17). Comparison of injuries occurring in six sports. Am J Sports Med 7:195–197, 1979.
10. Corbin CB, Pletcher P: Diet and physical activity patterns of obese and nonobese elementary school children. Res Q Am Assoc Health Phys Educ 39:922–928, 1968.
11. Dale E, Gerlach DH, Wilhite AL: Menstrual dysfunction in distance runners. Obstet Gynecol 54:47–53, 1979.
12. Dominguez RH: Shoulder pain in age group swimmers. In: Eriksson B, Furberg B (eds.) Swimming Medicine, IV. University Park Press, Baltimore, 1978, pp. 105–109.
13. Durnin JVGA: Physical activity by adolescents. Acta Paediatr Scand Suppl 217:133–135, 1971.
14. Durnin JVGA, Passmore R: Energy, work and leisure. Heineman, London, 1967.
15. Ellestad MH: Stress Testing. Principles and Practice, 2nd ed. F.A. Davis, Philadelphia, 1980.
16. Ellis MJ, Scholtz GJL: Activity and Play of Children. Prentice-Hall, Englewood Cliffs, N.J., 1978.
17. Engström L-M: Physical activity of children and youth. Acta Paediatr Scand Suppl 283:101–105, 1980.
18. Fox EL, Mathews DK, Kaufman WS, Bowers RW: Effects of football equipment on thermal balance and energy cost during exercise. Res Q Am Assoc Health Phys Educ 37:332–339, 1966.
19. Gandra YR, Bradfield RB: Energy expenditure and oxygen handling efficiency of anemic schoolchildren. Am J Clin Nutr 24:1451–1456, 1971.
20. Garrick JG: Sports medicine. The school-aged athlete. Pediatr Clin North Am 24:737–747, 1977.
21. Garrick JG, Smith NJ: Pre-participation sports assessment. Pediatrics 66:803–806, 1980.
22. Gilliam TB, Freedson PS, Geenen DL, Shartaray B: Physical activity patterns determined by heart rate in 6–7 year-old children. Med Sci Sports Exercise 13:65–67, 1981.

23. Gilliam TB, MacConnie SE, Geenen DL, et al: Exercise programs for children: a way to prevent heart disease? Physician Sportsmed 10:96–108, 1982.
24. Goldberg B, Witman PA, Gleim GW, Nicholas JA: Children's sports injuries: are they avoidable? Physician Sportsmed 7:93–101, 1979.
25. Goode RC: The child and physical activity. In: Goode RC, Volpe R (eds.) Proceedings of Workshop on the Child and Physical Activity. Ontario Heart Foundation, Toronto, 1979, pp. 20–35.
26. Griffiths M, Payne PR: Energy expenditure in small children of obese and non-obese parents. Nature 260:698–700, 1976.
27. Huber EG, Jani L, Keul J, et al: Sport im kindesalter. Munch Kinderheilkd 127:441–449, 1979.
28. Jackson DW, Wiltse LL: Low back pain in young athletes. Physician Sportsmed 2:53–60, 1974.
29. Jones NL, Campbell EJM: Clinical Exercise Testing, 2nd ed. W.B. Saunders, Philadelphia, 1982.
30. Kemper HC, Verschuur R: Validity and reliability of pedometers in habitual activity research. Eur J Appl Physiol 37:71–82, 1977.
31. Lambert EC, Menon VA, Wagner HA, Vlad P: Sudden unexpected death from cardiovascular disease in children. Am J Cardiol 34:89–96, 1974.
32. Larson RL, McMahan RO: The epiphyses and the childhood athlete. JAMA 169:99–104, 1966.
33. Mack RW, Kleinhenz ME: Growth, caloric intake and activity levels in early infancy: a preliminary report. Hum Biol 46:345–354, 1974.
34. Malina RM, Harper AB, Avent HH, Campbell DE: Age at menarche in athletes and non-athletes. Med Sci Sports 5:11–13, 1973.
35. Maron BJ, Roberts WC, McAllister HA, et al: Sudden death in young athletes. Circulation 62:218–229, 1980.
36. McClellan JT, Jokl E: Congenital anomalies of coronary arteries as cause of sudden death associated with physical exertion. Am J Clin Pathol 50:229–233, 1968.
37. Ongley PA, Nadas AS, Paul MY, et al: Aortic stenosis in infants and children. Pediatrics 21:207–221, 1958.
38. Orava S, Saarela J: Exertion injuries to young athletes. Am J Sports Med 6:68–76, 1978.
39. Oseid S, Bvjenth G, Evjenth D, et al: Lower back trouble in young female gymnasts—frequency, symptoms and possible causes. Federation Internationale d'Education Physique Bull 1:11–14, 1974.
40. ReFior HJ, Zenker: Wirbelsäule und Leistungsturnen. Wirbelkörper–und Bandscheibenveränderungen bei Kindern und Jugendlichen. Munch Med Wochenschr 11:463–467, 1970.
41. Rose HE, Mayer J: Activity, calorie intake, fat storage and the energy balance of infants. Pediatrics 41:18–29, 1968.
42. Rutenfranz J, Berndt I, Knauth P: Daily physical activity investigated by time budget studies and physical performance capacity of school boys. Acta Paediatr Belg 28[Suppl.]:79–86, 1974.

43. Saris WHM: Aerobic power and daily physical activity in children with special reference to methods and cardiovascular risk indicators. Doctoral dissertation, Catholic University, Krips Repro Meppal, Nijmegen, 1982.
44. Saris WHM, Binkhorst RA: The use of pedometer and actometer in studying daily physical activity in man. Part I: Reliability of pedometer and actometer. Eur J Appl Physiol 37:219–228, 1977.
45. Saris WHM, Binkhorst RA: The use of pedometer and actometer in studying daily physical activity in man. Part II: Validity of pedometer and actometer measuring the daily physical activity. Eur J Appl Physiol 37:229–235, 1977.
46. Saris WHM, Binkhorst RA, Cramwinckel AB, et al: The relationship between working performance, daily physical activity, fatness, blood lipids and nutrition in school children. In: Berg K, Eriksson BO (eds.) Children and Exercise IX. University Park Press, Baltimore, 1980, pp. 166–174.
47. Saris WHM, Binkhorst RA, Cramwinckel AB, et al: Evaluation of somatic effects of a health education program for schoolchildren. Bibl Nutr Diet 27:77–84, 1979.
48. Schulman JL, Reisman JM: An objective measure of hypoactivity. Am J Ment Defic 64:455–456, 1959.
49. Scotti P, Grisler R, Della Torre F, et al: Indagine sulla proteinuria da sforzo in un gruppo di giovani atleti. Med Lavoro 64:20–31, 1973.
50. Seliger V: Energy metabolism in selected physical exercises. Int Z Angew Physiol Enischl Arbeitphysiol 25:104–120, 1968.
51. Seliger V, Trefny Z, Bartunková S, Pauer M: The habitual activity and physical fitness of 12 year old boys. Acta Paediatr Belg 28[Suppl.]:54–59, 1974.
52. Shaffer TE: The adolescent athlete. Pediatr Clin North Am 20:837–849, 1973.
53. Shephard RJ: Physical Activity and Growth. Year Book Medical Publishers, Chicago, 1982.
54. Simri I, Hanne-Paparo N: Age of menarche and dysmenorrhea in female athletes and non-athletes in Israel (in Hebrew). In: Assif—The Wingate Scientific Book. Wingate Institute, Natanya, 1977.
55. Stefanik PA, Heald FP, Mayer J: Caloric intake in relation to energy output of obese and non-obese adolescent boys. Am J Clin Nutr 7:55–62, 1959.
56. Stunkard A, Pestka Y: The physical activity of obese girls. Am J Dis Child 103:116–121, 1962.
57. Taylor CM, Lamb MW, Robertson ME, MacLeod G: The energy expenditure for quiet play and cycling of boys seven to fourteen years of age. J Nutr 35:511–521, 1948.
58. Torg JS, Pollack H, Sweterlitsch P: The effect of competitive pitching on the shoulders and elbows of preadolescent baseball players. Pediatrics 49:267–272, 1972.
59. Wade MG, Ellis MJ: Measurement of free-range activity in children as modified by social and environmental complexity. Am J Clin Nutr 24:1457–1460, 1971.

60. Wasserman K, Whipp BJ: Exercise physiology in health and disease. Am Rev Respir Dis 112:219–249, 1975.
61. Wilkinson PW, Parkin JM, Pearlson G, et al: Energy intake and physical activity in obese children (abstract). Br Med J 1:756, 1977.
62. Winkler RB, Freed MD, Nadas AS: Exercise-induced ventricular ectopy in children and young adults with complete heart block. Am Heart J 99:87–92, 1980.
63. Wuellner LH: A method to investigate the movement patterns of children. Master's thesis, University of Illinois, 1969.

3 Lungenerkrankungen

Bronchialasthma

Folgende vier Gesichtspunkte können zur Bedeutung der körperlichen Belastung für Gesundheit und Wohlbefinden eines asthmakranken Kindes angeführt werden:
1. Akute Belastung kann eine Bronchokonstriktion bzw. einen Asthmaanfall auslösen.
2. Einem auf Dauer durchgeführten Training kommt ein therapeutischer Wert zu.
3. Der Belastungstest ist ein wichtiges diagnostisches Hilfsmittel.
4. Eine Reihe von Untersuchungen wurde unter Zuhilfenahme von Belastungstests durchgeführt, um die Pathophysiologie des Asthmas weiter abzuklären.

Diese Gesichtspunkte sollen im weiteren Verlauf des Kapitels ausführlicher erörtert werden.

Die belastungsinduzierte Bronchokonstriktion (BIB)

Beschreibung

Die Bronchokonstriktion nach Belastung, auch als belastungsinduziertes Asthma bezeichnet, stellt aus klinischer Sicht die wichtigste Belastungsreaktion des asthmakranken Kindes dar. Sie führt zu gesteigerten Atemwegswiderständen, zu einer Luftüberfüllung der Lunge und gelegentlich zu einer Hypoxämie. Im allgemeinen setzt die Bronchokonstriktion etwa 2–4 min nach Belastung ein, sie erreicht bei Kindern ihr Maximum 4–8 min nach Belastung, bei Erwachsenen nach 6–10 min, und sie bildet sich spontan wieder nach 20–40 min zurück. Weniger häufig kann sie auch während der körperlichen Aktivität einsetzen, gelegentlich kann sie länger als 1 h im Anschluß an die Belastung anhalten.
Als Funktionsparameter für die Weite des Bronchialsystems bzw. für den Luftwiderstand werden i. allg. verwendet: das maximale Ausatemminutenvolumen innerhalb der ersten Sekunde (forced expiratory volume = $FEV_{1,0}$), die maximale Ausatmungsgeschwindigkeit, sowie die maximale Luftstromgeschwindigkeit in der Mitte der Ausatmungsphase. Darüber hinaus werden eine Reihe anderer Funktionen verwendet, vorwiegend in

wissenschaftlichen Untersuchungen, die die Transportfähigkeit bzw. den Widerstand der Atemwege erfassen.

Zur Definition einer „abnormen" Bronchokonstriktion nach Belastung fanden verschiedene Kriterien Verwendung. Diese werden i. allg. als der *prozentuale* Abfall des $FEV_{1,0}$ oder der maximalen exspiratorischen Ausstromrate in Prozent des Werts vor der Belastung angegeben, wobei der normale Bereich zwischen 10 und 20% liegt [2, 19, 23, 31, 43, 50, 59, 78, 88, 91, 93, 118, 141, 152]. Bezüglich weiterer Einzelheiten wird auf den Abschnitt „Die Belastung als Provokationstest" (s. S. 123) verwiesen.

Einige Autoren unterstrichen die Bedeutung eines *kombinierten* bronchodilatatorischen Effekts während der Belastung mit einer bronchokonstriktorischen Reaktion nach Belastung [64, 65, 87]. Diese komplexen Veränderungen können möglicherweise als Ausdruck einer größeren „Atemwegslabilität" bei asthmatischen im Vergleich zu gesunden Kindern betrachtet werden. Es ist möglich, hier einen Labilitätsindex zu errechnen, der als abnormal hoch betrachtet wird, wenn die Funktionsparameter nach Belastung den Ruhewert um 20–22% überschreiten, wobei i. allg. der maximale exspiratorische Flow benutzt wird. Dieser Index wurde allerdings in den letzten Jahren zunehmend weniger verwendet.

Epidemiologie

Bei körperlicher Belastung unter Laborbedingungen reagieren nach der Literatur 40–95% aller Asthmatiker mit einer belastungsinduzierten Bronchokonstriktion. Solche erheblichen Unterschiede in den Resultaten liegen in der Verschiedenheit der Untersuchungsmethoden der jeweiligen Autoren begründet. Im einzelnen sind hier zu nennen: Art, Intensität und Dauer der Belastung, fehlende Standardisierung von Umgebungstemperatur und Luftfeuchtigkeit, unterschiedliche Angaben hinsichtlich des Absetzens von Medikamenten am Tag der Untersuchung, unterschiedlicher Schweregrad der Erkrankung. Darüber hinaus existieren bisher, wie bereits erwähnt, noch keine allgemein anerkannten Kriterien hinsichtlich eines positiven Testausfalls. Trotz solcher erheblicher Unterschiede läßt sich feststellen, daß etwa 70% aller Kinder mit Asthma bei Absetzen der entsprechenden Medikation 6–8 h vor dem Test nach Belastung eine mindestens 10–15%ige Abnahme der Sekundenkapazität ($FEV_{1,0}$) aufweisen. Unter Bezugnahme auf die genannten Daten geben einige Autoren entsprechende Zahlen für die „Inzidenz" [42, 93] bzw. „Prävalenz" [134] des belastungsinduzierten Asthmas an. Einschränkend ist hierzu allerdings zu sagen, daß sich ihre Daten lediglich auf einen standardisierten Provokationstest unter Laborbedingungen beziehen, sie spiegeln nicht die tatsächlichen Verhältnisse im *Alltag* wider. Die Beziehung zwischen der Reaktion des asthmatischen Kindes auf einen Belastungstest im Labor und der Re-

aktion unter normalen Alltagsbelastungen sind nur sehr locker [93]. Die oben angeführten Prozentsätze sollten daher nur als „Reaktion unter standardisierten Belastungsbedingungen" angesprochen werden.
Nachdem entsprechende definitive epidemiologische Daten nicht verfügbar sind, kann über das tatsächliche Ausmaß von belastungsinduzierten Bronchokonstriktionen im Alltagsleben nur spekuliert werden. Es erscheint nur als vernünftig, anzunehmen, daß bei jedem asthmakranken Kind irgendwann unter hinreichend intensiver und langer körperlicher Belastung eine BIB auftritt. Bei allen Asthmatikern liegt somit ein potentielles Risiko vor. Viele Patienten werden allerdings auf der Grundlage unangenehmer Erfahrungen ihr Verhalten so einrichten, daß sie Auslösemechanismen von Anfällen vermeiden. Aus eigenem Antrieb heraus, oder auf entsprechende Ratschläge, werden sie intensive Belastungsformen vermeiden, und sich solchen Sportarten zuwenden, die weniger geeignet sind, asthmatische Zustände hervorzurufen. Dies dürfte dazu führen, daß die BIB nicht allzu häufig auftritt.
Wenngleich die BIB typischerweise beim Asthmatiker beobachtet wird, so kann sie gelegentlich auch beim Patienten mit atopischer Funktionsstörung [23, 93] oder mit zystischer Fibrose [35] vorkommen. Relativ hohe Indizes für die Atemwegslabilität wurden bei Verwandten ersten Grades von Asthmatikern [97] gefunden, ferner bei Patienten mit Asthma in der Anamnese [22, 87], eineiigen Zwillingsgeschwistern von Asthmatikern [98], bei Patienten mit zystischer Fibrose [35], Heufieber [87] und bei Patienten mit einer Virusbronchiolitis in der Vorgeschichte.

BIB – Testverfahren zur Belastungsprovokation

Das Ausmaß der Bronchokonstriktion nach Belastung hängt von der Durchführung des Belastungstests ab, speziell von Form, Intensität und Dauer der Belastung.

Belastungsform

Im allgemeinen ist hierzu vom Kind bzw. seinen Eltern zu hören, daß Belastungen, die mit Laufen, Springen, oder Radfahren verbunden sind, größere Beschwerden auslösen als Schwimmen. In der Tat haben eine Reihe von Untersuchungen [2, 53, 84] bestätigt, daß Schwimmen als die Belastungsform bezeichnet werden kann, die am wenigsten geeignet ist, Bronchokonstriktionen auszulösen. Ein entsprechendes Beispiel gibt die Abb. 3.1. Bei einem 8 Jahre alten asthmakranken Jungen wurden die Effekte von Laufen und Schwimmen jeweils bei vergleichbarer Sauerstoffaufnahme und Atemminutenvolumen auf pulmonale Funktionsparameter miteinander verglichen.

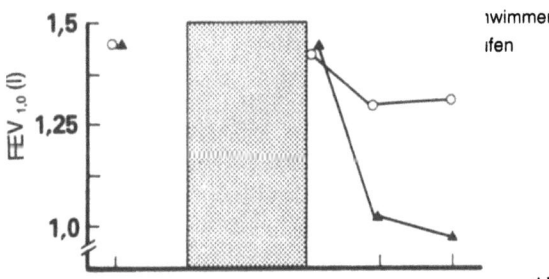
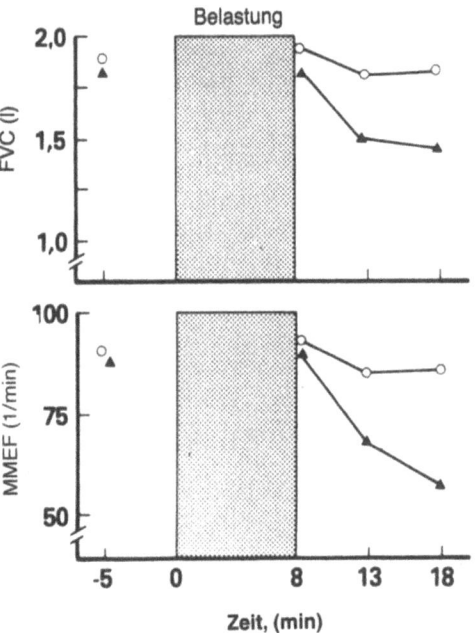

Abb. 3.1. Schwimmen als Belastungsform mit besonders geringer Tendenz zur Asthmaprovokation. Dargestellt sind die Lungenfunktionswerte bei einem 8 Jahre alten asthmakranken Jungen vor bzw. nach einem Belastungstest am Laufband sowie beim Schwimmen. FVC Vitalkapazität, $FEV_{1.0}$ maximales exspiratorisches Volumen in der ersten Sekunde, $MMEF$ = maximal mid expiratory flow = das maximale Strömungsvolumen in der Mitte der Expirationsphase. Beide Tests dauerten je 8 min. Die Sauerstoffaufnahme betrug 29 ml/kg · min, das Atemminutenvolumen war 34 l/min. Die Umgebungstemperatur betrug 27 °C, die relative Luftfeuchtigkeit 30%. Die Daten stammen aus der Arbeitsgruppe des Autors

Die Frage stellt sich umgekehrt, welche Belastungsform in besonderem Maße Bronchokonstriktionen auslöst. Nach Ansicht einer Reihe von Autoren können beim Laufen intensivere und länger anhaltende Bronchokonstriktionen beobachtet werden, als beispielsweise beim Gehen oder Radfahren [4, 49, 64, 85, 89, 137]. Nach anderen Befunden ruft freies Laufen größere BIB hervor, als Belastungen auf dem Laufband [4, 133]. Auch Drehkurbelarbeit mit den Armen erwies sich als ebenso potenter Provokationsreiz wie das Laufen [2]. Durch Armarbeit wurde im Vergleich zu

Fahrradfahren mit Beinbelastung bei gleicher absoluter Intensität eine wesentlich deutlichere BIB verursacht [147]. Wie im weiteren Verlauf unter dem Abschnitt „Abkühlung der Atemwege als Provokationsfaktor" (s. S. 116) beschrieben, hängt das Ausmaß der BIB vom Grad der Atemwegskühlung ab, die ihrerseits wieder vom Atemminutenvolumen und den klimatischen Außenfaktoren bestimmt wird. Der wesentliche Nachteil der oben angeführten Untersuchungen besteht darin, daß der Grad der Ventilation beim Vergleich unterschiedlicher Belastungsarten nicht berücksichtigt wurde. Aus einer Reihe neuerer Untersuchungen ergibt sich für unterschiedliche Belastungsformen, wie Gehen, Laufen auf dem Laufband, freies Laufen, Radfahren, oder Drehkurbelarbeit mit den Armen, stets ein ähnliches Ausmaß an Bronchokonstriktion – unter der Voraussetzung gleicher Bedingungen hinsichtlich Ventilation, Lufttemperatur und -feuchtigkeit [37, 95, 110].

Während also Schwimmen als diejenige Belastungsform angesehen werden darf, die am wenigsten geeignet ist, asthmatische Zustände auszulösen, kann umgekehrt die Schlußfolgerung gezogen werden, daß es keine Belastungsform gibt, die am ausgeprägtesten Bronchokonstriktionen hervorruft. Hier können jedoch individuelle Unterschiede bestehen, im Einzelfall kann sich für ein Kind eine spezielle Belastung „zu Lande" als besonders ausgeprägter Auslösemechanismus erweisen.

Belastungsintensität

Das Ausmaß der BIB korreliert mit der Belastungsintensität beim Laufen [41, 44, 70, 133, 161], ebenso wie beim Radfahren [92]. Diese Beziehungen werden in der Abb. 3.2 dargestellt. Als Regel kann angegeben werden, daß intensivere Belastungen stärkere Bronchokonstriktionen hervorrufen. Bei einer Belastungsdauer von 6–8 min ist der asthmaauslösende Effekt dann am größten, wenn die Belastungsintensität etwa 70–85% der maximalen aeroben Leistungsfähigkeit entspricht (Herzfrequenz = 160–180 Schläge/min).

Die Erklärung hierfür ergibt sich aus dem hohen Atemminutenvolumen und der hierdurch bedingten Abkühlung der Atemwege. Ungeklärt bleibt andererseits die Beobachtung, warum Maximalbelastungen die mit der höchsten Steigerung des Atemminutenvolumens einhergehen, dann nicht die ausgeprägtesten bronchokonstriktorischen Zustände auslösen. Möglicherweise hängt dies damit zusammen, daß solch hohe Belastungen i. allg. nicht lange genug durchgehalten werden können, um eine ausreichende Abkühlung der Atemwege zu bewirken.

112 Lungenerkrankungen

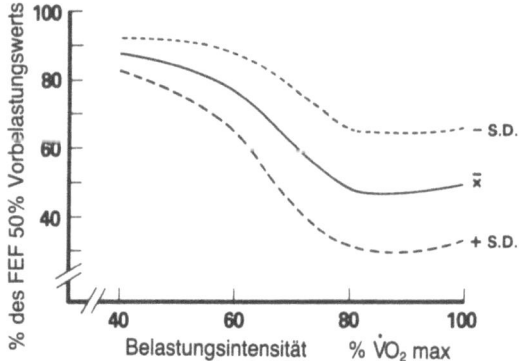

Abb. 3.2. BIB und Belastungsintensität. Die Untersuchungen wurden bei 9 asthmakranken jungen Erwachsenen durchgeführt, die jeweils einen Laufbandtest bei 40, 60, 80 und 100% ihrer maximalen Sauerstoffaufnahme (VO_{2max}) durchführten. Jeder Lauf dauerte 6 min. Dargestellt ist das maximale exspiratorische Strömungsvolumen bei 50% der Vitalkapazität ($FEF_{50\%}$), ausgedrückt in Prozent des Werts vor der Belastung. (Nach Daten von Wilson u. Evans [161])

Belastungsdauer

Der Grad der BIB wird von der Belastungsdauer bestimmt [89, 137]. Unter Voraussetzung von Belastungsintensitäten von 60–85% der maximalen aeroben Leistungsfähigkeit haben sich Belastungsdauern von 6–8 min als geeigneter erwiesen, eine Bronchokonstriktion hervorzurufen, als kürzere oder längere Belastungsphasen [137]. Zur Frage, ob diese Belastungszeiten auch bei hiervon abweichenden Belastungsintensitäten besonders zur Provokation geeignet sind, sind noch weitere Untersuchungen erforderlich. Es wäre beispielsweise vorstellbar, daß bei sehr hohen Belastungen die Dauer kürzer gehalten werden kann. Folgende Beobachtung kann hierzu angeführt werden: Bei jungen erwachsenen Asthmatikern wurde unter einem supramaximalen Laufbandtest, der innerhalb von 50 s zur Erschöpfung führte, ein deutlicherer Abfall des maximalen Strömungsvolumens in der Mitte der Expirationsphase (MMEF) gefunden, als nach einem 7 min dauernden Lauf bei submaximaler Intensität [83].
Noch länger andauernde körperliche Aktivitäten im Bereich von beispielsweise 20 min oder mehr, sind weniger geeignet, asthmatische Zustände zu provozieren. Dieser Beobachtung kommt auch klinische Bedeutung zu. Sie erklärt die Tatsache, daß Asthmatiker häufig solche Langzeitbelastungen ohne Provokation einer Bronchokonstriktion durchstehen können. Man könnte in diesem Zusammenhang gewissermaßen von einem „walk through" durch das Asthma, also einem „Hindurchlaufen" sprechen.

Einfluß einer vorausgegangenen Belastung

Es ist möglich, daß Asthmatiker, die unter einer ersten Belastung mit einer typischen Bronchokonstriktion reagieren, bei einer nachfolgenden Belastung nur geringe oder keine Effekte zeigen [41, 78, 107]. Solche Patienten befinden sich dann offensichtlich in einer „refraktären Phase", die bis zu 2 h nach einer vorausgegangenen BIB anhalten kann [41].
Die Patienten selbst und ihre Eltern sollten auf dieses Phänomen hingewiesen werden. Kinder, die eine BIB-Attacke hinter sich haben, können davon ausgehen, daß eine nachfolgende Belastung innerhalb der nächsten 60–90 min i. allg. keinen, oder nur einen gering ausgeprägten Anfall auslöst.

Die Ursache dieser refraktären Phase kann möglicherweise in einer Entleerung von Mediatorsubstanzen aus den sensibilisierten Mastzellen durch die vorausgegangene Belastung gesehen werden. Der gleiche Mechanismus könnte auch das Phänomen des „Durchlaufens" durch das Asthma während einer Langzeitbelastung erklären, in der die Mediatorsubstanzen innerhalb der ersten Belastungsminuten entleert werden.

Klimafaktoren und Asthma

Auch bei Standardisierung von Form, Intensität und Dauer der Belastung, erweist sich die BIB keineswegs in jedem Fall als reproduzierbar. Es ist durchaus möglich, daß das gleiche Kind bei einer vorgegebenen Belastung an einem Untersuchungstag eine ausgeprägte BIB demonstriert, während es am nächsten Tag keinen oder nur einen sehr geringen Effekt zeigt. Eine mögliche Ursache für diese Variabilität kann im Einzelfall der Wechsel von klimatischen Faktoren sein.

Der Einfluß des Klimas beim Asthmatiker in Ruhe

Häufig ist von Asthmatikern zu hören, daß sie an kalten und trockenen Tagen besonders ausgeprägt unter ihrer Krankheit leiden. Epidemiologische Studien [40, 74, 75, 153] belegen ebenso wie Einzelbeobachtungen [24, 146] eine größere Inzidenz von Asthmaanfällen an kalten Tagen, speziell im Herbst und Winter. Experimentelle Untersuchungen ergaben bei Asthmatikern im Gegensatz zu gesunden Testpersonen unter einer kalten Dusche [29] oder bei Inhalation von kalter Luft [109, 139] eine Zunahme des Atemwiderstands und einen Abfall der Sekundenkapazität ($FEV_{1,0}$). Umgekehrt kann auch unter einer kalten Dusche durch Einatmung von wasserdampfgesättigter 37°C warmer Luft eine Bronchokonstriktion verhindert werden [81].

114 Lungenerkrankungen

Aus diesen Beobachtungen ergibt sich die Schlußfolgerung, daß offensichtlich für den Asthmapatienten in Körperruhe die direkte Abkühlung der Atemwege von größerer Bedeutung ist, als die allgemeine Abkühlung des Körpers. Andererseits scheint unter Ruhebedingungen der Grad der Luftfeuchtigkeit für den Asthmatiker nicht bedeutsam zu sein [14, 55].

Klimafaktoren und BIB

Erstmals in der Mitte der 70er Jahre wurde gefunden, daß Luftfeuchtigkeit und Lufttemperatur die belastungsinduzierte Bronchokonstriktion in folgender Art und Weise beeinflussen:
1. Bei Indifferenztemperatur (23–25°C) ist trockene Luft mehr geeignet, asthmatische Zustände auszulösen als feuchte Luft [14, 159] (Abb. 3.3).
2. Kalte Luft wirkt stärker provozierend als Luft bei neutraler Temperatur [149].

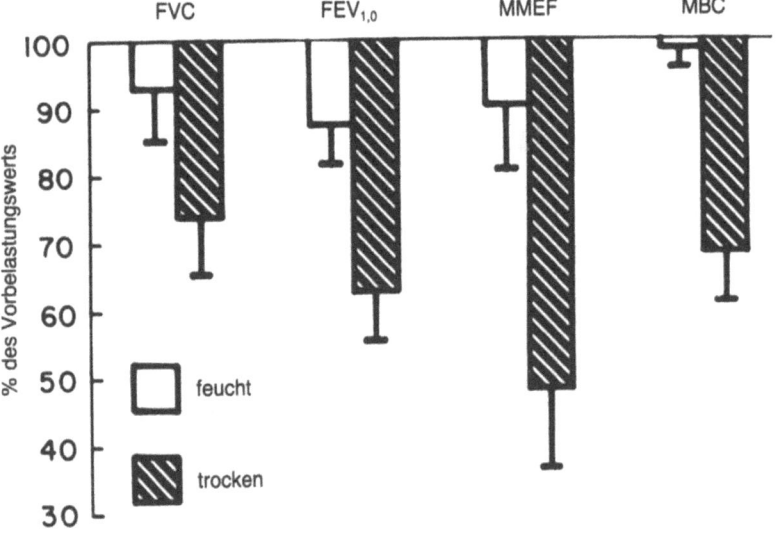

Abb. 3.3. Luftfeuchtigkeit und BIB. Die Lungenfunktionswerte wurden bei 10 zwischen 6 und 14 Jahre alten asthmakranken Jungen und Mädchen gemessen, die zwei verschiedene Gehtests am Laufband über 10 min absolvierten. Dabei atmeten die Kinder in einer Klimakammer, bei einer Lufttemperatur von 25–26°C, die relative Luftfeuchtigkeit betrug im ersten Test 25% („trocken"), im zweiten Test 90% („feucht"). *FVC* Vitalkapazität, $FEV_{1,0}$ maximales exspiratorisches Volumen in der ersten Sekunde, *MMEF* maximales Strömungsvolumen in der Mitte der Expirationsphase, *MBC* maximaler Atemgrenzwert. Die senkrechten Linien geben den einfachen Standardschätzfehler (S.E.M.) wieder. (Nach Daten von Bar-Or et al. [14], wiedergegeben mit Erlaubnis von Bar-Or [12])

3. Warme Luft bei 30°C kann teilweise gegen BIB schützen [28].
4. Wasserdampfgesättigte Luft bei 37°C bietet einen fast vollständigen Schutz gegen BIB [28].

Eine Reihe von späteren Untersuchungen haben die genannten Befunde bestätigt [7, 8, 15, 36, 37, 39, 78, 100, 148]. Hieraus ergeben sich zwei klinische Schlußfolgerungen. Erstens: bei der Einbeziehung von Belastungstests in die klinische Asthmadiagnostik sollten die klimatischen Faktoren im Labor zumindest registriert, besser noch kontrolliert werden, dies trifft speziell für die Luftfeuchtigkeit zu. Zweitens: vernünftigerweise muß angenommen werden, daß asthmakranke Kinder an kalten Tagen gegenüber BIB stärker anfällig sind, als bei warmem Wetter. Die klinische Erfahrung bestätigt diese Annahme [124]. Entsprechende Vorsichtsmaßnahmen sollten beim plötzlichen Einbruch von trockenen Wetterlagen, also bei der typischen Föhnsituation, ergriffen werden. Dies gilt auch in anderen geographischen Regionen mit ähnlichen Wetterlagen unter Bezeichnungen wie Schirokko, Chinook oder Hamsin. Unter solchen klimatischen Bedingungen ist es ratsam, die medikamentöse Therapie zu intensivieren. Sollte dies nicht ausreichend sein, so ist darüber hinaus die körperliche Aktivität von Asthmakindern einzuschränken.

Pathophysiologische Mechanismen der BIB

Die möglichen Mechanismen, die bei der Induktion einer Bronchokonstriktion unter Belastung eine Rolle spielen, werden folgendermaßen eingeteilt:
1. physikalische oder chemische Triggermechanismen, die physiologische Reaktionen auslösen und
2 Mechanismen, durch die solche Reaktionen die glatte Bronchialmuskulatur beeinflussen.

Mögliche Auslösefaktoren

Eine Vielzahl unterschiedlicher Reize wurde in die Diskussion als mögliche Auslösefaktoren der BIB einbezogen, und zwar Hypokapnie [49], metabolische Azidose [155], Hypoxämie [9], Hyperpnoe [27, 80], Gleichgewichtsverschiebung zwischen sympathischen α- und β-Rezeptoren [143], erhöhte Noradrenalinaktivität [76], Abkühlung der Gesichtshaut [90] bzw. der Atemwege [122]. Bezüglich einer Übersicht über diese möglichen Mechanismen wird auf die Literatur verwiesen [66, 104, 134]. Die nachfolgende Diskussion soll sich auf die Abkühlung der Atemwege konzentrieren, da diese von den meisten Untersuchern als wichtigster Provokationsfaktor der BIB angesehen wird.

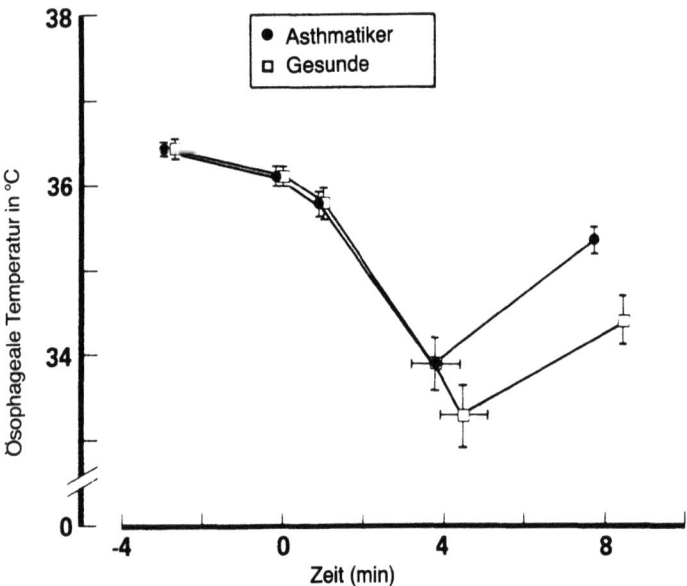

Abb. 3.4. Einflüsse der Belastungshyperventilation auf die Temperatur in den Luftwegen. Die Untersuchungen wurden an jungen, erwachsenen Asthmapatienten und gesunden Kontrollpersonen durchgeführt, die einen fahrradergometrischen Belastungstest mit mäßiger Intensität durchführten und dabei trockene Luft mit einer Temperatur von −16 bis −18 °C einatmeten. Die Ösophagustemperatur wurde mit Hilfe eines Fühlers in Höhe der Trachealaufzweigung gemessen, um die Luftwegstemperatur in diesem Bereich abschätzen zu können. Der Zeitpunkt Null gibt den Start der Belastung wieder, die über 4 min durchgeführt wurden. Die senkrechten und horizontalen Linien geben jeweils den einfachen Standardschätzfehler wieder (S.E.M.). (Nach Daten von Deal et al. [38])

Abkühlung der Atemwege als Provokationsfaktor

Wie im bisherigen Verlauf erörtert, verstärkt sowohl trockene als auch kalte Luft die BIB. Der gemeinsame Nenner für diese beiden Luftqualitäten ist offensichtlich in der Kühlung der Atemschleimhaut zu sehen, die bei kühler Luft durch Wärmeableitung und bei trockener Luft durch Verdampfung entsteht. Ein Beispiel für eine solche Abkühlung während Belastung wird in der Abb. 3.4 gegeben. Man beachte, daß das Ausmaß der Abkühlung bei Asthmatikern ähnlich ausfällt wie bei gesunden Kontrollpersonen, die unter den gleichen Umgebungsfaktoren belastet wurden. Die Bronchialschleimhaut wird durch Luft mit niedriger Temperatur auf dem Wege der Konvektion nach folgender Gleichung abgekühlt:

$$WL_c = AMV \cdot WC (T_E - T_I).$$

In dieser Gleichung bedeutet WL_c den Wärmeverlust in kJ/min, AMV das Atemminutenvolumen (BTPS) in Liter/min, WC die Wärmekapazität der Luft, also das Produkt aus spezifischer Wärme und Dichte, entsprechend 0,00127 kJ/l · °C; T_E und T_I die Temperatur der ausgeatmeten bzw. der eingeatmeten Luft in Grad Celsius, bei Messung im Mund. Die Faktoren, die in dieser Gleichung die Abkühlung durch Konvektion beeinflussen, sind das Atemminutenvolumen und der Temperaturgradient zwischen Aus- und Einatmungsluft, wobei die Temperatur der ausgeatmeten Luft von der Körperkerntemperatur bestimmt wird.

Eingeatmete Luft, die nicht vollständig mit Wasserdampf aufgesättigt ist, kühlt die Schleimhaut durch Verdampfung gemäß folgender Gleichung:

$$WL_e = AMV \cdot WV (WC_E - WC_I).$$

Hierin bedeutet WL_e den Wärmeverlust durch Verdampfung in kJ/min, WV den latenten Wärmeverlust durch Wasserverdampfung, entsprechend 2,43 kJ/g; WC_E und WC_I die Wasserdampfkonzentration in der Einatmungs- bzw. in der Ausatmungsluft in Gramm/Liter. Die Kühlung durch Verdampfung steigt mit Zunahme des Gradienten zwischen Ein- und Ausatmungsluft sowie mit dem Anstieg des Atemminutenvolumens.

Durch Kombination der beiden obigen Gleichungen erhält man eine Gesamtgleichung für den respiratorischen Wärmeverlust (RWL):

$$RWL = AMV \left[WC(T_E - T_I) + WV (WC_E - WC_I) \right].$$

In dieser Gleichung stellt der Wärmeverlust durch Verdampfung i. allg. die entscheidende Größe dar. Dies soll durch ein Beispiel verdeutlicht werden: Um eine Kühlung um 0,006 kJ/l Luft zu erreichen, ist es ausreichend, die relative Feuchtigkeit der Einatmungsluft bei 37°C von 100 auf 50% zu vermindern. Will man den gleichen Wärmeverlust lediglich durch Abkühlung der Luft erzielen, so wäre es erforderlich, die Temperatur von 37 auf −10°C zu vermindern!

Die Zunahme des respiratorischen Wärmeverlustes während Belastung wird vorwiegend durch die Hyperpnoe, also durch die Steigerung des Atemminutenvolumens bewirkt, und nur in einem zu vernachlässigenden Ausmaß durch eine Steigerung der Ausatmungstemperatur. Das Atemminutenvolumen kann bei sehr aktiven Kindern auf den 10fachen Wert ansteigen, entsprechend erhöht sich der respiratorische Wärmeverlust gleichfalls um den Faktor 10. Aus diesem Grund sind einige Untersucher so weit gegangen, in der Steigerung des Atemminutenvolumens den einzig wichtigen Mechanismus zur Provokation der belastungsinduzierten Bronchokonstriktion zu sehen [37], alle anderen Veränderungen wie Hypokapnie, Azidose, hormonale Veränderungen oder Hypoxämie werden von ihnen als in diesem Zusammenhang bedeutungslos angesehen.

Wie in der Abb. 3.5 dargestellt, besteht eine lineare Beziehung zwischen dem Grad der Bronchokonstriktion und dem respiratorischen Wärmever-

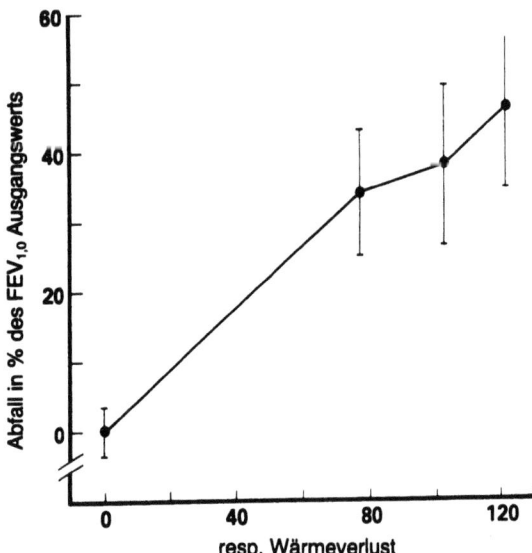

Abb. 3.5. BIB als Funktion des respiratorischen Wärmeverlusts. Acht der asthmakranken Jugendlichen wurden jeweils einem Gehtest auf dem Laufband bei vier unterschiedlichen Kombinationen von Luftfeuchtigkeit und Temperatur unterzogen. Der $FEV_{1,0}$-Abfall gibt die Verminderung des maximalen Ausatmungsvolumens in der ersten Sekunde wieder, ausgedrückt in Prozent des Vorbelastungswerts. Dargestellt sind die Mittelwerte ± einfache Standardabweichung. (Daten von Chen u. Horton [28])·

lust [28]. Diese Beziehung gilt für sehr weite Bereiche von Temperatur (−10 bis +80 °C) und Feuchtigkeit (0–100% relative Feuchtigkeit) der eingeatmeten Luft [37, 39]. Andererseits besteht eine sehr weite Streuung des Grades an respiratorischem Wärmeverlust, der ein bestimmtes Ausmaß an BIB bei asthmatischen Kindern hervorruft [7]. Ferner bestehen Unterschiede in der Reizantwort auf gleiche Wärmeverluste zwischen Kindern und Erwachsenen, wobei Kinder auf gleiche Wärmeverluste mit einer deutlicheren BIB reagieren. Dies wird in der Abb. 3.6 dargestellt. Der Grund hierfür muß darin gesehen werden, daß ein absolut identisches Atemminutenvolumen für das Kind mit seiner kleineren Fläche an Bronchialschleimhaut bei relativer Betrachtung größer ist.

Der Gedanke liegt nahe, daß die Schutzwirkung des Schwimmens auf die hohe Luftfeuchtigkeit der Einatmungsluft des Schwimmers über der Wasseroberfläche zurückgeführt werden kann [14]. Diese Hypothese wurde in entsprechenden Untersuchungen überprüft, bei denen asthmatische Kinder unter Einatmung von trockener Luft schwammen [15, 84]. Wie die Abb. 3.7 demonstriert, bewirkte tatsächlich trockene Luft, also eine Zu-

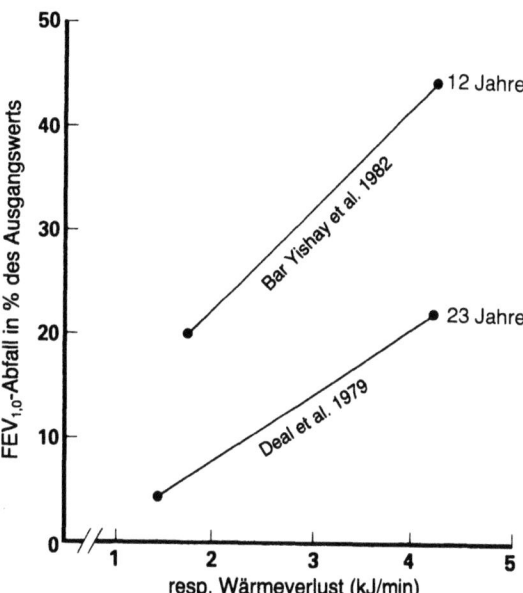

Abb. 3.6. Einfluß von Alter oder Körpergröße auf die Beziehung zwischen BIB und respiratorischem Wärmeverlust. Vergleich des Abfalls des maximalen Ausatmungsvolumens innerhalb der ersten Sekunde ($FEV_{1,0}$) nach Belastung zwischen Kindern und Erwachsenen. (Daten von Bar Yishay et al. [15] und Deal et al. [39])

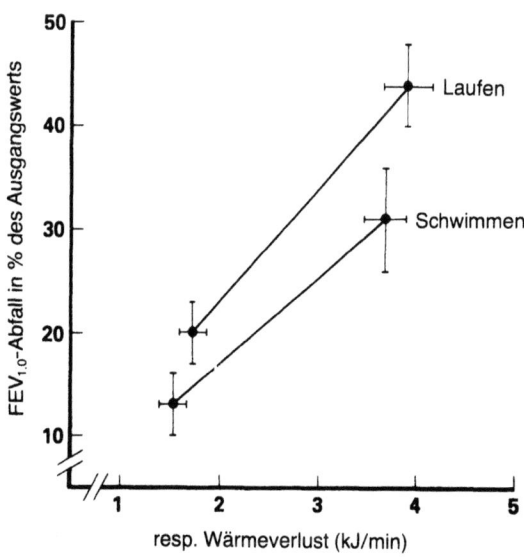

Abb. 3.7. Die protektive Wirkung des Schwimmens gegenüber BIB als Funktion des respiratorischen Wärmeverlustes. Die Tests wurden bei 13 asthmakranken Jugendlichen durchgeführt, die jeweils bei indifferenter Umgebungstemperatur liefen oder schwammen und dabei trockene Luft oder feuchte Luft inhalierten. $FEV_{1,0}$-Abfall = Verminderung der Sekundenkapazität nach Belastung in Prozent der Ruhe-$FEV_{1,0}$. Mittelwerte ± einfache Standardabweichung. (Daten von Bar Yishay et al. [15])

nahme des respiratorischen Wärmeverlustes, eine Bronchokonstriktion bei schwimmenden Asthmatikern, allerdings war dennoch das Ausmaß der BIB niedriger als beim Laufen, selbst dann, wenn dieses unter gleichen Bedingungen des Wärmeverlustes durchgeführt wurde. Offensichtlich scheinen beim Schwimmen bisher noch unbekannte Schutzfaktoren über die größere Luftfeuchtigkeit hinaus vorzuliegen, die bei dieser Belastungsform eine geringere Provokationstendenz bewirken als bei anderen Sportarten.

Zusammenfassend kann die Bedeutung der Abkühlung der Atemwege als Auslösefaktor für die BIB jetzt als allgemein anerkannt angesehen werden. Andererseits ist sie möglicherweise nicht der einzige Triggermechanismus. Neuere Untersuchungen haben gezeigt, daß möglicherweise auch osmotische Veränderungen der Schleimheut im Respirationstrakt belastungsinduzierte Bronchokonstriktionen auslösen können [7].

Nervale oder humorale Übertragung

Während inzwischen die Abkühlung der Atemwege als entscheidender Auslösemechanismus für die BIB allgemein anerkannt ist, existieren zwei grundsätzlich unterschiedliche Ansichten über den Ablauf der nachfolgenden Ereignisse. Die eine Theorie nimmt die Vermittlung über Vagusrezeptoren im Bereich des Nasen-Rachen-Raumes, der Luftröhre und der Hauptbronchien an [106, 167]. Die andere Theorie geht von der Freisetzung von chemischen Mediatoren aus sensibilisierten Mastzellen der Schleimhaut aus, worunter Faktoren wie Histamin, Bradykinin, neutrophile chemotaktische Anaphylaxiefaktoren, Prostaglandine, und die sog. langsam reagierende Anaphylaxiesubstanz zu verstehen sind [41, 66, 107]. Die Begründung für beide Theorien kann bisher jeweils nur indirekt gegeben werden, sie basiert auf pharmakologischen Reaktionen, auf In-vitro-Untersuchungsergebnissen, auf unter Ruhebedingungen erhobenen Befunden, oder auf dem Befund des Vorhandenseins einer refraktären Phase gegenüber BIB im Anschluß an eine vorausgegangene Belastung. Nach anderer Ansicht spielen möglicherweise *beide* Mechanismen zusammen: die Obstruktion der kleinen Bronchien könnte das Ergebnis der Freisetzung von Mediatorsubstanzen sein, im Gegensatz zu den großen Bronchien, deren Obstruktion durch Vagusreflexe vermittelt werden soll [105]. Auch eine Reihe von anderen Fragen müssen zunächst noch unbeantwortet bleiben, so beispielsweise die Frage, warum die Bronchokonstriktion erst nach Belastung und nicht *während* Belastung auftritt, dann nämlich, wenn die Abkühlung ihr Maximum erreicht (s. Abb. 3.4), sowie die Frage, warum Asthmapatienten auf eine Abkühlung der Atemschleimhaut mit einer stärkeren Bronchokonstriktion reagieren als gesunde Personen. Das Fehlen einer Bronchokonstriktion während Belastung könnte seine Ursache in dem bronchodilatatorischen Effekt der Katecholamine und des sympathischen Antriebs haben, die beide während Belastung zu- und nach Belastung abnehmen [66]. In der größeren Empfindlichkeit von Asthmatikern gegenüber einer Atemwegsabkühlung spiegelt sich wohl eher ihre unspezifisch erhöhte bronchiale Reaktionsbereitschaft wider, als eine nicht ausreichende Fähigkeit, die eingeatmete Luft entsprechend aufzubereiten. Es besteht allerdings die Möglichkeit, daß der letztgenannte Mechanismus besonders bei den Asthmatikern, die zusätzlich unter einer allergischen Rhinitis leiden, eine größere Rolle spielt, im Gegensatz zu denjenigen mit offener Nasenatmung. Im Falle einer solchen Rhinitis muß verstärkt die Mundatmung in Anspruch genommen werden, mit dem Ergebnis einer ausgeprägteren Abkühlung der Atemwege.

Sonstige Reaktionen von Asthmakranken unter Belastung

Die meisten asthmakranken Kinder reagieren unter Belastung mit adäquaten respiratorischen und hämodynamischen Anpassungen. Während Belastung ist bei ihnen die Bronchodilatation sogar stärker ausgeprägt als bei Nichtasthmatikern [46, 103]. Während die pulmonale Ventilation bei leichter und mäßiger Ausprägung den jeweiligen Stoffwechselanforderungen entspricht [46, 48], ist sie bei Patienten mit schwerem Asthma exzessiv erhöht [17, 61]. Ein solch hohes Atemminutenvolumen geht mit einem großen Atemzugvolumen einher. Die Atemarbeit ist bei solch schwer betroffenen Patienten abnorm hoch [16, 61], da die Schwankungen des Pleuradrucks im Verlaufe des Atemzyklus besonders stark ausgeprägt sind, wobei der mittlere Pleuradruck stark im negativen Bereich liegt [145]. Der alveoläre Gasaustausch und die Lungendiffusionskapazität sind normalerweise beim Asthmapatienten unter körperlicher Belastung im Normbereich [48, 57, 61, 71]. Kinder mit sehr ausgeprägter Bronchokonstriktion nach Belastung können allerdings einen Anstieg der alveolär-arteriellen $_pO_2$-Differenz und eine leichte Sauerstoffuntersättigung aufweisen [92].
Herz- und Blutvolumen liegen beim asthmatischen Kind im Normbereich [16, 72], das gleiche trifft auch für die submaximalen und maximalen Herzminuten- und Schlagvolumina während Belastung zu [57, 72]. Auf Grund von höheren Blutlaktatwerten wurde vermutet, daß asthmakranke Kinder stärker als gesunde auf die anaerobe Energiebereitstellung zurückgreifen können [16, 157]. Weder die Ursachen noch evtl. Konsequenzen eines solchen Phänomens wurden bisher allerdings weiter untersucht.
Zusammenfassend kann festgestellt werden, daß sowohl Atmungs- als auch Kreislauffunktionen bei den meisten Asthmapatienten unter Belastung adäquat gefunden werden. Lediglich bei Patienten mit schwerem Asthma treten respiratorische Defizite auf, die das Sauerstofftransportsystem beeinflussen.

Bewegungsgewohnheiten des asthmakranken Kindes

Vielleicht mehr als bei jeder anderen chronischen Krankheit wird Belastung gerade beim Kind mit Asthma häufig mit körperlichem Distreß gleichgesetzt. Ein durch Belastung ausgelöster Asthmaanfall erscheint sowohl für das betroffene Kind wie auch für den Beobachter bedrohlich. Dies führt bei den Eltern zu einer von „overprotection" bestimmten Haltung [120, 130]; die körperliche Aktivität des Kindes wird zunehmend eingeschränkt, es wird in wachsendem Maße von sich selbst und von seinen Altersgenossen als „Versager" verstanden.
Obwohl bisher systematische Untersuchungen zur Frage der Bewegungsgewohnheiten bei Asthmapatienten nicht vorliegen, erscheinen doch einzelne Beobachtungen mitteilenswert:
1. In den USA ist Asthma bei 30% der Kinder mit Bewegungsmangel verbunden, das gleiche trifft für Jugendliche mit chronischen Lungenerkrankungen zu (U.S. DHEW, 1973, Zitat s. Literaturstelle Nr. 158).
2. Von denjenigen asthmakranken Kindern, die bewegungstherapeutische Einrichtungen besuchten, nahmen nur 30% regelmäßig am Sportunterricht in der Schule teil. 55% nahmen in eingeschränktem Maße teil, wobei sie i. allg. Ausdauerbelastungen und Freiluftsportarten vermieden, 15% beteiligten sich überhaupt nicht am Sportunterricht.
3. In einer Umfrage unter 262 U.S.-amerikanischen Sportlehrern stellten nur 52% fest, daß asthmakranke Kinder regelmäßig am Sportunterricht teilnahmen. 45% gaben an, daß solche Schüler nur unregelmäßig zum Sport kamen [158].
4. In der selben Umfrage erlaubten 76% aller Sportlehrer den asthmakranken Kindern ihre Belastungsintensität selbst festzulegen.
5. Die Häufigkeit der Teilnahme am Sportunterricht weist eine negative Korrelation zu der Schwere des Asthmas auf. Umgekehrt ist die Teilnahme an Freizeitsportarten von der Schwere der Erkrankung unabhängig [71].

Aus diesen Befunden geht für asthmakranke Kinder ein hoher Abwesenheitsgrad beim Schulsport hervor. Die Lehrer tendieren – wahrscheinlich aufgrund von ungenügenden Kenntnissen oder Bedenken hinsichtlich möglicher juristischer Konsequenzen – eher dazu, den Kindern zu erlauben, sich ihre eigene Belastungsintensität auszuwählen, als ihnen Richtlinien für eine geeignete körperliche Aktivität zu geben.

Körperliche Leistungsfähigkeit des asthmakranken Kindes

Die körperliche Fitneß reicht bei Asthmatikern von niedrigen Bereichen bis hin zur Leistungsfähigkeit von Olympiasiegern. Diese hohe Variationsbreite wird von folgenden Faktoren beeinflußt: der Schwere der Erkrankung, die häufig durch die Zahl schwerer Anfälle pro Jahr definiert wird, das Vorhandensein oder Fehlen einer Bronchokonstriktion am Untersuchungstag und in besonderem Maße die Gewohnheiten hinsichtlich der körperlichen Aktivitäten. Die meisten Studien auf diesem Gebiet beziehen sich auf selektierte Gruppen freiwilliger Patienten, sie können somit nicht als repräsentativ angesehen werden. Repräsentative Stichproben aus der Bevölkerung wurden nur selten untersucht [135].

Bei asthmakranken Nichtsportlern lagen die Bestimmungswerte für die maximale Sauerstoffaufnahme zwischen normal [16, 71, 157], bis leicht erniedrigt [62, 119, 135, 156]. Andere motorische Komponenten, wie muskuläre Kraft und Sprintfähigkeit, werden im Normbereich gefunden [135]. Die bei Kindern mit schwerem Asthma häufig beobachtete relativ kleine Körperstatur hat somit keinen wesentlichen Einfluß auf ihre Leistungsfähigkeit.

Bei zahlreichen Asthmatikern besteht eine Beziehung zwischen ihrem von Bewegungsarmut geprägten Lebensstil und ihrer niedrigen Leistungsfähigkeit. Die Tatsache, daß solche Kinder i. allg. fähig sind, durch ein Training Normalwerte für die maximale aerobe Leistungsfähigkeit zu erreichen, legt die Vermutung sehr nahe, daß die niedrige Leistungsfähigkeit keine zwangsläufige Folge der Krankheit darstellt. Eine eindrucksvolle Zahl von Asthmapatienten findet sich unter Weltklasseathleten, besonders im Bereich Schwimmen, wo sie häufig olympische Goldmedaillen gewinnen, aber auch in Sportarten, die mehr geeignet sind, Asthmaanfälle auszulösen, wie beispielsweise Langstreckenlauf oder Radfahren [50].

Diagnostische Bedeutung der Belastungsuntersuchung bei Asthma

Gründe für einen Provokationstest durch Belastung

Indikationen für einen Belastungstest bei asthmakranken Kindern ergeben sich aus folgenden Gründen:

Dokumentation einer BIB

Diese Begründung ist besonders bei Kindern mit weniger typischen belastungsabhängigen Beschwerden, wie Thoraxschmerzen oder Husten, wichtig. Man sollte dabei stets berücksichtigen, daß manche Asthmatiker ihre Anfälle nur während spontan ausgeübter Aktivitäten, nicht aber bei Laboruntersuchungen entwickeln, bei anderen kann sich das umgekehrte Muster finden.

Erfolgskontrolle einer medikamentösen Behandlung bei BIB

Ein standardisierter Provokationstest, der unter unterschiedlichen medikamentösen Behandlungsformen wiederholt wird, erweist sich als sehr informativ hinsichtlich der Wirksamkeit einer speziellen medikamentösen Behandlung bzw. hinsichtlich der adäquaten Dosierung. Man muß sich in diesem Zusammenhang allerdings auch klarmachen, daß solche Informationen nur spezifisch für die medikamentöse Wirkung auf das Asthma unter Belastung gültig sind, sie können nicht zwangsläufig für die gesamte Asthmabehandlung generalisiert werden [66].

Diagnostik hyperreaktiver Atemwege

Belastung kann als unspezifischer Provokationstest zur Diagnostik des Asthma bei Patienten mit atypischen respiratorischen Symptomen Anwendung finden bzw. bei solchen Patienten, bei denen lange symptomfreie Perioden auftreten. Diese Indikation ist in Analogie zu anderen Provokationstests zu sehen, beispielsweise Kälteanwendung bzw. Inhalation von Histamin oder Metacholin. Für diese Indikationsstellung erweist sich die Sensitivität der Belastung als Provokationstest als etwas geringer, als die bei Histaminprovokation [108].

Vergleich der Asthmaprovokation bei unterschiedlichen Belastungsformen

Einige Kinder berichten, daß bei ihnen nur bei bestimmten Belastungsformen außerhalb des Wassers belastungsinduzierte Bronchokonstriktionen auftreten, keineswegs aber bei allen. Solche Belastungsformen können dann im Laboratorium simuliert werden.

Bestimmung der Belastbarkeit

Wie bei anderen Erkrankungen auch, ist die Ermittlung der Belastbarkeit eine wichtige Voraussetzung vor der Erstellung eines Programms der Bewegungstherapie. Kinder mit ausgeprägtem Bewegungsmangel können bereits bei sehr niedrigen Leistungsintensitäten erheblich hyperventilieren mit der Konsequenz eines ausgeprägten respiratorischen Wärmeverlustes mit nachfolgender BIB.

Vertrauensbildung beim Patienten und den Eltern

Dieser Vorteil von Belastungstests wird häufig unterschätzt. Die Beobachtung, daß das Kind tatsächlich relativ gut hohen Belastungsintensitäten gewachsen ist, kann sowohl beim Kind wie auch bei den Eltern Selbstvertrauen schaffen.

Bewertung der emotionalen Komponente

Es wurde vermutet, daß bei asthmakranken Kindern mit besonders ausgeprägt zu beobachtenden Effekten von Plazebos auf BIB eine stärkere emotionale Komponente bei der Krankheit eine wichtige Rolle spielt [69]. Diese Hypothese bedarf allerdings noch weiterer Bestätigung.

Belastung als Provokationstest

Hinsichtlich der Anwendung körperlicher Belastung als Provokationstest beim asthmatischen Kind sind zwei gegensätzliche Überlegungen zu berücksichtigen:
1. soll eine optimale Provokation mit maximaler bronchialer Reaktion erhalten werden, dabei soll aber
2. sichergestellt werden, daß der Test in keiner Weise für die Gesundheit des Kindes schädlich sein darf.

Aus diesem Grunde sind die folgenden Testrichtlinien zu berücksichtigen.

Vorbereitende Maßnahmen

1. Erhebung der Anamnese unter besonderer Berücksichtigung des kardiopulmonalen Systems, der Bewegungsgewohnheiten und belastungsabhängiger Symptome.
2. Durchführung einer körperlichen Untersuchung unter besonderer Berücksichtigung des kardiopulmonalen Systems.
3 Festlegung der Untersuchungsziele bei jedem einzelnen Patienten.
4. Jedem Patienten und seinen Eltern sollte Zweck und Durchführung eines Belastungstests vorher erklärt werden, um die vorhandenen Befürchtungen zu zerstreuen. Man sollte dem Kind Gelegenheit geben, sich mit dem Belastungsverfahren und der Ausrüstung vertraut zu machen.
5. Vor der Untersuchung sollten Ausgangswerte für die pulmonalen Funktionsparameter bestimmt werden. Für klinische Zwecke reicht die Feststellung des sog. „peak flow", also der maximalen Atemgeschwindigkeit aus; vorzuziehen wäre allerdings eine spirometrische Untersuchung, die mit einem einfachen Einzuggerät durchgeführt werden kann.
6. Eine Belastungsuntersuchung sollte *nicht erfolgen,* wenn die Sekundenkapazität ($FEV_{1,0}$), oder der maximale exspiratorische Flow unterhalb von 60% des körpergrößenbezogenen Normalwerts liegt, bzw. wenn das Kind bereits in Ruhe dyspnoisch erscheint [45]. Asthmatische Atemgeräusche vor dem Test *an sich* stellen allerdings noch keine Kontraindikation dar.

Absetzen von Medikamenten

Das Absetzen von antiasthmatischen Medikamenten vor dem Test hängt vom jeweiligen Testziel ab. Wenn die maximale Belastungsreaktion erfaßt werden soll, um eine BIB oder eine Hyperreaktivität der Luftwege zu dokumenticren, dann sind alle Medikamente – mit Ausnahme der Kortikosteroide – abzusetzen. β_2-Sympathomimetika, Methylxanthin (z. B. Euphyllin) und anticholinerge Substanzen sollten mindestens 8 h vor dem Test nicht mehr eingenommen werden, für langwirksame Methylxanthine gelten 12 h. Dinatriumcromoglicinsäure (DNCG), sollte 24 h vor dem Test abgesetzt werden [45].

Wenn dagegen durch den Belastungstest die Effizienz einer bestimmten Medikation nachgewiesen werden soll, so ist über das Absetzen von Präparaten selektiv zu entscheiden.

Belastungsverfahren

Während zur Ermittlung der körperlichen Leistungsfähigkeit i. allg. ein stufenförmig ansteigender Test durchgeführt wird (s. Abschnitt „Grundtypen der Belastungsverfahren", S. 391), sollte zur Provokation eines belastungsinduzierten Asthmas besser ein Einstufentest über 8 min zur Anwendung kommen. Die Belastungsintensität sollte dabei so gewählt werden, daß die Herzfrequenz 85–90% des Maximums erreicht, also bei Kindern und Jugendlichen 170–180 Schläge/min.
Bei der ersten Untersuchung eines Kindes ist i. allg. die erforderliche Leistung für einen entsprechenden Anstieg der Herzfrequenz nicht bekannt. In diesem Fall muß der Untersucher eine ungefähre Belastungsvorgabe auswählen, die Herzfrequenz bestimmen und dann innerhalb von 2–3 min die Belastungsintensität so nachsteuern, daß die Zielfrequenz erreicht wird. Im einzelnen kann hierzu auf die Beschreibung des Einstufen-Belastungsverfahrens mit nachfolgender Anpassung im Anhang I verwiesen werden. Ein Test kann dann als technisch korrekt durchgeführt angesehen werden, wenn die erforderliche Belastung *mindestens* 5 min lang durchgehalten wird. Die Herzfrequenz sollte periodisch über ein EKG oder über ein Kardiotachymeter bestimmt werden. Dabei ist das EKG vorzuziehen, da es gleichzeitig die Beobachtung evtl. Arrhythmien oder sonstiger elektrokardiographischer Abnormalitäten ermöglicht.
Das Ergometer der Wahl stellt das Laufband dar, wenngleich auch andere Belastungsverfahren, wie das Fahrradergometer oder der Stufentest, Anwendung finden können. Der Hauptvorteil des Laufbands zeigt sich in besonderem Maße bei der Belastung kleiner Kinder, die i. allg. mit dieser Technik leichter zurechtkommen und die erforderliche Belastung besser bewältigen können, als bei der Benutzung anderer Ergometrieverfahren. Darüber hinaus soll die Reproduzierbarkeit bei Testwiederholungen bes-

ser sein als bei einem Fahrradergometer [4]. Eine Reihe von Untersuchern bevorzugt das freie Laufen, das innerhalb oder außerhalb des Krankenhauses, oder in Form von Treppenlaufen durchgeführt werden kann. Wenngleich die letztgenannten Belastungen geeignet sind, Asthmaanfälle auszulösen, so können sie doch nicht empfohlen werden, da eine hinreichende Standardisierung nicht möglich erscheint.

Um eine Standardisierung von Belastungstests zur Provokation asthmatischer Zustände sicherzustellen, sollten folgende Gesichtspunkte berücksichtigt werden:

1. Körperliche Belastungen sollten 2½–3 h vor dem Test unterbleiben. Falls dies nicht bedacht wird, kann die vollständige bronchiale Reaktion ausbleiben, da sich das Kind möglicherweise in einer refraktären Periode nach vorausgegangener körperlicher Aktivität befindet [41].
2. Die Außenbedingungen, speziell die Luftfeuchtigkeit, sollten standardisiert werden. Hierzu ist i. allg. für klinische Zwecke die Verwendung von handelsüblichen Klimageräten, Luftbefeuchtern, bzw. Lufttrocknern, ausreichend.
3. Wenn eine Testwiederholung erforderlich wird, so sollte dies nicht vor Ablauf 1 Tages bzw. nicht nach Ablauf 1 Woche geschehen. Bei längeren Intervallen verlieren die Tests aufgrund der wachsenden Variabilität ihre Vergleichbarkeit.
4. Um tageszeitlich bedingte Schwankungen weitgehend ausschalten zu können, sollten für jedes Kind Wiederholungsuntersuchungen stets zur gleichen Tageszeit durchgeführt werden.

Lungenfunktionstests

Der Ausgangstest wird direkt vor der Belastung durchgeführt. Falls Pharmaka überprüft werden sollen, muß ein Funktionstest der Medikamentenanwendung vorausgehen. In der Nachbelastungsphase wird der Test zunächst nach 2, dann nach 5 und 10 min wiederholt, im Anschluß daran jeweils in weiteren 5minütigen Abständen, bis die Bronchokonstriktion verschwindet.

Interpretation der Bronchokonstriktion nach Belastung

Bezeichnet man mit X den Ausgangswert vor der Belastung und mit Y den niedrigsten Wert nach Belastung, so kann der Grad der BIB auf unterschiedliche Art und Weise ausgedrückt werden. Am häufigsten kommen folgende Formeln zur Anwendung:

$$BIB = \frac{X - Y}{X} \cdot 100 \qquad (1)$$

d. h. die maximale Erniedrigung wird prozentual als Funktion des Ausgangswerts ausgedrückt. Eine andere Beschreibungsmöglichkeit für die BIB besteht in dem prozentualen Bezug der funktionellen Verschlechterung auf einen körperlängenbezogenen Normalwert (P):

$$BIB = \frac{X - Y}{P} \cdot 100 \tag{2}$$

Die letztgenannte Beschreibung berücksichtigt mehr den *klinischen* Ausgangszustand des Patienten vor der Belastung. Es kann beispielsweise vorkommen, daß sich nach der Gleichung 1 aufgrund eines niedrigen X-Werts nur eine geringe funktionelle Verschlechterung ergibt, die aber trotzdem ausreichend sein kann, eine deutliche Obstruktion und damit Beschwerden auszulösen. Eine dritte Betrachtungsmöglichkeit besteht in der Beschreibung der BIB in Absolutwerten ohne prozentualen Bezug auf die Ruheparameter:

$$BIB = X - Y \tag{3}$$

Bei der Auswertung pharmakologischer Effekte sollten bronchodilatatorische Wirkungen in Ruhe (s. Abschnitt „Medikamentöse Behandlung der BIB", S. 129) und die Verbesserung der belastungsinduzierten Bronchokonstriktion unabhängig voneinander erfaßt werden. Der bronchodilatatorische Effekt wird durch den Vergleich der Funktionsparameter vor und nach medikamentöser Behandlung bei Ruhemessung ermittelt. Bei der Bewertung des medikamentösen Einflusses auf die BIB verhalten sich die einzelnen Untersucher unterschiedlich, einzelne benutzen die Ruhewerte vor der medikamentösen Behandlung, andere diejenigen unter der medikamentösen Behandlung als Bezugswerte.

Bei der Bewertung eines antibronchokonstriktorischen Effekts verschiedener Medikamente unter Belastung muß auch eine mögliche Plazebowirkung im Auge behalten werden, die häufig sehr ausgeprägt sein kann [8, 69, 138, 144]. Dieser Aspekt ist nicht nur aus wissenschaftlichen Gründen wichtig, er hat häufig auch eine erhebliche klinische Bedeutung. Um solche Plazebowirkungen erfassen zu können, ist es stets erforderlich, Kinder jeweils im Blindversuch mit Verum und Plazebo 2mal zu untersuchen. Für solche Vergleiche sind verschiedene mathematische Modelle verfügbar (bezüglich weiterer Einzelheiten kann auf die Literaturstelle 86 verwiesen werden).

Die Kriterien für einen „positiven Ausfall des Belastungstests", also für den Nachweis einer belastungsinduzierten Bronchokonstriktion von klinischer Relevanz, sind innerhalb der einzelnen Laboratorien unterschiedlich. Sie liegen bei Verwendung der Gleichung 1 zwischen 10 und 25%. Die meisten Untersucher in diesem Bereich nehmen eine 10–15%ige Abnahme des funktionellen Parameters als Grenzwert an. Unser eigener Grenzwert liegt bei 15%.

Die Behandlung des Kindes mit BIB

Im Jahre 1970 wurde von einer Kommission für behinderte Kinder der Amerikanischen Gesellschaft für Kinderheilkunde [1] folgende Feststellung getroffen: „Die Möglichkeit der Teilnahme des Kindes an normalen körperlichen Aktivitäten sollte so wenig wie möglich eingeschränkt, seine psychologische Entwicklung so wenig wie möglich behindert werden. Zwischen diesen Forderungen und den krankheitsbedingten Einschnitten in die Lebensführung muß ein Kompromiß gefunden werden." Auch heute ist es dem Arzt, trotz aller ihm zur Verfügung stehenden Hilfsmittel noch nicht möglich, diese Einschränkungen völlig zu beseitigen.

Medikamentöse Behandlung

Mit den heute verfügbaren, gegen die belastungsinduzierte Bronchokonstriktion wirksamen Medikamenten, ist es den meisten asthmatischen Kindern möglich, ein körperlich aktives Leben zu führen. Dabei kann die Behandlung prophylaktisch bereits vor der Belastung durchführt werden oder auch erst nach dem Auftreten entsprechender asthmatischer Zustände. Es liegt auf der Hand, daß hierbei die prophylaktische Anwendung vorzuziehen ist. Da jedoch Kinder häufig ihre körperlichen Belastungen nicht vorausplanen, kann es dann doch erforderlich werden, daß sie die Medikamente erst dann einnehmen, wenn die Symptome bereits eingesetzt haben.

Prophylaktische Anwendung

Die zur Zeit wirksamste medikamentöse Behandlung besteht in der Gabe von β_2-Sympathomimetika in Form von Aerosolen. Ein anderes, sehr wirksames und häufig verwendetes Medikament stellt die Dinatrium-Cromoglizinsäure = DNCG (in Deutschland als Intal im Handel) dar, in Form eines zu inhalierenden Pulvers. Darüber hinaus werden Methylxanthine und anticholinergisch wirksame Pharmaka verwendet.
β_2-Sympathomimetika (beispielsweise in Form des Dosieraerosols Salbutamol mit einer Einzeldosis von 0,2 mg pro Hub)[1] verhindern oder verbessern die BIB wirksam bei 90–100% aller asthmatischer Kinder [5, 67], wobei es unerheblich ist, ob bei diesen Patienten bereits vor der Belastung Symptome bestehen oder nicht. Ein solches Aerosol wirkt praktisch sofort, es kann daher direkt vor der jeweiligen Belastung zur Anwendung kommen. Aufgrund seiner bronchodilatatorischen Wirkung und seines di-

---

[1] In Deutschland als Sublanol im Handel

rekten Effekts auf die Luftwege, können β_2-Sympathomimetika asthmatische Symptome *vor* der Belastung bessern und damit den bronchodilatatorischen Effekt *während* der Belastung potenzieren [143]. Darüber hinaus führt, wie bei anderen Aerosolen auch, diese Applikationsform der β_2-Sympathomimetika zu geringeren systemischen Nebenwirkungen als eine orale Applikation; weiterhin wird die Wirkung nicht durch Faktoren der gastrointestinalen Resorption beeinflußt. Die Normaldosis für das Salbutamol in Form des Aerosols beträgt nur ¹/₂₀ der bei oraler Anwendung erforderlichen Menge [5]. Die Dosis kann bei Kindern, die hierdurch nicht ausreichend geschützt sind, erhöht werden, beispielsweise auf zwei Hübe. Die Schutzwirkung der β_2-sympathomimetischen Aerosole hält in Abhängigkeit von der jeweiligen spezifischen medikamentösen Aufbereitung 2–6 h an [6, 132, 143].

Obwohl die Anwendung von Aerosolen vorzuziehen ist, kann auch eine orale Medikation bei vergleichsweise hoher Dosierung erfolgreich durchgeführt werden, beispielsweise in Form von 0,15 mg Salbutamol pro kg Körpergewicht. Diese Indikation stellt sich dann, wenn Patienten aus irgendwelchen Gründen Aerosole nicht verwenden können [56]. Übliche orale Dosen (0,10 mg Salbutamol pro kg Körpergewicht), erweisen sich dabei allerdings bei Kindern als unwirksam [5].

Im Gegensatz zu β_2-Sympathomimetika oder Methylxanthinen führt die Inhalation von DNCG nicht zu einer Bronchodilatation in Ruhe, dagegen wird ein spezifisch prophylaktischer Effekt gegenüber einer belastungsinduzierten Bronchokonstriktion erzielt [67, 113, 142]. Die Substanz erweist sich bei 70–80% aller asthmakranken Kinder als wirksam, die Indikation ergibt sich speziell bei Patienten mit leichtem oder mäßigem Asthma, bei denen die Anfälle nur durch Belastung ausgelöst werden. Als Normaldosis wird eine Kapsel von 20 mg vor der Belastung über ein Inhalationsgerät zugeführt, bei Bedarf können auch höhere Dosen verwendet werden. Die optimale Anwendungszeit liegt 30 min vor der Belastung, aber auch eine Inhalation direkt vor der körperlichen Aktivität erweist sich als effektiv [138]. Die Wirksamkeit des DNCG beträgt bis zu 4 h, wenngleich das Maximum der Wirkung innerhalb der ersten 2 h liegt [96]. Hat die Belastung einmal begonnen, bleibt es wirkungslos [138]. Die Wirksamkeit in bezug auf die Verhinderung belastungsinduzierter Bronchokonstriktionen kann noch vergrößert werden, wenn eine regelmäßige Tagesdosis von DNCG mit einer *zusätzlichen* Inhalation kurz vor der Belastung kombiniert wird (natürlich dann nicht, wenn die Belastung kurz nach der Einnahme dieser Tages-Regeldosis erfolgt). DNCG wird ebenfalls als Aerosol inhaliert, bei oraler Anwendung ist es mit Hinblick auf die Vorbeugung gegenüber BIB unwirksam [33]. Bei Kindern, bei denen sich die Auslösung von asthmatischen Zuständen unter Belastung weder durch β_2-Sympathomimetika noch durch DNCG in Monoform verhindern läßt, kann sich manchmal die Kombination beider Substanzen als wirksam erweisen.

Aufgrund von in-vitro-Untersuchungen scheint DNCG die Membran der Mastzellen zu stabilisieren, und damit die Freisetzung von Mediatorsubstanzen aus den sensibilisierten Mastzellen zu verhindern. Eine Reihe von in-vivo-Beobachtungen weist allerdings darauf hin, daß DNCG möglicherweise noch auf anderem Wege wirksam wird [47].
Methylxanthine, speziell Theophyllin, spielen zwar in der allgemeinen Behandlung des Asthmas eine große Rolle, sie kommen in der spezifischen Vorbeugung gegenüber der BIB allerdings weniger zur Anwendung. Die wesentliche Ursache hierfür liegt in der oralen Applikationsform, die keine rasche Wirkung gewährleistet. Ebenso wie die β_2-Sympathomimetika, sind Methylxanthine in Ruhe potente Bronchodilatatoren. Sie reduzieren die BIB bei 65–80% aller Patienten [8, 11, 20, 67], wobei dieser Effekt dosisabhängig ist [21], die minimale therapeutisch wirksame Konzentration für das Theophyllin liegt bei 10 µ/ml [125]. Zwischen der allgemeinen Wirksamkeit der Methylxanthine in der Behandlung des Asthmas und dem prophylaktischen Effekt gegenüber der BIB besteht nur eine geringe Korrelation [67]. Ebenso wie bei Salbutamol [63] zeigt sich bei Patienten während der regelmäßigen Einnahmen von Theophyllin über einige Wochen hinweg keinerlei Toleranzentwicklung [20].
Eine Reihe von Medikamenten, die ebenfalls zur Vorbeugung gegenüber der BIB eingesetzt wurden, enthalten Anticholinergika, wie beispielsweise Ipatropiumbromid-Aerosol [8, 162, 163], Kalziumantagonisten wie beispielsweise Nifedipin [26] oder Verapamil [121], α-Rezeptorenblocker wie Indoramin [18], Prostaglandin-Antagonisten wie Dextropropoxyphen [8] oder Antihistaminika wie Ketotifen [8].
Unabhängig davon, ob sie oral genommen oder inhaliert werden, sind Kortikosteroide in der Prävention gegenüber der BIB kaum wirksam [96], auch wenn sie den Effekt anderer Substanzen verstärken können [3].

Behandlung des Anfalls

Im belastungsinduzierten Anfall selbst besteht die Therapie der Wahl in der Anwendung eines β_2-sympathomimetisch wirksamen Aerosols, wie beispielsweise Salbutamol. Manche Kinder reagieren auf eine einzige Inhalation, andere benötigen 2–3 Hübe in 3- bis 4minütigen Abständen. Einige Patienten reagieren besser auf die Applikation der Substanz mit Hilfe eines Flüssigkeitzerstäubers. Das Hauptproblem in der Behandlung der BIB besteht in der Schwierigkeit, das aufgeregte Kind dazu zu bringen, vernünftig einzuatmen. Hinzu kommt, daß die eingeengten Atemwege die Penetration des Medikaments behindern können, selbst dann, wenn rein mechanisch die Inhalation adäquat erfolgt. Eine Möglichkeit um hier die Bronchien in diesem Stadium etwas aufzuweiten besteht darin, das Kind kurz für eine weitere Minute zu belasten und dann inhalieren zu lassen [3].

Nasenatmung als Anfallsprävention

Seit langem ist bekannt, daß die Nase hervorragend geeignet ist, die eingeatmete Luft aufzubereiten [126]. Durch Nasenatmung können die Eigenschaften der Atemluft erheblich verändert werden. Selbst bei extrem niedriger Luftfeuchtigkeit und Außentemperatur kann im Nasen-Rachen-Raum die Luft fast zu 100% befeuchtet werden, die Temperatur kann auf 32–37 °C ansteigen [126, 127]. Wenn Asthmatiker unter körperlicher Belastung durch die Nase atmen, werden mögliche Negativeffekte kalter und trockener Luft abgeschwächt oder gar völlig aufgehoben. Die Abb. 3.8 zeigt eine Studie, in der es bei Mundatmung während einer Laufbandbelastung zu einer erheblichen Bronchokonstriktion kommt, der Atemwiderstand steigt, es kommt zu einer Lungenüberblähung. Diese Effekte werden

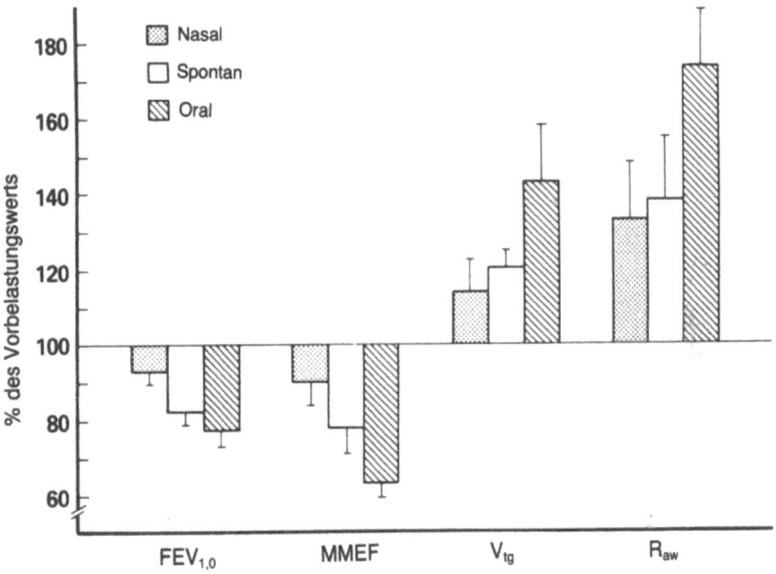

Abb. 3.8. Veränderungen der Lungenfunktionswerte nach Belastung, bezogen auf die Atemtechnik. Die Tests wurden bei zwölf 7–14 Jahre alten Asthmapatienten durchgeführt, die an drei verschiedenen Tagen jeweils einen Laufbandtest bei 75–85% ihrer maximalen Herzfrequenz durchführten und dabei unterschiedliche Atemtechniken anwendeten. Die Temperatur betrug jeweils 20–22°C und die relative Luftfeuchtigkeit 25–30%. Die Werte wurden jeweils 7–9 min nach Belastung gemessen. $FEV_{1,0}$ maximales Ausatmungsvolumen in der ersten Sekunde. $MMEF$ maximales Strömungsvolumen in der Mitte der Expirationsphase, V_{tg} intrathorakales Gasvolumen, R_{aw} Atemwegswiderstand. Die vertikalen Linien bedeuten die einfache Standardabweichung. (Nach Daten von Shturman-Ellstein et al. [136])

durch Nasenatmung abgeschwächt, d. h. praktisch, daß das Kind gegenüber der BIB geschützt wird [136]. Ähnliche Effekte wurden auch während des freien Laufens [101] sowie bei Hyperventilation in Ruhe [167] bei Konstanthaltung des CO_2-Drucks gezeigt.

Die oben angeführten Daten beziehen sich auf leichte bis mäßige Belastungsintensitäten. Der Nutzen der Nasenatmung während sehr anstrengender körperlicher Arbeit bleibt allerdings noch zu untersuchen. Trotz dieser Einschränkung empfehlen wir die Anwendung dieser Technik, zumindest bei körperlichen Aktivitäten im mittleren Belastungsbereich. Bei Patienten mit allergischer Rhinitis sollte man nasale Vasokonstriktoren verordnen, um die Durchgängigkeit der Nasenwege zu verbessern.

Artifizielle Methoden zur Erwärmung und Befeuchtung der Einatmungsluft

Eine Alternative zur Nasenatmung stellt die Verwendung eines Mundschutzes an kalten Tagen dar, um die Einatmungsluft zu erwärmen und zu befeuchten. Durch eine solche, kommerziell erhältliche Maske wird die Einatmungsluft mit der Ausatmungsluft vermischt, hierdurch wird die Temperatur ebenso wie der Wasserdampfgehalt angehoben. Ein gewisser Nachteil dieser Technik besteht in der Zunahme des Totraums. Die Wirksamkeit eines solchen Maskenschutzes gegenüber der BIB konnte experimentell belegt werden [129]. Die Lufttemperatur betrug unter körperlicher Belastung bei einer Außentemperatur von nur 4 °C immerhin mehr als 30 °C. Für den Fall, daß keine solche Maske verfügbar ist, kann man ähnliche Wirkungen dadurch erzielen, daß man Mund und Nase einfach mit einem Schal bedeckt.

Auswahl der geeigneten Belastungsformen

Wie oben beschrieben, sind einige Belastungsformen eher geeignet, Asthmaanfälle auszulösen, als andere. Für die meisten Asthmatiker stellt Schwimmen die Belastung der Wahl dar. Wenn immer dies möglich ist, sollte man daher Schwimmen in besonderem Maße empfehlen. Andere Bewegungsformen sollten vorwiegend intervallartig durchgeführt werden, beispielsweise in Form von 1- bis 3minütigen Belastungen, die entweder durch Ruhephasen oder besser durch Phasen eines lockeren „Auslaufens" unterbrochen werden [120]. Intermittierende Belastungen sind weniger geeignet, Asthmaanfälle auszulösen als Dauerbelastungen. Als Beispiele seien genannt ein Circuittraining, Gymnastik, Kunstspringen und alpines Skilaufen. Unter den Spielsportarten sind etwa Wasserball, Fußball oder Baseball geeignet.

Experimentelle Untersuchungen zur Frage, ob durch ein geeignetes Aufwärmen der BIB vorgebeugt werden kann, liegen noch nicht vor. Von 3minütigem Gehen oder Laufen wurden keine Effekte gesehen [112], dagegen reduzierten wiederholte 30-s-Läufe 10 min vor dem Belastungstest ausgeführt, die Abnahme des maximalen exspiratorischen Flows um 36% [131]. Obwohl bisher kein wissenschaftlicher Beleg hierfür vorliegt, empfehlen wir in Übereinstimmung mit anderen Autoren [120] eine Aufwärmphase vor jeder körperlichen Belastung. Sie sollte 6–10 min dauern, die Herzfrequenz sollte keine höheren Werte als 150 Schläge/min erreichen.

Beim Einsetzen einer BIB kann körperliche Belastung als Mittel benutzt werden, um sie abzuschwächen oder sogar völlig zum Verschwinden zu bringen. Diese Tatsache beruht auf der *Bronchodilatation,* die unter Belastung stattfindet. Als effektiv hat sich eine kurze Belastungsphase von 1 min gezeigt [89], wobei die Wirksamkeit in Kombination mit einer Aerosolbehandlung besonders deutlich wird [3].

Das körperliche Training des asthmakranken Kindes

Bei der Diskussion der Bedeutung des körperlichen Trainings für asthmakranke Kinder erweisen sich zwei Aspekte als klinisch bedeutsam, zum einen die Verbesserung der körperlichen Leistungsfähigkeit, zum anderen der positive Einfluß auf die asthmatischen Symptome, speziell die BIB.

Körperliches Training und Verbesserung der Leistungsfähigkeit

Zahlreiche Untersuchungen konnten nachweisen, daß die meisten Asthmakranken trainierbar sind, daß es möglich ist, durch geeignete Trainingsprogramme ihre maximale aerobe Leistungsfähigkeit, Muskelkraft und andere motorischen Komponenten zu verbessern [51, 54, 62, 73, 99, 118, 119, 123]. Wie bei gesunden Kindern auch hängt der Grad der Verbesserung der körperlichen Leistungsfähigkeit von der Trainingsintensität ab [73]. Patienten mit schwerem Asthma sind oft nicht in der Lage durch ein Trainingsprogramm ihre Leistungsfähigkeit zu verbessern, da sie keine intensiveren körperlichen Belastungen durchführen können ohne einen Asthmaanfall auszulösen.

Die durch ein Training verbesserte Möglichkeit des asthmakranken Kindes an Spiel und Sport teilzunehmen, zahlt sich als wichtige psychosoziale Dividende aus. Die Schule wird regelmäßiger besucht, die Akzeptanz durch die Altersgenossen steigt, Selbstvertrauen und Selbstwertgefühl werden verbessert, Zahl und Intensität emotionaler Erregungszustände nehmen ab, v. a. lernt der Asthmatiker, daß für ihn Krankheit nicht Lebensinhalt werden muß [1, 10, 82, 120, 130, 150]. Der Fall eines asthmakranken Kindes soll dies verdeutlichen. Es handelt sich um ein australisches Mädchen, das irgendwann beschloß zu schwimmen, um mit dem Asthma fertig zu werden. Einige Jahre später war sie Olympiasiegerin und eine der bedeutendsten Gestalten in der Schwimmgeschichte [52].

Training und BIB

Für den Kliniker ist die Frage entscheidend, ob körperliches Training die asthmatische Symptomatik verbessern, speziell ob es belastungsinduzierten Asthmaanfällen vorbeugen oder sie abschwächen kann. Frühere Untersuchungen schienen zu zeigen, daß es unter Training trotz Verbesserung der körperlichen Leistungsfähigkeit nicht zu einer Verminderung der Gefahr von BIB kommt [54]. Dagegen liegen neuere Untersuchungen vor, nach denen als Folge eines körperlichen Trainings Asthmatiker bei einer gegebenen Belastungsintensität mit einer geringeren Bronchokonstriktion reagieren [77, 79, 111, 119, 151]. Eine solche Verbesserung wird in der Abb. 3.9 gezeigt. Obwohl noch nicht völlig geklärt, könnte die Ursache der verminderten BIB in einer Reduktion des submaximalen Atemminutenvolumens und damit des respiratorischen Wärmeverlusts gesehen werden. Körperliches Training scheint die Schwelle für das Auslösen einer BIB bei

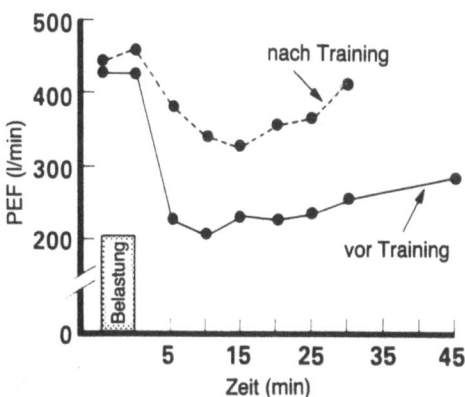

Abb. 3.9. Körperliches Training und belastungsinduzierte Bronchokonstriktion. Dargestellt sind die Werte des maximalen exspiratorischen Strömungsvolumens nach Belastung *(PEF)* bei einem 13,5 Jahre alten Mädchen vor und nach einem 14 Tage lang durchgeführten Trainingsprogramm. Der Belastungsprovokationstest wurde auf dem Fahrrad bei 87 Watt über 6 min durchgeführt. (Wiedergegeben mit Erlaubnis von Oseid u. Haaland [119])

einigen Patienten anzuheben, worin auch immer die Ursache zu suchen sein mag. Allerdings liegt bisher keinerlei Beweis für eine Beziehung zwischen dem Ausmaß der Verbesserung der BIB und dem Grad der Leistungssteigerung vor. So können Asthmatiker in einigen Sportarten, wie z. B. Schwimmen, die Weltspitze erreichen, ohne eine erwähnenswerte Erleichterung ihrer belastungsinduzierten Asthmaanfälle zu erfahren [51] Wir können bisher auch die Frage nicht beantworten, ob Training in der Jugend eine Bedeutung für die Langzeitprognose des Asthmas hat.

Es wäre ideal, wenn asthmakranke Kinder regelmäßig am Schulsport teilnehmen würden. Zu diesem Zweck ist es bei einigen dieser Kinder erforderlich, zunächst mit ihnen ein 4- bis 6wöchiges Eingewöhnungsprogramm zur Verbesserung der Leistungsfähigkeit und zur Wiedergewinnung von Selbstvertrauen durchzuführen. Im Rahmen ihrer Ausbildung sollten Lehrer entsprechend instruiert werden, insbesondere sollten sie asthmakranken Kindern erlauben, ihre Medikamente mit in die Schule zu bringen und bei Bedarf anzuwenden.

Zystische Fibrose (ZF)

Ursachen der reduzierten körperlichen Leistungsfähigkeit

Bei ZF-Kindern mit fortgeschrittenen Lungenschädigungen tritt unter oder nach Belastung Atemnot auf. Die Leistungsfähigkeit solcher Kinder ist eingeschränkt, wobei das Ausmaß der Einschränkung in direkter Beziehung zum klinischen Schweregrad des Krankheitsbilds steht. Tabelle 3.1 faßt die pathophysiologischen Faktoren, die für die Leistungsfähigkeit eines Kindes mit ZF bedeutsam sind, zusammen.

Tabelle 3.1. Pathophysiologische Veränderungen bei Kindern mit fortgeschrittener zystischer Fibrose, die die körperliche Leistungsfähigkeit beeinflussen. (Nach Daten von Chipps et al. [30], Day u. Mearns [35], Godfrey u. Mearns [68], Mansell et al. [102], Mellis u. Levison [108] und Ryland u. Reid [128])

1. Respiratorische Einschränkungen	Bronchiale Obstruktion Verminderte pulmonale Elastizität „Hyperaktive" Bronchien
2. Kardiovaskuläre Schädigungen	Destruktion und Umbau des pulmonalen Gefäßsystems Sekundäre, pulmonal-induzierte Rechts- und Linksherzschädigung

Die Atembehinderung führt beim Kind mit fortgeschrittener Lungenkrankheit [25] zu einer Einschränkung des Atemgrenzwerts [68] sowie des maximalen Atemminutenvolumens in Ruhe. Gesunde Kinder nehmen während maximaler Belastung nur 60–70% ihres Atemgrenzwerts in Anspruch. Im Gegensatz hierzu werden bei Kindern mit fortgeschrittener ZF Atemminutenvolumina unter Belastung beobachtet, die den Atemgrenzwert erreichen oder sogar überschreiten – Ausdruck einer nicht ausreichenden ventilatorischen Reserve [116]. Beim gesunden Menschen wird die maximale Sauerstoffaufnahme unter Belastung durch das maximale Herzminutenvolumen und durch den Energieumsatz im arbeitenden Muskel begrenzt. Dagegen wird beim Patienten mit fortgeschrittener ZF die ventilatorische Kapazität zur limitierenden Größe.

Durch die restriktive Funktionseinschränkung vermehrt sich der Totraum, die alveoläre Ventilation nimmt ab, es kommt zu einer CO_2-Retention [25, 60, 68]. Bei submaximaler Belastung werden überhöhte Atemminutenvolumina gemessen, hierin drückt sich wahrscheinlich ein Kompensationsmechanismus für den vergrößerten Totraum aus. Der Nachteil einer solch überschießenden Ventilation besteht darin, daß ein hoher Anteil der Sauerstoffaufnahme für die Atemmuskeln selbst benötigt wird und nicht mehr der Muskulatur zur Verfügung steht, die die mechanische Leistung erbringen soll und die dann vorzeitig ermüdet.

Durch die hohen Atemminutenvolumina beim Kind mit ZF entsteht ein Trainingsreiz auf die Atemmuskulatur, ihre Ausdauer wird verbessert, d. h. ihre Fähigkeit ein hohes Atemminutenvolumen über eine lange Zeitdauer aufzubringen. Die ventilatorische Ausdauer liegt tatsächlich bei Patienten mit ZF höher als bei gesunden Kontrollpersonen [94].

Die Zerstörung des Lungenparenchyms und des Kapillarnetzes zeigt sich in einer reduzierten Lungendiffusionskapazität in Ruhe und besonders in der fehlenden Fähigkeit einer Steigerung der Diffusion unter Belastung [68, 168], wie dies in der Abb. 3.10 demonstriert wird. Die eingeschränkte pulmonale Leistungsfähigkeit führt andererseits zu einer „Luxus"ventilation und zu einem vergrößerten physiologischen Totraum [68].

Ein weiteres Charakteristikum des Patienten mit schwerer ZF besteht in einer arteriellen Sauerstoffuntersättigung während maximaler Belastung [25, 32]. Dabei liegt keine quantitative Beziehung zwischen dem Ausmaß dieser Untersättigung und anderen Symptomen – von der Zyanose abgesehen – vor. Wie in der Abb. 3.11 gezeigt, geht eine geringgradige Sauerstoffuntersättigung mit einer erheblichen Abnahme der Leistungsfähigkeit einher. Dabei bleibt allerdings unklar, in welchem Ausmaß die Sauerstoffuntersättigung tatsächlich die *Ursache* der reduzierten körperlichen Leistungsfähigkeit bei der ZF darstellt.

Die zystische Fibrose führt häufig zu einem *Cor pulmonale,* sie kann aber auch die linksventrikuläre Funktion verschlechtern. Eine Dyspnoe unter

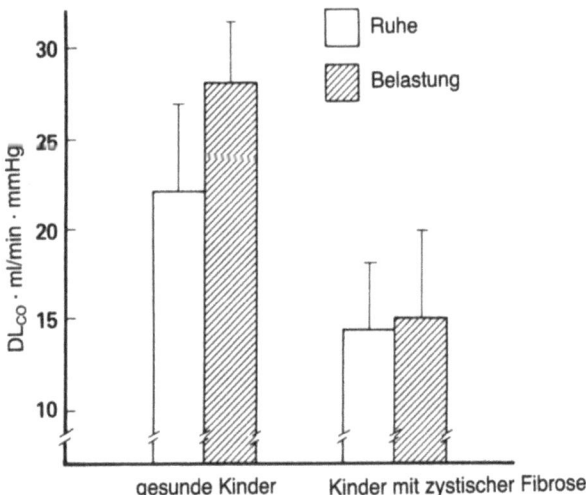

Abb. 3.10. Lungendiffusionskapazität für Kohlenmonoxid (DL_{CO}) bei Kindern mit zystischer Fibrose (n = 18) und gesunden Kontrollpersonen, (n = 8), jeweils 5–15 Jahre alt. Vergleich der Ruhewerte in sitzender Position mit den Werten sofort nach einer maximalen fahrradergometrischen Belastung. Die senkrechten Linien geben die einfache Standardabweichung wieder. (Nach Daten von Zelkowitz u. Giamonna [168])

Belastung bei fortgeschrittener ZF muß nicht nur die Folge der pulmonalen Störung sein, sie kann auch den Ausdruck der linksventrikulären Dysfunktion darstellen [30].

Zusammenfassend ist die Leistungsfähigkeit beim Kind mit schwerer ZF eingeschränkt, wenngleich sie bei milden Formen durchaus im Normbereich liegen kann. In besonderer Art und Weise sind diejenigen motorischen Komponenten betroffen, die vom Sauerstofftransportvermögen abhängig sind. Im Gegensatz hierzu ist die Leistungsfähigkeit bei kurzen, „anaeroben" Belastungen, wie beispielsweise Sprüngen und „sit-ups", oder reinen Kraftleistungen nicht eingeschränkt, es sei denn sekundär durch einen Bewegungsmangel [34]. Bei intensiven Belastungen ist der limitierende Faktor nicht im Kreislaufsystem, sondern in der Ventilation zu suchen, wobei das Bronchialsystem wie das Lungenparenchym gleichermaßen betroffen sind.

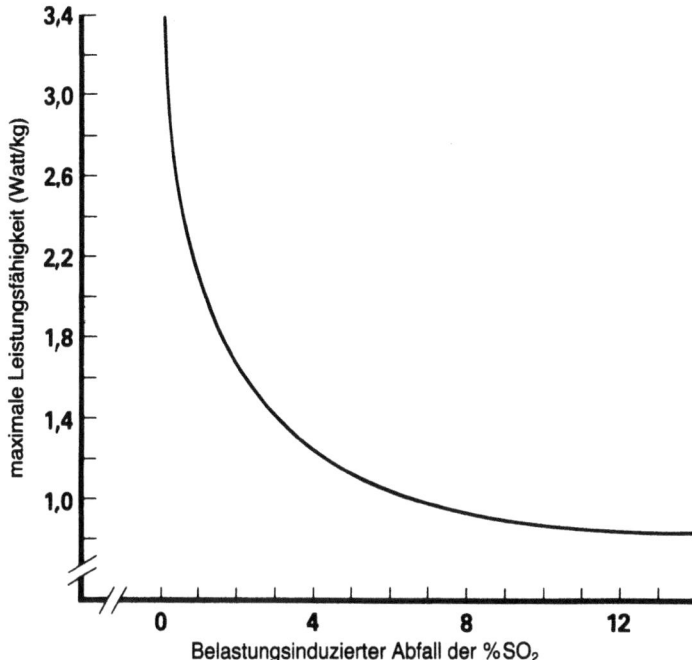

Abb. 3.11. Arterielle Sauerstoffsättigung *(%SO₂)* als begrenzender Faktor der körperlichen Leistungsfähigkeit (Maximalleistung) bei Kindern mit zystischer Fibrose. Zwanzig jugendliche Patienten unterzogen sich einem stufenförmig durchgeführten maximalen Fahrradergometertest. $\%SO_2$ wurde in Ruhe sowie kontinuierlich während der Belastung gemessen. (Schematische Darstellung nach Daten von Cropp et al. [32])

Der Belastungstest beim Kind mit ZF

Obwohl der Belastungstest nicht zur Diagnosestellung der ZF bedeutsam ist, ist er trotzdem aus folgenden Gründen nützlich:
1. Feststellung solcher Patienten, die mit einer Bronchokonstriktion reagieren.
2. Bestimmung der alveolären Hypoventilation und Sauerstoffuntersättigung während intensiver Belastung.

Zwischen 30 und 50% aller ZF-Patienten reagieren beim Gehen bzw. Laufen mit einem Abfall des maximalen exspiratorischen Flow von 15% und mehr [35, 166]. Diese Reaktion kann nicht aus den pulmonalen Funktionswerten in Ruhe vorausgesagt werden. Aus diesem Grund ist in all den Fällen ein Belastungstest indiziert, in denen der Patient über Dyspnoe während oder nach Belastung klagt.

Zentren, die Bewegungstherapie verordnen, empfehlen einen Provokationstest durch Belastung vor Beginn eines Trainingsprogramms. Diejenigen Kinder, die während des Tests mit einer alveolären Hypoventilation oder mit einer arteriellen Sauerstoffuntersättigung reagieren, können auf diese Art und Weise festgestellt und dann in dem sich anschließenden Trainingsprogramm speziell überwacht werden [25]. Man sollte solche Kinder, zumindest im Beginn, nur gering belasten.

Belastungs-Provokationstests wurden auch durchgeführt, um durch den Vergleich der pulmonalen Funktion vor und nach Belastung diejenigen Patienten zu identifizieren, die unter einer atopischen Erkrankung leiden. Die Reaktion während eines Laufbandtests erwies sich dabei allerdings als wenig aussagefähig [166]; anscheinend ist es nicht möglich, allein auf der Basis eines solchen Provokationstests durch Belastung eine Differentialdiagnose zwischen atopischen und nicht-atopischen Formen der ZF zu stellen.

Bei Patienten mit leichter ZF, bei denen in Ruhe keinerlei Anzeichen einer eingeschränkten linksventrikulären Funktion bestehen, kann es trotzdem unter Belastung zu einer linksventrikulären Funktionsverschlechterung kommen [30]. Der Belastungstest kann sich somit als hilfreich bei der Frühdiagnose einer linksventrikulären Funktionseinschränkung bei der ZF erweisen. Diese Befunde bedürfen allerdings noch weiterer Bestätigung.

Positive Effekte eines körperlichen Trainings

Die Erfahrungen mit der Bewegungstherapie bei Kindern mit ZF sind noch verhältnismäßig jung, folgende positive Effekte wurden nachgewiesen:
- Vermehrter Schleimauswurf
- Verbesserte Ausdauer der Atemmuskulatur
- Verminderter Bronchialwiderstand
- Erhöhte körperliche Leistungsfähigkeit.

Im Laufe eines Schwimmtrainings war das Sputumvolumen an denjenigen Tagen, an denen die Patienten trainierten, um 15% höher [165]. Ähnliche Effekte wurden auch bei Geh- oder Lauftraining beschrieben [117, 160]. In einer weiteren Untersuchung war während eines 17tägigen intensiven Belastungsprogramms der Sputumauswurf ausreichend, obwohl die Aerosolbehandlung und die thorakale Physiotherapie unterbrochen wurden [164]. Bei Erwachsenen mit chronischer Bronchitis konnte durch direkte Messung nachgewiesen werden, daß der Schleimabtransport aus den Bronchien während körperlicher Belastung größer ist als während einer Drainage durch entsprechende Lagerung [115]. Die Mechanismen, die einer solchen vermehrten Bronchialreinigung zugrunde liegen, sind unklar. Bevor generell körperliche Belastung als Ersatzmaßnahme für die thorakale Physiotherapie empfohlen werden kann, müssen mehr Daten über diese speziellen Mechanismen, die zur Reinigung der Bronchien beitragen, verfügbar sein.

Wie im einzelnen bereits beschrieben, konnte nachgewiesen werden, daß die Ausdauer der Atemmuskulatur bei ZF-Patienten durch eine Reihe von Trainingsprogrammen verbessert wurde, im einzelnen durch Gehen und Laufen [116], Schwimmen und Kanufahren [94], sowie durch ein spezifisches Training der Atemmuskeln [94]. Die Abb. 3.12 zeigt, daß die hierdurch erzielte Besserung ausgeprägter ist als bei gesunden Kontrollpersonen. Eine gesteigerte Ausdauer der Atemmuskulatur kann die körperliche Leistungsfähigkeit bei Kindern mit ZF erhöhen. Es ist allerdings bisher noch nicht bekannt, ob sich ein solches Trainingsprogramm auch beim Fortschreiten der Erkrankung für das Kind als hilfreich erweist.

Durch Training sinkt der Bronchialwiderstand ab, speziell beim Schwimmen [164, 165]. Dagegen kommt es nicht zu einer Veränderung der Lungenvolumina, bzw. des Verhältnisses von Residualvolumen zu totaler

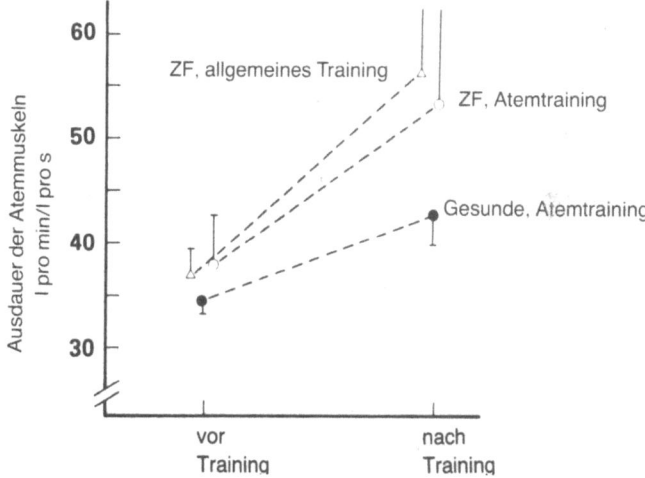

Abb. 3.12. Auswirkungen eines körperlichen Trainings auf die Ausdauer der Atemmuskulatur. Jugendliche mit zystischer Fibrose führten ein 4wöchiges Trainingsprogramm durch, das entweder aus einem spezifischen Training der Atemmuskulatur (n = 4), oder aus Schwimmen und Kanufahren (n = 7) bestand Vier gesunde Erwachsene dienten als Kontrollperson. Das Kriterium für die Ausdauer der Atemmuskulatur war das maximale Atemminutenvolumen bei normalem CO_2-Spiegel, das über 15 min durchgehalten werden kann, dividiert durch die $FEV_{1.0}$. (Nach Keens et al. [94])

Lungenkapazität [116, 164]. Die Verbesserung der Atemströmungsvolumina ist dabei allerdings nur kurzfristig. In der Abb. 3.13 wird gezeigt, daß sich die Steigerung der Sekundenkapazität ($FEV_{1,0}$) sowie des maximalen exspiratorischen Strömungsvolumens als Folge eines 7wöchigen Trainingsprogramms in Form von Schwimmen 10 Wochen nach dessen Beendigung wieder völlig zurückbildete.
Kinder und Jugendliche mit ZF sind trainierbar. Besonders bei Kindern mit einer sehr niedrigen Leistungsfähigkeit zu Beginn eines Trainingsprogramms steigt die maximale Leistungsfähigkeit ebenso an wie die maximale Sauerstoffaufnahme [116]. In einigen Fällen kann die Leistungssteigerung sogar so weit gehen, daß die Ebene des Spitzensports erreicht wird [117].
Im Rahmen eines effektiven Trainingsprogramms ist es nicht erforderlich, das Kind jeweils bis an seine Grenzen heran zu belasten: Belastungen, die die Herzfrequenz auf 70–80% des Maximalwerts ansteigen lassen, sind ausreichend [116]. Besonderer Wert sollte auf eine individuelle Belastungsdosierung gelegt werden; die großen Unterschiede in Lungenfunk-

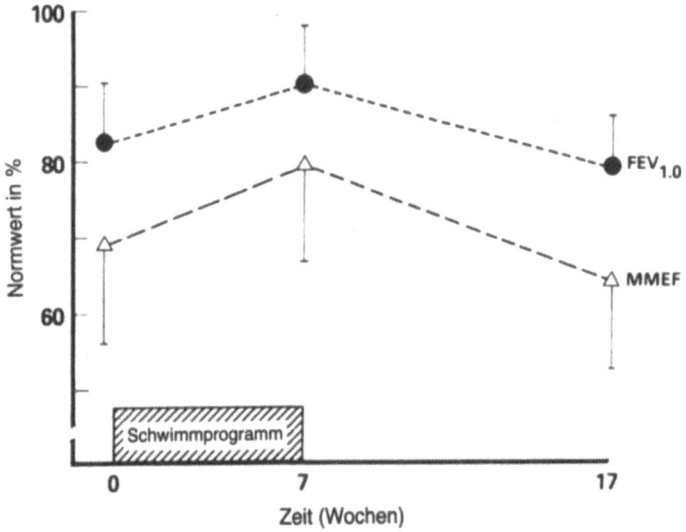

Abb. 3.13. In der Abbildung wird das Anhalten von trainingsbedingten Veränderungen in der Lungenfunktion bei Kindern mit zystischer Fibrose gezeigt. Zehn 6–18 Jahre alte Patienten nahmen an einem 7wöchigen Schwimmtraining teil, mit jeweils 2–3 Trainingseinheiten pro Woche. Das maximale Ausatmungsvolumen in der ersten Sekunde ($FEV_{1,0}$) und das maximale Strömungsvolumen in der Mitte der Expirationsphase *(MMEF)* wurden jeweils vor dem Programm, nach dem Training und 10 Wochen nach Beendigung des Trainings gemessen. Die vertikalen Linien geben die einfache Standardabweichung wieder. (Nach Daten von Zach et al. [165])

tion, Leistungsfähigkeit, Ernährungsstatus und Auffassungsgabe bei diesen Kindern sind zu berücksichtigen. Letztlich bleibt die entscheidende Frage noch unbeantwortet, die Frage nämlich, ob die Verbesserung von Belastungstoleranz, Ausdauer der Atemmuskulatur sowie des allgemeinen Wohlbefindens geeignet sind, die Verschlechterung des klinischen Krankheitsbilds zu verzögern.

Erforderliche Vorsichtsmaßnahmen während der Durchführung von Trainingsprogrammen

Einige Kinder mit klinisch fortgeschrittenen Krankheitsbildern, d. h. mit Werten unter 60 für den Taussig-NIH-Score, reagieren unter intensiver Belastung mit einer arteriellen Sauerstoffuntersättigung [25, 60]. Es wurde diskutiert, ob sich nicht eine solche Veränderung bei Kindern mit bereits eingeschränkter Lungenfunktion negativ auswirken könnte, im Sinne der Induktion oder Verschlechterung einer pulmonalen Hypertonie sowie einer rechtsventrikulären Hypertrophie. Durch die gleichzeitig vorliegende Hypoxämie könnten Arrhythmien ausgelöst werden [32]. Obwohl Beweise für solche negativen Effekte bisher noch ausstehen, ergibt sich aus solchen Überlegungen doch die Notwendigkeit von Zurückhaltung in der Verordnung von Bewegungstherapie bei Patienten mit schwerer ZF. Die Belastung sollte nur gering sein, evtl. Intensitätssteigerungen sollten nur allmählich erfolgen. Für solche Kinder, die an einem Trainingsprogramm teilnehmen, empfiehlt sich aus Vorsichtsgründen die regelmäßige Durchführung von Kontrollbelastungstests.
Es gibt keinen Hinweis dafür, daß der vermehrte Kochsalzverlust durch Schweiß bei Kindern mit ZF die Belastungstoleranz verschlechtert. Wie im Kapitel 10 dargestellt, sind solche Patienten bei warmem und feuchtem Wetter allerdings extrem empfindlich gegenüber Hitzeschädigungen. Die Thermoregulation bei Kindern mit ZF ist auch bei Hitze während kurzer Belastungsphasen effizient [117], dagegen liegen bisher keine Untersuchungen über den Salzverlust und über einen möglichen Wassermangel während *Langzeit*belastungen vor.
Wir empfehlen Patienten bei Belastung in feuchtem und warmem Klima Flüssigkeit über ihr Trinkbedürfnis hinaus zu sich zu nehmen, sie sollten dabei die Wasseraufnahme durch Salz ergänzen. So lange bis experimentelle Daten verfügbar sind, empfehlen wir, daß die Salzaufnahme um 30% höher liegen sollte, als dies in den Hinweisen des Kapitels 9 im Abschnitt „Richtlinien für die Durchführung von Sport in der Hitze" (s. S. 366), angegeben wird.

Interstitielle Lungenerkrankungen

Untersuchungen hinsichtlich der Belastungsreaktion von Kindern bei interstitiellen Lungenerkrankungen verschiedener Ursachen wurden durchgeführt, und zwar bei Sarkoidose, Hämosiderose, Sklerodermie, M. Hodgkin [58], bzw. bei lymphozytärer interstitieller Pneumonie [114]. Dabei wurde der Grad des belastungsinduzierten Abfalls des Sauerstoffdrucks als respiratorischer Parameter verwendet. Dieser Abfall wurde auf die eingeschränkte Lungendiffusionskapazität bzw. auf die reduzierte dynamische Compliance der Lunge bezogen. Auch aus diesen Befunden geht hervor, daß im Gegensatz zum gesunden Kind beim Kind mit Lungenerkrankung die Atmung zum leistungslimitierenden Faktor werden kann.

Lungentuberkulose

Die maximale aerobe Leistungsfähigkeit (PWC_{170}) erwies sich bei Kindern und Jugendlichen, die wegen einer Lungentuberkulose in einem Sanatorium behandelt wurden, im Vergleich zu den körpergrößenbezogenen Normalwerten, als erniedrigt. Dies galt speziell für ältere Jugendliche [154]. Dabei ergab sich weder eine Beziehung zwischen der maximalen aeroben Leistungsfähigkeit und der Schwere der Erkrankung, gemessen an röntgenologischen Kriterien, noch eine Beziehung zur Krankheitsdauer. Bei diesen hospitalisierten Patienten war ganz offensichtlich der Bewegungsmangel die entscheidende Ursache für die Einschränkung der Leistungsfähigkeit und weniger die Erkrankung selbst.

Literatur

1. American Academy of Pediatrics (Committee on Children with Handicaps). The asthmatic child and his participation in sports and physical education. Pediatrics 45:150–151, 1970.
2. Anderson SD: Physiological aspects of exercise-induced bronchoconstriction. PhD Thesis, University of London, 1972.
3. Anderson SD: Exercise-induced asthma: current views. Patient Management 6:43–55, 1982.
4. Anderson SD, Connolly NM, Godfrey S: Comparison of bronchoconstriction induced by cycling and running. Thorax 26:396–401, 1971.
5. Anderson SD, Pojer R, Smith ID, Temple D: Exercise-related changes in plasma levels of 15-keto-13, 14-dihydro-prostaglandin F_2 and noradrenaline in asthmatic and normal subjects. Scand J Resp Dis 57:41–48, 1976.

6. Anderson SD, Rozea PJ, Dolton R, Lindsay DA: Inhaled and oral bronchodilator therapy in exercise-induced asthma. Aust NZ J Med 5:544–550, 1975.
7. Anderson SD, Schoeffel RE, Follet R, et al: Sensitivity to heat and water loss at rest and during exercise in asthmatic patients. Eur J Respir Dis 63, 93–105, 1982.
8. Anderson S, Seale JP, Ferris L, Schoeffel R, Lindsay DA: An evaluation of pharmacotherapy for exercise-induced asthma. J Allergy Clin Immunol 64:612–614, 1979.
9. Astin TW, Penman RWB: Airway obstruction due to hypoxemia in patients with chronic lung disease. Am Rev Respir Dis 95:567–575, 1967.
10. Backman A: Physiological and psychological aspects of the training of asthmatic children. In: Oseid S (ed.) The Asthmatic in Play and Sports. Pitman, London, in press.
11. Badiei B, Faciane J, Sly RM: Effect of theophylline, ephedrine and their combination upon exercise-induced airway obstruction. Ann Allergy 35:32–35, 1975.
12. Bar-Or O: Climate and the exercising child—a review. Int J Sports Med 1:53–65, 1980.
13. Bar-Or O: Climatic conditions and their effect on exercise-induced asthma. In: Oseid S (ed.) The Asthmatic Child in Play and Sport. Pitman, London, in press.
14. Bar-Or, O, Neuman I, Dotan R: Effects of dry and humid climates on exercise-induced asthma in children and preadolescents. J Allergy Clin Immunol 60:163–168, 1977.
15. Bar-Yishay E, Gur I, Inbar O, et al: Differences between swimming and running as stimuli for exercise-induced asthma. Eur J Appl Physiol, in press.
16. Bevegård S, Eriksson BO, Graff-Lonnevig V, et al: Circulatory and respiratory dimensions and functional capacity in boys aged 8 to 13 years with bronchial asthma. Acta Paediatr Scand Suppl 217:86–89, 1971.
17. Bevegård S, Eriksson BO, Graff-Lonnevig V, et al: Respiratory function, cardiovascular dimensions and work capacity in boys with bronchial asthma. Acta Paediatr Scand 65:289–296, 1976.
18. Bianco S, Griffin JP, Kamburoff PL, Prime FJ: Prevention of exercise-induced asthma by indoramin. Br Med J 4:18–20, 1974.
19. Bierman CW, Pierson WE: Summary—Symposium on exercise and asthma. Pediatrics 56:950–952, 1975.
20. Bierman CW, Shapiro GG, Pierson WE, Dorsett CS: Acute and chronic theophylline therapy in exercise-induced bronchospasm. Pediatrics 60:845–849, 1977.
21. Bierman CW, Shapiro GG, Pierson WE, Cho YW: Exercise-induced bronchospasm in asthmatic children as a dose-response model for theophylline. Int J Clin Pharmacol Biopharm 16:245–248, 1978.
22. Blackhall MI: Ventilatory function in subjects with childhood asthma who have become symptom free. Arch Dis Child 45:363–366, 1970.

23. Burr ML, Eldridge BA, Borysiewicz LK: Peak expiratory flow rates before and after exercise in schoolchildren. Arch Dis Child 49:923–926, 1974.
24. Bury JD: Climate and chest disorders (letter). Br Med J 4:613, 1972.
25. Cerny FJ, Pullano TP, Cropp GJA: Cardiorespiratory adaptations to exercise in cystic fibrosis. Am Rev Respir Dis 126:217–220, 1982.
26. Cerrina J, Denjean A, Alexandre G, et al: Inhibition of exercise-induced asthma by a calcium antagonist, nifedipine[1-3]. Am Rev Respir Dis 123:156–160, 1981.
27. Chang-Yeung MMW, Vyas MN, Grybowski S: Exercise-induced asthma. Am Rev Respir Dis 104:915–923, 1971.
28. Chen WY, Horton DJ: Heat and water loss from the airways and exercise-induced asthma. Respiration 34:305–313, 1977.
29. Chen WY, Horton DJ: Airways obstruction in asthmatics induced by body cooling. Scand J Respir Dis 59:13–20, 1978.
30. Chipps BE, Alderson PO, Roland J-MA, et al: Non-invasive evaluation of ventricular function in cystic fibrosis. J Pediatr 95:379–384, 1979.
31. Cropp GJA: The exercise bronchoprovocation test: standardization of procedures and evaluation of response. J Allergy Clin Immunol 64:627–633, 1979.
32. Cropp GJ, Pullano TP, Cerny FJ, Nathanson IT: Exercise tolerance and cardiorespiratory adjustments at peak work capacity in cystic fibrosis. Am Rev Respir Dis 126:211–216, 1982.
33. Dahl R, Henriksen JM: Effect of oral and inhaled sodium cromoglycate in exercise-induced asthma. Allergy 35:363–365, 1980.
34. Darby CW, Davidson AG, Desai ID: Muscular performance in cystic fibrosis patients and its relation to vitamin E. Arch Dis Child 48:72–75, 1973.
35. Day G, Mearns MB: Bronchial lability in cystic fibrosis. Arch Dis Child 48:355–359, 1973.
36. Deal EC Jr, McFadden ER Jr, Ingram RH Jr, Jaeger JJ: Effects of atropine on the potentiation of exercise-induced bronchospasm by cold air. J Appl Physiol: Respir Environ Exercise Physiol 45:238–243, 1978.
37. Deal EC Jr, McFadden ER Jr, Ingram RH Jr, Jaeger JJ: Hyperpnea and heat flux: initial reaction sequence in exercise-induced asthma. J Appl Physiol: Respir Environ Exercise Physiol 46:476–483, 1979.
38. Deal EC Jr, McFadden ER Jr, Ingram RH Jr, Jaeger JJ: Esophageal temperature during exercise in asthmatic and non-asthmatic subjects. J Appl Physiol: Respir Environ Exercise Physiol 46:484–490, 1979.
39. Deal EC Jr, McFadden ER Jr, Ingram RH Jr, et al: Role of respiratory heat exchange in production of exercise-induced asthma. J Appl Physiol: Respir Environ Exercise Physiol 46:467–475, 1979.
40. Derrick EH: The seasonal variation of asthma in Brisbane: its relation to temperature and humidity. Int J Biometeorol 9:239–251, 1965.
41. Edmunds AT, Tooley M, Godfrey S: The refractory period after EIA: its duration and relation to the severity of exercise. Am Rev Respir Dis 117:247–254, 1978.

42. Eggleston PA: Exercise-induced asthma in children with intrinsic and extrinsic asthma. Pediatrics 56:856–859, 1975.
43. Eggleston PA: Laboratory evaluation of exercise-induced asthma: methodologic considerations. J Allergy Clin Immunol 64:604–608, 1979.
44. Eggleston PA, Guerrant JL: A standardized method of evaluating exercise-induced asthma. J Allerg Clin Immunol 58:414–425, 1976.
45. Eggleston PA, Rosenthal RR, Anderson SA, et al: Guidelines for the methodology of exercise challenge testing of asthmatics (Study Group on Exercise Challenge, Broncho-Provocation Committee, American Academy on Allergy). J Allergy Clin Immunol 64:642–645, 1979.
46. Engström I, Karlberg P, Kraepelien S, Wengler G: Respiratory studies in children. VIII. Respiratory adaptation during exercise tolerance test with special reference to mechanical properties of the lungs in asthmatic and healthy children. Acta Paediatr 49:850–858, 1960.
47. Fanta CH, McFadden ER Jr, Ingram RH Jr: Effects of cromolyn sodium on the response to respiratory heat loss in normal subjects. Am Rev Respir Dis 123:161–164, 1981.
48. Feisal KA, Fuleihan FJD: Pulmonary gas exchange during exercise in young asthmatic patients. Thorax 34:393–396, 1979.
49. Fisher HK, Hatton P, Buxton RStJ, Nudel JA: Resistance to breathing during exercise-induced asthma attacks. Am Rev Respir Dis 101:885–896, 1970.
50. Fitch KD: Exercise-induced asthma and competitive athletics. Pediatrics 56:942–943, 1975.
51. Fitch K: Swimming medicine and asthma. In: Eriksson B, Furberg B (eds.) Swimming Medicine IV. University Park Press, Baltimore, 1978, pp. 16–31.
52. Fitch KD, Godfrey S: Asthma and athletic performance. JAMA 236:152–157, 1976.
53. Fitch KD, Morton AR: Specificity of exercise in exercise-induced asthma. Br Med J 4:577–581, 1971.
54. Fitch KD, Morton AR, Blanksby BA: Effects of swimming training on children with asthma. Arch Dis Child 51:190–194, 1976.
55. Fontana VJ, Fost A, Rappaport I: Effects of rapid change in humidity on pulmonary function studies in normal and asthmatic children in a controlled environment. J Allergy 43:16–21, 1969.
56. Francis PWJ, Krastins IRB, Levison H: Oral and inhaled salbutamol in the prevention of exercise-induced bronchospasm. Pediatrics 66:103–108, 1980.
57. Friedman M, Kovitz KL, Miller SD, et al: Hemodynamics in teenagers and asthmatic children during exercise. J Appl Physiol: Respir Environ Exercise Physiol 46:293–297, 1979.
58. Gaultier CL, Buvry A, Boule Y, et al: Epreuve d'effort chez 16 enfants atteints d'une maladie interstitielle. Bull Eur Physiopath Resp 15:409–411, 1979.

59. Gerhard H, Schachter EN: Exercise-induced asthma. Postgrad Med 67:91–102, 1980.
60. Germann K, Orenstein D, Horowitz J: Changes in oxygenation during exercise in cystic fibrosis (abstract). Med Sci Sports Exercise 12:105, 1980.
61. Geubelle F, Dechange J, Louis I, Beyer M: Respiratory function, energetic metabolism and work capacity in boys with asthma syndrome. Acta Paediatr Belg 31:79–86, 1978.
62. Geubelle F, Ernould C, Jovanovich M: Working capacity and physical training in asthmatic children, at 1800 m altitude. Acta Paediatr Scand Suppl 217:93–98, 1971.
63. Gibson GJ, Greenacre JK, König P, et al: Use of exercise challenge to investigate possible tolerance to beta-adrenoreceptor stimulation in asthma. Br J Dis Chest 72:199–206, 1978.
64. Godfrey S: Exercise Testing in Children. Applications in Health and Disease. W.B. Saunders, Philadelphia, 1974.
65. Godfrey S: Exercise-induced bronchial lability in wheezy children and their families. Pediatrics 56:851–855, 1975.
66. Godfrey S: Exercise-induced asthma. Review article. Allergy 33:229–237, 1978.
67. Godfrey S, König P: Inhibition of exercise-induced asthma by different pharmacological pathways. Thorax 31:137–143, 1976.
68. Godfrey S, Mearns M: Pulmonary function and response to exercise in cystic fibrosis. Arch Dis Child 46:144–151, 1971.
69. Godfrey S, Silverman M: Demonstration by placebo response in asthma by means of exercise testing. J Psychosom Res 17:293–297, 1973.
70. Godfrey S, Silverman M, Anderson S: The use of treadmill for assessing EIA and the effect of varying the severity and duration of exercise. Pediatrics 56:893–899, 1975.
71. Graff-Lonnevig V: Cardio-respiratory function, aerobic capacity and effect of physical activity in asthmatic boys. MD Thesis, Karolinska Institute, Stockholm, 1978.
72. Graff-Lonnevig V, Bevegard S, Eriksson BO: Cardiac output and blood pressure at rest and during exercise in boys with bronchial asthma. Scand J Respir Dis 60:36–43, 1979.
73. Graff-Lonnevig V, Bevegård S, Eriksson BO, et al: Two years' follow-up of asthmatic boys participating in a physical activity program. Acta Paediatr Scand 69:347–352, 1980.
74. Greenberg L, Field F, Reed JI, Erhardt CL: Asthma and temperature change. Arch Environ Health 8:642–647, 1964.
75. Greenberg L, Field F, Reed JI, Erhardt CL: Asthma and temperature change. II—1964 and 1965 epidemiological studies of emergency clinic visits for asthma in three large New York City Hospitals. Arch Environ Health 12:561–563, 1966.
76. Griffiths J, Leung FY, Grzybowski, Chan-Yeung MMW: Sequential estimation of plasma catecholamines in exercise-induced asthma. Chest 62:527–533, 1972.

77. Grilliat JP, Viniaker H, Vaillandet M, Ohlsson MG: Réadaptation des asthmatiques a l'effort. Rev Fr Mal Respir 5:431–440, 1977.
78. Henriksen JM, Dahl R, Lundquist GR: Influence of relative humidity and repeated exercise on exercise-induced bronchoconstriction. Allergy 36:463–470, 1981.
79. Henriksen JM, Nielsen TT: Effects of physical training on exercise-induced bronchoconstriction. In: Oseid S (ed.) The Asthmatic Child in Play and Sports. Pitman, London, in press.
80. Herxheimer H: Hyperventilation asthma. Lancet 1:83–87, 1946.
81. Horton DJ, Chen WY: Effects of breathing warm humidified air on bronchoconstriction induced by body cooling and by inhalation of metacholine. Chest 75:24–28, 1979.
82. Hyde JS, Swarts CL: Effect of an exercise program on the perennially asthmatic child. Am J Dis Child 116:383–396, 1968.
83. Inbar O, Alvarez DX, Lyons HA: Exercise-induced asthma—a comparison between two modes of exercise stress. Eur J Respir Dis 62:160–167, 1981.
84. Inbar O, Dotan R, Dlin RA, et al: Breathing dry or humid air and exercise-induced asthma during swimming. Eur J Appl Physiol 44:43–50, 1980.
85. James L, Faciane J, Sly RM: Effect of treadmill exercise on asthmatic children. J Allergy Clin Immunol 57:408–416, 1976.
86. Johnson JD: Statistical considerations in studies of exercise-induced bronchospasm. J Allergy Clin Immunol 64:634–641, 1979.
87. Jones RHT, Jones RS: Ventilatory capacity in young adults with a history of asthma in childhood. Br Med J 2:976–978, 1966.
88. Jones RS: Assessment of respiratory function in the asthmatic child. Br Med J 2:972–975, 1966.
89. Jones RS, Wharton MJ, Buston MH: The place of physical exercise and bronchodilator drugs in the assessment of the asthmatic child. Arch Dis Child 38:539–545, 1963.
90. Josenhans WT, Melville GN, Ulmer WT: The effect of facial cold stimulation on airway conductance in man. Can J Physiol Pharmacol 47:453–457, 1969.
91. Kattan M, Keens TG, Mellis CM, Levison H: The response to exercise in normal and asthmatic children. J Pediatr 92:718–721, 1978.
92. Katz RM, Siegel SC, Rachelefsky GS: Blood gas in exercise-induced bronchospasm: a review. Pediatrics 56[Suppl.]:880–882, 1975.
93. Kawabori I, Pierson WE, Conquest LL, Bierman DW: Incidence of exercise-induced asthma in children. J Allergy Clin Immunol 58:447–455, 1976.
94. Keens TG, Krastins IRB, Wannamaker EM, et al: Ventilatory muscle endurance training in normal subjects and patients with cystic fibrosis. Am Rev Respir Dis 116:853–860, 1977.
95. Kilham H, Tooley M, Silverman M: Running, walking and hyperventilation causing asthma in children. Thorax 34:582–586, 1979.

96. König P: Clinical implications of bronchial lability in relation to asthma. PhD Thesis, University of London, 1974.
97. König P, Godfrey S: Exercise-induced bronchial lability and atopic status of families of infants with wheezy bronchitis. Arch Dis Child 48:942–946, 1973.
98. König P, Godfrey S: Exercise-induced bronchial lability in monozygotic (identical) and dizygotic (non-identical) twins. J Allergy Clin Immunol 54:280–287, 1974.
99. Leisti S, Finnila M-J, Kiura E: Effects of physical training on hormonal responses to exercise in asthmatic children. Arch Dis Child 54:524–528, 1979.
100. Malo JL, Filiatrault S, Martin RR: Combined effects of exercise and exposure to outside cold air on lung functions of asthmatics. Bull Eur Physiopathol Respir 16:623–635, 1980.
101. Mangla PK, Menon MPS: Effect of nasal and oral breathing on exercise-induced asthma. Clin Allergy 11:433–439, 1981.
102. Mansell A, Dubrawsky C, Levison H, et al: Lung elastic recoil in cystic fibrosis. Am Rev Respir Dis 109:190–197, 1974.
103. Mansfield L, McDonnell J, Morgan W, Souhrada JF: Airway response in asthmatic children during and after exercise. Respiration 38:135–143, 1979.
104. McFadden ER Jr, Ingram RH Jr: Exercise-induced asthma. Observations on the initiating stimulus. N Engl J Med 301:763–769, 1979.
105. McFadden ER Jr, Ingram RH Jr, Haynes RL, Wellman JJ: Predominant site of flow limitation and mechanisms of postexertional asthma. J Appl Physiol: Respir Environ Exercise Physiol 42:746–752, 1977.
106. McNally JF Jr, Enright P, Souhrada JF: The role of the oropharynx in exercise-induced bronchoconstriction (abstract). Am Rev Respir Dis 117[Suppl.]:372, 1978.
107. McNeill RS, Nairn JR, Millar JS, Ingram CG: Exercise-induced asthma. Q J Med 35:55–67, 1966.
108. Mellis CM, Levison H: Bronchial reactivity in cystic fibrosis. Pediatrics 61:446–450, 1978.
109. Millar JS, Nairn JR, Unkles RD, McNeill RS: Cold air and ventilatory function. Br J Dis Chest 59:23–27, 1965.
110. Miller GJ, Davies BH, Cole TJ, Seaton H: Comparison of the bronchial response to running and cycling in asthma using an improved definition of the response to work. Thorax 30:306–311, 1975.
111. Miller LC, Miller WW, Johnson RL Jr, Schneider M: The effect of physical training on exercise-induced asthma (abstract). Clin Res 24:588A, 1976.
112. Morton AR, Fitch KD, Davis T: The effect of "warm-up" on exercise-induced asthma. Ann Allergy 42:257–260, 1979.
113. Morton AR, Turner KJ, Fitch KD: Protection from exercise-induced asthma by pre-exercise cromolyn sodium and its relationship to serum IgE levels. Ann Allergy 31:265–271, 1973.

114. O'Brodovich HM, Moser MM, Lee L: Familial lymphoid interstitial pneumonia: a long-term follow-up. Pediatrics 65:523–528, 1980.
115. Oldenburg FA, Dolovich MB, Montgomery JM, Newhouse MT: Effects of postural drainage, exercise and cough on mucus clearance in chronic bronchitis. Am Rev Respir Dis 120:739–745, 1979.
116. Orenstein DM, Franklin BA, Doershuk CF, et al: Exercise conditioning and cardiopulmonary fitness in cystic fibrosis. The effects of a three-month supervised running program. Chest 80:392–398, 1981.
117. Orenstein DM, Henks KG, Cerny FJ: Exercise and cystic fibrosis. Physican Sportsmed 11:57–63, 1983.
118. Oseid S: Exercise-induced asthma: A review. In: Berg K, Eriksson BO (eds.) Children and Exercise IX. University Park Press, Baltimore, 1980, pp. 277–288.
119. Oseid S, Haaland K: Exercise studies on asthmatic children before and after regular physical training. In: Eriksson B, Furberg B (eds.) Swimming Medicine IV. University Park Press, Baltimore, 1978, pp. 32–41.
120. Oseid S, Kendall M, Larsen RB, Selbekk R: Physical activity programs for children with exercise-induced asthma. In: Eriksson B, Furberg B (eds.) Swimming Medicine IV. University Park Press, Baltimore, 1978, pp. 42–51.
121. Patel KR: The effect of calcium antagonist, nifedipine, in exercise-induced asthma. Clin Allergy 5:429–432, 1981.
122. Pearson RB: The effect of exercise in asthma. Acta Allergol (Kbh) 5:310–311, 1952.
123. Petersen KH, McElhenney TR: Effects of a physical fitness program upon asthmatic boys. Pediatrics 35:295–299, 1965.
124. Pierson WE, Bierman CW: Free running test for exercise-induced bronchospasm. Pediatrics 56[Suppl.]:890–892, 1975.
125. Pollock J, Kiechel F, Cooper D, Weinberger M: Relationship of serum theophylline concentration to inhibition of exercise-induced bronchospasm and comparison with cromolyn. Pediatrics 60:840–844, 1977.
126. Proctor DF: The upper airways. I. Nasal physiology and defense of the lungs. Am Rev Respir Dis 115:97–129, 1977.
127. Proctor DF, Andersen I, Lundqvist GR: Human nasal mucosal function at controlled temperatures. Respir Physiol 30:109–124, 1977.
128. Ryland D, Reid L: The pulmonary circulation in cystic fibrosis. Thorax 30:285–292, 1975.
129. Schachter EN, Lach E, Lee M: The protective effect of a cold weather mask on exercise-induced asthma. Ann Allergy 46:12–16, 1981.
130. Scherr MS, Frankel L: Physical conditioning program for asthmatic children. JAMA 168:1996–2000, 1958.
131. Schnall RP, Landau LI, Phelan PD: The use of short periods of exercise in the prevention and reversal of exercise-induced bronchoconstriction. In: Oseid S (ed.) The Asthmatic Child in Play and Sports. Pitman, London, in press.

132. Schoeffel RE, Anderson SD, Seale JP: The protective effect and duration of action of metaproterenol aerosol on exercise-induced asthma. Ann Allergy 46:273–275, 1981.
133. Shapiro GG, Pierson WE, Furukawa CT, Bierman CW: A comparison of the effectiveness of free-running and treadmill exercise for assessing exercise-induced bronchospasm in clinical practice. J Allergy Clin Immunol 64:609–611, 1979.
134. Shephard RJ: Exercise-induced bronchospasm—a review. Med Sci Sports 9:1–10, 1977.
135. Shephard RJ: Physical Activity and Growth. Year Book Medical Publishers, Chicago, 1982.
136. Shturman-Ellstein R, Zeballos RJ, Buckley JM, Souhrada JF: The beneficial effect of nasal breathing on exercise-induced bronchoconstriction. Am Rev Respir Dis 118:65–73, 1978.
137. Silverman M, Anderson SD: Standardization of exercise tests in asthmatic children. Arch Dis Child 47:882–889, 1972.
138. Silverman M, Andrea T: Time course of effect of disodium cromoglycate on exercise-induced asthma. Arch Dis Child 47:419–422, 1972.
139. Simonsson BG, Jacobs FM, Nadel JA: Role of autonomic nervous system and the cough reflex in the increased responsiveness of airways in patients with obstructive airway disease. J Clin Invest 46:1812–1818, 1967.
140. Sims DG, Downham MAPS, Gardner PS, et al: Study of 8-year-old children with a history of respiratory syncytial virus bronchiolitis in infancy. Br Med J 1:11–14, 1978.
141. Sly RM: Exercise-related changes in airway obstruction: Frequency and clinical correlates in asthmatic children. Ann Allergy 28:1–16, 1970.
142. Sly RM: Effect of cromolyn sodium on exercise-induced airway obstruction in asthmatic children. Ann Allergy 29:362–366, 1971.
143. Sly RM: Effect of β-adrenoreceptor stimulants on exercise-induced asthma. Pediatrics 56[Suppl.]:910–915, 1975.
144. Sprenkle AC, Van Arsdel PP, Bierman CW: New drug evaluation using exercise-induced bronchospasm. Pediatrics 56[Suppl.]:937–939, 1975.
145. Stalcup SA, Mellins RB: Mechanical forces producing pulmonary edema in acute asthma. N Engl J Med 297:529–595, 1977.
146. Steer RG: Asthma and the weather (letter). Med J Aust 7:38, 1976.
147. Strauss RH, Haynes RL, Ingram RH Jr, McFadden ER Jr: Comparison of arm vs leg work in induction of acute episodes of asthma. J Appl Physiol 42:565–570, 1977.
148. Strauss RH, McFadden ER Jr, Ingram RH Jr, et al: Influence of heat and humidity on the airway obstruction induced by exercise in asthma. J Clin Invest 61:433–440, 1978.
149. Strauss RH, McFadden ER Jr, Ingram RH Jr, Jaeger JJ: Enhancement of exercise-induced asthma by cold air. N Engl J Med 297:743–747, 1977.
150. Strunk RC, Kelly LJ: The recreation therapy programme at National Jewish Hospital/National Asthma Center. In: Oseid S (ed.) The Asthmatic Child in Play and Sport. Pitman, London, in press.

151. Swann IL: Improvement in asthmatic children as a result of physical training. In: Oseid S (ed.) The Asthmatic Child in Play and Sport. Pitman, London, in press.
152. Tower J: Office testing for exercise-induced asthma. Alaska Med 20:70–72, 1978.
153. Tromp SW, Bouma J: Effect of weather on asthmatic children in the eastern part of the Netherlands. Int J Biometeorol 9:233–238, 1965.
154. Välimäki I, Liuko L, Peltonen T, Hirvonen L: Physical working capacities of children with pulmonary tuberculosis. Scand J Respir Dis 49:260–263, 1968.
155. Vassallo CL, Gee JBL, Domm BM: Exercise-induced asthma. Observations regarding hypocapnia and acidosis. Ann Rev Respir Dis 105:42–49, 1972.
156. Vávra J, Máček M, Mrzena B, Spicak V: Intensive physical training in children with bronchial asthma. Acta Paediatr Scand Suppl 217:90–92, 1971.
157. Vávra J, Máček M, Spicak V: Working capacity of asthmatic children (in French). Rev Pediatr 5:3–7, 1969.
158. Verma S, Hyde JS: Physical education programs and exercise-induced asthma. Clin Pediatr 15:697–699, 1976.
159. Weinstein RE, Anderson JA, Kvale P, Sweet LC: Effects of humidification on exercise-induced asthma (EIA) (abstract). J Allergy Clin Immunol 57:250–251, 1976.
160. Wilbourn K: The lung distance runner. Runner's World 13:62–65, 1978.
161. Wilson BA, Evans JN: Standardization of work intensity for evaluation of exercise-induced bronchoconstriction. Eur J Appl Physiol 47:289–294, 1981.
162. Wolkove N, Kreisman H, Frank H, Gent M: The effect of ipratropium on exercise-induced bronchoconstriction. Ann Allergy 47:311–315, 1981.
163. Yeung R, Nolan GM, Levison H: Comparison of the effects of inhaled SCH 1000 and Fenoterol on exercise-induced bronchospasm in children. Pediatrics 66:109–114, 1980.
164. Zach M, Oberwaldner B, Hausler F: Cystic fibrosis; physical exercise vs. chest physiotherapy. Arch Dis Child 57:587–589, 1982.
165. Zach MS, Purrer B, Oberwalder B: Effect of swimming on forced expiration and sputum clearance in cystic fibrosis. Lancet II:1201–1203, 1981.
166. Zambie MF, Gupta S, Lemen RJ, et al: Relationships between response to exercise and allergy in patients with cystic fibrosis. Ann Allergy 42:290–294, 1979.
167. Zeballos RJ, Shturman-Ellstein R, McNally JF Jr, et al: The role of hyperventilation in exercise-induced bronchoconstriction. Am Rev Respir Dis 118:877–884, 1978.
168. Zelkowitz PS, Giammona ST: Effects of gravity and exercise on the pulmonary diffusing capacity in children with cystic fibrosis. J Pediatr 74:393–398, 1969.

4 Herz-Kreislauf-Erkrankungen

Aortenstenose (AS)

Akute Belastungsreaktionen

Das Kind mit angeborener AS reagiert unter Belastung oft mit abnormaler hämodynamischer Funktion und myokardialer Ischämie.

Hämodynamische Besonderheiten

Die zugrunde liegende Veränderung bewirkt einen erhöhten Widerstand in der linksventrikulären Ausflußbahn, hierdurch resultiert einerseits ein exzessiv überhöhter systolischer Mittel- und Spitzendruck im linken Ventrikel sowie andererseits ein reduzierter poststenotischer Druck in der Aorta. Die hämodynamischen Reaktionen unter akuter Belastung sind in der Tabelle 4.1 zusammengefaßt. Während bei gesunden Kindern eine Erhöhung des systolischen arteriellen Drucks sowie eine Zunahme der Druckamplitude gefunden wird, zeigt sich beim Kind mit AS eine geringe Steigerung des systolischen arteriellen Drucks, wobei die Absolutwerte um 50 mm HG niedriger als bei Kontrollpersonen liegen (Abb. 4.1) [1, 13, 51, 59, 95]. Gelegentlich bleibt der systolische arterielle Druck unverändert

Tabelle 4.1. Hämodynamische Besonderheiten in der Belastungsreaktion des Kindes mit Aortenstenose

Parameter	Vergleich zum gesunden Kind
Arterieller systolischer Druck	niedrig
Druckamplitude	niedrig
Höchster linksventrikulärer systolischer Druck	hoch
Druckgradient der linksventrikulären Ausflußbahn	hoch
Linksventrikulärer enddiastolischer Druck	hoch
Schlagvolumen	niedrig
Herzminutenvolumen	niedrig
Linksventrikulärer Schlagarbeitsindex	hoch
Verhältnis von myokardialer Sauerstoffversorgung zu -bedarf	niedrig

Kommentar: Bei Erwachsenen mit AS wurde eine Vasodilatation im Bereich der nichtarbeitenden Muskulatur während Belastung gefunden

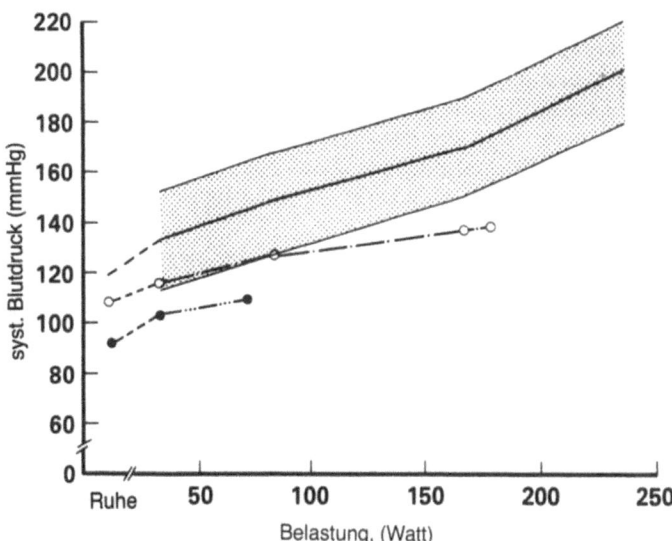

Abb. 4.1. Verhalten des systolischen Drucks bei Kindern mit Aortenstenose in Ruhe und bei ansteigender Belastung. Dargestellt sind die Resultate bei 9 Patienten von James [56] (O) und bei 20 Patienten von Cueto u. Moller [13] (●). Der schattierte Bereich gibt die Streubreite bei gesunden Kindern nach den Ergebnissen von James [56] wieder (Mittelwert ± einfache Standardabweichung)

oder *fällt* sogar ab. Der diastolische arterielle Druck ist normal oder leicht erhöht, so daß die Druckamplitude deutlich erniedrigt bleibt. Dieses hämodynamische Muster liegt zwar auch in Ruhe vor, es wird aber unter Belastung besonders deutlich.

Die Erniedrigung des arteriellen Drucks unter Belastung wird nur z. T. durch die Obstruktion der Ausflußbahn bewirkt. Sie kann andererseits ihre Ursache auch in einer paradoxen Vasodilatation haben, die bei Patienten mit AS im nichtarbeitenden Muskelbereich im Gegensatz zur normalen Vasokonstriktion auftritt und die dann über eine Erniedrigung des Gefäßwiderstands in diesen Muskeln den Druck vermindert [73] (s. auch die Ausführungen zur Bedeutung der Synkope im Abschnitt: „Klinische Gefahren einer akuten Belastung", S. 158).

Während der systolische arterielle Druck abnorm niedrig ist, ist der linksventrikuläre systolische Druck extrem überhöht. Systolische Spitzendrücke von 230–250 mm Hg während Belastung wurden bei Ruhewerten von 160–180 mm Hg häufig gemessen. Operativ können durch Klappenkorrektur diese Werte auf 150–180 mm Hg bzw. auf 120–150 mm Hg gesenkt werden [91].

Aus diesen Daten wird deutlich, daß der bei Kindern in Ruhe hohe Druckgradient der linksventrikulären Ausflußbahn („Aortengradient") unter Belastung noch weiter ansteigt. Dieser belastungsinduzierte Gradient ist aus klinischer Sicht bedeutsam, da er ausgeprägter als jede andere Funktion ein Maß für den Stenosegrad darstellt. Die Aortengradienten liegen unter Belastung oft um 20-25 mm Hg höher als die Ruhewerte [13, 91]. Nach einer Valvotomie der Aorta kann diese Differenz auf 5-10 mm Hg vermindert werden [91].

Nach dem Starling-Gesetz stellt der linksventrikuläre enddiastolische Druck eine hämodynamische Funktion dar, die die Kontraktilität der nachfolgenden Systole beeinflußt und damit auch das Schlagvolumen. Beim Übergang von Ruhe zur Belastung bleibt normalerweise der Füllungsdruck unverändert, er kann sogar bis zu 5 mm Hg abnehmen. Im Gegensatz hierzu kann beim Kind mit AS der linksventrikuläre enddiastolische Druck unter Belastung bis zu 6 mm Hg ansteigen [91]. Als Ausdruck der herabgesetzten kontraktilen Funktion kann bei manchen Patienten der mit diesem Druckanstieg üblicherweise vorhandene Zuwachs an Schlagvolumen ausbleiben.

Das Schlagvolumen beim Kind mit AS ist erniedrigt, es steigt unter Belastung kaum an [13]. Aus diesem Grund ist eine Erhöhung des Herzminutenvolumens praktisch nur durch eine Steigerung der Frequenz zu erreichen. Während submaximaler [108] und maximaler Belastung ist als Konsequenz das Minutenvolumen gleichfalls erniedrigt. Aus diesen hämodynamischen Gegebenheiten, die den maximalen Sauerstofftransport einschränken, erklärt sich im wesentlichen die niedrige maximale aerobe Leistungsfähigkeit des Kindes mit AS.

Einen weiteren Funktionsparameter, der die abnorme Funktion deutlich werden läßt, stellt der linksventrikuläre Schlagarbeitsindex dar. Hierunter ist das Produkt aus Schlagindex und der Differenz zwischen höchstem systolischen und enddiastolischen Druck zu verstehen. Beim Übergang von Ruhe zur Belastung steigt dieser Index deutlich an, unabhängig davon, ob die Arbeit am Fahrradergometer [91] oder als statische Handgriffarbeit [97] durchgeführt wird.

Myokardiale Ischämie

Normalerweise steigt unter körperlicher Belastung die koronare Durchblutung an. Bei manchen Kindern mit AS kann dies ausbleiben. Statt der notwendigen Mehrdurchblutung des Myokards findet sich hier sogar eine *Reduktion* des koronaren Durchflusses. Die Mechanismen für die ischämischen Veränderungen beim Kind mit AS sind noch nicht völlig geklärt, einige Befunde seien jedoch genannt: bei Kindern mit schwerer AS kann das Verhältnis der myokardialen Sauerstoffversorgung zum Sauerstoff-

bedarf auf Werte absinken, wie sie bei einer subendokardialen Ischämie gefunden werden [70, 97]. Diese Ischämie dürfte durch die Kombination eines erniedrigten Aortendrucks mit einem gesteigertem linksventrikulären Füllungsdruck zu erklären sein. Durch eine operative Klappenkorrektur wird das myokardiale Sauerstoffdefizit i. allg. zwar nicht völlig beseitigt, aber doch immerhin reduziert [91]. Bei manchen Kindern erfolgt die Verbesserung nur allmählich, es kann bis zu einem Jahr nach der Operation dauern, bis ein klinischer Effekt deutlich wird [124]. Die Reduktion im Verhältnis Sauerstoffversorgung zu -bedarf ist offensichtlich frequenzabhängig. Eine Tachykardie geht mit einer Abnahme der relativen Sauerstoffversorgung einher. Dies dürfte auf der Kombination folgender Faktoren beruhen: die linksventrikuläre diastolische Phase wird verkürzt, gleichzeitig steigt die relative myokardiale Kontraktionsperiode an und damit der Energieumsatz.
Eine nicht ausreichende Sauerstoffversorgung manifestiert sich häufig in „ischämischen" EKG-Veränderungen, i. allg. in Senkungen der ST-Strecke [11, 44, 51, 53, 59, 72, 93, 115]. Der diagnostische Wert solcher Veränderungen wird im weiteren Verlauf im Abschnitt „Bewertung des Belastungs-EKG" (s. S. 160) erörtert.

Körperliche Leistungsfähigkeit

Viele Kinder mit AS klagen über leichte Erschöpfbarkeit und Belastungsdyspnoe. Bei diesen Kindern findet sich eine verminderte maximale aerobe Leistungsfähigkeit [24, 39, 41, 59, 81, 122, 124]. Andere weisen dagegen eine praktisch normale Belastbarkeit auf, besonders dann, wenn die Obstruktion nur gering ausgeprägt ist [14, 41, 108]. Die erniedrigte aerobe Leistungsfähigkeit kann ihre Ursache zum einen in der reduzierten kardialen Sauerstoffversorgung, zum anderen im verminderten maximalen Herzminutenvolumen haben. Trotzdem muß die Leistungsschwäche nicht ausschließlich auf die Folgen der Krankheit selbst bezogen werden. Bei sehr vielen dieser Kinder kommt als zusätzlicher Faktor ein sekundärer Bewegungsmangel hinzu, als Folge von „overprotection" und Angst vor kardialen Beschwerden, Synkopen, oder einem „Herzschlag". Bei der Patientengruppe, bei der keine Kontraindikation gegen Bewegung und Sport besteht (s. Abschnitt „Zulässige körperliche Aktivität", S. 163), kann vermehrte Bewegung die Leistungsfähigkeit verbessern und das Ausmaß von Beschwerden in Form von Schwäche und Belastungsdyspnoe reduzieren.

Klinische Gefahren einer akuten Belastung

Es gibt nur wenige Erkrankungen in der Pädiatrie, bei denen körperliche Belastungen zu gesundheitlicher Gefährdung führen kann, die AS gehört hierzu. Folgende wichtige klinische Gefährdungen sind zu nennen: Synkope, Angina, plötzlicher Tod mit oder ohne vorherigem linksventrikulären Versagen. Das Ausmaß der Gefährdung ist an den hämodynamischen Schweregrad der Erkrankung gebunden, d. h. an das Ausmaß des Druckgradienten im linksventrikulären Ausflußbereich [23, 120]. Solche Zustände werden besonders bei den Patienten beobachtet, die über starke Erschöpfbarkeit und erhebliche Belastungsdyspnoe klagen.

Der pathogenetische Mechanismus der *belastungsinduzierten Synkope* ist noch nicht völlig abgeklärt. Synkopen scheinen besonders bei den Patienten mit AS aufzutreten, bei denen unter körperlicher Belastung mit niedriger Intensität zunächst Herzminutenvolumen und systolischer Druck ausreichend ansteigen, um dann ab einem kritischen Belastungswert abrupt wieder zu fallen [31]. Die Ursache für diesen Abfall könnte in einer plötzlichen peripheren Vasodilatation in der nichtarbeitenden Muskulatur gesehen werden, die durch die Aktivierung linksventrikulärer Druckrezeptoren reflektorisch ausgelöst wird [73]. Bei Erwachsenen mit belastungsinduzierten Synkopen in der präoperativen Anamnese konnte nach einer aortalen Valvotomie die Rückbildung einer solchen peripheren Vasodilatation beobachtet werden [73].

Belastungsangina kommt bei 5–10% aller Kinder mit AS vor. Wie oben diskutiert, ist sie als Ergebnis einer nichtausreichenden myokardialen Sauerstoffversorgung bei zunehmendem Sauerstoffbedarf während Belastung zu verstehen.

Ein plötzlicher Herztod tritt bei 2–7% aller Kinder mit AS auf. Nadas u. Fyler [86] formulierten die entscheidende Frage mit der sich jeder Kinderkardiologe immer wieder konfrontiert sieht: „Wie ist das Risiko im Einzelfall zu beurteilen, welcher Patient wird voraussichtlich ohne größere Probleme ein mittleres Alter erreichen, welcher Patient ist umgekehrt durch einen frühen plötzlichen Tod bereits bei geringen körperlichen Belastungen gefährdet?" Die meisten Fälle eines plötzlichen Herztodes treten beim Patienten in Ruhe auf. In anderen Fällen wurde jedoch ein zeitlicher Zusammenhang zwischen körperlicher Belastung und plötzlichem Tod gefunden [23, 64]. Es ist wichtig, darauf hinzuweisen, daß dies nur bei symptomatischen Patienten der Fall war, also bei Patienten, die über starke Ermüdbarkeit, ausgeprägte Dyspnoe, Synkopen oder Belastungsangina klagten.

Diagnostischer Wert des Belastungstests

Im allgemeinen ist die Diagnose einer angeborenen AS lange gestellt, bevor das Kind in einem leistungsmedizinischen Labor untersucht wird. Trotzdem gibt es eine Reihe spezieller Fragen von klinischer Wichtigkeit, die durch einen Belastungstest zu beantworten sind:
– Sollte bei dem Kind eine Herzkatheteruntersuchung durchgeführt werden?
– Ist eine chirurgische Korrektur erforderlich?
– Wie schwer ist die Obstruktion?
– Besteht eine myokardiale Ischämie?
– Sollte die sportliche Aktivität eingeschränkt werden?
– Besteht eine Progredienz der Erkrankung?

Zur Beantwortung einiger dieser Fragen ist die Kombination der Katheteruntersuchung des linken Herzens und der Aorta mit einem Belastungstest erforderlich. Bei anderen Fragen reicht die nichtinvasive Durchführung einer Ergometrie mit Beurteilung von Blutdruck und EKG aus [57, 124]. Der Bewertung der Leistungsfähigkeit, die beim Kind mit AS häufig eingeschränkt ist, kommt dagegen weder ein größerer diagnostischer noch prognostischer Wert zu. Trotzdem kann es für den Kliniker von Interesse sein, den Leistungsgrad seines Patienten zu kennen, um möglicherweise das Ausmaß der körperlichen Aktivität zu beeinflussen.

Gelegentlich ist es nicht möglich, eine Katheteruntersuchung mit einem Belastungstest zu verbinden. Dies ist besonders bei noch sehr kleinen Kindern häufig der Fall, oder bei solchen Kindern, die sehr ängstlich, schlecht koordiniert oder schlecht motiviert sind. Für Kinder mit AS wurde speziell in solchen Fällen als alternative Belastung die intravenöse Infusion von Isoproterenol empfohlen. Hierdurch sollen die inotropen, speziell aber auch die chronotropen Effekte simuliert werden. Ähnlich wie bei der körperlichen Belastung kann durch eine entsprechende Dosierung eine bestimmte Herzfrequenz eingestellt werden [85, 114].

Bewertung der hämodynamischen Daten

Die aus diagnostischer oder prognostischer Sicht wichtigsten hämodynamischen Parameter im Belastungstest sind folgende:

Systolischer arterieller Blutdruck

Das Verhalten des systolischen Drucks kann ein wichtiger Hinweis auf eine ausgeprägte Obstruktion bzw. eine geringe myokardiale Kontraktilität sein. Wichtige Zeichen sind ein Abfall des systolischen Drucks bei Belastung, das Ausbleiben eines Anstiegs, oder auch ein inadäquat niedriger Druckanstieg. Wird ein solcher Befund erhoben, wird hieraus die Indikation für eine Katheteruntersuchung gestellt, auch dann, wenn der Patient asymptomatisch ist. Umgekehrt ist beim asymptomatischen Patienten mit unauffälligem Belastungs-EKG und weitgehend normalem Verhalten des Belastungsdrucks lediglich eine weitere Überwachung sowie die Durchführung regelmäßiger Kontrolluntersuchungen erforderlich. Diese Aussagen gelten für Kinder im präoperativen und postoperativen Stadium gleichermaßen [51, 57, 59, 95].

Linksventrikulärer enddiastolischer Druck und Schlagvolumen

Von einigen Untersuchern wird ein Anstieg des linksventrikulären Füllungsdrucks unter Belastung um mehr als 3 mm Hg als Operationsindikation angesehen, speziell wenn hiermit keine Steigerung oder ein Abfall des Schlagvolumens verbunden ist (M. D. Freed, J. H. Moller, persönliche Mitteilungen).

Linksventrikulärer Maximaldruck

Linksventrikuläre systolische Druckwerte von 200 mm Hg oder mehr während leichter körperlicher Belastung werden als Operationsindikation angesehen (J. H. Moller, persönliche Mitteilung). Es handelt sich hierbei allerdings nicht um eine absolute Indikation, sie wird durch andere Faktoren wie Alter des Kindes oder Belastungsintensität modifiziert.

Verhältnis von myokardialem Sauerstoffbedarf zu Sauerstoffversorgung

Ein Parameter, mit dem dieses Verhältnis erfaßt werden kann, ist das Produkt aus der Länge der diastolischen Druckphase und dem arteriellen Sauerstoffgehalt dividiert durch die Länge der systolischen Druckphase. Wenn unter Belastung dieser Wert unter 10 abfällt, kann eine subendokardiale Ischämie angenommen werden [70, 91]. Auch dann besteht die Indikation für eine operative Korrektur. Dieser Index kann auch als Richtlinie für die zulässige Belastungsintensität bei AS-Patienten Anwendung finden.

Bewertung des Belastungs-EKG

Das Belastungs-EKG erweist sich als ein überaus informatives, nichtinvasives Verfahren zur Beurteilung des Kindes mit AS. Das während oder sofort nach Belastung registrierte EKG läßt in diesen Fällen ischämische ST-Senkungen von mehr als 1 mm wesentlich besser aufdecken als das

Aortenstenose (AS) 161

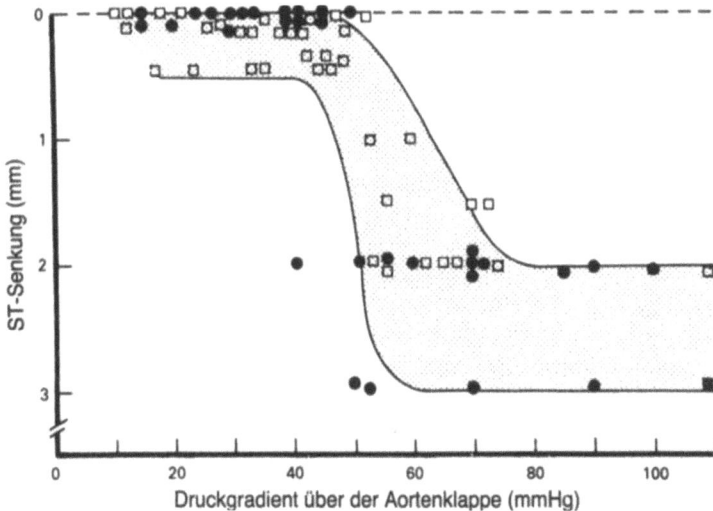

Abb. 4.2. ST-Senkung während Belastung in Abhängigkeit vom Druckgradienten über der Aortenklappe bei Kindern mit Aortenstenose. (Nach Daten von Chandromouli et al. [11] (□), Halloran [44] (●) und James [57] (■))

Ruhe-EKG [11, 44, 51, 53]. Neben dieser rein qualitativen Aussage läßt darüber hinaus das Ausmaß der ST-Senkung eine quantitative Aussage über den Schweregrad der Obstruktion des Ausflußtrakts zu, d. h. eine Aussage über den aortalen Druckgradienten (Abb. 4.2).
Liegt der Druckgradient in Ruhe unter 50 mm Hg, so ist unter Belastung mit keiner oder nur mit einer geringen ST-Senkung zu rechnen. Dagegen gehen Druckgradienten von 50 mm Hg und darüber häufig mit ST-Depressionen von 1–3 mm einher. Für praktische Zwecke bedeutet dies, daß der Belastungstest für die AS als Screeningtest verwendet werden kann. Zwar kann bei negativem Testausfall eine hämodynamische Einschränkung nicht mit Sicherheit ausgeschlossen werden, umgekehrt läßt aber eine ST-Senkung von mindestens 1 mm selbst bei asymptomatischen Kindern mit großer Sicherheit den Verdacht auf eine ausgeprägte Stenose zu. Ein solches Kind sollte im Regelfall katheterisiert werden. Durch regelmäßig, zumindest jährlich durchgeführte Belastungsuntersuchungen kann bei einem bis dato asymptomatischen Patienten eine mögliche Verschlechterung der Obstruktion gewissermaßen austitriert werden [11, 51, 93]. Nach einer chirurgischen Beseitigung der linksventrikulären Obstruktion werden ST-Senkungen in nur noch geringem Maße gefunden [59]. Trotzdem kann es allerdings vorkommen, daß auch nach einer solchen operativen

Korrektur das Kind unter Belastung mit ischämischen ST-Senkungen reagiert [115].
Die ST-Senkung nimmt beim Kind mit AS in Abhängigkeit von der Belastungsintensität an Ausmaß und Dauer zu, ähnlich wie dies aus der Diagnostik der koronaren Herzkrankheit beim Erwachsenen geläufig ist. Die Ursache für einen falsch negativen Test, d. h. für das Ausbleiben ischämischer Veränderungen trotz deutlicher Obstruktion, ist daher häufig in der Durchführung des Tests mit ungenügender Belastungsintensität zu sehen [93]. Steigt beispielsweise die Herzfrequenz bei einer gegebenen Belastungsstufe nur auf 150 Schläge/min an, so ist es möglich, daß die ST-Senkung bereits wieder 30 s nach Belastung verschwindet. Beim gleichen Fall kann dagegen ein Anstieg der Herzfrequenz auf 180 und darüber zu ST-Senkungen führen, die noch 5 min nach der Belastung deutlich nachweisbar bleiben [44].
Zusammenfassend kann gesagt werden, daß das Belastungs-EKG beim Kind mit AS eine wichtige Untersuchungsmethode aus folgenden Gründen darstellt:
1. als Screeningmethode zur Auswahl der Kinder, bei denen eine Katheteruntersuchung durchgeführt werden muß,
2. als Kontrolluntersuchung in periodischen Abständen zur Beurteilung des Krankheitsverlaufs und
3. zur Festlegung von Empfehlungen für das Kind hinsichtlich des zulässigen Ausmaßes körperlicher Aktivität.

Kriterien für eine erfolgreiche operative Korrektur

Nicht bei allen Kindern kommt es nach einer operativen Korrektur der AS zu einer kompletten funktionellen Normalisierung. Nicht selten können hämodynamische und elektrokardiographische Veränderungen weiter nachweisbar bleiben.
Trotzdem können die folgenden Verbesserungen in der Belastungsreaktion erwartet werden:
1. Der arterielle systolische Blutdruck steigt adäquat zur Belastungsintensität an.
2. Es kommt zu einer Normalisierung des höchsten intraventrikulären systolischen Drucks, der während mäßig ausgeprägter körperlicher Belastung einen Wert von 160–170 mm Hg nicht überschreitet.
3. Ein Anstieg des linksventrikulären enddiastolischen Füllungsdrucks wird nicht beobachtet.
4. Der aortale Druckgradient bleibt unterhalb von 40 mm Hg.
5. Das Schlagvolumen steigt beim Übergang von Ruhe zu mäßiger Belastung an.

6. Der Index für das Verhältnis von myokardialer Sauerstoffversorgung zu -bedarf steigt über den Wert von 10.
7. Selbst unter stärkerer körperlicher Belastung bleiben ST-Senkungen von 1 mm und mehr aus.

Zulässige körperliche Aktivität

Wie sollte man sich hinsichtlich der Teilnahme von Kindern mit AS am Sport verhalten? Die Antwort muß individuell in Abhängigkeit von der Belastungsart bzw. der Schwere der Erkrankung gegeben werden. Zunächst ist es absolute Grundvoraussetzung, Ärzten und Eltern gleichermaßen klar zu machen, daß Sport keineswegs gleich Sport ist, daß ein Unterschied besteht zwischen einem Hochleistungstraining im Wettkampfbereich und Freizeitsport mit geringer Intensität. Eine solche mäßig ausgeprägte Belastung kann dem asymptomatischen Kind durchaus erlaubt werden, wenn keine Kontraindikation besteht, wie EKG-Veränderungen in Ruhe, die auf eine linksventrikuläre Überlastung hinweisen, oder ST-Senkungen von 1 mm und mehr, bzw. ventrikuläre Arrhythmien im Belastungs-EKG.

Falls überhaupt bei einem Kind oder Jugendlichen mit AS die Erlaubnis zur Teilnahme am Leistungssport gegeben werden kann, so ist dies auch bei asymptomatischen Kindern höchstens bei genauer Kenntnis der hämodynamischen Verhältnisse möglich. Zu fordern ist hier neben dem Belastungs-EKG eine Katheteruntersuchung. Falls der Druckgradient in der Ausflußbahn unterhalb von 20 mm Hg liegt, kann dem Kind jede Art von körperlicher Aktivität erlaubt werden. Bei Druckgradienten von 20–40 mm Hg ist nur eine Betätigung im breitensportlichen Bereich möglich. Noch höhere Druckgradienten stellen eine sichere Kontraindikation für jede Art der körperlichen Belastung dar; ein solches Kind sollte eine operative Korrektur erfahren und dann erneut untersucht werden (persönliche Mitteilung von G. R. Cumming, M. D. Freed). Da es sich hierbei um eine progressive Erkrankung handelt, sollte bei jedem jugendlichen Sportler mit AS regelmäßig, z. B. 2mal jährlich, ein Belastungs-EKG zur Kontrolle durchgeführt werden [96].

Bei symptomatischen Kindern können bisher noch keine eindeutig begründeten Empfehlungen gegeben werden. Trotzdem scheint es vernünftig, Kindern, die in der Vorgeschichte Synkopen oder Stenokardien angeben, körperliche Aktivität zu verbieten. Anders sieht die Situation aus, wenn die Beschwerden lediglich in der Angabe einer Belastungsdyspnoe und einer leichten „Ermüdbarkeit" bestehen, ohne elektrokardiographische und andere objektive Hinweise auf eine ausgeprägte Stenose. In diesem Fall dürften die Symptome aller Voraussicht nach eher auf eine niedrige aerobe Leistungsfähigkeit als sekundäre Folge eines Bewegungsmangels zurückzuführen sein. Hier kann sich ein körperliches Training bei mäßiger Belastung positiv auswirken.

Aortenisthmusstenose (AIS)

Bei dieser Anomalie sind die klinischen und hämodynamischen Befunde von der Lokalisation der Einengung im Verlauf der Aorta und der Möglichkeit eines offenen Ductus Botalli abhängig. Eine Analyse der verschiedenen Ausprägungen dieses Defekts würde den Rahmen des vorliegenden Buches sprengen. Soweit dies die Belastungsreaktionen betrifft, soll daher im folgenden die AIS als klinisch einheitliches Krankheitsbild aufgefaßt werden. Die typische belastungsabhängige Symptomatik besteht in der Angabe von Wadenschmerzen bei intensivem Springen und Laufen. Besonders bei Kindern, bei denen ein zusätzlicher Links-Rechts-Shunt vorhanden ist, kommen Belastungsdyspnoe und leichte Ermüdbarkeit hinzu.

Hämodynamische Besonderheiten

In der Tabelle 4.2 werden die wichtigsten hämodynamischen Parameter bei gesunden Jugendlichen und Patienten mit AIS in Ruhe und unter Be-

Tabelle 4.2. Hämodynamische und andere Parameter in Ruhe und während körperlicher Belastung bei Patienten mit Aortenisthmusstenose vor und nach operativer Korrektur im Vergleich zu gesunden Kontrollpersonen

Funktion	Präoperativ		Postoperativ	
	Ruhe	Belastung	Ruhe	Belastung
Systolischer arterieller Druck	hoch	sehr hoch	normal/hoch	hoch
Diastolischer arterieller Druck	normal	normal	normal	normal
Druckamplitude	hoch	sehr hoch	normal	hoch
Druckgradient über der Stenose	hoch	sehr hoch	–	–
Linksventrikuläre Arbeit	hoch	sehr hoch	normal	normal/hoch
„Ischämische" EKG-Veränderungen	häufig	sehr häufig	häufig	sehr häufig

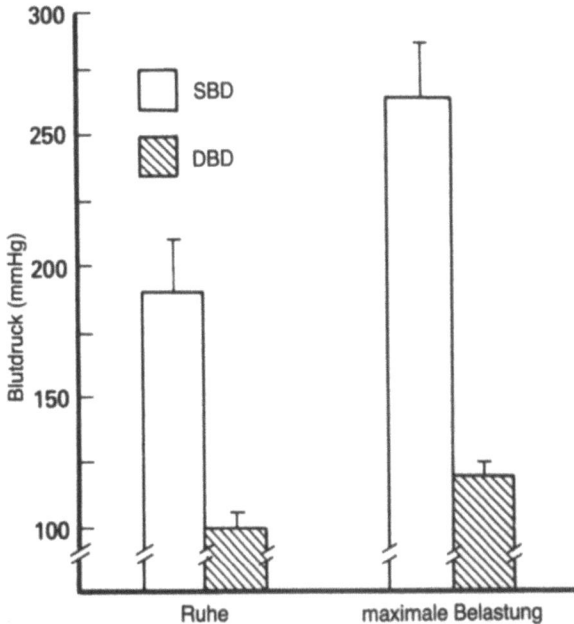

Abb. 4.3. Arterieller Blutdruck in Ruhe und während maximaler Belastung bei 8 jugendlichen Mädchen mit Aortenisthmusstenose. Die vertikalen Linien geben den einfachen Standardschätzfehler wieder. (Nach Taylor u. Donald [111])

lastung verglichen. Der systolische Druck ist dabei für die Patienten bei indirekter bzw. direkter Messung unter Belastung extrem hoch. Nicht selten werden bei präoperativen Untersuchungen mit erschöpfender Belastung Druckanstiege auf 250–300 mm Hg beobachtet (s. auch Abb. 4.3) [20, 58, 111]. Selbst dann, wenn eine offensichtlich anatomisch erfolgreiche Korrektur durchgeführt wurde, lassen sich noch über Monate und Jahre hinweg systolische Druckanstiege auf 200–250 mm Hg finden [58, 111]. Im Gegensatz hierzu wird der diastolische Belastungsdruck bei Patienten mit AIS i. allg. normal gefunden. Hieraus resultiert, daß sowohl der arterielle Mitteldruck, als auch die Druckamplitude erhöht sind.

Als Ergebnis der anatomischen Einengung findet sich in diesem Bereich ein hoher Druckgradient. Er kann in Ruhe 40 mm Hg und unter Belastung 120 mm Hg übersteigen [20]. Beim nichtoperierten Patienten erhöhen somit Volumen- und Druckarbeit die linksventrikuläre Belastung [111]. Ziel jeder erfolgreichen Operation ist es, diesen hohen Druckgradienten sowie die erhebliche myokardiale Belastung zu beseitigen.

Weiterhin liegen Befunde vor, die im Urin von Patienten mit AIS nach Belastung eine abnorme Konzentration Prostaglandin-E-ähnlicher Substanzen nachwiesen [107]. Die Bedeutung dieser Befunde bleibt zunächst noch unklar.

Diagnostische Bedeutung des Belastungstests

Hämodynamische Reaktion unter Belastung

Obwohl i. allg. bei jedem Kind mit AIS die Indikation zur operativen Korrektur gestellt werden sollte, ergeben sich doch aufgrund des Blutdruckverhaltens unter Belastung diagnostische Hinweise für die *Dringlichkeit* einer solchen Operation [111] (des weiteren persönliche Mitteilung von M. D. Freed). Einige Kliniker sind der Ansicht, daß die Indikationsstellung zu einer chirurgischen Korrektur nicht als dringlich angesehen werden muß, wenn der Blutdruckanstieg unter Belastung unterhalb von 200 mm Hg bleibt. Andere Autoren gründen ihre Entscheidung auf den Druckgradienten im Verlauf der Engstelle. Nach ihrer Ansicht ist eine operative Korrektur dann indiziert, wenn dieser Druckgradient in Ruhe 40 mm Hg und unter Belastung 80 mm Hg überschreitet.
Besteht auch nach der Operation weiter ein hoher arterieller Druck, so kann sich hieraus die Notwendigkeit zu einer medikamentösen Drucksenkung ergeben [20, 57, 59]. Es erscheint notwendig, diesen Punkt zu betonen. Auch eine erfolgreiche operative Korrektur stellt keine sichere Garantie gegenüber im Verlauf der weiteren Jahre auftretenden typischen hypertoniebedingten Komplikationen, bis hin zum plötzlichen Herztod, dar.

Positives Belastungs-EKG

Es liegen Befunde vor, nach denen bei Jugendlichen und Erwachsenen, bei denen in der Kindheit eine AIS korrigiert worden war, eine frühe Manifestation der koronaren Herzkrankheit beobachtet werden kann [74]. Aus diesem Grund erscheint es sehr wünschenswert, Kriterien für die Identifikation derjenigen Jugendlichen zu erhalten, die im späteren Lebensverlauf eine solche koronare Herzkrankheit entwickeln werden. Möglicherweise könnte in diesem Zusammenhang dem Belastungs-EKG Bedeutung zukommen, obwohl sichere Daten über seinen prognostischen Stellenwert bisher noch nicht verfügbar sind. In einer vorliegenden Studie wurde bei 47 Patienten im Alter von 6–27 Jahren nach operativer Korrektur ein Belastungs-EKG unter maximalen Bedingungen durchgeführt. Bei $^2/_3$ aller weiblichen und bei $^1/_3$ aller männlichen untersuchten Personen fanden sich ST-Senkungen von 1–4 mm. Dieser Prozentsatz war wesentlich größer als in der Kontrollgruppe, in der 17% der weiblichen und 7% der männlichen Personen solche Veränderungen aufwiesen [61]. Es muß erst noch gezeigt werden, ob bei den Patienten, die mit einem positiven Belastungs-EKG reagieren, tatsächlich ein größeres Risiko für die Entwicklung einer koronaren Herzkrankheit in der Zukunft besteht oder nicht. Weiterhin liegen bisher auch keinerlei Daten vor, die einen Vergleich der Sensitivität des Belastungs-EKG gegenüber anderen Methoden in der Diagnostik einer möglichen koronaren Herzkrankheit bei Patienten nach Koarktektomie erlauben.

Angeborener totaler AV-Block (AVB)

Bei einem totalen AV-Block ist die Kammerfrequenz vom sinoatrialen Schrittmacher abgekoppelt. Es liegt eine Bradykardie vor, die Frequenz reagiert häufig nicht mehr auf eine externe Stimulation durch beispielsweise emotionale Reize, körperliche Belastung oder die Applikation adrenerger Substanzen. Soweit bei Kindern wesentliche belastungsabhängige Symptome bestehen, werden sie in Form von leichter Ermüdbarkeit und Atemnot angegeben. Adams-Stokes-Anfälle sind selten; sie können, müssen aber nicht in Abhängigkeit von der Belastung auftreten. Eine Zusammenfassung der pathophysiologischen Reaktionen unter Belastung beim AVB ist in der Tabelle 4.3 gegeben.

Hämodynamische Belastungsreaktion

Während die Vorhoffrequenz in Ruhe und bei unterschiedlichen Belastungsintensitäten der Norm entspricht, ist die Kammerfrequenz stark er-

Tabelle 4.3. Belastungsreaktionen bei Kindern mit angeborenem totalen AV-Block

Parameter	Submaximal	Maximal
Vorhoffrequenz	normal	normal
Kammerfrequenz	niedrig	sehr niedrig
Schlagvolumen	hoch	normal/hoch
Herzminutenvolumen	normal/niedrig	niedrig
Arteriovenöse Sauerstoffdifferenz	hoch	normal/hoch
Sauerstoffaufnahme	normal	niedrig
Rhythmusstörungen	häufig	häufig

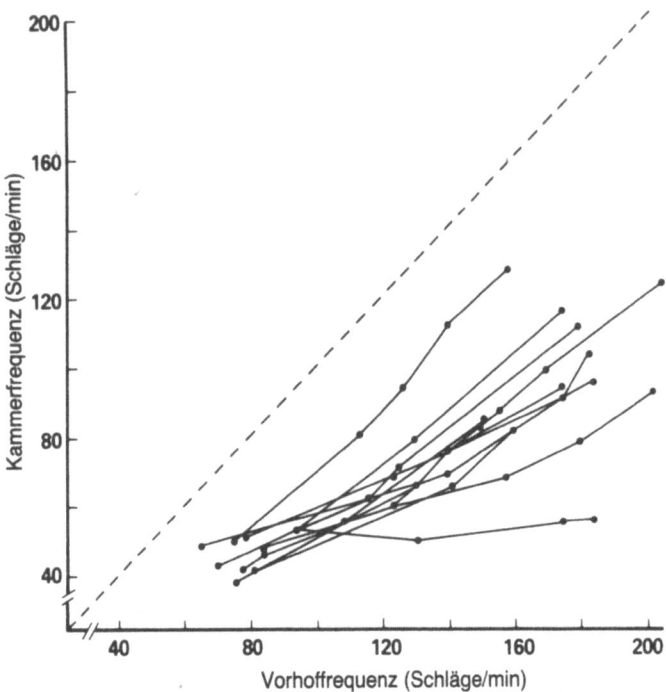

Abb. 4.4. Beziehung zwischen Vorhof- und Kammerfrequenz in Ruhe, bei submaximaler und maximaler Belastung bei Patienten mit totalem angeborenen AV-Block. Dargestellt sind die Einzelwerte bei 11 Kindern im Alter von 7–15 Jahren. Die unterbrochene Linie gibt die Identitätsgerade (Vorhof- gleich Kammerfrequenz) wieder. (Nach Thorén et al. [112])

niedrigt, sie steigt unter Belastungsbedingungen oft nur wenig an. Bei manchen Patienten kann ein Anstieg proportional zur Belastungsintensität oder zur Vorhoffrequenz erfolgen. In den meisten Fällen findet sich allerdings kein Zusammenhang zwischen der ventrikulären und der atrialen Frequenzzunahme [55, 112]. Die Abb. 4.4 stellt solche interindividuelle Unterschiede in der Belastungsreaktion dar. Bei den meisten Kindern erhöht sich die Kammerfrequenz bei einer erschöpfenden Belastung, die die Vorhoffrequenz auf 180 und mehr ansteigen läßt, i. allg. nicht über 100–120 Schläge/min [55, 78, 110, 112, 121]. Bei Erwachsenen mit AVB, die nicht mit einem Schrittmacher versorgt sind, finden sich ähnliche Reaktionen [50, 55, 110].

Das Herzminutenvolumen ist erniedrigt, es steigt unter Belastung nur sehr wenig an [110, 121], obwohl das Schlagvolumen i. allg. in Ruhe und bei Belastung erhöht ist [78, 110]. Die Fähigkeit zur Steigerung der Sauerstoffaufnahme, die bei vielen Patienten mit AVB beobachtet werden kann, hängt daher nach dem Fickschen Prinzip von einer gesteigerten Sauerstoffausschöpfung im Kapillarblut ab, dies muß zu einer Erniedrigung des gemischt-venösen Sauerstoffgehalts führen [110]. Kinder, die weder ihre Sauerstoffutilisation noch ihr Herzminutenvolumen steigern können, geben bereits bei sehr geringen Belastungen eine hochgradige Erschöpfung an; ihre Belastungstoleranz ist stark eingeschränkt.

Kammerarrhythmien unter Belastung

Ein nicht leicht zu erklärender Befund besteht bei Patienten mit AVB im häufigen Auftreten von Extrasystolen und anderen Formen ventrikulärer Arrhythmien unter Belastung. Solche Befunde sind bei Patienten mit AVB in Ruhe nur sehr selten zu erheben, dagegen treten sie unter Belastung in 30–70% der Fälle auf [12, 55, 110, 112, 121, 125]. Die Abb. 4.5 gibt die Ergebnisse einer systematischen Untersuchung zur Analyse ventrikulärer

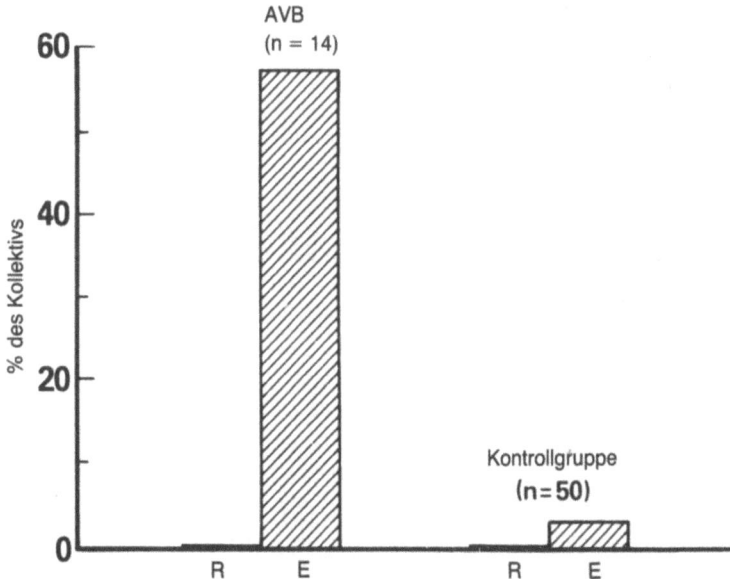

Abb. 4.5. Häufigkeit von ventrikulären Rhythmusstörungen in Ruhe *(R)* sowie während oder sofort nach maximaler Belastung *(E)* bei 4–24 Jahre alten Patienten mit totalem angeborenen AV-Block sowie bei Kontrollpersonen. Bei einem Patienten kam es während Belastung zu einer ventrikulären Tachykardie, die anderen wiesen polytope und gekoppelte ventrikuläre Extrasystolen auf *(AVB* = AV-Block). (Nach Daten und mit Genehmigung von Winkler et al. [125])

Rhythmusstörungen wieder. Danach wiesen 57% aller Kinder und junger Erwachsener mit AVB unter maximaler Belastung polytope oder gekoppelte Extrasystolen bzw. ventrikuläre Tachykardien auf. Das Auftreten der Arrhythmien zeigte eine positive Beziehung zum Lebensalter und zur Belastungsintensität, dagegen war eine Korrelation zur Leistungsfähigkeit der Patienten nicht nachweisbar. Patienten, bei denen der AVB im Rahmen einer weitergehenden kardialen Grundkrankheit auftrat, reagierten dabei genauso wie solche mit isolierter Überleitungsstörung [125]. Die Versuchung zur Spekulation über den Sinn dieser Extrasystolen liegt nahe, man könnte sie als Kompensationsmechanismus zur Erhöhung von Herzfrequenz und Minutenvolumen auffassen [121]. Allerdings zeigten kontinuierlich intraarteriell unter Belastung bei jungen erwachsenen Patienten durchgeführte Druckmessungen [50] beim Auftreten von Extrasystolen einen Druckabfall, der wahrscheinlich Ausdruck der unzureichenden Kammerfüllung vor dem vorzeitigen Schlag ist. Auch eine Korrelation zwischen dem Anstieg des Minutenvolumens und dem Auftreten von Extrasystolen war nicht gegeben.

Belastungsinduzierte Synkopen

Die belastungsinduzierte Synkope ist beim AVB selten, sie tritt auch beim betroffenen Patienten keineswegs regelmäßig auf. Es gibt Patienten mit Adams-Stokes-Anfällen in Ruhe, die unter Belastung völlig beschwerdefrei sind [10]. Bei anderen Patienten [121] werden unter Belastung Schwindelzustände, Blässe und Erschöpfung beobachtet, bis hin zum Auftreten echter Ohnmachtszustände. In Einzelfällen treten besonders auch *nach* der Belastung Synkopen auf [75]. Als möglicher Auslösemechanismus wurde hier ein überschießender Vagusreiz diskutiert.

Körperliche Leistungsfähigkeit

Einige Patienten mit AVB sind in ihrer Leistungsfähigkeit extrem eingeschränkt, sie sind kaum in der Lage anstrengende körperliche Tätigkeit auszuüben. Dagegen kann bei anderen die Leistungsfähigkeit völlig normal sein [86, 110, 112, 118, 121, 125]. Kinder mit sehr geringer Belastbarkeit sind i. allg. nicht in der Lage, ihr Herzminutenvolumen bzw. ihre periphere Sauerstoffutilisation während Belastung zu steigern [37, 50, 112, 121]. Bei anderen Patienten können zusätzliche Vitien vorliegen. Als brauchbare Faustregel hat sich die Angabe bewährt, daß zur Bewältigung der normalen Aktivitäten des Alltagslebens mindestens die Fähigkeit zu einer Verdoppelung der Ruhefrequenz unter maximaler Belastung erfor-

derlich ist. Ist eine solche Steigerungsmöglichkeit nicht gegeben, wird das Kind aller Wahrscheinlichkeit nach nicht normal belastbar sein, vorausgesetzt es verfügt nicht über außergewöhnlich hohe Werte für Schlagvolumen oder Sauerstoffutilisation. In solchen Fällen wurden maximale Werte für die Sauerstoffaufnahme von 15–20 ml/kg · min gefunden, im Vergleich zum Normalwert von 40–55 ml/kg · min.
Auf der anderen Seite des Spektrums stehen Patienten, die sogar im leistungssportlichen Bereich erfolgreich sein können. Ikkos u. Hanson [55] beschrieben einen 16 Jahre alten Jungen, der regelmäßig an einem Eishokkeytraining teilnahm. Er war in der Lage, seine Kammerfrequenz von 46 auf 120 Schläge/min fast zu verdreifachen. Für vier andere Patienten wurde in der Studie die Leistungsfähigkeit als „ausreichend für normalen Sport" angegeben. Ein weiterer 16 Jahre alter Junge, bei dem die Diagnose eines AVB im Alter von 4 Jahren gestellt worden war, lief täglich 8 km. Bei ihm fanden sich unter submaximaler Belastung normale kardiopulmonale und metabolische Reaktionen [121]. In der Literatur wird ferner ein Sportler mit AVB beschrieben, der seit dem 15. Lebensjahr ohne funktionelle Einschränkungen wettkampfmäßig Fußball spielte. Seine maximale Sauerstoffaufnahme betrug 52 ml/kg · min [45].

Bewegungsgewohnheiten

Bei vielen jungen Patienten erlaubt die eingeschränkte körperliche Leistungsfähigkeit die Teilnahme am Sport mit ihren Altersgenossen nicht. Es gibt allerdings auch solche, bei denen objektiv die Bewegungseinschränkung nicht gerechtfertigt, sondern durch Eltern und Ärzte verursacht ist. Als typischer Fall [110] soll das Beispiel einer 23 Jahre alten Frau berichtet werden. Bei ihr war im Alter von 6 Jahren die Diagnose eines AVB gestellt worden, verbunden mit der Anweisung, sich „nie zu belasten". Aus diesem Grund war sie stets vom Sport in der Schule ausgeschlossen, ihr Lebensstil war auf Dauer von Bewegungsmangel geprägt. Eine eingehende Untersuchung ergab bei dieser Patientin keinerlei Einschränkung der hämodynamischen Funktion. In diesem Fall war die niedrige körperliche Leistungsfähigkeit aller Wahrscheinlichkeit nach nur auf den Bewegungsmangel zurückzuführen. In einem zweiten Fall, der hier geschildert werden soll, handelt es sich um einen männlichen Patienten, bei dem im Alter von 2 Jahren ein AVB festgestellt wurde. Aufgrund einer Herzvergrößerung und eines kleineren Ventrikelseptumdefekts wurde diesem Jungen jegliches Spiel in der Schule verboten. Der Patient meldete sich im Alter von 20 Jahren zur Luftwaffe, er nahm dort an einem erheblich körperlich belastenden Training teil und absolvierte alle Tests für das fliegende Personal erfolgreich [9].

Aus einer Reihe von Berichten geht hervor, daß sich ein AVB sehr wohl mit einem langen und aktiven Leben vereinbaren lassen kann [9, 10, 28]. In diesem Zusammenhang ist das Schicksal eines Patienten von Interesse, der vom 2. Lebensjahr bis in die 4. Lebensdekade hinein unter häufigen synkopalen Anfällen litt. Trotzdem ließ er sich hierdurch nicht in seiner körperlichen Aktivität einschränken. Im Alter von 25 Jahren war er mit zahlreichen körperlich anstrengenden Tätigkeiten beschäftigt, so war er beispielsweise Mitglied der Freiwilligen Feuerwehr. Darüber hinaus nahm er bei völligem Wohlbefinden an Sportarten wie Fußball, Radfahren und Kricket teil. Obwohl seine Kammerfrequenz in Ruhe nur 37 Schläge/min betrug und unter mäßiger Belastung bis 55 anstieg, war er bis zum Untersuchungszeitpunkt im Alter von 50 Jahren völlig symptomfrei und nach wie vor körperlich aktiv [10].

Stellenwert des Belastungstests in der Bewertung des AVB

Ein Belastungstest kann sich bei der Beantwortung der folgenden Fragen als hilfreich erweisen:
- Wie *ausgeprägt* ist die ventrikuläre Schädigung?
- Sollte ein Kind mit einem Schrittmacher oder medikamentös behandelt werden?
- Wie wahrscheinlich ist das Auftreten von ventrikulären Arrhythmien?
- Ist die Belastungstoleranz des Kindes ausreichend, um ihm körperliche Aktivität zu erlauben?

Das Ausmaß des Anstiegs der Kammerfrequenz bestimmt die Fähigkeiten eines Kindes, sein Minutenvolumen zu steigern und die metabolischen Anforderungen im Rahmen der täglichen körperlichen Aktivität abzudecken. Es ist daher wichtig, diejenigen Kinder herauszufinden, bei denen die Kammerfrequenz nicht ausreichend ansteigt. Die Abb. 4.6 verdeutlicht, daß zwischen dem Ausmaß der Ruhebradykardie und der Fähigkeit zur Frequenzsteigerung unter Maximalbelastung nur eine sehr niedrige Korrelation besteht. Es ist daher unmöglich, allein aus der Ruhefrequenz eine Aussage über die Belastungsreaktion zu treffen (s. auch Abb. 4.4).

In den Fällen, in denen bereits die Anamnese eine ausgeprägte Einschränkung der Leistungsfähigkeit ergibt, möglicherweise noch verbunden mit Adams-Stokes-Anfällen oder myokardialer Insuffizienz, wird man einen Schrittmacher implantieren, ohne daß es für die Indikationsstellung einer Belastungsuntersuchung bedarf. Eine solche Belastungsuntersuchung erweist sich dagegen aber als sinnvoll, wenn das Kind nur über *wenig ausgeprägte* Symptome in Form von leichter Erschöpfbarkeit, Atemnot oder Schwindel klagt. In einer Reihe großer medizinischer Zentren [86] wird bei solchen Patienten ein Test mit einer submaximalen Belastungsintensität durchgeführt, die bei gesunden Kindern i. allg. die Frequenz auf etwa

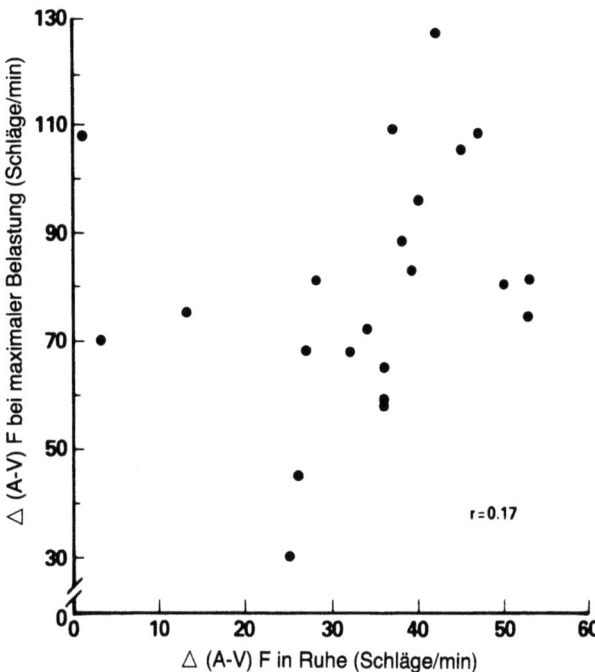

Abb. 4.6. Ventrikuläres Frequenzdefizit [Δ(A−V)F] während maximaler Belastung im Vergleich zum Frequenzdefizit in Ruhe. Dargestellt sind die Einzelwerte bei 7−15 Jahre alten Patienten mit angeborenem totalen AV-Block. (Nach Daten von Ikkos u. Hanson [55], Mocellin u. Bastanier [78], Taylor u. Godfrey [110] und Thorén et al. [112])

160−170 Schläge/min ansteigen läßt. Steigt die Frequenz hierbei nicht um wenigstens 50% des Ruhewerts an, so wird hierin zumindest die Notwendigkeit für eine medikamentöse Behandlung gesehen. Falls diese nicht zum Erfolg führt, sollte eine Schrittmacherimplantation in Betracht gezogen werden.

Der Belastungstest erweist sich weiterhin als wertvolle Möglichkeit, um die Patienten mit ventrikulären Rhythmusstörungen herauszufinden [12, 125]. Das Auftreten von gehäuften Kammerextrasystolen oder ventrikulären Tachykardien unter Belastung weist auf ein erhöhtes Risiko für Adams-Stokes-Anfälle und lebensbedrohliche Arrhythmien hin [125]. Als Testverfahren empfiehlt sich zu diesem Zweck ein stufenförmig ansteigendes Belastungsprotokoll, entweder kontinuierlich oder mit Unterbrechung nach den einzelnen Stufen, wobei möglichst eine Ausbelastung angestrebt werden sollte.

Bei der Bewertung der maximalen aeroben Leistungsfähigkeit sollte der Untersucher folgendes beachten:
In den o. g. Fällen ist es nicht möglich, auf Verfahren zurückzugreifen, die die Leistung über die erreichte Herzfrequenz standardisieren, wie beispielsweise die Bestimmung der PWC_{170} oder die aus der Submaximalfrequenz hochgerechnete maximale Sauerstoffaufnahme (s. Anhang 11). Solche Verfahren gehen von einer normalen maximalen Herzfrequenz bzw. von einer linearen Beziehung zwischen Herzschlagzahl und Belastungsintensität aus. Beide Voraussetzungen sind bei einem AVB nicht erfüllt. Würde man bei einem Kind, dessen maximale Herzfrequenz statt bei 200 nur bei 100 Schlägen/min liegt, von entsprechenden Gleichungen ausgehen, die die maximale aerobe Leistungsfähigkeit aus submaximalen Frequenzwerten extrapolieren, so würde man zu einer drastischen Überschätzung kommen [77]. Eine Alternative besteht in der Verwendung der Vorhoffrequenz zur Errechnung der PWC_{170} [50, 118].
Zur Beurteilung der Leistungsfähigkeit sind daher Kriterien geeigneter, die nicht von der Frequenzreaktion ausgehen, sondern beispielsweise die erreichte maximale Leistung oder auch die Zeit, die ein Kind eine vorgegebene Belastung im Laufbandtest nach Bruce durchhalten kann, bewerten. Im gut ausgerüsteten Leistungslaboratorium besteht die Methode der Wahl in der direkten spiro-ergometrischen Messung der maximalen Sauerstoffaufnahme [55, 112].

Koronare Herzkrankheit (KHK)

Trägt körperliches Training in der Kindheit zur Vorbeugung gegenüber der KHK bei?

Die KHK hat in den letzten Jahren zunehmend auch das Interesse der Pädiaters auf sich gezogen [36, 88, 119]. Es liegt auf der Hand, daß einer möglichen Beziehung zwischen dem Lebensstil in der Jugend und der evtl. Entwicklung einer späteren koronaren Herzkrankheit aus dem Blickpunkt der Volksgesundheit große Beachtung zukommen muß. Besonders sinnvoll wäre es, Erfahrungen darüber zu sammeln, ob ein Interventionsprogramm in jungen Jahren geeignet ist, den Einfluß von Risikofaktoren zu modifizieren.
Kommt gesteigerter körperlicher Aktivität in der Kindheit präventive Bedeutung gegenüber der KHK zu? Um diese Frage endgültig zu beantworten, wäre es notwendig, eine prospektive randomisierte Längsschnittstudie

von der Kindheit bis hin in das mittlere Erwachsenenalter durchzuführen. Ein solch anspruchsvolles Projekt muß erst noch in die Wege geleitet werden. Bisher ist es nur möglich, die *kurzzeitigen* Effekte eines Trainingsprogramms auf die Risikofaktoren zu untersuchen. Trainingsprogramme, die über einige Wochen durchgeführt wurden, zeigten folgenden Einfluß:
1. Reduktion eines Übergewichts.
2. Geringe Abnahme des Ruheblutdrucks.
3. Zunahme der HDL(high-density lipoprotein)-Fraktion des Cholesterins und Abnahme der Serumtriglyzeride (TG) [34, 82]. Bei Querschnittsuntersuchungen ließen sich bei körperlich aktiven Kindern höhere HDL- und niedrigere TG-Werte finden als bei Kindern mit geringerem Bewegungsausmaß [98, 113, 117].
4. Änderung der Bewegungsgewohnheiten im Sinne einer Zunahme des Bewegungsausmaßes, wie dies beispielsweise nach einem 8monatigen Training gezeigt werden konnte [35].

Das Rauchen stellt einen der wichtigsten koronaren Risikofaktoren dar. In entsprechenden Untersuchungen konnte gezeigt werden [6], daß jugendliche Mitglieder von Sportvereinen weniger rauchen als Nichtsportler. Obwohl solche Vergleiche nicht in der Lage sind, eine kausale Beziehung zwischen Rauchen und Bewegungsgewohnheiten nachweisen zu können, machen sie es doch sehr wahrscheinlich, daß Jugendliche, die in den sie prägenden Jahren Sport treiben, zu einer aus der Sicht der Gesundheit vernünftigeren Einstellung und zu besseren Lebensgewohnheiten finden als Nichtsportler.

Hochdruck

Kreislaufreaktion unter dynamischer Belastung

Kinder und jugendliche Hypertoniker reagieren unter dynamischer Belastung auf eine vorgegebene Leistung mit einem überhöhten Anstieg des systolischen und diastolischen arteriellen Drucks [26, 30, 42, 56, 89, 103]. In den meisten Fällen unterscheidet sich dabei die relative *Zunahme* des arteriellen Drucks von Körperruhe bis zu maximaler Belastung nicht von der des Normotonikers. Dieses Kreislaufmuster wird in der Abb. 4.7 verdeutlicht. Im gleichen Sinne findet sich in der Erholungsphase nach einer maximalen Belastung bei normotensiven und hypertensiven Jugendlichen eine etwa gleiche Geschwindigkeit des arteriellen Druckabfalls [26].

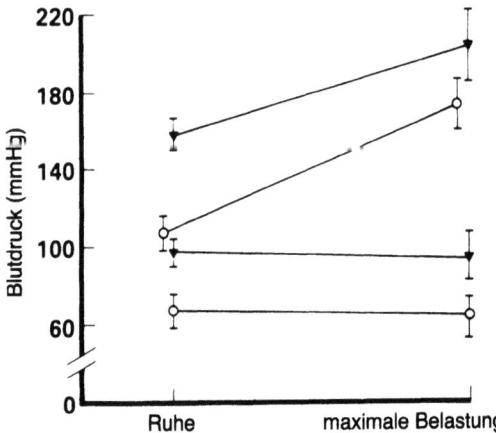

Abb. 4.7. Juvenile Hypertonie und arterielle Druckreaktion während maximaler Belastung. Hypertensive Jugendliche (▲) und Kontrollpersonen (○) wurden in Ruhe und während einer erschöpfenden fahrradergometrischen Belastung untersucht. Die vertikalen Linien geben die einfache Standardabweichung wieder. (Nach Daten von Nudel et al. [90])

Bei einigen jugendlichen Hypertonikern wird andererseits aber auch ein stark überschießender Anstieg des systolischen Drucks unter Belastung beobachtet. Um dieses hämodynamische Muster zu verstehen, sollte man sich daran erinnern, daß der Druckgradient entlang eines Gefäßes vom Produkt aus Strömungsvolumen und Gefäßwiderstand bestimmt wird. Ein hoher Druck im arteriellen System kann daher entweder durch ein erhöhtes Herzzeitvolumen, einen erhöhten peripheren Widerstand oder durch eine Kombination dieser beiden Faktoren verursacht sein. Bei gesunden Jugendlichen kommt es unter Belastung zu einem Anstieg des Minutenvolumens und zu einem Abfall des peripheren Widerstands. Bei hypertensiven Jugendlichen kann entweder ein überschießender Anstieg des Minutenvolumens bei submaximaler Belastung oder ein nichtausreichender Abfall des peripheren Gesamtwiderstands vorliegen [43, 62, 90]. In dem letztgenannten Reaktionsmuster spiegelt sich eine nicht ausreichende Compliance der sog. „Widerstandsgefäße", also der Arteriolen und der Kapillaren, während Belastung wider.

Kreislaufreaktion unter statischer Belastung

Der statischen Belastung kommt bei der Untersuchung der Blutdruckreaktion von Hypertonikern eine besondere Bedeutung zu. Wie dies im einzelnen im Kapitel 1 dargestellt wurde, findet man bei statischer Belastung von Erwachsenen einen Anstieg des arteriellen Drucks, der weit über dem Ausmaß liegt, das nach den Stoffwechselanforderungen hätte erwartet werden können [71]. Dagegen ist bei Kindern, seien sie nun normo- oder hyperton, der Blutdruckanstieg unter statischer Belastung nicht im gleichen Maße ausgeprägt zu finden wie bei Erwachsenen [29, 99, 104]. Bisher sind leider keine Untersuchungen verfügbar, in denen das Verhalten der arteriellen Druckreaktion bei hypertensiven Kindern unter statischer und dynamischer Belastung bei Bezugnahme auf etwa gleiche Stoffwechselsteigerungsraten miteinander verglichen wurde. Wie dies bereits für die dynamische Belastung festgestellt wurde, unterscheiden sich normotone und hypertensive Kinder nicht hinsichtlich der relativen *Steigerung* des arteriellen Drucks unter statischer Belastung bei Bezugnahme auf den Ausgangsdruck.

Körperliche Leistungsfähigkeit und Bewegungsgewohnheiten

Bis zu welchem Grade beeinflußt ein hoher Blutdruck die körperliche Belastbarkeit eines Jugendlichen? Es liegen eine Reihe von Untersuchungen vor [29, 43, 90], aus denen eine Erniedrigung der maximalen aeroben Leistungsfähigkeit von jugendlichen Hypertonikern hervorzugehen scheint. Diese Befunde sollten jedoch nicht überinterpretiert werden, da einerseits auch die Leistungsfähigkeit der Kontrollpersonen in diesen Studien verhältnismäßig niedrig lag [29, 90] und da darüber hinaus kein Unterschied in der anaeroben Schwelle zwischen beiden Gruppen gefunden wurde [90].

Der Befund einer normalen körperlichen Leistungsfähigkeit drückt beim jugendlichen Hypertoniker ein durchschnittliches Ausmaß an körperlicher Aktivität aus. In einer Umfrage unter 14–17 Jahre alten Mädchen und Jungen mit milder Hypertonie gaben 41% eine Teilnahme an organisiertem Wettkampfsport bzw. an einem intensiv durchgeführten Trainingsprogramm an. Der entsprechende Wert in der normotensiven Kontrollgruppe war mit 43% fast identisch. Sehr wahrscheinlich ist die Ursache dieses praktisch normalen Ausmaßes körperlicher Aktivität bei jugendlichen Hypertonikern in dem meist völligen Fehlen leistungseinschränkender Symptome zu sehen.

Stellenwert des Belastungstests bei der jugendlichen Hypertonie

Der Belastungstest dient speziell zur Feststellung folgender Symptome:
– Überschießender Anstieg des systolischen Drucks, d. h. Anstieg über einen Grenzwert von 230 mm Hg bei maximaler Belastung.
– Arrhythmie
– Ischämisch bedingte Störungen der Erregungsrückbildung.

Während die bisher genannten Argumente für den Stellenwert der Blutdruckmessung unter Belastung als bewiesen angesehen werden dürfen, müssen für eine Reihe weiterer Punkte zunächst noch zusätzliche wissenschaftliche Belege erbracht werden. So wurden beispielsweise Belastungstests angewandt, um durch den Nachweis einer überschießenden Reduktion des Primärharnvolumens, bzw. der glomerulären Filtrationsrate, bei jungen erwachsenen Hypertonikern ohne nachweisbare Nierenschädigungen in Ruhe eine hämodynamische renale Funktionseinschränkung aufdecken zu können [92]. Ob dies auch für Kinder zutrifft, muß erst noch untersucht werden. Es wurde weiterhin angeregt, die Effektivität einer medikamentösen Hochdruckbehandlung durch Belastungstests zu objektivieren [103]. Spezielle Daten zum Stellenwert der medikamentösen Behandlung der Belastungshypertonie bei Kindern sind allerdings nicht verfügbar.

Ein weiterer vielversprechender Vorteil der Belastungsdruckmessung kann in ihrer Bedeutung als Screeningtest zur Entdeckung von Kindern und Jugendlichen gesehen werden, die zwar im Augenblick noch normoton sind, möglicherweise später aber eine Hypertonie entwickeln werden. Wenn erst einmal die Möglichkeiten einer Prävention gegenüber der Manifestation dieser Erkrankung ausreichend sein werden, dann wird einer solchen möglichen Frühdiagnose eine kaum zu überschätzende Bedeutung aus der Sicht der Volksgesundheit zukommen. Es wäre sehr zu wünschen, wenn eine entsprechend zeitlich ausgedehnte Längsschnittuntersuchung über die Entwicklung der Hypertonie durchgeführt werden könnte, mit dem Ziel, aussagekräftige Parameter über die zukünftige Hochdruckentwicklung zu gewinnen. Eine leichter durchzuführende Alternative besteht in der retrospektiven Analyse der Daten von Belastungsreaktionen in der Kindheit bei Jugendlichen und Erwachsenen mit und ohne Hypertonie, soweit diese verfügbar sind. Eine entsprechende Studie wurde von der Untersuchungsgruppe des Autors durchgeführt [22]. Dabei entwickelten innerhalb von 3–14 Jahren 11% von Jugendlichen und jungen Erwachsenen mit überschießendem Anstieg des Belastungsblutdrucks eine manifeste Hypertonie. Dies war dagegen bei keinem einzigen Mitglied der Vergleichsgruppe mit normaler Belastungsreaktion des Blutdrucks der Fall. Die Untersuchung normotensiver Kinder hypertensiver Eltern [47] zeigte eine Beziehung zwischen dem Ausmaß der Hypertonie der Mütter und dem Druckanstieg unter maximaler dynamischer Belastung bei den Kindern. Dagegen fand sich keine entsprechende Korrelation zwischen der mütterlichen Hypertonie und den Ruhedruckwerten bei den Kindern.

Es wurde weiterhin vorgeschlagen [5, 104], die Reaktion des arteriellen Drucks unter *statischer* Belastung als Vorhersageparameter für die Entwicklung einer späteren Hypertonie zu verwenden. Bei diesem Vorschlag wurde von der Vorstellung ausgegangen, daß die arterielle Druckreaktion bei mäßiger statischer Belastung im wesentlichen von den Änderungen des peripheren Widerstands bestimmt wird und nur zu einem geringen Ausmaß vom Anstieg des Minutenvolumens. Ein gesundes Kind reagiert unter einer solchen Belastung mit einer Weitstellung der „Widerstandsgefäße" im arbeitenden Muskel, beim Kind mit der späteren Hypertonie könnte im Vergleich hierzu möglicherweise eine Einschränkung dieser vasodilatatorischen Kapazität beobachtet werden. Es wäre denkbar, daß ein solches abnormes Gefäßverhalten nur während einer Belastungsprovokation, und hier speziell während statischer Belastung, aber nicht in Körperruhe beobachtet wird. Weitere Vorteile eines statischen Belastungstests bestehen in seiner einfachen Durchführung und den niedrigen Kosten. Aus diesen Gründen wäre aus der Sicht eines im weiten Rahmen durchzuführenden Screeningtests dieses Verfahren gegenüber der dynamischen Ergometrie als wesentlich praktikabler vorzuziehen.

Bevor die Blutdruckmessung unter körperlicher Belastung wirklich als Screeningtest für die Frühdiagnose einer zukünftigen Hypertonie empfohlen werden kann, sind noch sehr genaue Untersuchungen erforderlich. Zweifellos ergibt sich hier aus der immensen Bedeutung eines solchen Screeningtests heraus die Aufforderung zu weiterer Forschung.

Positive Effekte des körperlichen Trainings

Unter einem Ausdauertraining kann es bei normotensiven und hypertensiven Erwachsenen zu einer mäßigen Reduktion des systolischen und diastolischen Blutdrucks in Ruhe kommen [94]. Über ähnliche Befunde wurde bei jugendlichen Hypertonikern berichtet [43]. Ein solcher Trainingseffekt kann aus der Sicht eines grenzwertigen Hochdrucks als nützlich angesehen werden, wenngleich die biologische Bedeutung einer solchen geringen Drucksenkung um weniger als 10 mm Hg bisher noch unklar bleibt. Weitere Auswirkungen eines aeroben Trainings bestehen in einer Abnahme des peripheren Widerstands in Ruhe, des submaximalen systolischen Belastungsdrucks und der Herzfrequenz, sowie in einer Zunahme der maximalen Sauerstoffaufnahme [43].

Auf der anderen Seite könnte *Bewegungsmangel* bei Kindern zu einem Anstieg des Ruheblutdrucks führen. Über entsprechende Befunde wurde bei 12jährigen Kindern berichtet, die durch einen Gips- bzw. Streckverband ruhig gestellt wurden [116]. Bei diesen Kindern traten 4mal häufiger überhöhte Blutdruckwerte auf als bei einer Kontrollgruppe von Kindern, die zwar hospitalisiert aber nicht immobilisiert waren.

Über die Auswirkung nichtausdauerbestimmter Trainingsformen auf die Hypertonie liegen nur wenige Daten vor. In einer entsprechenden Untersuchung führte bei 15–16 Jahre alten Hypertonikern ein 2 Monate lang absolviertes Krafttraining weder zu Veränderungen des Drucks noch der myokardialen Dimension [68].

Gesundheitlich negative Auswirkungen körperlicher Belastung bei Hypertonie?

Inwieweit kann Kindern und Jugendlichen mit Hochdruck eine intensive körperliche Belastung erlaubt werden? Im Jahre 1977 kam eine Expertenkommission zu Fragen der Blutdruckbehandlung bei Kindern zu folgender Feststellung:

„Es scheint angebracht, ein dynamisches Training zur Verbesserung der kardiovaskulären Leistungsbreite zu empfehlen, beispielsweise Gymnastik, Schwimmen, Laufen, Baseball oder Basketball. Dagegen führt Haltearbeit in Form etwa von Gewichtheben, Ringen oder isometrischen Belastungen zu einem Anstieg des systolischen und diastolischen Drucks und somit zu einer erheblichen kardialen Belastung. Diese könnte bei Hypertonikern zu einer unvertretbaren Überforderung führen, speziell beim Vorliegen von Hinweisen auf eine linksventrikuläre Hypertrophie."

Dieses zurückhaltend formulierte Statement gegenüber statischer Belastung basierte mehr auf der Extrapolation von Befunden bei gesunden erwachsenen Personen, als auf direkten Untersuchungsresultaten bei jugendlichen Hypertonikern. Inzwischen wurden spezifischere Daten über den Effekt statischer Belastung bei Kindern und Jugendlichen mit Hochdruck gesammelt. So wurden Untersuchungen bei 109 Jugendlichen mit milder Hypertonie durchgeführt [29, 30], die über 4 min Handgriffarbeit bei 25% ihrer Maximalkraft leisteten. Dabei stieg der diastolische Druck um 12 mm Hg an. Im Gegensatz hierzu fand sich während einer erschöpfenden dynamischen Belastung bei den gleichen Patienten eine Abnahme des diastolischen Drucks um 21 mm Hg. Diese Ergebnisse werden in der Abb. 4.8 zusammengefaßt. In anderen Untersuchungen zeigten sich bei jugendlichen Hypertonikern unter mäßiger statischer [29] oder maximaler dynamischer [29, 89, 90] Belastung weder Stenokardien, noch ST-Senkungen, Rhythmusstörungen oder hämodynamische Besonderheiten. Ein 2monatiges Krafttraining führte bei jugendlichen Hypertonikern weder zu negativen Effekten auf den Ruhedruck, noch nach den echokardiographischen Resultaten auf die kardialen Dimensionen [68].

Die aufgeführten Daten beziehen sich nur auf leichte bis mäßige Hypertonie bzw. auf spezielle Typen statischer Belastung. Nach den Empfehlungen der amerikanischen Akademie für Pädiatrie [2] erscheint es gerechtfertigt, die körperliche Aktivität von Patienten mit solchen leichteren Hochdruckformen nicht einzuschränken, vorausgesetzt, es treten unter Belastungen weder Rückbildungsstörungen auf, noch Zeichen einer linksventrikulären Überlastung bzw. überschießende Druckanstiege, d. h. Anstiege des systolischen Maximaldrucks über 230 mm Hg. Solange keine gegenteiligen Empfehlungen vorliegen, sollte man bei der Erlaubnis zur Teilnahme am Sport vorsichtig sein, wenn eine *schwere* Hypertonie vorliegt, bzw. wenn unter Belastungen EKG-Anomalien oder überschießende Druckan-

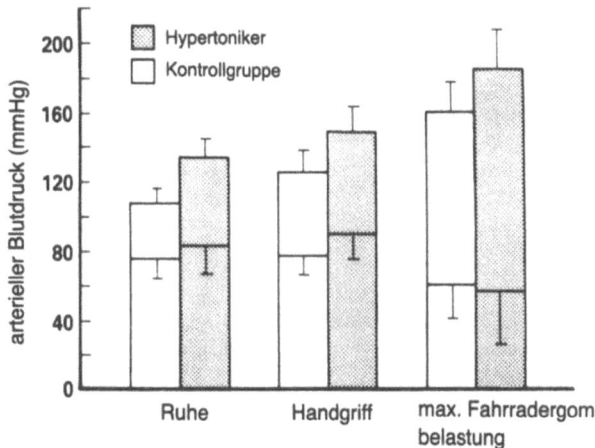

Abb. 4.8. Hochdruck und Blutdruckreaktion unter statischer Handgriffarbeit und unter maximaler fahrradergometrischer Belastung. Die Untersuchungen wurden an 109 hypertensiven und 74 normotonen 14–17 Jahre alten Mädchen und Jungen durchgeführt. Die Handgriffarbeit erfolgte über 4 min mit 25% der maximalen willkürlichen Kraft. Im fahrradergometrischen Test wurde eine stufenförmige Belastung bis an die Leistungsgrenze durchgeführt. Die oberen horizontalen Linien geben die systolischen Blutdruckwerte wieder, die unteren horizontalen Linien die Werte für den diastolischen Druck. Die vertikalen Linien verdeutlichen die einfache Standardabweichung. (Nach Fixler et al. [29])

stiege beobachtet werden. Solchen Patienten sollte man besonders von Sportarten abraten, die in hohem Maße von isometrischen Muskelkontraktionen bestimmt sind, wie beispielsweise Ringen, Turnen oder bestimmte Arten des Segelsports.

Neurozirkulatorische Asthenie (NZA)

Belastungsreaktionen und körperliche Leistungsfähigkeit

Dieses Syndrom, das vorwiegend bei jungen Erwachsenen, aber auch bei Jugendlichen auftritt, wird auch durch eine Reihe anderer Begriffe bezeichnet, wie vasoregulatorische Asthenie, Dyskardie, Da-Costa-Syndrom oder „soldier's heart" Die Patienten klagen über Palpitationen, Stenokar-

dien, Atemnot und leichte Ermüdbarkeit. Bei manchen dieser Patienten treten die Beschwerden vorwiegend unter Belastung auf, bei anderen in Ruhe oder unter Belastung. Bei beiden Gruppen, speziell aber bei der letztgenannten, zeigt sich häufig eine typisch neurotische Symptomatik, Hinweise für eine organische Herzkrankheit liegen nicht vor.
Das wichtigste diagnostische Zeichen ist die überhöhte Herzfrequenz in Ruhe, bei mäßiger körperlicher Belastung und nach orthostatischen Lageänderungen. Die Patienten lehnen es häufig ab, anstrengende körperliche Belastungen durchzuführen. Soweit sie sich hierzu animieren lassen, zeigt sich darunter zwar immer noch eine überhöhte Herzfrequenz, der Unterschied gegenüber Kontrollpersonen ist jedoch geringer ausgeprägt als bei mäßiger Belastung. Die maximale Herzfrequenz entspricht den altersabhängigen Normalwerten. Auch die hämodynamischen Parameter, wie Schlagvolumen und intrakardiale Druckwerte, sind unauffällig [48]. Für diese Patienten ist weiterhin ein hohes Atemminutenvolumen und ein überhöhter Atemäquivalentwert typisch, Hinweise für eine Luxusventilation. In Körperruhe können unspezifische Rückbildungsstörungen und Arrhythmien beobachtet werden, die unter Belastung verschwinden [100]. Bei NZA-Patienten findet sich häufig eine geringe körperliche Leistungsfähigkeit, Ergebnis einer Kombination von allgemeiner Ängstlichkeit mit spezieller Furcht vor Belastung sowie Trainingsmangel. Die Pathogenese wird i. allg. in einer vasoregulatorischen Instabilität bei Überaktivität der sympathischen β-Rezeptoren gesehen, obwohl eine endgültige Erklärung bisher noch nicht vorliegt.

Diagnostischer Stellenwert der Belastungsuntersuchung

Die Belastungsuntersuchung wird bei NZA vorwiegend zur Bewertung der körperlichen Leistungsfähigkeit durchgeführt. Gelegentlich kann allerdings die Diagnose auch erst durch den Belastungstest gestellt werden. Dies ist dann der Fall, wenn der Patient der Untersuchungsstelle zur Abklärung unspezifischer Symptome vorgestellt wird, wie beispielsweise Belastungsstenokardien oder ausgeprägte Atemnot unter Belastung. Als diagnostischer Hinweis kann eine überschießende Herzfrequenz bei geringer körperlicher Belastung angesehen werden, wenn eine organische Herzkrankheit auszuschließen ist. Die weitere Befragung ergibt dann häufig Gefühle wie allgemeine Besorgnis, Angst und Abneigung gegenüber der Teilnahme am Sport.
Bei der Interpretation der Untersuchungsergebnisse sollte dann, wenn nur die Herzfrequenz gemessen wurde, mit Hinblick auf frequenzbezogene Parameter vorsichtig umgegangen werden. Wird beispielsweise aus der Frequenz auf die PWC_{170} oder die maximale Sauerstoffaufnahme extrapoliert, so kann durch die überhöhte Herzschlagzahl bei niedrigeren Bela-

stungsstufen leicht eine Unterschätzung der maximalen aeroben Leistungsfähigkeit entstehen. In solchen Fällen ist daher eine möglichst hohe Belastung anzustreben, am günstigsten eine vollständige Ausbelastung. Nach unserer Erfahrung können einige NZA-Patienten trotz stark überschießender Frequenzwerte auf niedrigen Belastungsstufen annähernd normale maximale Leistungswerte erreichen.

Die NZA wird vom Autor gegenüber dem „hyperkinetischen Herzsyndrom" abgegrenzt. Ebenso wie bei der NZA ist hier die Ruhefrequenz auf 100–120 Schläge/min überhöht. Im Gegensatz zur NZA ist die Herzfrequenz aber auf *allen* Belastungsstufen überhöht, auch die Maximalfrequenz liegt um 15–20 Schläge/min über den altersentsprechenden Normalwerten [105]. Jugendliche mit diesem Syndrom sind häufig aktive Sportler mit überdurchschnittlich hoher maximaler aerober Leistungsfähigkeit. Typische Frequenzreaktionen unter Belastung werden in der Abb. 4.9 am Beispiel von drei Jugendlichen gegeben. Von diesen weist der erste eine NZA, der zweite ein hyperkinetisches Herzsyndrom und der dritte ein normales Reaktionsmuster auf. (Im deutschen Sprachbereich werden allerdings die Begriffe NZA und hyperkinetisches Herzsyndrom meist synonym verwandt; Anmerkung der Übersetzer.)

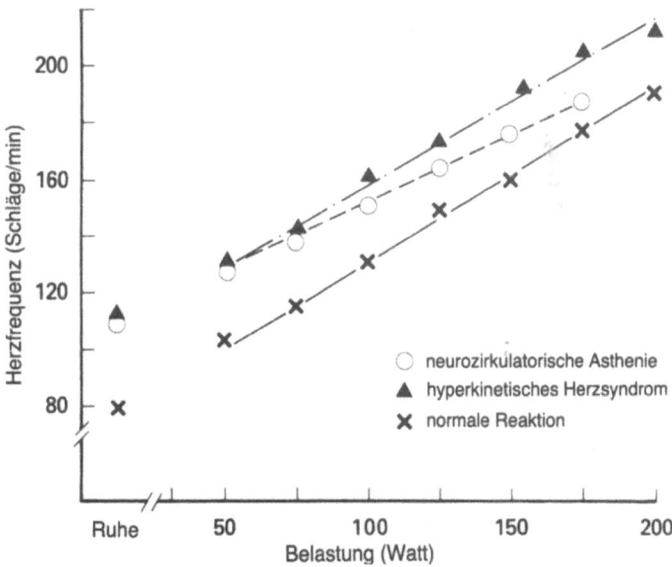

Abb. 4.9. Darstellung der Herzfrequenzreaktion unter körperlicher Belastung bei drei untrainierten 15 Jahre alten Jungen, einer mit neurozirkulatorischer Asthenie, einer mit hyperkinetischem Herzsyndrom und einer gesunden Kontrollperson

Positive Effekte des körperlichen Trainings

NZA-Patienten können in ausgeprägter Art und Weise von einem körperlichen Training profitieren. Dabei haben sich verschiedene Trainingsprogramme unterschiedlicher Dauer und Intensität als effektiv erwiesen. Unter einem solchen Training kommt es zu einer Verbesserung des subjektiven Beschwerdebilds, elektrokardiographische Veränderungen verschwinden, die orthostatische Reaktion wird verbessert, Ruhe- und Belastungsfrequenz nehmen ab. Die Auswirkungen sind dabei wesentlich deutlicher als dies lediglich aufgrund der Veränderung der kardiovaskulären Dimension, bzw. der Sauerstofftransportkapazität des Bluts, hätte erwartet werden können [49, 67, 100]. Das Ergebnis besteht in einer verbesserten subjektiven Belastungstoleranz und in einem objektiven Anstieg der maximalen aeroben Leistungsfähigkeit.

Diejenigen NZA-Patienten, die sich zur Teilnahme an einem bewegungstherapeutischen Rehabilitationsprogram überreden lassen, gehören i. allg. zu der nichtneurotischen Gruppe. Patienten mit ausgeprägter neurotischer Störung lassen sich dagegen meist wesentlich schwerer motivieren [100]. Bei ihnen ist häufig auch die häusliche Umgebung für eine solche Teilnahme an einem Trainingsprogramm nicht gerade förderlich.

Pulmonalstenose (PS)

Die wesentliche hämodynamische Störung bei der PS besteht in einer Steigerung des Widerstands in der rechtsventrikulären Ausflußbahn, als Ergebnis entsteht ein hoher Druckgradient über dem Ort der Stenosierung. Die häufigsten Symptome, die von Kindern mit PS angegeben werden, sind Belastungsdyspnoe und leichte Ermüdbarkeit.

Hämodynamische Besonderheiten beim Kind vor der Operation

Die Tabelle 4.4 gibt eine Zusammenfassung der hämodynamischen Belastungsreaktion beim Kind mit PS wieder. Mit Hinblick auf den Druck besteht die typische Veränderung in der Überhöhung des systolischen rechtsventrikulären Maximaldrucks in Ruhe und speziell unter körperlicher Belastung. Die Ursache dieses Druckanstiegs liegt zum einen in der valvulären Einengung, zum anderen in der kompensatorischen ventrikulären Hypertrophie. Die bisher vorliegenden Daten lassen nur eine schwache

Tabelle 4.4. Besonderheiten in der hämodynamischen Belastungsreaktion beim Kind mit Pulmonalstenose

Parameter	Vergleich mit einem gesunden Kind
Maximaler systolischer rechtsventrikulärer Druck	hoch
Druckgradient in der rechten Ausflußbahn	hoch
Rechtsventrikulärer enddiastolischer Druck	hoch
Schlagvolumen	niedrig
Herzminutenvolumen	niedrig

Korrelation zwischen dem Ausmaß der Klappenstenose und dem Grad des Anstiegs des systolischen rechtsventrikulären Drucks unter Belastung annehmen.

Wie bei der Aortenstenose auch findet sich im poststenotischen Bereich ein deutlicher Druckabfall. Als Ergebnis entsteht ein hoher Druckgradient im Bereich der rechten Ausflußbahn. Während dieser Gradient in Ruhe 5–30 mm Hg beträgt, wurden unter Belastung Werte bis zu 50–80 mm Hg gemessen [19, 27, 114]. Der Gradient korreliert mit dem Querschnitt der Pulmonalklappe, er stellt somit ein Maß für die Klappenstenose dar.

Während normalerweise der rechtsventrikuläre enddiastolische Druck unter Belastung unverändert bleibt oder leicht abfällt [83, 101], steigt er bei Kindern mit PS unter Belastung an [83, 87, 101, 114]. Wie die Abb. 4.10 verdeutlicht, wurde weiterhin eine Beziehung zwischen dem Grad der Stenosierung und dem Anstieg des rechtsventrikulären Füllungsdrucks unter Belastung gefunden.

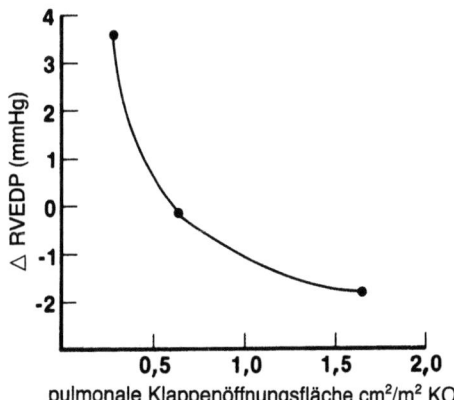

Abb. 4.10. Differenz zwischen rechtsventrikulärem enddiatolischen Druck in Belastung und Ruhe ($\Delta RVEDP$) als Funktion der pulmonalen Klappenöffnungsfläche bei 64 Kindern mit Pulmonalstenosen. (Nach Moller et al. [83])

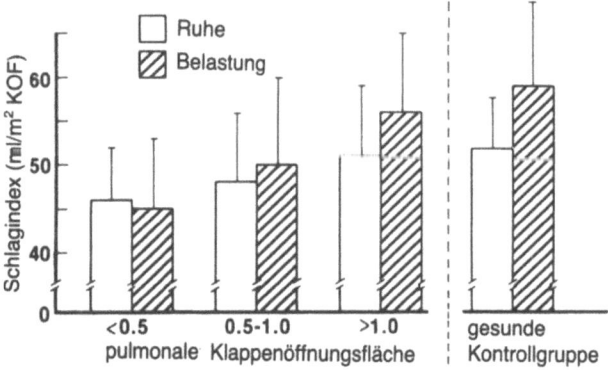

Abb. 4.11. Schlagindex in Ruhe und während mäßiger körperlicher Belastung im Liegen, in Abhängigkeit von der Pulmonalklappenöffnungsfläche bei 64 Kindern mit Pulmonalstenosen. Dargestellt nach Daten der Literaturstelle [83]. Zum Vergleich werden die Werte von 31 herzgesunden Jungen wiedergegeben [15]. Mittelwert ± einfache Standardabweichung

Beim Kind mit PS erhöht sich das Schlagvolumen beim Übergang von Ruhe zu Belastung nicht, im Gegensatz zu den Verhältnissen beim gesunden Kind. Dies gilt besonders für schwere Stenosen [52, 83]. Die Abb. 4.11 gibt die Beziehung zwischen dem Schweregrad der Klappenstenose und der Differenz zwischen den Schlagindizes in Ruhe und Belastung wieder. Während sich bei Kindern mit mäßiger Klappenverengung eine normale Reaktion des Schlagindex unter Belastung findet, konnten Kinder mit erheblicher Stenose (Klappenöffnungsfläche geringer als 0,5 cm^2/m^2) ihren Schlagindex nicht steigern [51, 83].

Als Ergebnis einer unzureichenden Erhöhung des Schlagvolumens ergibt sich, speziell bei hohen Belastungsstufen, bei denen die Herzfrequenz nicht weiter ansteigen kann, ein erniedrigtes Herzminutenvolumen. Die Zunahme des rechtsventrikulären Füllungsdrucks ohne entsprechende Steigerung des Schlagvolumens kann bei Kindern mit PS als Ausdruck einer reduzierten myokardialen Compliance als Folge der rechtsventrikulären Hypertrophie angesehen werden [83].

Hämodynamische Besonderheiten nach operativer Korrektur

Aus hämodynamischer Sicht sollten durch eine erfolgreiche pulmonale Klappensprengung ein deutlicher Abfall des pulmonalen Druckgradienten, eine Normalisierung des rechtsventrikulären systolischen und enddiastolischen Drucks und eine adäquate Zunahme von Schlagvolumen und Herzminutenvolumen unter Belastung erreicht werden. Eine solche vollständige Normalisierung konnte bei Patienten, die im Erwachsenenalter operiert wurden, keineswegs in allen Fällen nachgewiesen werden. Die Mechanismen, die für diese fortbestehende Funktionsstörung anzuschuldigen sind, sind noch nicht letztlich geklärt. Als mögliche Ursachen wurden eine verminderte rechtsventrikuläre Compliance als Folge einer myokardialen Fibrose [63] bzw. fortbestehende peripher-vaskuläre oder linksventrikulär-myokardiale Anpassungsvorgänge [65] diskutiert. Die operativen Ergebnisse bei Kindern sind dagegen ermutigender: das Schlagvolumen steigt unter Belastung an [3, 27, 101], der rechtsventrikuläre Füllungsdruck normalisiert sich [27, 101].

Körperliche Leistungsfähigkeit

Die Fähigkeit, sich anstrengender körperlicher Belastung auszusetzen, ist bei Kindern mit PS leicht eingeschränkt [3, 17]. So überschritten beispielsweise nach dem Bruce-Protokoll nur sehr wenige Kinder mit leichter oder mäßiger Pulmonalstenose die 75. Perzentile. Etwa 50% aller Patienten lagen in ihrem Ergebnis unterhalb der 50. Perzentile. Patienten mit schweren Stenosen schnitten am schlechtesten ab [17].
Die entscheidende Ursache für die eingeschränkte Leistungsfähigkeit von Patienten mit PS dürfte die Erniedrigung des Schlag- und Herzminutenvolumens sein. Bei submaximaler Belastung ist das Kind in der Lage, die Abnahme des Herzminutenvolumens durch eine Vergrößerung der Sauerstoffutilisation zu kompensieren. Dies manifestiert sich in einer Steigerung der arteriovenösen Sauerstoffdifferenz. Eine solche Kompensation ist allerdings bei maximaler Belastung nicht mehr möglich, da dann die Sauerstoffextraktion nicht weiter gesteigert werden kann. Auf diese Art und Weise führt die Abnahme des maximalen Herzminutenvolumens zu einer Reduktion der maximalen aeroben Leistungsfähigkeit. Nach einer Klappensprengung wird die Verbesserung der Leistungsfähigkeit vom Ausmaß der Fähigkeit zur Schlagvolumensteigerung bestimmt. Kinder mit subnormalen Schlagvolumina weisen auch nach der Operation noch eine erniedrigte maximale Sauerstoffaufnahme auf [3].

Diagnostischer Wert des Belastungstests

Obwohl die wichtigsten Entscheidungen über das klinische Vorgehen auf Untersuchungsergebnissen am ruhenden Patienten basieren, hat sich der Belastungstest als zusätzliche, wertvolle Informationsquelle erwiesen, und zwar aus folgenden Gründen:

- Indikationsstellung für die Pulmonalklappensprengung.
- Funktionelle Bewertung des Operationsergebnisses.

Die Indikation zu einem chirurgischen Vorgehen wird auf der Grundlage von unter Ruhebedingungen gewonnenen Parametern i. allg. dann gestellt, wenn der rechtsventrikuläre systolische Druck 75 mm Hg oder mehr beträgt. Auch unter Belastung gewonnene Parameter können zur Indikationsstellung beitragen, und zwar dann, wenn unter Belastung der rechtsventrikuläre Füllungsdruck ansteigt, besonders wenn dies gleichzeitig mit einem Abfall des Schlagvolumens und einem Herzminutenvolumen von weniger als 6 l/min bei einer Sauerstoffaufnahme von 600 ml/min einhergeht (persönliche Mitteilung von J. H. Miller und M. D. Freed).

Die Bewertung des funktionellen Ergebnisses nach einer Operation orientiert sich am Verhalten des Schlagvolumens. In der Abb. 4.12 wird deutlich, daß sich das Operationsresultat kaum an der Größe des Schlagvolumens in Ruhe beurteilen läßt. Dagegen wird die Aussagekraft unter Berücksichtigung der Belastungsverhältnisse wesentlich besser. Wird keine Schlagvolumensteigerung beobachtet, so weist dies auf eine weiterbestehende myokardiale Schädigung hin. Der Rückgriff auf das Schlagvolumen als diagnostische Größe ist deshalb besonders hilfreich, weil es auch durch nichtinvasive Techniken einfach ermittelt werden kann.

Isoproterenol als Ersatz für Belastungstests

Der unbestrittene Wert des Belastungstests bei der PS hat die Kinderkardiologie veranlaßt, auch nach Alternativverfahren zu suchen, die die chro-

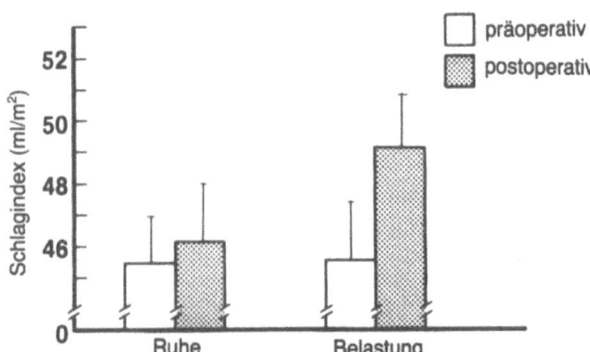

Abb. 4.12. Werte für den Schlagindex vor und nach operativer Korrektur in Ruhe und während Belastung bei 20 Kindern mit Pulmonalstenose. Die vertikalen Linien geben die einfache Standardabweichung wieder. (Nach Stone et al. [101])

notropen und inotropen Effekte der Belastung simulieren könnten [8, 85]. Der Bedarf nach einem solchen Ersatz ergibt sich häufig besonders bei sehr kleinen, körperlich wenig belastbaren oder schlecht motivierbaren Kindern, die keinen der üblichen Belastungstests durchführen können. In zwei Studien mit PS-Patienten [87, 114] wurden die Reaktionen unter körperlicher Belastung und Isoproterenol direkt miteinander verglichen. Beide Verfahren bewirkten einen Anstieg der Herzfrequenz auf ca. 150 Schläge/min. Die Steigerung des Herzminutenvolumens war allerdings unter körperlicher Belastung ausgeprägter als unter Isoproterenol. Aus diesem Grund könnte daher unter dem letztgenannten Verfahren der Schweregrad der Stenose überschätzt werden. Bei der hämodynamischen Bewertung des Kindes mit Pulmonalstenose ist deshalb die körperliche Belastung vorzuziehen. Der Isoproterenol-Provokationstest sollte nur dann ersatzweise Anwendung finden, wenn aus irgendwelchen Gründen eine körperliche Belastung nicht durchgeführt werden kann.

Vorhofseptumdefekt (ASD)

Obwohl die meisten Patienten mit diesem häufigen Vitium asymptomatisch sind, können doch einige über Leistungsschwäche bei Sport und Spiel klagen.

Hämodynamische Belastungsreaktion

In diesem Zusammenhang ist das Verhalten zweier hämodynamischer Parameter von besonderem Interesse, die in enger Beziehung zueinander stehen, zum einen das Verhalten der Größe des Links-Rechts-Shunts, zum anderen der Anstieg des pulmonal-arteriellen Drucks. Die Daten über das Verhalten des Shunts unter Belastung sind widersprüchlich. Von einigen Autoren wurde eine Zunahme [54], von anderen eine Abnahme bei leichter bis mäßiger Belastung im Vergleich zu Ruhebedingungen gefunden, während weitere Autoren keinerlei Veränderung beschrieben [4]. Der Hauptgrund für solch unterschiedliche Aussagen dürfte in der Schwierigkeit der exakten Bestimmung des gemischt-venösen Sauerstoffgehalts zu suchen sein. Die Bestimmung dieses Parameters ist für die Berechnung des Herzminutenvolumens nach dem Fickschen Prinzip erforderlich. Der pulmonal-arterielle Druck steigt unter körperlicher Belastung an, besonders ausgeprägt bei älteren Patienten. Bei Kindern findet man dagegen i. allg.

nur einen geringen Anstieg, die systolischen Druckwerte überschreiten selten 40–50 mm Hg [4].

Körperliche Leistungsfähigkeit

Die körperliche Leistungsfähigkeit bei Kindern mit kleinem oder mittlerem Vorhofseptumdefekt vom Sekundumtyp ist weitgehend normal oder nur leicht eingeschränkt [17, 24, 40]. Patienten mit größeren Defekten weisen eine deutlichere Verminderung der Leistungsfähigkeit auf. So wurde beispielsweise in einer entsprechenden Untersuchung bei Kindern mit großem ASD gefunden, daß ihre Leistungsfähigkeit, gemessen im Laufbandtest nach Bruce, in 33% im Bereich der 10. Perzentile oder darunter lag [17]. Besonders deutlich ist die Leistungseinschränkung bei Kindern mit Druckerhöhung im kleinen Kreislauf. Andererseits scheint die Shuntgröße *an sich* keine wesentlich bestimmende Größe für die Belastbarkeit zu sein [24, 40]. Durch eine operative Korrektur wird der Defekt beseitigt, die Leistungsfähigkeit normalisiert sich [17]. Bei Spätoperationen im Erwachsenenalter bleibt dagegen das Herzminutenvolumen während Belastung und damit die Leistungsfähigkeit erniedrigt. Die wenigen zur Frage der Trainierbarkeit verfügbaren Daten [76] weisen darauf hin, daß Kinder nach Korrektur eines ASD trainierbar sind und ihre maximale aerobe Leistungsfähigkeit im Laufe eines Trainingsprogramms verbessern können. Dabei ist das Ausmaß des Leistungszuwachses nicht von der präoperativen Shuntgröße abhängig.

Diagnostische Bedeutung des Belastungstests bei der Bewertung des Kindes mit ASD

Die Hauptbedeutung des Belastungstests liegt hier in der postoperativen Beurteilung. Folgende Funktionsstörungen können gegebenenfalls nur durch einen Belastungstest und nicht durch eine Ruheuntersuchung aufgedeckt werden:
– Nichtausreichender Anstieg des Herzminutenvolumens.
– Arrhythmien.

Als Alternative zur hämodynamischen Beurteilung kann dann, wenn beispielsweise eine Nachkatheterisierung nicht möglich ist, eine Messung der maximalen Sauerstoffaufnahme erfolgen. Diese sollte sich als Ergebnis einer erfolgreichen operativen Korrektur vergrößern. Ist dies nicht der Fall, so kann sich hierin eine verbleibende myokardiale oder pulmonalvaskuläre Schädigung ausdrücken.

Ventrikelseptumdefekt (VSD)

Die funktionelle Einschränkung ergibt sich bei diesem Vitium aus der Größe des Septumdefekts sowie aus dem Grad der Druckerhöhung im kleinen Kreislauf. Beide Parameter bestimmen das Ausmaß des Links-Rechts-Shunts, bzw. des Rechts-Links-Shunts, der allerdings seltener vorkommt. Kinder mit kleinem Shunt ohne pulmonale Hypertonie sind meist völlig symptomfrei. Ein großer Shunt kann dagegen zu Leistungseinschränkung und ausgeprägter Belastungsdyspnoe führen.

Hämodynamische Belastungsreaktionen

Bei den meisten Kindern mit VSD wird eine operative Korrektur i. allg. vor Ablauf des 2. Lebensjahres vorgenommen. Aus diesem Grund liegen wenig Informationen über die Belastungsreaktionen bei Patienten vor einer vollständigen operativen Korrektur oder bei Patienten, die zunächst mit einem pulmonalen Banding versorgt wurden, vor. In einer entsprechenden Untersuchung bei 7–15 Jahre alten Kindern mit VSD und pulmonaler Hypertonie (mit oder ohne pulmonales Banding) bestand das wichtigste hämodynamische Charakteristikum in einem ausgeprägten Anstieg des pulmonal-arteriellen Mitteldrucks unter stärkerer körperlicher Belastung. Die Werte lagen zwischen 65 und 148 mmHg, in einigen Fällen entsprachen sie den arteriellen Druckwerten im Systemkreis oder lagen sogar darüber. Dies führte zu einer Abnahme des Links-Rechts-Shunts und zu einer deutlichen Zunahme des Verhältnisses pulmonaler Gefäßwiderstand zu peripherem Gesamtwiderstand. Bei einigen Kindern verschwand der Shunt unter stärkerer körperlicher Belastung sogar vollständig [80]. Dagegen reagieren VSD-Patienten ohne pulmonale Drucksteigerung mit einer *Vergrößerung* des Links-Rechts-Shunts unter Belastung [54]
Nach operativer Korrektur wird bei den meisten Kindern eine Verbesserung der hämodynamischen Funktionswerte beobachtet. Dabei besteht eine negative Korrelation zwischen dem Lebensalter zum Zeitpunkt der Operation und der kardiovaskulären Funktion: bei Kindern, die vor dem 10. Lebensjahr operiert wurden, findet sich im Vergleich zu solchen, bei denen der Eingriff später durchgeführt wurde, eine bessere myokardiale Funktion, gemessen an einem niedrigen Herzminutenvolumen. Sie reagieren unter intensiver körperlicher Belastung mit einem geringeren Anstieg des pulmonal-arteriellen Drucks [74]. Die pathogenetischen Mechanismen, die dieser Altersabhängigkeit zugrunde liegen, sind noch nicht hinreichend geklärt.

Körperliche Leistungsfähigkeit

Die maximale aerobe Leistungsfähigkeit beim Kind mit VSD zeigt eine große Bandbreite, sie kann völlig normal, aber auch erheblich eingeschränkt sein [17, 40]. Dabei besteht eine direkte Beziehung zur Größe des Defekts: Patienten mit großem VSD erreichen selten Belastungswerte oberhalb der 25. Perzentile [17]. Nach operativer Korrektur kann sich die kindliche Leistungsfähigkeit vollständig normalisieren, insbesondere dann, wenn der Eingriff im Vorschulalter erfolgt.

Stellenwert des Belastungstests in der Bewertung des Kindes mit VSD

Die Indikationsstellung für eine Operation, bzw. die Feststellung einer Inoperabilität, basiert auf den Ruheparametern für die Druckwerte und Strömungsvolumina. Der Belastungstest ist dagegen besonders in der funktionellen Bewertung des Operationsergebnisses wertvoll. Folgende in Ruhe nicht erkennbare Funktionsstörungen können teilweise erst unter Belastung diagnostiziert werden:
- zu niedriger Anstieg des Herzminutenvolumens
- hoher Druck im kleinen Kreislauf
- Arrhythmien.

Fallot-Tetralogie (FT)

Bei der FT sind es insbesondere zwei hämodynamische Besonderheiten, die die zirkulatorische und respiratorische Funktionseinschränkung in Ruhe und speziell unter körperlicher Belastung bedingen: der hohe Druckgradient im Bereich der rechtsventrikulären Ausflußbahn und der Rechts-Links-Shunt. Die Einengung kann dabei anatomisch im Bereich des Infundibulums, der Pulmonalklappe oder der Pulmonalarterie lokalisiert sein. Sie führt zu einer Verminderung des Minutenvolumens im kleinen Kreislauf und teilweise zu einer rechtsventrikulären Hypertrophie. Als Ergebnis des Shunts kommt es zu einer venösen Beimischung zum arteriellen Blut und damit zu einer peripheren Hypoxie. Viele dieser Patienten klagen daher subjektiv über eine ausgeprägte Leistungsschwäche und Belastungsdyspnoe. Die wesentlichen hämodynamischen und respiratorischen Reaktionen unter körperlicher Belastung werden in der Tabelle 4.5 zusammengefaßt.

Tabelle 4.5. Hämodynamische und respiratorische Reaktion unter körperlicher Belastung bei Kindern mit nichtkorrigierter Fallot-Tetralogie

Parameter	Belastungsreaktion im Vergleich zum Gesunden
Maximaler rechtsventrikulärer systolischer Druck	hoch
Druckgradient im Bereich der rechten Ausflußbahn	hoch
Rechtsventrikulärer enddiastolischer Druck	hoch
Minutenvolumen des kleinen Kreislaufs	niedrig
Rechts-Links-Shunt	hoch
Rechtes „Vorwärts-Minutenvolumen"	niedrig
Arterielle Sauerstoffsättigung	niedrig
Atemminutenvolumen	hoch
Physiologischer Totraum	hoch

Hämodynamische Besonderheiten beim Kind vor einer operativen Korrektur

Wie auch bei der isolierten Pulmonalstenose kommt es bei der FT unter Belastung zu einem Anstieg des Druckgradienten im Stenosebereich sowie des rechtsventrikulären systolischen und enddiastolischen Drucks. Eine charakteristische Reaktion besteht bei nichtzyanotischen Kindern mit FT im Umschlag eines Links-Rechts-Shunts oder eines kleinen Rechts-Links-Shunts in einen ausgeprägten Rechts-Links-Shunt mit peripherer Zyanose [37, 108]. Dieses Verhalten wird dann beobachtet, wenn die Pulmonalstenose in Ruhe wenig ausgeprägt ist und die Strömung nur geringgradig einschränkt. Die pulmonale Funktionseinengung wird dann allerdings unter Belastung manifest, wenn durch die Steigerung der myokardialen Förderleistung eine störungsfreie Passage des Blutstroms nicht mehr möglich ist. Es kommt zu einem Rückstau in den rechten Ventrikel und damit zu einer Shuntumkehr. Körperliche Belastung kann einen Rechts-Links-Shunt um den Faktor 4 vergrößern, als Ergebnis entsteht eine erhebliche venöse Beimischung und Zyanose [37]. Bei manchen Kindern wird eine Zyanose erst unter körperlicher Belastung beobachtet.

Respiratorische Charakteristika des Kindes vor einer operativen Korrektur

Beim Kind mit FT in Ruhe wurde eine Abschwächung der ventilatorischen Reaktion unter Hypoxämiebedingungen beschrieben. Dagegen kommt es unter körperlicher Belastung bei den meisten Patienten zu einer ausgeprägten Hyperventilation. Wie die Abb. 4.13 darstellt, ist das Ausmaß dieser Hyperventilation mit der arteriellen Sauerstoffuntersättigung korreliert [109]. In ausgeprägten Fällen kann unter Belastung die arterielle Sauerstoffsättigung um 40% abnehmen und dadurch das Atemminuten-

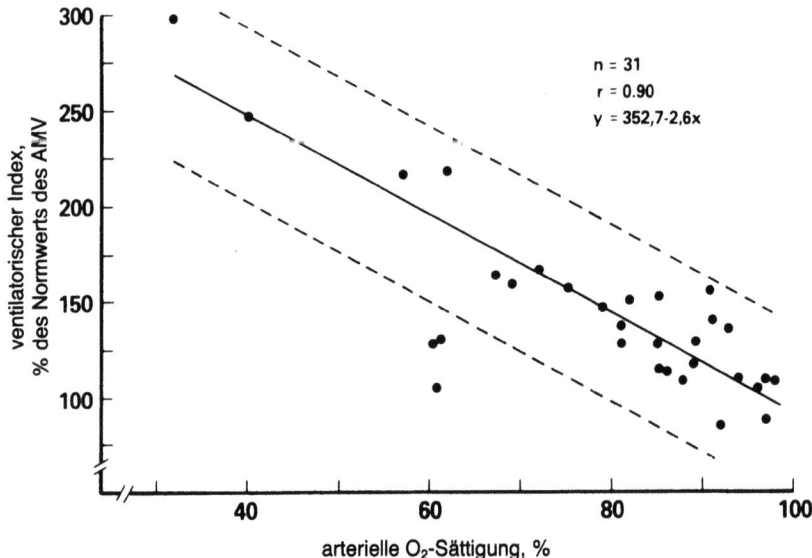

Abb. 4.13. Respiratorische Belastungsreaktion bei Patienten mit kongenitalen zyanotischen Vitien. Dargestellt ist der sog. ventilatorische Index, d. h. der Prozentsatz des beobachteten Atemminutenvolumens im Verhältnis zum erwarteten Wert als Funktion der arteriellen Sauerstoffsättigung in Ruhe nach den Daten von 17 Patienten im Alter von 6–14,5 Jahren. Die unterbrochenen Linien geben die zweifache S.E.E. wieder. (Nach Taylor [109])

volumen um 150% über den Erwartungswert für eine bestimmte Belastungsstufe ansteigen lassen. Die Einschränkung des pulmonalen Strömungsvolumens führt in Verbindung mit dem gesteigerten Atemminutenvolumen zu einer deutlichen Erhöhung des physiologischen Totraums.

Belastungsreaktion nach operativer Korrektur

Wenn lediglich eine Palliativoperation durchgeführt, also ein aortopulmonaler Shunt angelegt wird, bleiben hämodynamische und respiratorische Funktionsstörungen unter Belastung trotz einer Verbesserung der Lungenperfusion bestehen [38].
Nach einer vollständigen operativen Korrektur erreichen etwa 90% der Patienten das Erwachsenenalter, und 80% von ihnen sind in der Lage, ein Leben mit normaler körperlicher Aktivität zu führen [33]. Die deutlichsten

Zeichen der hämodynamischen Verbesserung bestehen in der Erniedrigung des pulmonalen Druckgradienten sowie des rechtsventrikulären systolischen Maximaldrucks, in der Erhöhung des Kleinkreislauf-Minutenvolumens und in der Abnahme oder dem völligen Verschwinden des Rechts-Links-Shunts. Bei einigen Kindern kann auch eine Reduktion des rechtsventrikulären Füllungsdrucks beobachtet werden.

Trotzdem können auch nach einer Operation noch Funktionsstörungen bestehen bleiben, die unter Belastung deutlicher werden als in Ruhe. Diese bestehen in hohen rechtsventrikulären systolischen Drücken [16, 18, 25], die während maximaler Belastung 100 mmHg und mehr betragen können, in einem erhöhten rechtsventrikulären enddiastolischen Druck [7, 18, 25, 46, 66], der Werte bis zu 20 mmHg erreichen kann, in einer arteriellen Untersättigung und in einem vergrößerten physiologischen Totraum [102], in dem Auftreten von Kammerarrhythmien [32] und in einer Erniedrigung des Schlag- und Herzminutenvolumens während submaximaler und maximaler Belastung [7, 18, 66, 79]. Bei submaximaler Belastung kann eine solche „hypokinetische" Kreislaufreaktion durch eine vergrößerte arteriovenöse Sauerstoffdifferenz kompensiert werden. Unter maximalen Bedingungen muß andererseits das niedrige Schlag- und Minutenvolumen zu einer Einschränkung der maximalen aeroben Leistungsfähigkeit führen [79].

Die pathogenetischen Mechanismen für die Einschränkung der rechtsventrikulären Funktionen nach operativer Korrektur sind noch nicht geklärt. Folgende Faktoren könnten hierfür ursächlich sein: die Narbenbildung am Myokard durch operative Einschnitte, fortbestehende Obstruktionen im Bereich der Ausflußbahn, Pulmonalklappeninsuffizienz, Zunahme der rechtsventrikulären Schlagarbeit oder verminderte myokardiale Compliance als Folge der Hypertrophie oder der Narbenbildung [18, 79]. In einer fortbestehenden Sauerstoffuntersättigung könnten sich, besonders bei den Patienten, bei denen zunächst eine palliative aortopulmonale Shuntoperation durchgeführt wurde, pulmonale Gefäßveränderungen widerspiegeln [102].

Das Ausmaß der hämodynamischen Funktionsverbesserung nach operativer Korrektur hängt von dem weiterbestehenden Widerstand im Bereich der rechten Ausflußbahn und der Vollständigkeit des Septumverschlusses ab. In der Abb. 4.14 werden rechtsventrikuläre Funktionsparameter bei zwei Gruppen von Kindern mit FT wiedergegeben, bei denen jeweils eine vollständige operative Korrektur durchgeführt wurde [18]. Bei der einen Gruppe bestand weiterhin ein hoher pulmonaler Druckgradient mit oder ohne fortbestehendem restlichen Septumdefekt. Bei der anderen Gruppe lag weder ein hoher Druckgradient vor noch ein Restdefekt. Aus den in der Abb. 4.14 dargestellten Daten geht die eindeutig bessere rechtsventrikuläre Funktion bei der Gruppe ohne fortbestehende Obstruktion bereits in Ruhe, besonders deutlich aber unter körperlicher Belastung, hervor.

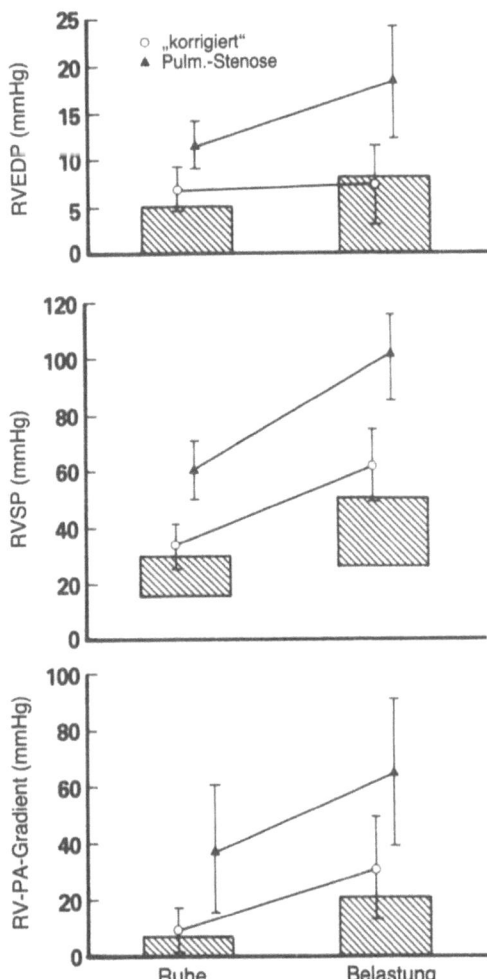

Abb. 4.14. Rechtsventrikuläre Funktion bei Fallot-Tetralogie nach operativer Korrektur. Die Daten wurden bei 5–14 Jahre alten Mädchen und Jungen 1–5 Jahre nach dem Operationszeitpunkt erhoben. Bei der als „korrigiert" bezeichneten Gruppe (n = 10) war der Septumdefekt völlig verschlossen, es bestand ein Druckgradient im Bereich der rechten Ausflußbahn von 20 mmHg und weniger. Eine zweite Gruppe wurde mit „Pulmonalstenose" bezeichnet (n = 12). Hier bestand ein Druckgradient im Bereich der rechten Ausflußbahn von 22 mmHg und mehr, zusätzlich lag teilweise ein septaler Restdefekt vor. In Ruhe und nach maximaler liegender Belastung wurden folgende Parameter bestimmt: rechtsventrikulärer enddiastolischer Druck *(RVEDP)*, rechtsventrikulärer systolischer Druck *(RVSP)* und Druckgradient zwischen rechter Kammer und Pulmonalarterie *(RV-PA-Gradient)*. Das schattierte Gebiet gibt den Normalbereich wieder. Die vertikalen Linien bedeuten die einfache Standardabweichung. (In Anlehnung an Daten von Cumming [18]. Mit Genehmigung des Autors)

Bewegungsgewohnheiten

Die wenigen verfügbaren Daten über die körperliche Aktivität von Kindern mit FT beziehen sich nur auf Patienten nach vollständiger operativer Korrektur. Lambert et al. [69] fanden im Verlauf einer Umfrage bei männlichen Jugendlichen mit FT keinen Unterschied in den Bewegungsgewohnheiten gegenüber gesunden Kontrollpersonen. Dagegen besuchten Mädchen mit FT die Sportstunden weniger regelmäßig als ihre gesunden Altersgenossinnen. Bei den weiblichen Untersuchungspersonen fand sich eine statistisch signifikante Korrelation zwischen der maximalen Sauerstoffaufnahme und dem Ausmaß an körperlicher Aktivität. Nach den Ergebnissen einer anderen Untersuchung nehmen nur 50% der operierten FT-Patienten am Schulsport teil [79]. Als wichtigste Ursache für den Bewegungsmangel dieser Patienten wurde eine von „overprotection" bestimmte Haltung der Eltern solcher Kinder angenommen, die den Operationszeitpunkt um Jahre überdauern kann [69, 79].

Körperliche Leistungsfähigkeit

Im Gegensatz zu fast allen anderen angeborenen Herzfehlern geht die FT mit einer ausgeprägten Einschränkung der aeroben Leistungsfähigkeit einher. Durch eine erfolgreiche operative Korrektur kommt es bei den meisten Patienten zu einer erheblichen Verbesserung der maximalen Sauerstoffaufnahme, die sich Normalwerten annähern kann [17, 18, 21, 32, 46, 69, 79, 84, 102, 123]. Als Beispiel sei eine Untersuchung von Cumming zitiert [17]: Bei einer Belastungsuntersuchung auf dem Laufbandtest nach Bruce lagen 90% der Kinder mit FT vor einer Operation unterhalb der 25. Perzentile. Eine Palliativoperation hatte keinen erkennbaren Einfluß im Sinne einer Verbesserung des Ergebnisses. Durch eine vollständige Korrektur kam es dagegen zu einer nahezu kompletten Normalisierung der Leistungsfähigkeit.

Wo liegen die Gründe für das Fortbestehen einer niedrigen aeroben Leistungsfähigkeit bei einigen Patienten nach einer vollständigen Korrektur? Die möglichen Ursachen hierfür werden in der Tabelle 4.6 zusammengefaßt. Als wichtigste hierunter können eine fortbestehende Pulmonalstenose oder -insuffizienz, eine gestörte myokardiale Kontraktilität und Bewegungsmangel herausgehoben werden. Kontraktilitätsstörungen werden in einem niedrigen maximalen Schlagvolumen deutlich, das eine enge Korrelation zur reduzierten maximalen Sauerstoffaufnahme zeigt. Eine negative Korrelation wurde zwischen der maximalen Sauerstoffaufnahme und dem Alter zum Zeitpunkt der Operation gefunden. Wie schematisch in Abb. 4.15 verdeutlicht, bietet sich für einen Patienten, der im Alter von

Tabelle 4.6. Mögliche Ursachen einer eingeschränkten Leistungsfähigkeit bei Patienten mit Fallot-Tetralogie nach kompletter operativer Korrektur

Hämodynamische Gründe:	Pulmonalklappeninsuffizienz
	Pulmonalklappen-Reststenosierung
	Niedriges Schlag- und Minutenvolumen
	Aneurysma der rechten Ausflußbahn
	Inkompletter Verschluß eines Rechts-Links-Shunts
Pulmonale Gründe:	Pulmonale Gefäßveränderungen
	Unzureichender Gasaustausch
Anamnese und Lebensgewohnheiten:	Spät durchgeführte Operation
	Bewegungsmangel

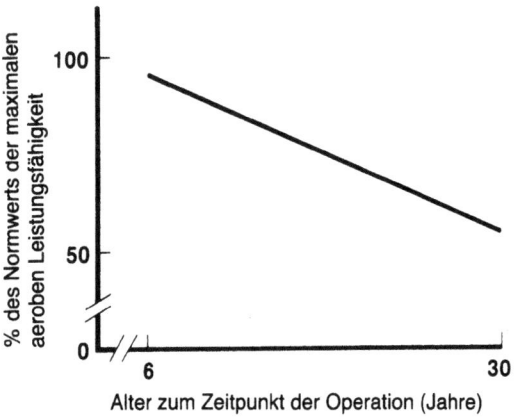

Abb. 4.15. Maximale aerobe Leistungsfähigkeit in Abhängigkeit vom Zeitpunkt der operativen Behandlung einer Fallot-Tetralogie. (Die schematische Darstellung beruht auf Daten von Strieder et al. [102] und Mocellin et al. [79])

6 Jahren operiert wird, eine gute Chance, wieder eine normale maximale aerobe Leistungsfähigkeit zu erreichen. Jede Verzögerung der Operation kann dagegen zu einer Leistungsverminderung führen [18, 79, 84, 102].

Diagnostischer Stellenwert des Belastungstests

Die Durchführung eines Belastungstests kann bei allen Patienten schon deshalb empfohlen werden, um Ausgangswerte für postoperative Vergleiche zu gewinnen. Dabei interessiert speziell die Beantwortung der folgenden Fragen:

- Konnte durch die Operation die hämodynamische Funktion verbessert werden?
- Wurde durch die Operation die körperliche Leistungsfähigkeit gesteigert?
- Liegen nach der Operation Kammerarrhythmien vor?

Postoperative Veränderungen in der hämodynamischen und respiratorischen Funktion, sowie in der körperlichen Leistungsfähigkeit, wurden bereits in den vorausgegangenen Abschnitten angesprochen. Nach einer operativen Korrektur können unter körperlicher Belastung Kammerarrhythmien auftreten, denen prognostische Bedeutung zukommt. Bei einem Kind, bei dem unter Belastung speziell multifokale Kammerarrhythmien beobachtet werden, besteht ein erhöhtes Risiko für einen plötzlichen Herztod [32, 60]. Wir empfehlen daher bei jedem Kind nach vollständiger operativer Korrektur einer FT die regelmäßige Durchführung eines Belastungs-EKG 2mal jährlich. Darüber hinaus wurde eine enge Beziehung zwischen belastungsinduzierten ventrikulären Extrasystolen und hämodynamischen Funktionsstörungen aufgezeigt [32]. Das Belastungs-EKG kann daher als einfaches nichtinvasives Mittel benutzt werden, um diejenigen Patienten herauszufinden, bei denen hämodynamische Funktionsstörungen verbleiben.

Zulässige körperliche Aktivitäten

Nichtoperierte Kinder schränken sich spontan als Folge der Leistungsschwäche und der Belastungsdyspnoe in ihrer körperlichen Aktivität ein. In diesem Stadium ist es daher nicht erforderlich, Beschränkungen hinsichtlich der körperlichen Aktivität auszusprechen. Die operative Verbesserung kann bei einem Kind den Wunsch zur Teilnahme an stärkerer körperlicher Belastung wecken. Als allgemeine Regel kann gesagt werden, daß solche Kinder 6 Monate nach der Operation normal am Schulsport teilnehmen dürfen (G. R. Cumming, persönliche Mitteilung). Die Teilnahme am Wettkampfsport sollte nur allmählich erlaubt werden. Dabei sind das Auftreten von Arrhythmien sowie eine pulmonale Hypertonie als Kontraindikationen anzusehen.

Das wichtigste Symptom beim Kind nach der Operation besteht im Vorhandensein von Kammerarrhythmien. Bei 20–30% dieser Patienten können durch stärkere körperliche Belastung einzelne Extrasystolen oder auch schwerere Arrhythmien ausgelöst werden [32].

Patienten mit FT können auch noch viele Jahre später nach einer „erfolgreichen" operativen Korrektur plötzlich versterben. Wenngleich bisher kein ursächlicher Zusammenhang zwischen plötzlichem Tod und körperlicher Belastung aufgezeigt werden konnte, sterben doch einige der Patienten während Belastung [60]. Solche möglichen Zusammenhänge können nicht außer acht gelassen werden, wenn es darum geht, über die zulässige Belastungsintensität bei einem Kind mit FT zu entscheiden. Es erscheint von daher empfehlenswert, in regelmäßigen Abständen bei solchen Patienten Ruhe- und Belastungs-EKG zu kontrollieren. Patienten, bei denen ventrikuläre Rhythmusstörungen beobachtet werden, sollten stärkere körperliche Belastungen meiden und antiarrhythmisch behandelt werden.

Literatur

1. Alpert BS, Kartodihardjo W, Harp P, et al: Exercise blood pressure response—a predictor of severity of aortic stenosis in children. J Pediatr 98:763–765, 1981.
2. American Academy of Pediatrics Policy Statement: Cardiac evaluation for participation in sports. American Academy of Pediatrics, Evanston Ill., 1977.
3. Bastanier C, Kaltwasser B, Mocellin R: Postoperative Belastungsuntersuchungen bei Kindern und Jugendlichen mit valvulärer Pulmonalstenose. Z Kardiol 66:587–593, 1977.
4. Bay G, Abrahamsen AM, Muller C: Left-to-right shunt in atrial septal defect at rest and during exercise. Acta Med Scand 190:205–209, 1971.
5. Berenson GS, Voors AW, Webber LS, et al: Racial differences of parameters associated with blood pressure levels in children. The Bogalusa heart study. Metabiologica 28:1218–1228, 1979.
6. Biener K: Tabakkonsum und Sportverhaltung Jugendlicher. Schweiz Rundchau Med 65:78–81, 1976.
7. Bristow JD, Kloster FE, Lees MH, et al: Serial cardiac catheterization and exercise hemodynamics after correction of tetralogy of Fallot. Circulation 41:1057–1066, 1970.
8. Brodsky SJ, Krovetz LJ, Schiebler GL: Assessment of severity of isolated valvular pulmonic stenosis using isoproterenol. Am Heart J 80:660–670, 1970.
9. Campbell M: Congenital complete heart block. Br Heart J 5:15–18, 1943.
10. Campbell M, Emanuel R: Six cases of congenital complete heart block followed for 34 to 40 years. Br Heart J 29:577–587, 1967.
11. Chandramouli B, Ehmke DA, Lauer RM: Exercise-induced electrocardiographic changes in children with congenital aortic stenosis. J Pediatr 87:725–730, 1975.
12. Chawla K, Serratto M, Cruz J, et al: Response to maximal and submaximal exercise testing in patients with congenital complete heart block (abstract). Circulation 56[Suppl. III]:171, 1977.

13. Cueto L, Moller JH: Haemodynamics of exercise in children with isolated aortic valvular disease. Br Heart J 35:93–98, 1973.
14. Cumming GR: Exercise studies in clinical pediatric cardiology. In: Lavallée H, Shephard RJ (eds.) Frontiers of Activity and Child Health. Pélican, Quebec, 1977, pp. 17–45.
15. Cumming GR: Hemodynamics of supine bicycle exercise in normal children. Am Heart J 93:617–622, 1977.
16. Cumming GR: Exercise studies in children after corrective surgery for tetralogy of Fallot. In: Lavallée H, Shephard RJ (eds.) Frontiers of Activity and Child Health. Pélican, Quebec, 1977, pp. 371–384.
17. Cumming GR: Maximal exercise capacity of children with heart defects. Am J Cardiol 42:613–619, 1978.
18. Cumming GR: Maximal supine exercise haemodynamics after open heart surgery for Fallot's tetralogy. Br Heart J 41:683–691, 1979.
19. Cumming GR, Mir GH: Effects of propranolol on the resting and exercise hemodynamics of pulmonary stenosis. Can J Physiol Pharmacol 47:137–142, 1969.
20. Cumming GR, Mir GH: Exercise haemodynamics of coarctation of the aorta. Acute effects of propranolol. Br Heart J 32:365–369, 1970.
21. Delisle G, Olley PM: Épreuve d'effort sous-maximal chez les enfants atteints de tétralogie de Fallot: avant et après correction chirurgicale. Union Med Can 103:886–889, 1974.
22. Dlin RA, Hanne N, Silverberg DS, Bar-Or O: Follow-up of normotensive men with exaggerated blood pressure response to exercise. Am Heart J, in press.
23. Doyle EF, Arumugham P, Lara E, Rutkowski MR, Kiely B: Sudden death in young patients with congenital aortic stenosis. Pediatrics 53:481–489, 1974.
24. Duffie ER, Adams FH: The use of the working capacity test in the evaluation of children with congenital heart disease. Pediatrics 32:757–768, 1963.
25. Epstein SE, Beiser GD, Goldstein RE, et al: Hemodynamic abnormalities in response to mild and intense exercise following operative correction of an atrial septal defect or tetralogy of Fallot. Circulation 45:1065–1075, 1973.
26. Falkner B, Lowenthal DT: Dynamic exercise response in hypertensive adolescents. Int J Pediatr Nephrol 1:161–165, 1980.
27. Finnegan P, Ihenacho HN, Singh SP, Abrams LD: Haemodynamic studies at rest and during exercise in pulmonary stenosis after surgery. Br Heart J 36:913–918, 1974.
28. Fisch C: Complete heart block. A study of two cases in veterans of World War II. N Engl J Med 238:589–592, 1948.
29. Fixler DE, Laird WP, Brown R, et al: Response of hypertensive adolescents to dynamic and isometric exercise stress. Pediatrics 64:579–583, 1979.
30. Fixler DE, Laird WP, Fitzgerald V, et al: Effect of isometric and dynamic exercise stress on hypertensive adolescents (abstract). Pediatr Res 12:364, 1978.

31. Flamm MD, Braniff BA, Kimball R, Hancock EW: Mechanism of effort syncope in aortic stenosis (abstract). Circulation 35, 36[Suppl. II]:109, 1967.
32. Garson A Jr, Gillette PC, Gutgesell HP, McNamara DG: Stress-induced ventricular arrhythmia after repair of tetralogy of Fallot. Am J Cardiol 46:1006–1012, 1980.
33. Garson A, Nihill MR, McNamara DG, Cooley DA: Status of the adult and adolescent after repair of tetralogy of Fallot. Circulation 59:1232–1240, 1979.
34. Gilliam TB, Burke MB: Effects of exercise on serum lipids and lipoproteins in girls, ages 8 to 10 years. Artery 4:203–213, 1978.
35. Gilliam TB, MacConnie SE, Geenen DL, et al: Exercise programs for children: a way to prevent heart disease? Physician Sportsmed 10/9, 96–108, 1982.
36. Glueck CJ: Detection of risk factors for coronary artery disease in children: Semmelweis revisited? Pediatrics 66:834–837, 1980.
37. Godfrey S: Exercise Testing in Children. Applications in Health and Disease. W.B. Saunders, Philadelphia, 1974.
38. Gold WM, Mattioli LF, Price AC: Response to exercise in patients with tetralogy of Fallot with systemic-pulmonary anestomoses. Pediatrics 43:781–793, 1969.
39. Goldberg SJ, Adams FH, Hurwitz RH: Effect of cardiac surgery on exercise performance. J Pediatr 71:192–197, 1967.
40. Goldberg SJ, Mendes F, Hurwitz R: Maximal exercise capability of children as a function of specific cardiac defects. Am J Cardiol 23:349–353, 1969.
41. Goldberg SJ, Weiss R, Kaplan E, Adams FH: Comparison of work required by normal children and those with congenital heart disease to participate in childhood activities. J Pediatr 69:56–60, 1966.
42. Goldring D, Hernandez A, Choi S, et al: Blood pressure in a high school population: II. Clinical profile of the juvenile hypertensive. J Pediatr 95:298–304, 1979.
43. Hagberg JM, Ehsani AA, Heath GW, et al: Beneficial effects of endurance exercise training in adolescent hypertension (abstract). Presented at 29th Annual Meeting of the American College of Cardiology, 1980.
44. Halloran KH: The telemetered exercise electrocardiogram in congenital aortic stenosis. Pediatrics 47:31–39, 1971.
45. Hanne N, Drory Y, Kellermann JJ: Complete heart block and physical performance. Submitted for publication.
46. Hirschfeld S, Tuboku-Metzger AJ, Borkat G, et al: Comparison of exercise and catheterization results following total surgical correction of tetralogy of Fallot. J Thorac Cardiovasc Surg 75:446–451, 1978.
47. Hohn AR, Riopel DA, Keil JE, et al: Blood pressure and humoral factors in children of hypertensive parents (abstract). Pediatr Res 12:383, 1978.
48. Holmgren A: Vasoregulatory asthenia. Can Med Assoc J 96:904–905, 1967.

49. Holmgren A, Jonsson B, Levander M, et al: Effect of physical training in vasoregulatory asthenia and in neurosis without heart symptoms. Acta Physiol 165:891–902, 1952.
50. Holmgren A, Karlberg P, Pernow B: Circulatory adaptation at rest and during muscular work in patients with complete congenital heart block. Acta Med Scand 164:119–130, 1959.
51. Hossack KF, Neilson GH: Exercise testing in congenital aortic stenosis. Aust NZ J Med 9:169–173, 1979.
52. Howitt G: Hemodynamic effects of exercise in pulmonary stenosis. Br Heart J 28:152–160, 1966.
53. Hugenholtz PG, Lees MM, Nadas AS: The scalar electrocardiogram, vectorcardiogram and exercise electrocardiogram in the assessment of congenital aortic stenosis. Circulation 26:79–91, 1962.
54. Hugenholtz PG, Nadas AS: Exercise studies in patients with congenital heart disease. Pediatrics 32:769–775, 1963.
55. Ikkos D, Hanson JS: Response to exercise in congenital complete atrioventricular block. Circulation 22:583–590, 1960.
56. James FW: Effects of physical stress on adolescents with normal or abnormal cardiovascular function. Postgrad Med 56:53–59, 1974.
57. James FW: Exercise testing in children and young adults: an overview. Cardiovasc Clin 9:187–203, 1978.
58. James FW, Kaplan S: Systolic hypertension during submaximal exercise after correction of coarctation of aorta. Circulation 49, 50[Suppl. II]:27–34, 1974.
59. James FW, Kaplan S: Exercise testing in children. Primary Cardiol 3:34–40, 1977.
60. James FW, Kaplan S, Chou T-C: Unexpected cardiac arrest in patients after surgical correction of tetralogy of Fallot. Circulation 52:691–695, 1975.
61. James FW, Kaplan S, Schwartz DC: Ischemic ST segments during exercise in children after coarctectomy (abstract). Am J Cardiol 37:145, 1976.
62. Jandová R, Widimsky J, Ressl J: Hemodynamics in juvenile hypertension at rest and during exercise. Cor Vasa 22:22–32, 1980.
63. Johnson AM: Impaired exercise response and other residue of pulmonary stenosis after valvotomy. Br Heart J 24:375–388, 1962.
64. Jokl E: Sudden death during exercise due to congenital anomaly of aortic valve. In: Jokl E (ed.) Medicine and Sport, Vol. 5. Karger, Basel, 1971, pp. 148–149.
65. Jonsson B, Lee SJK: Haemodynamic effects of exercise in isolated pulmonary stenosis before and after surgery. Br Heart J 30:60–66, 1968.
66. Joransen JA, Lucas RV Jr, Moller JH: Postoperative haemodynamics in tetralogy of Fallot. A study of 132 children. Br Heart J 41:33–39, 1979.
67. Kellerman JJ, Winter I, Kariv I: Effect of physical training on neurocirculatory asthenia. Israel J Med Sci 5:947–949, 1969.
68. Laird WP, Fixler DE, Swanbom CD: Cardiovascular effects of weight training in hypertensive adolescents (abstract). Med Sci Sports 11:78, 1979.

69. Lambert J, Ferguson RJ, Gervais A, Gilbert G: Exercise capacity, residual abnormalities and activity habits following total correction for tetralogy of Fallot. Cardiology 66:120–131, 1980.
70. Lewis AB, Heymann MA, Stanger P, et al: Evaluation of subendocardial ischemia in valvar aortic stenosis in children. Circulation 49:978–984, 1974.
71. Lind AR: Cardiovascular responses to static exercise. Circulation 41:173–176, 1970.
72. Lopez-Cuellar MR, Diaz Arauzo AE, Gaxiola Romero A, Perez Neria J: Effort test in children with aortic stenosis (abstract). Excerpta Med 518:164, 1973.
73. Mark AL, Kioschos JM, Abboud FM, et al: Abnormal vascular responses to exercise in patients with aortic stenosis. J Clin Invest 52:1138–1146, 1973.
74. Maron BJ, Redwood DR, Hirshfeld JW, et al: Postoperative assessment of patients with ventricular septal defect and pulmonary hypertension. Response to intense upright exercise. Circulation 48:864–874, 1973.
75. Michaelson M, Engle MA: Congenital complete heart block: an international study. The natural history. Cardiovasc Clin 4:85–101, 1972.
76. Miller WW, Young DS, Blomkvist CG, et al: Physical training in children with congenital heart disease. In: Lavallée H, Shephard RJ (eds.) Frontiers of Activity and Child Health. Pélican, Quebec, 1977, pp. 363–369.
77. Mocellin R, Bastanier C: Zur Frage der Zuverlässigkeit der $\dot{W}_{170}$ als Mass der körplichen Leistungsfähigkeit bei der Beurteilung von Kindern mit Herzkrankheiten. Eur J Pediatr 122:223–239, 1976.
78. Mocellin R, Bastanier C: Funktionelle Untersuchungen bei Kindern und Jugendlichen mit angeborenem AV-Block. Z Kardiol 66:298–302, 1977.
79. Mocellin R, Bastanier C, Hofacker W, Bühlmeyer K: Exercise performance in children and adolescents after surgical repair of tetralogy of Fallot. Eur J Cardiol 4:367–374, 1976.
80. Mocellin R, Friedman J, Sebering W, Bühlmeyer K: Funktionelle Untersuchungen in Ruhe und während Belastung bei Kindern und Jugendlichen mit Ventrikelseptumdefekt und pulmonärer Hypertonie. Z Kardiol 64:1036–1052, 1975.
81. Mocellin R, Rutenfranz J, Bühlmeyer K: Untersuchungen über die körpliche Leistungsfähigkeit gesunder und kranker Heranwachsender. IV. Die Leistungsfähigkeit von Kindern und Jugendlichen mit angeborenen und erworbenen Herzfehlern. Z Kinderheilkd 108:265–287, 1970.
82. Moffat RJ, Gilliam TB: Serum lipids and lipoproteins as affected by exercise: a review. Artery 6:1–19, 1979.
83. Moller JH, Rao S, Lucas RV: Exercise hemodynamics of pulmonary valvular stenosis (study of 64 children). Circulation 46:1018–1026, 1972.
84. Monties JR, Mouly A, Goudard A, et al: The fate of children who have undergone correction of Fallot's tetralogy. Report of fifty long-term assessments (in French) (abstract). Sem Hop Paris 55:453–457, 1979.
85. Moss AJ, Quivers WW: Use of isoproterenol in the evaluation of aortic and pulmonic stenosis. Am J Cardiol 11:734–737, 1963.

86. Nadas AS, Fyler DC: Pediatric Cardiology, 3rd ed. W.B. Saunders, Philadelphia, 1972.
87. Neal WA, Lucas RV, Rao S, Moller JH: Comparison of the hemodynamic effects of exercise and isoproterenol infusion in patients with pulmonary valve stenosis. Circulation 49:948–951, 1974.
88. Nora JJ: Identifying the child at risk for coronary disease as an adult: a strategy for prevention. J Pediatr 97:701–714, 1980.
89. Nudel DB, Gootman N, Brunson S, et al: Exercise performance of adolescents with essential hypertension (abstract). Pediatr Res 12:366, 1978.
90. Nudel DB, Gootman N, Brunson SC, et al: Exercise performance of hypertensive adolescents. Pediatrics 65:1073–1078, 1980.
91. Orsmond GS, Bessinger FB, Moller JH: Rest and exercise hemodynamics in children before and after aortic valvotomy. Am Heart J 99:76–86, 1980.
92. Pedersen EB: Abnormal renal haemodynamics during exercise in young patients with mild essential hypertension without treatment and during long-term propranolol therapy. Scand J Clin Lab Invest 38:567–571, 1978.
93. Pernot C, Worms AM, Dambrine P, et al: L'épreuve d'effort dans les stenoses aortiques congénitales. Arch Mal Coeur 71:517–525, 1979.
94. President's Council on Physical Fitness and Sports: Update: exercise and some coronary risk factors. Phys Fitness Res Dig 9:1979.
95. Riopel DA, Hohn AR: Age effect on treadmill blood pressure responses in aortic stenosis (abstract). Pediatr Res 11:163, 1977.
96. Rose KD: Soccer and the student with asymptomatic idiopathic hypertrophic subaortic stenosis (reply to question). JAMA 225:1000, 1973.
97. Rosenthal A, Freed MD, Keane JF: Isometric exercise in adolescents with congenital aortic stenosis (abstract). Circulation 53, 54[Suppl. II]:48, 1976.
98. Saris WHM: Aerobic power and daily physical activity in children with special reference to methods and cardiovascular risk indicators. Doctoral dissertation, Catholic University, Nijmegen, Krips Repro Meppel 1982.
99. Schieken RM, Geller DF: The cardiovascular effect of isometric exercise in children (abstract). Clin Res 26:741A, 1978.
100. Shoenfeld Y, Shapiro Y, Drory Y, et al: Rehabilitation of patients with NCA (neurocirculatory asthenia) through a short term training program. Am J Phys Med 57:1–8, 1978.
101. Stone FM, Bessinger FB, Lucas RV, Moller JH: Pre- and post-operative rest and exercise hemodynamics in children with pulmonary stenosis. Circulation 49:1102–1106, 1974.
102. Strieder DJ, Aziz K, Zaver AG, Fellows KE: Exercise tolerance after repair of tetralogy of Fallot. Ann Thorac Surg 19:397–405, 1975.
103. Strong WB: Hypertension and sports. Pediatrics 64:693–695, 1979.
104. Strong WB, Spencer D, Miller MD, Salehbhai M: The physical working capacity of healthy black children. Am J Dis Child 132:244–248, 1978.
105. Sutton J, Seldon WA, Gunning JF: The hyperkinetic heart syndrome. Med J Aust 1:1039–1041, 1972.

106. Task Force on Blood Pressure Control in Children: Treatment. Pediatrics 59:808–810, 1977.
107. Taylor A, Halushka P, Privitera P, et al: Effects of exercise on urinary prostaglandin E like material, kallikrein and blood pressure in coarctation of the aorta and normal children (abstract). Circulation 53, 54:48, 1976.
108. Taylor MRH: The response to exercise of children with congenital heart disease. PhD Thesis, University of London, 1972.
109. Taylor MRH: The ventilatory response to hypoxia during exercise in cyanotic congenital heart disease. Clin Sci Molec Med 45:99–105, 1973.
110. Taylor MRH, Godfrey S: Exercise studies in congenital heart block. Br Heart J 34:930–935, 1972.
111. Taylor SH, Donald KW: Circulatory studies at rest and during exercise in coarctation of the aorta before and after operation. Br Heart J 22:117–139, 1960.
112. Thorén C, Herin P, Vávra J: Studies of submaximal and maximal exercise in congenital complete heart block. Acta Paediatr Belg 28[Suppl.]:132–143, 1974.
113. Thorland WG, Gilliam TB: Comparison of serum lipids between habitually high and low active pre-adolescent males. Med Sci Sports 13:316–321, 1981.
114. Truccone NJ, Steeg CN, Dell R, Gersony WM: Comparison of the cardiocirculatory effects of exercise and isoproterenol in children with pulmonary or aortic valve stenosis. Circulation 56:79–82, 1977.
115. Tuboku-Metzger A, Hirschfeld S, Borkat G, Liebman J: Hemodynamic correlates of exercise testing in children with aortic stenosis (abstract). Circulation 53, 54[Suppl. II]:48, 1976.
116. Turner MC, Ruley EJ, Buckley KM, Strife CF: Blood pressure elevation in children with orthopedic immobilization. J Pediatr 95:989–992, 1979.
117. Välimäki I, Hursti ML, Pihlakoski L, Viikari J: Exercise performance and serum lipids in relation to physical activity in school children. Int J Sport Med 1:132–136, 1980.
118. Vartia A, Välimäki I: The effect of some chronic cardiac arrhythmias on the physical working capacity of children. Acta Paediatr Scand 58:555–556, 1969.
119. Voller RD, Strong WB: Pediatric aspects of atherosclerosis. Am Heart J 101:815–836, 1981.
120. Wagner HR, Weidman WH, Ellison RC, Miettinen DS: Indirect assessment of severity in aortic stenosis. Circulation 56[Suppl. 1]:20–23, 1977.
121. Watson G, Freed D, Strieder J: Cardiac output during exercise in children with idiopathic complete heart block. In: Lavallée H, Shephard RJ (eds.) Frontiers of Activity and Child Health. Pélican, Quebec, 1977, pp. 393–400.
122. Weiner BH, Starobin OE, Mills RM, Waksmowski CA: Exercise testing in congenital aortic valve disease (abstract). Chest 76:370, 1979.

123. Wessel HU, Paul MH: Exercise performance in tetralogy of Fallot 1 to 12 years after intracardiac repair (abstract). Circulation 49, 50[Suppl. III]:210, 1974.
124. Whitmer JT, James FW, Kaplan S, et al: Exercise testing in children before and after surgical treatment of aortic stenosis. Circulation 63:254–263, 1981.
125. Winkler RB, Freed MD, Nadas AS: Exercise-induced ventricular ectopy in children and young adults with complete heart block. Am Heart J 99:87–92, 1980.

5 Endokrine Erkrankungen

Diabetes mellitus

Stoffwechselreaktionen unter Belastung

Die biochemische Belastungsreaktion des diabetischen Patienten hängt von folgenden Faktoren ab: metabolischer Ausgangszustand, Nahrungsaufnahme, Art, Zeitpunkt und Ort der Insulininjektion, Intensität und Dauer der Belastung sowie Typ des Diabetes. In diesem Abschnitt soll speziell auf die Verhältnisse beim insulinabhängigen Diabetes mellitus eingegangen werden (IADM), also dem Typ, der beim Jugendlichen i. allg. anzutreffen ist.

Blutzuckersenkung durch Belastung

Bei einem gut eingestellten Patienten mit IADM führt Dauerbelastung zu einem langsamen Abfall der Blutzuckerkonzentration [3, 63, 83, 89]. Dies soll am Beispiel eines 13 Jahre alten Jungen mit einer 3jährigen diabetischen Anamnese verdeutlicht werden, dessen Blutzuckerreaktion unter einer Dauerbelastung in der Abb. 5.1 gezeigt wird. Der Junge stellte sich unserem Laboratorium mit der Klage über Anfälle von Schwächegefühl und Hunger während lang andauernd betriebenem Radfahren vor, seiner Lieblingssportart. Er wies die Möglichkeit, daß es sich dabei um hypoglykämische Zustände handeln könnte, strikt von sich. Im Labor wurde eine 90minütige Straßenfahrt auf einem Fahrradergometer simuliert, wobei der Patient den Fahrradwiderstand und die Drehzahl frei wählen konnte. Die Belastungsintensität war dabei mäßig, die Herzschlagzahl stieg auf 140–150 Schläge/min an. 90 min vor Belastungsbeginn frühstückte er und spritzte sich seine übliche Dosis eines Insulins mit mittlerer Wirkungsdauer in den Oberschenkel.

Wie die Abb. 5.1 zeigt, kam es gegen Ende der Belastung zu einem deutlichen Abfall des Blutzuckers, auf 58 mg%, entsprechend 3,2 mmol/l. 70 min nach Belastungsbeginn begann der Junge über Hitzegefühl, anschließend Hunger, Schwäche und Schmerzen in den Oberschenkeln zu klagen. 5 min vor Belastungsende entwickelte er einen Tremor in verschiedenen Muskelgruppen. Die Beschwerden verschwanden 10–15 min nach Belastung wieder.

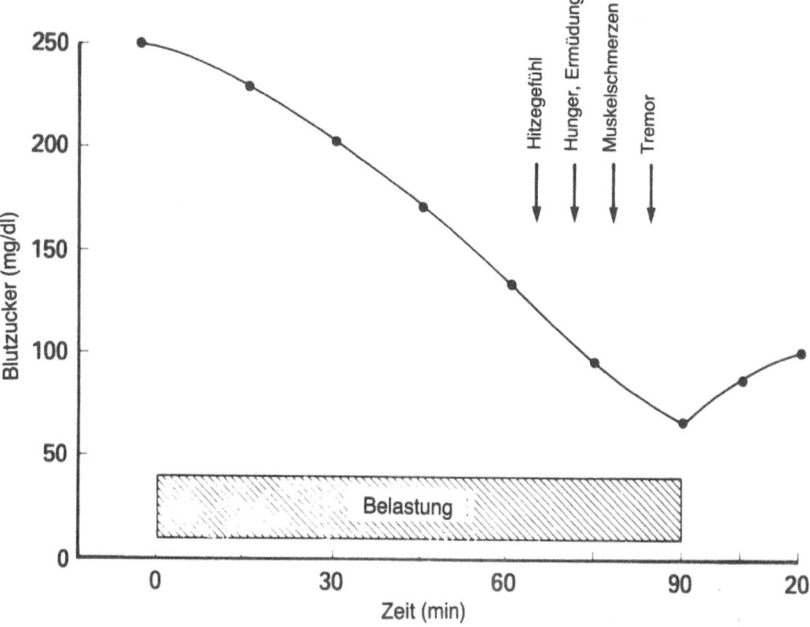

Abb. 5.1. Hypoglykämie bei einem jugendlichen Diabetiker während langandauernder Belastung mit geringer Intensität. Die Blutproben wurden aus einer in einer Unterarmvene eingelegten Verweilkanüle entnommen. Bezüglich weiterer Einzelheiten wird auf den Text verwiesen. (Nach unveröffentlichen Daten von MacMillan u. Bar-Or)

Nach den vorliegenden Untersuchungen wird die intravenöse Glukosetoleranz während [15] und nach Belastung [16] bei insulinbehandelten Jugendlichen und Erwachsenen mit IADM verbessert, nicht aber bei Jugendlichen nach Absetzen des Insulins [17]. Die Abb. 5.2 zeigt die belastungsinduzierte Glukoseclearance des Bluts beim Jugendlichen mit IADM.

Der Abfall des Blutzuckerspiegels drückt das Ungleichgewicht zwischen der verstärkten Glukoseutilisation im arbeitenden Muskel auf der einen [69] und der nicht ausreichenden Steigerung in der Glukoseabgabe in der Leber auf der anderen Seite [89] aus. Das Ausmaß dieses Ungleichgewichts beim IADM-Patienten hängt von der Menge des exogen zugeführten Insulins und von der Empfindlichkeit der Insulinrezeptoren in der Arbeitsmuskulatur ab. Wenn die Konzentration des zirkulierenden Insulins hoch ist, besteht eine starke Suppression der Glukoseabgabe aus der Leber, eine hohe Zuckeraufnahme in der Muskulatur und ein rascher Abfall

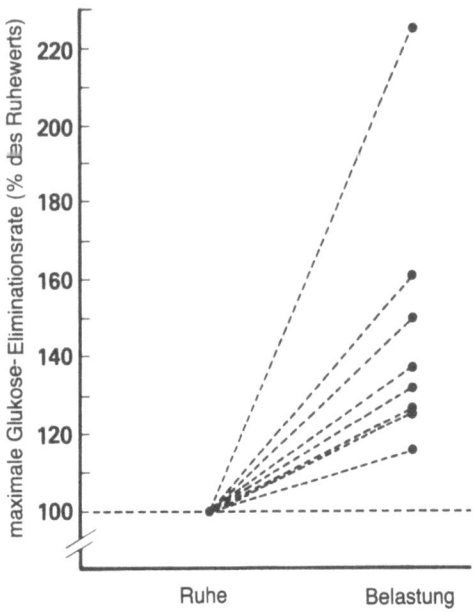

Abb. 5.2. Körperliche Belastung und intravenöse Glukosetoleranz. Dargestellt ist die maximale Glukoseclearance aus dem Blut in Ruhe und während einer 35 min dauernden fahrradergometrischen Belastung bei 50% der maximalen Sauerstoffaufnahme. Die Untersuchungen wurden bei acht 12–18 Jahre alten diabetischen Jugendlichen ohne Übergewicht durchgeführt, bei denen gleichzeitig ein Gemisch aus Insulin und 50%iger Glukoselösung intravenös infundiert wurde. Die Einzelwerte sind in Prozent der maximalen Glukoseclearance in Ruhe ausgedrückt. (Nach Dorchy et al. [15])

des Blutglukosespiegels. Folgende Faktoren können die Konzentration des zirkulierenden Insulins während Belastung modifizieren: die Zeitdauer zwischen Insulininjektion und Belastung, der Insulintyp, das Vorhandensein von Insulinantikörpern, die Injektionsstelle und die Applikationsform. Unter diesen Faktoren scheinen die Applikationsform sowie die Injektionsstelle am wichtigsten zu sein.

Applikationsform und -ort der Insulininjektion

Die Tabelle 5.1 faßt die Effekte der beiden Faktoren auf den Blutzuckerspiegel und auf davon abhängige Parameter zusammen. Wird das Insulin subkutan im Bereich der arbeitenden Muskulatur injiziert, findet im Ver-

Tabelle 5.1. Unterschiedliche Auswirkungen des Insulins auf Blutzucker und abhängige Variablen beim Kind mit insulinabhängigem Diabetes mellitus unter körperlicher Belastung in Abhängigkeit von Applikationsform und Injektionsstelle ([a] immunreaktives Insulin, + + = keine Änderung, + + = eine geringe Abnahme des Blutzuckerspiegels kann auftreten)

Applikations-form	Injektions-stelle	Plasma IRI[a]	Glukosefreisetzung aus der Leber	Glukoseutilisation im Muskel	Blutzucker-konzentration
IV	beliebig	KÄ+	↑↑	↑↑	KÄ
SC	nichtarbeitende Gliedmaßen	KÄ	↑↑	↑↑	KÄ++
SC	arbeitende Gliedmaßen	↑	↑	↑↑	↓

gleich zu Ruhebedingungen unter Belastung eine beschleunigte Freisetzung aus den Depots statt [4]. Die Freisetzung ist auch schneller als bei Injektionen im Bereich nichtbelasteter Körperteile [43, 89]. Diese Verhältnisse führen zu einer Steigerung der Plasmakonzentration von immunreaktivem Insulin, zu einer verminderten Glukoseabgabe aus der Leber und zu einem Abfall des Blutzuckerspiegels. Im Gegensatz hierzu führt die subkutane Injektion in nichtarbeitende Bereiche, bzw. eine kontinuierliche intravenöse Injektion nicht zu einer Behinderung der Glukoseabgabe aus der Leber und zu keinem Abfall des Blutzuckerspiegels, wenn auch eine gewisse Abnahme der Blutzuckerkonzentration stattfinden kann. Diese ist allerdings niedriger als diejenige, die nach einer subkutanen Injektion im Bereich der arbeitenden Gliedmaßen beobachtet wird. Die schnellere Insulinfreisetzung aus Depots, die oberhalb der arbeitenden Muskulatur liegen, könnte ihre Ursachen in der lokalen Temperatursteigerung, der Hyperämie oder in einer beschleunigten Lymphdrainage haben. Der genaue Mechanismus ist nicht bekannt.

Insulinbindung an Rezeptoren

Nach vorliegenden Befunden führt körperliche Belastung zu einer Steigerung der Insulinbindung an Rezeptoren im Bereich von Monozyten oder Erythrozyten. Diese Befunde wurden bei untrainierten gesunden Erwachsenen [73] ebenso wie bei Patienten mit IADM [59, 60] erhoben. Unter bestimmten Voraussetzungen läßt sich eine Korrelation zwischen der in-vivo-Insulinempfindlichkeit und der Insulinbindung an Monozyten nachweisen. Aus diesem Grund kann man die Hypothese aufstellen, daß die belastungsinduzierte Insulinbindung an Monozyten als Ausdruck einer ähnlichen Bindung an Rezeptoren in der arbeitenden Muskelfaser angesehen werden darf. Hierin könnte ein weiterer Mechanismus für die Senkung des Blutzuckerspiegels unter körperlicher Belastung und für die verbesserte Glukosetoleranz nach Belastung gesehen werden.

Belastungsinduzierte Hyperglykämie

Belastung ruft nicht in allen Fällen eine Hypoglykämie hervor. Diabetiker können auch mit einer *Zunahme* des Glukosespiegels [2, 3, 24, 55, 64, 69, 283] oder sogar mit einer Ketoazidose [3, 83] reagieren, und zwar dann, wenn von vorneherein eine Hyperglykämie bzw. eine Ketose vorliegt, oder wenn kein Insulin injiziert wurde. Die Abb. 5.3 verdeutlicht dies am Beispiel jugendlicher Diabetiker, die belastet wurden, nachdem sie ihre morgendliche Insulindosis nicht injiziert hatten. Die Ursache für die belastungsinduzierte Hyperglykämie beim Patienten mit IADM nach Ausset-

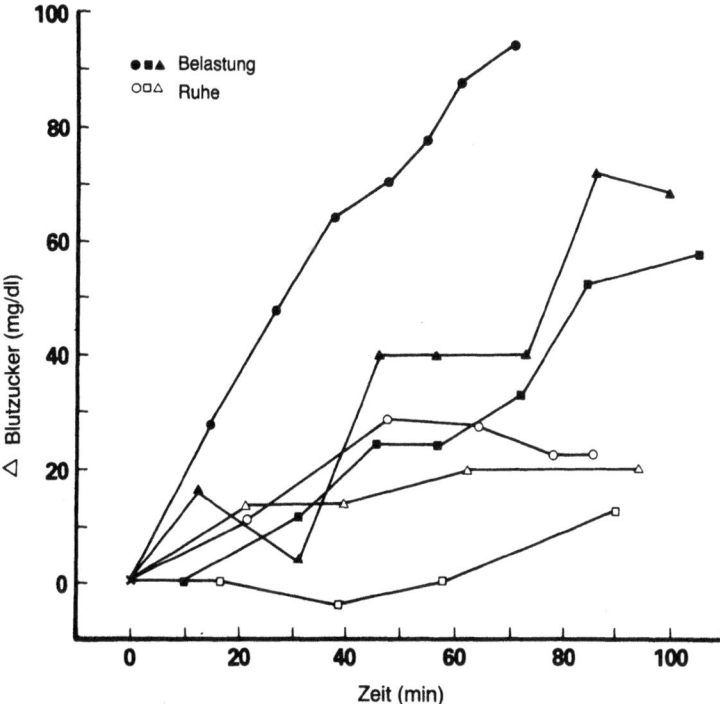

Abb. 5.3. Belastungsbedingter Anstieg der Blutglukosekonzentration nach Insulinentzug. Die Untersuchungen wurden bei drei 13,1–13,8 Jahre alten Jungen 2mal jeweils am Morgen durchgeführt, bei denen die übliche Insulindosis am Vorabend ausgesetzt worden war. Jede Linie stellt die individuellen Veränderungen der Blutglukosekonzentration im Verlauf des Experiments dar (Δ Blutglukose). Die leeren Symbole bedeuten die Ruhewerte. Die ausgefüllten Symbole stellen die Werte dar, die im Verlaufe einer zweiten morgendlichen Untersuchung, bei der die Jungen jeweils 2- bis 3mal eine Belastung in Form von 5minütigem Treppensteigen durchführten, gewonnen wurden. (Nach Daten von Marble u. Smith [55])

zen der Insulinzufuhr liegt in einer Steigerung der hepatischen Glukoseabgabe über die muskuläre Glukoseaufnahme hinaus [69]. Die Glukoneogenese in der Leber wird normalerweise durch die Anwesenheit des Insulins gehemmt. Der Patient, der bereits in Ruhe eine Ketose aufweist, produziert unter Belastung mehr Ketokörper als normalerweise [24]. Obwohl während Arbeit in der Muskulatur sehr viele dieser Ketokörper aufgenommen werden, kommt es besonders unter anstrengender körperlicher Belastung zu einer Nettozunahme der Konzentration dieser Substanzen im Blut [3, 83]. Eine weitere mögliche Ursache für die Ketose des Patienten mit IADM nach Aussetzen des Insulins unter Belastung besteht in einem Anstieg von Plasmaglukagon und Kortisol [3].

Stoffwechselveränderungen unter körperlichem Training

Zur Frage des Vorteils regelmäßigen körperlichen Trainings für den Diabetiker existiert ein umfangreiches Schrifttum. In der Vorinsulinära wurde körperliche Belastung als die wichtigste Form der Behandlung betrachtet. Die folgende Feststellung wurde beispielsweise in einer medizinischen Zeitschrift im Jahre 1915 getroffen:
„(Diabetische) Hunde, die über mehrere Monate hinweg bei der Einnahme von 100 g Brot täglich regelmäßig eine Glukosurie gezeigt hatten, wurden durch körperliche Belastung in die Lage versetzt, täglich 200 g Brot einzunehmen, ohne daß es zu einer Glukosurie kam." Und auf Menschen bezogen: „Bei Patienten mit ständig bestehender Hyperglykämie ohne gleichzeitige Glukosurie ist es möglich, den Blutzucker durch einen einzigen Fasttag verbunden mit gleichzeitigem Training in gleichem Ausmaß zu senken, wie dies sonst ohne Training nur durch mehrere Fasttage möglich ist [2].

Körperliche Belastung und Insulin – Synergistische Effekte

Erstmals im Jahre 1926 wurde über den Synergismus von Insulin und körperlicher Belastung in bezug auf den Blutzucker berichtet: Diabetiker konnten nach einem über einige Wochen durchgeführten körperlichen Training ihre tägliche Kohlenhydratzufuhr verdoppeln, ohne gleichzeitig die Insulindosis zu steigern. Bei einigen Patienten war es sogar möglich, die Insulindosierung trotz einer gesteigerten Kohlenhydratzufuhr *zu verringern* [48]. Diese Beobachtungen konnten seither in vielen anderen Studien bestätigt werden [1, 5, 21, 38, 40, 46, 47].
Die Reduzierung der erforderlichen Insulindosierung kann dabei sehr eindrucksvoll sein: Wir haben junge Diabetiker mit einem Insulinbedarf von 40–60 E täglich im Herbst und Winter gesehen, die im Frühling und Sommer nur 5–10 E benötigten (s. auch Literaturstelle [38]). Eine entsprechende Beobachtung bei einem Kind wird in der Abb. 5.4 wiedergegeben. Dieses Kind konnte während drei aufeinanderfolgender Sommerferien jeweils seine Insulindosierung fast halbieren [36].
Die Mechanismen, die den Insulinbedarf beim körperlich aktiven diabetischen Kind verringern, sind noch nicht geklärt. Allem Anschein nach läßt sich durch Training die Insulinempfindlichkeit in vivo und das Insulinbindungsvermögen an Monozyten in vitro erhöhen. Dies geht aus den Er-

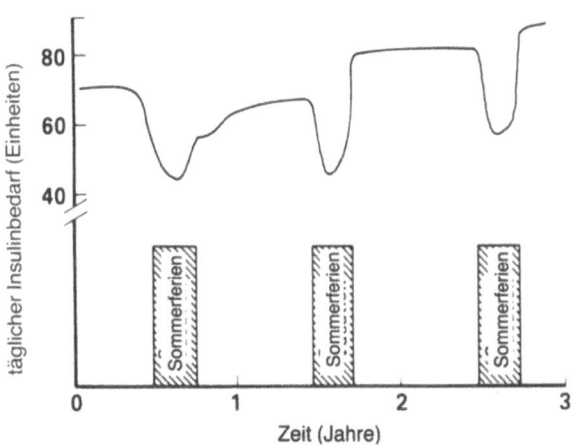

Abb. 5.4. Insulinbedarf und Bewegungsgewohnheiten. Die Daten stammen von einem Jungen mit insulinabhängigem Diabetes (Modifiziert nach Jackson u. Kelly [36])

gebnissen von Querschnittsuntersuchungen zwischen Trainierten und Untrainierten ebenso hervor, wie aus Befunden im Rahmen von Trainingsprogrammen an vorher nicht trainierten Kollektiven [44, 51, 72]. Der Beweis steht allerdings noch aus, ob diese Befunde auch für das diabetische Kind Gültigkeit besitzen. Darüber hinaus ist die größere Insulinempfindlichkeit, die durch Training erreicht wird, nur von kurzer Dauer. Sie kann bereits 1–2 Tage nach der letzten Trainingseinheit nicht mehr nachweisbar sein [11]. Solche Beobachtungen legen die Schlußfolgerung nahe, daß die erhöhte Insulinempfindlichkeit weniger als typischer Charakterzug des Trainierten zu interpretieren ist, als als Ausdruck einer verbesserten Glukosetoleranz nach einer vorausgegangenen Einzelbelastung. Wenn diese Annahme zutrifft, so kommt der insulineinsparende Effekt körperlicher Belastung dem Diabetiker nur für die Zeitperiode zugute, in der er *regelmäßig* einem körperlichen Training nachgeht.

Körperliche Belastung und Diabeteseinstellung

Von klinischer Seite wurde auf mögliche Beziehungen zwischen der Qualität der Diabeteseinstellung in der Jugend und den typischen diabetischen Spätkomplikationen hingewiesen, wie beispielsweise Neuro-, Nephro- und Retinopathie. Dabei wird von der Annahme ausgegangen, daß durch eine exakte Einstellung des Blutzuckertagesprofils die Häufigkeit des Auftretens solcher Spätfolgen verringert werden kann. Die Frage stellt sich

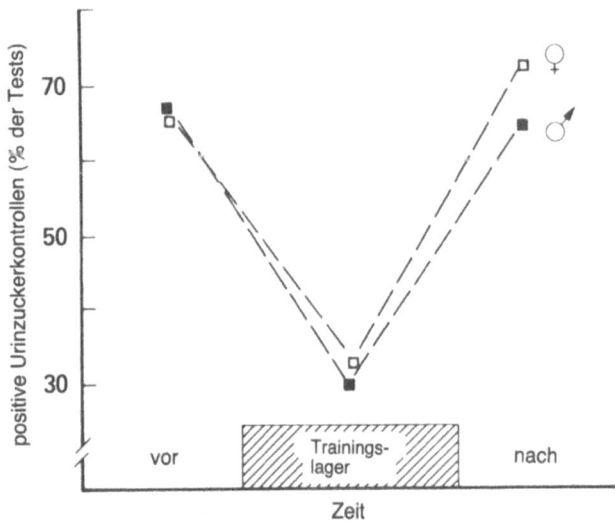

Abb. 5.5. Körperliche Aktivität und Diabeteseinstellung. Dargestellt ist die Häufigkeit des Auftretens einer Glukosurie bei diabetischen Jungen und Mädchen vor, während und nach Teilnahme an einem Trainingscamp. (Nach Sterky, zitiert nach Larsson et al. [47])

daher, inwieweit körperliche Aktivität in der Lage ist, die Diabeteseinstellung zu beeinflussen.

Nach einer Reihe von Untersuchungen, in denen die Häufigkeit der Glukosurie als Indikator benutzt wurde, scheint regelmäßiges Training die Diabeteseinstellung zu verbessern [5, 21, 40, 47, 48]. In diesem Zusammenhang wird auf die Erfahrung mit speziellen Ferienlagern für Diabetiker verwiesen, in denen sich die Zuckereinstellung bei diabetischen Kindern unter einem körperlichen Trainingsprogramm trotz niedrigerer Insulinmenge und höherer Kalorienaufnahme nicht verschlechterte oder sogar verbesserte [1, 47]. Die Abb. 5.5 gibt die Zusammenfassung entsprechender Beobachtungen solcher Trainingslager wieder: obwohl die Kalorienaufnahme um 50–100% anstieg, sank die Häufigkeit positiver Zuckerbefunde im Urin von etwa 65% auf weniger als 30% der Kontrollen ab. Dabei wurde eine statistisch gesicherte Korrelation zwischen dem Bewegungs*ausmaß* und einem „Kontrollindex" gefunden, der auf täglich 2–4 Urinanalysen basierte [52]. Allerdings war die Streubreite zwischen den beiden genannten Variablen im Einzelfall dabei hoch, ein Befund, der darauf hinweist, daß trotz der großen Bedeutung der körperlichen Aktivität im hohen Maße auch andere Faktoren auf die Qualität der Zuckereinstellung Einfluß nehmen.

Ein anderer Parameter zur Qualitätskontrolle der Diabeteseinstellung ist in der Haemoglobin-A_{1c}-Konzentration im Blut (HbA_1) gegeben. Bei Kindern, die an einem bewegungstherapeutischen Interventionsprogramm teilnahmen, sank die HbA_1-Konzentration ab [5, 13, 29]. So fiel beispielsweise in einer der genannten Studien das HbA_1 bei Patienten nach einem 5monatigen Trainingsprogramm von 15,1 auf 13,8% [13], in einer weiteren Studie von 7,5 auf 6,0% [29]. Hier ist allerdings darauf hinzuweisen, daß trotz der statistischen Signifikanz der errechneten Unterschiede die Abnahme objektiv nur gering war. Die biologische Bedeutung, die einem solchen Befund zukommt, läßt sich daher nur schwer einordnen.

Zusammenfassend kann festgestellt werden, daß *regelmäßige* körperliche Aktivität aller Wahrscheinlichkeit nach die Diabeteseinstellung positiv beeinflußt. Dabei bleibt zunächst noch unklar, inwieweit es sich um einen direkten oder indirekten Effekt handelt, da Kinder durch die körperliche Aktivität möglicherweise auch andere Lebensgewohnheiten ändern, die Einfluß auf die Einstellung nehmen können. Wird dagegen körperliche Aktivität *unregelmäßig* durchgeführt, so ist angesichts der dadurch bedingten Schwankungen in den täglichen metabolischen Anforderungen auch ein negativer Effekt nicht auszuschließen.

Bewegungsgewohnheiten und Diabetes mellitus

Wie bei wohl kaum einer anderen Erkrankung kommt der körperlichen Aktivität bei der Einstellung des jugendlichen Diabetikers eine nicht zu überschätzende Bedeutung zu. Neben möglichen direkten Einflüssen auf die Zuckereinstellung kann körperliche Aktivität auch auf die beiden anderen Säulen der Diabetesbehandlung Einfluß nehmen, auf Insulinbedarf und Kalorienzufuhr. Der Arzt, der Diabetiker behandelt, sollte sich daher mit Art und Ausmaß der körperlichen Aktivität seiner Patienten gründlich vertraut machen. Zu berücksichtigen sind dabei die Teilnahme am regulären Sportunterricht, an sportlichen Zusatzangeboten in der Schule, außerschulische sportliche Aktivitäten während der Wochentage und an den Wochenenden sowie saisonal bedingte Veränderungen. So wird sich etwa das Kind in den Sommerferien und anderen längeren Ferienperioden gewöhnlich stärker körperlich belasten [36]. Die meisten Kinder und Jugendlichen vor der Pubertät mit Diabetes mellitus unterscheiden sich hinsichtlich ihrer Bewegungsgewohnheiten nicht von ihren Alterskameraden. Im Gegensatz hierzu sind Diabetiker während und nach der Pubertät i. allg. weniger körperlich aktiv als gesunde Jugendliche. Die Abb. 5.6 faßt die Ergebnisse einer Untersuchung zusammen, die die Teilnahmehäufigkeit diabetischer Jungen und Mädchen am Schulsport mit der eines gesunden Kontrollkollektivs verglich [75]. Während sich die 7–14 Jahre alten diabetischen Kinder als durchaus teilnahmebereit erwiesen, zeigten die äl-

218   Endokrine Erkrankungen

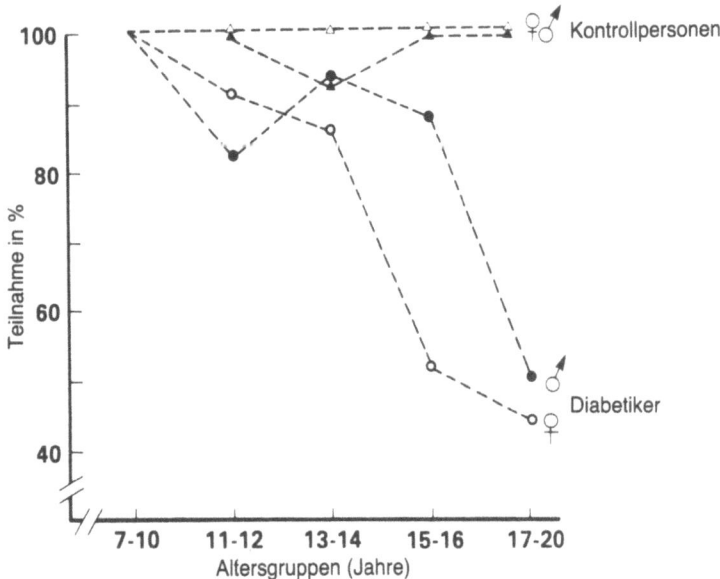

Abb. 5.6. Körperliche Aktivität bei Diabetikern. Dargestellt ist die Häufigkeit der Teilnahme am Schulsportunterricht bei 136 diabetischen Schulkindern und 123 altersentsprechenden Kontrollpersonen. (Nach Sterky [75])

teren hohe Abwesenheitsquoten. Ähnliches ließ sich auch für den Freizeitsport feststellen. Auch hier zeigten 15-20 Jahre alte männliche Diabetiker einen erheblich geringeren Aktivitätsgrad als gleichaltrige Gesunde. Bei Mädchen nach der Pubertät berichtete allerdings nicht nur die diabetische, sondern auch die gesunde Gruppe über ein ziemlich geringes Ausmaß an freiwillig betriebenem Sport.
Worin liegt die Ursache der Abneigung des älteren Diabetikers dem Sport gegenüber? Ein möglicher Grund könnte in der Angst vor dem hypoglykämischen Schock bestehen [36]. Bis zu diesem Alter haben Diabetiker i. allg. die Erfahrung gemacht, daß durch die Vermeidung stärkerer körperlicher Belastung zumindest eine der Unwägbarkeiten beseitigt werden kann, die auf die Zuckereinstellung Einfluß nehmen. Leider gibt es immer wieder Ärzte, für die der Sport eine „black box" darstellt, und die deshalb jugendliche Diabetiker in einem solchen passiven Verhalten noch unterstützen oder sie hierzu sogar auffordern. Heranwachsende Patienten, speziell Mädchen, nehmen häufig über das normale wachstumsbedingte Ausmaß hinaus an Körpergewicht zu [20, 75]. Mündet dies schließlich in einer Adipositas, so entsteht hierdurch ein Circulus vitiosus, da sich Adipositas

und Bewegungsmangel gegenseitig verstärken. Eine Untersuchung aus Schweden machte die bei vielen Patienten zu beobachtende Angst vor einer Entgleisung der Zuckereinstellung unter stärkerer Belastung deutlich [52]. Obwohl fast alle Patienten die Bedeutung eines Trainings anerkannten und um die Freude bei Belastung im Sport wußten, gaben 30–50% von ihnen zu, daß sie trotzdem nicht die Initiative zu einer regelmäßigen körperlichen Aktivität aufbrachten.

Selbstverständlich sind solche Befunde von der jeweiligen Sozialstruktur abhängig, sie können nicht auf alle diabetische Populationen übertragen werden. Trotz dieser Einschränkung macht die geschilderte Untersuchung die Lücke zwischen dem theoretischen *Wissen* um die Bedeutung des Sports auf der einen und der praktischen *Umsetzung* dieses Wissens in regelmäßige Aktivität auf der anderen Seite deutlich. Diese Feststellung gilt für viele jugendliche Diabetiker.

Körperliche Leistungsfähigkeit

Bei diabetischen Kindern und mehr noch diabetischen Jugendlichen wurden Leistungseinschränkungen in einer Reihe verschiedener motorischer Bereiche gefunden. Diese Aussage gilt für die maximale aerobe Leistungsfähigkeit [20, 46, 47, 67, 75] ebenso wie für andere motorische Parameter, wie sie von der Amerikanischen Gesellschaft für Gesundheit, Leibeserziehung und Erholung festgelegt wurden, wie beispielsweise Kraft, Schnelligkeit und Muskelausdauer [23]. Zwischen der Leistungsfähigkeit des vom Diabetes betroffenen Kindes und einzelnen Charakteristika im Krankheitsverlauf, wie beispielsweise Alter zum Zeitpunkt der Erstmanifestation, Schwere der Erkrankung, Qualität der Zuckereinstellung oder Diabetesdauer scheint dabei keine Beziehung zu bestehen [20, 67]. Andererseits scheint sich aber der kombinierte Effekt eines frühen Beginns und einer langen Krankheitsdauer besonders negativ hinsichtlich der maximalen aeroben Leistungsfähigkeit des Diabetikers auszuwirken [75].

Bei der Entwicklung vernünftiger Strategien hinsichtlich der Verordnung von Bewegung im Rahmen der Therapie ist die Beantwortung der Frage wichtig, ob die körperliche Leistungseinschränkung ein inhärentes Charakteristikum der Krankheit darstellt oder nicht. Offensichtlich ist dies nicht der Fall. Zum Teil läßt sich die verringerte motorische Leistungsfähigkeit bei manchen Diabetikern durch ihre im Vergleich zu altersentsprechenden Kindern und Jugendlichen relativ kleine Körperstatur erklären [18, 75]. Wenn die Werte für die Körpergröße korrigiert werden, verringern sich die Unterschiede zwischen Diabetikern und gesunden Kontrollpersonen [75], oder sie verschwinden völlig [13, 31, 67].

Auch die Tatsache, daß eine eingeschränkte Leistungsfähigkeit nur bei einzelnen Altersgruppen, speziell bei Patienten während und nach der Pubertät, angetroffen wird, stellt ein Indiz dafür dar, daß die niedrige körperliche Leistungsfähigkeit nicht durch die Erkrankung *an sich* bedingt ist. Im Gegensatz zu diesen älteren Gruppen entspricht die Leistungsfähigkeit jüngerer Kinder der ihrer gesunden Altersgenossen [20, 47, 75]. Die erniedrigte Belastbarkeit von Diabetikern ab der Pubertät dürfte mit dem oben beschriebenen geringeren Bewegungsausmaß zu erklären sein [75]. Unterziehen sich solche Patienten einem Trainingsprogramm, so verbessern sich ihre maximale aerobe Leistungsfähigkeit und andere Leistungsparameter, sie können die Werte von gesunden Jugendlichen erreichen [12, 47]. In verschiedenen Sportarten gibt es eine große Zahl von Spitzenathleten, die Diabetiker sind [6], ein weiterer Hinweis für die Tatsache, daß die niedrige körperliche Leistungsfähigkeit nicht als typisches krankheitsspezifisches Charakteristikum zu interpretieren ist.

Zwischen Diabetikern und gesunden Jugendlichen lassen sich eine Reihe von Unterschieden in belastungsabhängigen physiologischen Funktionen nachweisen, die aber offensichtlich kein wesentliches funktionelles Handicap darstellen. Folgende Beispiele seien genannt: Einige [34], aber keineswegs alle [62] Jugendliche mit IADM reagieren im Vergleich zu gesunden Kontrollpersonen mit einer stärker ausgeprägten Proteinurie. Bei jugendlichen Erwachsenen mit IADM wurde eine Verringerung der Kapillarisierung und der Aktivität der oxidativen Enzyme im Muskelgewebe nachgewiesen. Dagegen sind Glykogenkonzentration und -utilisation während Belastung im Muskel normal [68]. Dies bedeutet, daß die Fähigkeit zur Glykogenresynthese nach Entleerung der Glykogenspeicher durch eine langzeitige Belastung beim Diabetiker nicht eingeschränkt ist [54]. Als Konsequenz aus dem Befund einer normalen Resynthesemöglichkeit ergibt sich die Feststellung, daß gut eingestellte Diabetiker in der Lage sind, ein intensives körperliches Training durchzuführen und sich auch nach erheblichen Belastungen gut zu erholen.

Körperliche Belastung in der Diabeteseinstellung

Die Trias – Ernährung, Insulin, körperliche Belastung

Bei keiner anderen Erkrankung ist körperliche Belastung mit Ernährung und medikamentöser Behandlung so eng verbunden, wie beim Diabetes mellitus. Jede Veränderung einer dieser Größen zwingt automatisch zur Anpassung der beiden anderen. Viele Diabetiker, die sich regelmäßig belasten, sind in der Lage, Insulinmenge und Nahrungsaufnahme während eines Tages genau auf den voraussichtlichen Kalorienverbrauch durch körperliche Belastung abzustimmen [6]. Dies sei am Beispiel eines Postboten, das Joslin [40] publizierte, verdeutlicht. Dieser Mann legte täglich gewöhnlich 25 km mit dem Fahrrad zurück. „Bevor er am Morgen startet, streckt er den Kopf aus dem Fenster und erniedrigt die Insulindosis um 20 Einheiten, wenn Gegenwind herrscht." Andere Patienten sind in der Lage, das voraussichtliche Ausmaß an Gehen, Schwimmen oder körperlicher Arbeit im Tagesverlauf abzuschätzen und danach die Nahrungsaufnahme zu modifizieren.

Ein solches Vorgehen bleibt nicht nur dem erwachsenen oder jugendlichen Patienten vorbehalten, der sich über Jahre hinweg durch Versuch und Irrtum Erfahrung erworben hat. Auch der diabetische Neuling mit nur geringer Erfahrung, kann sich adäquat verhalten, wenn ihm ein entsprechendes Wissen um die Anpassung von Insulin und Nahrungsaufnahme an voraussichtliche Belastungen beigebracht wurde. Besondere Aufmerksamkeit ist dabei an Tagen erforderlich, an denen sehr anstrengende oder sehr lange körperliche Aktivitäten zu erwarten sind, beispielsweise eine Wanderung, ein Schulausflug oder ein sportliches Ereignis. Die Erfahrung hat gelehrt, daß es besser ist, an solchen Tagen die Nahrungsaufnahme zu steigern, als die Insulindosis zu reduzieren, eine Maßnahme, die bereits *vor* der Belastung erfolgen sollte [14, 30, 36, 47, 66, 74]. Die zusätzliche Nahrungsaufnahme kann in Form von Obst oder Stärkeprodukten erfolgen. Bezüglich spezieller Beispiele wird auf die Tabelle 5.2 verwiesen.

An sportlichen Wettkampftagen oder bei außergewöhnlich starken körperlichen Belastungen sollten Mahlzeiten mindestens 3 h vor der Aufwärmphase [14] eingenommen werden und einen überdurchschnittlich hohen Kohlenhydratanteil enthalten [66]. Bei regelmäßig durchgeführten Belastungen sind 60–80 min Pause zwischen Nahrungsaufnahme und Belastungsbeginn ausreichend. Werden körperliche Belastungen über lange Zeit hinweg durchgeführt, müssen mindestens stündlich zuckerhaltige Getränke eingenommen werden (Saccharose oder Fruktose). Zusätzlich muß der Flüssigkeitsverlust ausgeglichen werden, um die Wasserbilanz aufrechtzuerhalten, wie dies im einzelnen im Abschnitt „Wasser und Elektrolytersatz" (s. S. 348) beschrieben wird.

Eine weitere wichtige Maßnahme zur Vorbeugung gegenüber der belastungsinduzierten Hypoglykämie besteht im Wechsel der Insulininjektionsstelle. Wird beispielsweise eine Belastung mit den Beinen, wie z. B. beim Laufen, durchgeführt, sollte der Patient an diesem Tag das Insulin in den Arm spritzen. Werden voraussichtlich Arme und Beine belastet, wie etwa beim Skilanglauf, so ist die Bauchhaut die Inektionsstelle der Wahl. Eine weitere Möglichkeit besteht in der Verwendung einer kontinuierlichen subkutanen Injektion in Form der „Insulinpumpe", die eine unkontrollierte Freisetzung an der Injektionsstelle verhindert [35]. Erfahrungen über die Anwendbarkeit dieser Pumpe beim körperlich belasteten Kind wurden allerdings noch nicht gesammelt.

Tabelle 5.2. Kalorischer Ausgleich während körperlicher Belastung bei Kindern mit insulinpflichtigem Diabetes

Sportart	Dauer (min)	20 kg			40 kg			60 kg		
		Energie-verbrauch (kcal)	Kohlen-hydrate (g)	Brot-einheiten	Energie-verbrauch (kcal)	Kohlen-hydrate (g)	Brot-einheiten	Energie-verbrauch (kcal)	Kohlen-hydrate (g)	Brot-einheiten
Basketball (Spiel)	20	100	15	1,25	200	30	2,5	300	45	3,7
	40	200	30	2,5	400	60	5	600	90	7,4
Skilanglauf (Freizeitsport)	30	70	10	0,8	140	20	1,6	210	30	2,5
	60	140	20	0,16	280	40	3,2	420	60	5
Radfahren										
– 10 km/h	30	45	7	0,6	75	10	0,8	120	20	1,6
– 15 km/h	30	65	10	0,8	120	18	1,5	180	30	3,2
Eiskunstlauf (Praxis)	20	80	12	1	160	25	2,1	240	35	2,9
	40	160	25	21	320	50	4,2	480	70	5,8
Eishockey (im Spiel)	10	50	10	0,8	100	20	1,6	150	30	2,5
	20	100	20	1,6	200	40	3,2	300	60	5
Laufen										
– 8 km/h	30	110	17	1,4	200	30	2,5	270	40	3,3
– 12 km/h	30	–	–	–	270	50	4,1	370	70	5,8

Tabelle 5.2. (Fortsetzung)

Sportart	Dauer (min)	20 kg			40 kg			60 kg		
		Energie-verbrauch (kcal)	Kohlen-hydrate (g)	Brot-einheiten	Energie-verbrauch (kcal)	Kohlen-hydrate (g)	Brot-einheiten	Energie-verbrauch (kcal)	Kohlen-hydrate (g)	Brot-einheiten
Laufen im Schnee	30	100	15	1,25	200	30	2,5	300	45	3,7
	60	200	30	2,5	400	60	5	600	90	7,4
Fußball (im Spiel)	30	110	17	1,4	215	32	2,6	320	50	4,1
	60	220	35	2,9	430	65	5,3	640	95	7,9
Brustschwimmen (30 m/min)	20	60	10	0,8	120	18	1,5	230	35	2,9
	40	120	20	1,6	240	36	3	460	70	5,8
Tennis	30	75	12	1	130	20	1,6	190	30	2,5
	60	150	24	2	260	40	3,2	380	55	4,6
Gehen – 4 km/h	40	75	12	1	105	16	1,3	135	20	1,6
– 6 km/h	40	105	16	1,3	135	20	1,6	170	26	2,1

Die Tabelle wurde mit Hilfe von Frau Karen Chelswick erstellt.

Zweck: Instruktion diabetischer Kinder und ihrer Eltern über die zusätzlichen Kalorien, die für Belastungen eingenommen werden müssen, die über die übliche tägliche Aktivität hinausgehen. Es werden Beispiele für Kinder mit 20, 30 und 40 kg Körpergewicht gegeben.

Annahmen:
1. Die zusätzlichen Aktivitäten sind nicht in der üblichen Nahrungsaufnahme berücksichtigt.
2. Der Anteil der Kohlenhydrate beträgt in der Energiefreisetzung 60%. Ausnahmen: Eishockey und Laufen mit 12 km/h, hier werden 75% zugrunde gelegt.
3. Die zusätzliche Nahrungsaufnahme sollte vor der Belastung erfolgen. Dauert die Belastung länger als 1 h, so sollten während der Belastung in regelmäßigen Abständen Kohlenhydrate eingenommen werden.

Die Gefahr einer belastungsinduzierten *Hyperglykämie* und Ketoazidose beschränkt sich auf diejenigen Patienten, die entweder vor der Belastung kein Insulin gespritzt haben, oder die schlecht eingestellt sind. Beim gut eingestellten Patienten, der zumindest eine kleine Insulinmenge gespritzt hat, ist eine solche Komplikation nicht zu befürchten [17, 64]. Besonders gefährdet sind Kinder mit einem sehr „labilen Diabetes", der unvorhersehbar außer Kontrolle gerät. Die sicherste Möglichkeit, bei solchen Patienten hyperglykämischen und ketoazidotischen Zuständen vorzubeugen, besteht darin, in solchen *labilen Phasen körperliche Belastung zu vermeiden* und eine adäquate Insulineinstellung vorzunehmen.

Ausgleich von Kalorienzufuhr und körperlicher Aktivität

Um Kalorienaufnahme und Insulinbedarf den jeweiligen Veränderungen der körperlichen Aktivität anzupassen, ist es erforderlich, die kalorischen Äquivalentwerte verschiedener Belastungsformen zu kennen. Der Kalorienverbrauch während einer körperlichen Belastung hängt von ihrer Art, Intensität und Dauer, sowie von dem Körpergewicht des Kindes ab. In der Tabelle III.1 des Anhangs III wird eine Liste des Kalorienverbrauchs bei je 10minütiger Belastung in einer Reihe üblicher Sportformen gegeben. Die Tabelle unterscheidet in verschiedene Gewichtsgruppen, um den kalorischen Äquivalentwert einer Belastungsform für jedes einzelne Kind abschätzen zu können.

Aus unserer Erfahrung heraus können wir feststellen, daß sich das Konzept eines Ausgleichs von Belastung und Kalorienzufuhr in gleicher Weise anwenden läßt wie der kalorische Austausch auf der Grundlage der Broteinheiten in der Ernährung. Jede Belastungseinheit entspricht dabei einem Kalorienverbrauch von 100 kcal (420 kJ). Geht man von einem Kohlenhydratanteil von 60% am gesamten Energieumsatz aus, so entspricht eine Belastungseinheit 60 kcal oder 15 g Kohlenhydraten. Aus der Sicht der Kohlenhydrateinstellung entspricht somit eine Belastungseinheit 1,25 Broteinheiten (1 BE = 12 g KH).

Eine Liste der Belastungseinheiten bei unterschiedlichen körperlichen Aktivitäten wird in der Tabelle 5.3 für Kinder mit verschiedenem Körpergewicht gegeben. Eine solche Auflistung kann zu Informationszwecken für Eltern und Patienten Anwendung finden. Dem Kind wird es auf diese Art und Weise möglich, durch Kombination von spielerischen mit anderen Aktivitäten seiner Wahl seinen eigenen „Belastungs-Nährmittel-Ausgleich" zu erstellen. Im Rahmen des Betriebs einer Klinik oder eines Zentrums zur ambulanten Beratung diabetischer Patienten ist es i. allg. die Krankenschwester oder die Diätberaterin, die in besonderem Maße mit der kalorischen Umrechnung körperlicher Belastung vertraut ist. Trotz-

Tabelle 5.3. Kalorischer Äquivalentwert verschiedener Belastungsformen, ausgedrückt in der Minutenzahl, die Kinder mit verschiedenem Körpergewicht ausüben müssen um 100 kcal (420 kJ) zu verbrauchen (= 1 Belastungseinheit)

Aktivität	Körpergewicht		
	20 kg	40 kg	60 kg
Basketball (Spiel)	30	15	10
Gymnastik	75	40	25
Skilanglauf (Freizeitsport)	40	20	15
Radfahren – 10 km/h	65	40	25
– 15 km/h	45	25	15
Feldhockey	35	20	15
Eiskunstlauf	25	15	10
Reiten			
Schritt	110	60	40
Trab	45	25	15
Galopp	35	20	10
Eishockey (im Spiel)	20	10	5
Judo	25	15	10
Laufen			
8 km/h	25	15	10
10 km/h	20	15	10
12 km/h		10	10
14 km/h			5
Sitzen, völlig ruhig	125	100	85
Ruhiges Spiel	90	65	55
Laufen im Schnee	30	15	10
Fußball	30	15	10
Squash		10	10
Schwimmen –30 m/min			
Brustschwimmen	55	25	15
Kraul	40	20	15
Rückenschwimmen	60	30	20
Tischtennis	70	35	25
Tennis	45	25	15
Volleyball (Spiel)	50	25	15
Gehen – 4 km/h	60	40	30
– 6 km/h	40	30	25

dem muß auch der Arzt über entsprechendes Wissen verfügen und in der Lage sein, danach körperliche Aktivität zu verordnen.

Obwohl eine solche exakte Umrechnung aus theoretischer Sicht optimal ist, erweist sie sich bei vielen Kindern, speziell in jüngeren Altersgruppen, als nicht durchführbar. Ein kleines Kind ist seinem Wesen nach in seinen Reaktionen spontan und unvorhersehbar, es wird sich kaum an strenge Richtlinien halten. Der Versuch, ein solches Kind in den Rahmen eines strengen Austausches zwischen körperlicher Aktivität und Ernährung zu zwingen, kann sich eher als hinderlich erweisen. Es bleibt Therapeuten und Eltern überlassen, herauszufinden, wie weit und wie schnell sie bei jedem Kind hier vorgehen können. Als erfolgreich kann die Verwirklichung eines solchen Konzepts dann angesehen werden, wenn das Kind täglich nach dem Muster solcher Belastungseinheiten Sport betreibt und trotz dieser Reglementierung noch Freude an der Bewegung empfindet.

Mangel an Wachstumshormon (HGH)

Nutzen des Belastungstests in der Diagnostik

Gründe für einen Provokationstest

Die definitive Diagnose eines Mangels an Wachstumshormon (HGH = human growth hormon) basiert auf der Ermittlung der Hormonkonzentration im Serum. Die meiste Zeit im Tagesverlauf ist diese Hormonkonzentration beim gesunden Kind ebenso niedrig wie beim Kind mit HGH-Mangel; eine zufällig bei beiden durchgeführte Blutentnahme zeigt keine Unterschiede auf. Wegen dieser Schwierigkeit wurde eine Reihe von Provokationstests entwickelt, durch die die azidophilen Zellen des Hypophysenvorderlappens angeregt werden, HGH in erhöhter Menge zu produzieren und freizusetzen [25, 41]. Ein Kind mit normaler hypothalamisch-hypophysärer Funktion wird auf entsprechende Reize mit einem Anstieg des Serum-HGH reagieren, beim Kind mit eingeschränkter Hypophysenfunktion findet sich dagegen kein oder nur ein geringer Anstieg. Als ausreichend werden Konzentrationsanstiege nach Stimulation auf 5–8 ng/ml oder mehr angesehen [25, 41, 56].

Provokationstests in Körperruhe

Folgende Provokationstests sind gebräuchlich: insulininduzierte Hypoglykämie, intravenöse Injektion von Arginin, intramuskuläre Injektion von Glukagon, orale Gabe von L-Dopa oder Propranolol, Kombination von L-Dopa und Propranolol, Schlaf und körperliche Belastung. Unter den genannten Stimulatonsverfahren können die beiden letzten als physiologische Reize angesehen werden, bei den anderen kommt es zu pharmakologischen Interventionen, die den physiologischen Bereich verlassen. Bei der Anwendung einer der angeführten pharmakologischen Stimulationsformen muß es daher stets unklar bleiben, ob die Reizantwort eines Kindes wirklich die normalen Funktionsabläufe im hypothalamisch-hypophysären System reflektiert oder nicht. In bezug auf die Insulinprovokation, die i. allg. als am zuverlässigsten und potentesten angesehen wird [25, 41, 50, 78], sind darüber hinaus weitere negative Argumente anzuführen, nämlich die durch die Hypoglykämie beim Kind verursachten Beschwerden sowie die hiermit und mit der Behandlung eines evtl. hypoglykämischen Schocks verbundene Gefährdung. Besonders hoch ist das Risiko bei Kindern mit hypophysärer Insuffizienz, bei denen die Blutzuckerkonzentration auf 20 mg% (1,1 mmol/l) und weniger abfallen kann und bei denen ein solcher Test daher nicht ohne weiteres in der ambulanten Arztpraxis durchgeführt werden kann. Die anderen pharmakologischen Stimulationsverfahren, die vom Kind besser toleriert werden, sind weniger zuverlässig und aussagekräftig als der Insulintest. 10–30% aller gesunden Kinder reagieren dabei ohne entsprechenden Anstieg der HGH-Konzentration [25]. Ein optimal durchgeführter Schlaftest erfordert simultane EEG-Überwachung, um die Blutabnahmephasen mit den unterschiedlichen Schlafstadien synchronisieren zu können. Dieser Test ist daher apparativ sehr aufwendig und findet für klinische Zwecke nur selten Anwendung.

Körperliche Belastung als Provokationstest

Der Befund der Induktion eines Anstiegs des Serum-HGH durch körperliche Belastung wurde erstmals von Roth et al. [65] erhoben. Die möglichen Ursachen dieses Anstiegs werden an anderer Stelle erörtert [71]. Seit dem Beginn der 70er Jahre wurde daher in verschiedenen pädiatrischen Laboratorien Belastung als Screeningtest für einen HGH-Mangel eingeführt [7, 9, 10, 19, 27, 37, 42, 53, 56, 61, 82, 86, 87, 88]. Die Abb. 5.7 stellt das Ausmaß des HGH-Anstiegs in Abhängigkeit vom Zeitpunkt ab Belastungsbeginn dar. In einer Reihe von Testverfahren wurde darüber hinaus körperliche Belastung mit einer pharmakologischen Stimulation kombiniert [49, 53, 70]. Die Abb. 5.8 zeigt ein Beispiel, in dem Kinder vor einer körperlichen Belastung mit Propranolol behandelt wurden.
Der Zweck eines Screeningtests besteht zunächst darin die Kinder auszusuchen, bei denen kein HGH-Mangel besteht und darüber hinaus eine kleinere Anzahl von Kindern festzulegen, bei denen eine weitergehende Diagnostik erforderlich ist. Ein guter Screeningtest sollte eine hohe Sensitivität aufweisen, d. h. wenig falsch negative Resultate erbringen bei hoher Spezifität, d. h. wenig falsch positiven Ergebnissen. Die Tabelle 5.4 faßt

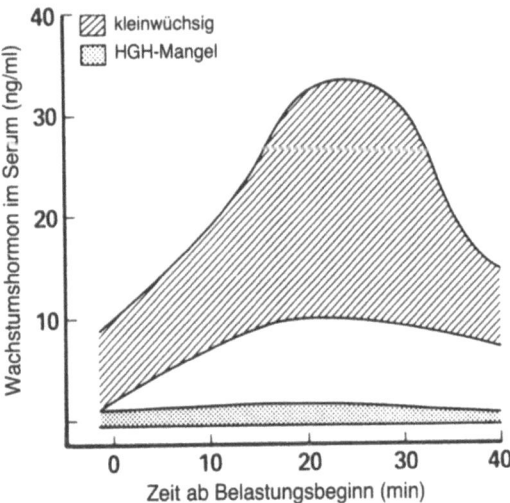

Abb. 5.7. Veränderungen des Serumspiegels an Wachstumshormon nach Belastungsprovokation bei Kindern mit Wachstumshormonmangel *(punktierter Bereich)* und bei Kontrollkindern ohne Wachstumshormonmangel *(schraffierter Bereich)*. (Zusammenfassende graphische Darstellung der zu erwartenden Reaktionsbreite auf der Grundlage von Daten von Eisenstein et al. [19], Garlaschi et al. [27], Keenan et al. [42], Lacey et al. [45], Pombo et al. [61], Shanis u. Moshang [70] und Winter [86])

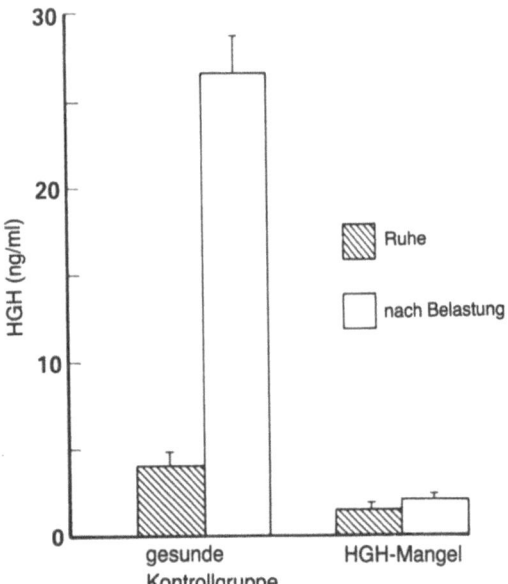

Abb. 5.8. Körperliche Belastung in der Diagnose eines Wachstumshormonmangels. Dargestellt werden Untersuchungsergebnisse an 32 gesunden kleinwüchsigen 3–15 Jahre alten Kindern und 5 Kindern mit Wachstumshormonmangel (HGH-Mangel), die jeweils 2 h nach oraler Einnahme von 24–40 mg Propranolol eine Belastung über 20 min durchführten. Die Blutabnahme erfolgte unmittelbar nach Belastung. Die senkrechten Linien geben den einfachen Standardschätzfehler (S.E.M.) wieder. (Nach Shanis u. Moshang [70])

Tabelle 5.4. Untersuchungen, in denen Belastungen zur Provokation der HGH-Freisetzung bei kleinwüchsigen Kindern verwandt wurden

Patienten			Belastungsprotokoll		Maximaler HGH-Wert (ng/ml)		Kritischer diagnostischer HGH-Wert (ng/ml)	Falsch positiv (%)	Falsch negativ (%)	Literaturstelle
Alter	„klein"	HGH-Mangel	Dauer min	Belastungsart	„klein"	HGH-Mangel				
3–15	25	2	25	Gehen und Treppensteigen	13,7	<1,0	6	6	0	42
6–25	23	9	~20	Fahrradergometer	?	?	7,6	63	0	56
10–20	54	5	5–10	Fahrrad, Laufen auf der Stelle	?	?	5	18	0	9
11–12	95	2	10	maximaler Fahrradtest	~14,2	1,5	10	32	0	45
13–18	15	4	15–30	maximaler Fahrradtest	~35,0	1,0	?	0	0	86
8–11	49	–	10	submaximaler Fahrradtest	15,6	–	5	2	–	27
5–15	15	3	20	Treppensteigen	>24,6	<3,0	7	0	0	53[a]
11–20	18	5	?	Treppensteigen	9,3	1,9	7	50	0	87
?	24	–	10–20	maximaler Fahrradtest	?	?	7	0	0	88
3–15	32	8	20	Gehen, Laufen, Treppensteigen	26,6	2,0	7	0	0	70[a]
?	176	18	25	Gehen, Treppensteigen	29,6	5,1	10	7	6	19
5–15	18	1	20	Stufentest	10,9	0,5	7	6	0	61[a]
6–14	25	3	10	maximaler Fahrradtest	?	?	10	?	?	82
2–19	58	13	20	Gehen, Treppensteigen	16,0	1,7	5	13	0	37
2–16	53	4	20	Springen, anstrengender Lauf	13,9	–	6	8	0	39
3–16	152	9	30	Treppensteigen	–	<3,0	5	29	0	58

[a] Kombination von pharmakologischer und Belastungsprovokation

Untersuchungsverfahren und Ergebnisse von 12 Studien zusammen, in deren Rahmen kleinwüchsige Kinder einer Belastungsuntersuchung unterzogen wurden. Bei diesen Untersuchungen wurden insgesamt 544 Kinder und Jugendliche ohne HGH-Mangel und 57 Kinder mit hypophysärer Unterfunktion erfaßt, wobei bei den letzteren die Diagnose aufgrund von Anamnese, typischen klinischen Merkmalen, hormonaler Untersuchung (i. allg. unter Benutzung des Insulintests) und therapeutischem Erfolg gesichert wurde. Nur in einer einzigen Studie war dabei ein falsch negatives Resultat zu verzeichnen, d. h. ein Anstieg der HGH-Konzentration nach Belastung trotz nachgewiesenem HGH-Mangel, ein Befund, der die hohe Sensitivität des Belastungs-Provokationstests nachweist. Bei 544 Patienten ohne hypophysäre Unterfunktion war unter Belastung in 84,4% ein normaler Anstieg des HGH zu beobachten, nur 15,6% der Tests verliefen falsch positiv. Der Vergleich der Spezifität des Belastungstests fällt damit gegenüber anderen pharmakologischen und physiologischen Verfahren sehr günstig aus, von der insulininduzierten Hypoglykämie abgesehen, für die eine noch höhere Spezifität besteht.

Die wichtigsten Gründe für einen falsch positiven Testausfall sind folgende:
1. zu kurzer Belastungstest,
2. zu geringe oder zu hohe Belastungsintensität,
3. zu frühe oder zu späte Blutentnahme
4. Testdurchführung zu einem Zeitpunkt, zu dem die Hypophyse nicht stimulierbar ist.

Eine weitere Erklärungsmöglichkeit für den negativen Testausfall unter Belastung kann darin bestehen, daß dieser Reiz die HGH-Freisetzung auf anderem Wege als nichtphysiologische Stimuli induziert. Falls diese Überlegung zutrifft, könnte sich bei manchen HGH-Mangelzuständen durch physiologische Stimuli eine positive Reaktion nachweisen lassen bei unterschiedlichem Ausfall eines pharmakologischen Tests. Als Beispiel sei der Fall eines Jungen dargestellt, bei dem die Serum-HGH-Konzentration nach einem kombinierten Arginin-Insulintest normal auf 19 ng/ml anstieg, während sie nach körperlicher Belastung mit 5–6 ng/ml niedrig blieb. Trotz dieser Befunde wurde eine Therapie mit Wachstumshormonen eingeleitet, die Wachstumsgeschwindigkeit stieg auf 7,5 cm/Jahr im Vergleich zu 2,5 cm/Jahr vor der Behandlung. Aus dieser Beobachtung wurde die Schlußfolgerung gezogen, daß bei dem Kind ein partieller HGH-Mangel vorlag, der durch physiologische aber nicht durch pharmakologische Tests nachweisbar war [87]. Ähnliche Befunde wurden von anderen Autoren beschrieben [56, 78, 81].

Optimierung der Belastungsuntersuchung

Der wichtigste Grund für unterschiedliche Testergebnisse besteht im Fehlen einer Standardisierung der Belastungsintensität. Belastungen bei 75–90% der maximalen aeroben Leistungsfähigkeit führen zu einem stärkeren Anstieg des HGH als leichtere oder maximale Belastungen [7, 33, 76, 77, 78]. Es konnte bisher noch nicht geklärt werden, ob die geringere HGH-Freisetzung während maximaler Belastung auf Faktoren beruht, die direkt mit der intensiven muskulären Aktivität zusammenhängen, oder ob in solchen Fällen die Belastungsdauer einfach zu kurz ist, um eine HGH-Freisetzung zu bewirken. Wie aus der Tabelle 5.4 hervorgeht, wurden von einigen Laboratorien alltägliche Belastungsverfahren angewandt, wie Treppensteigen, Hüpfen oder „mit den Eltern spazierengehen" [10, 19, 42, 61, 70]. Solche Belastungsverfahren sind nicht empfehlenswert, da sich hier die Belastungsintensität kaum quantifizieren läßt.

Die HGH-Reaktion hängt weiterhin von der körperlichen Leistungsfähigkeit des Patienten ab. Bei gleicher Belastungsintensität wird bei Personen unterschiedlicher körperlicher Leistungsfähigkeit der geringer Belastbare mit einem stärkeren Anstieg des HGH reagieren [7, 79]. Aus diesem Grunde sollte von der *relativen* individuellen Belastbarkeit ausgegangen werden. Dies läßt sich bei Kindern dadurch erreichen, daß man sie auf eine Belastungsintensität einstellt, die die Herzfrequenz auf 170–185 Schläge/min ansteigen läßt. Das besser trainierte Kind wird diese Schlagzahl erst bei einer höheren Belastungsstufe erreichen.

Adipöse Kinder reagieren auf körperliche Belastung ebenso wie auf pharmakologische Stimulation mit einer geringeren Erhöhung der HGH-Konzentration als schlanke Kinder [28, 85]. Bei jugendlichen Diabetikern läßt sich dagegen ein normaler oder sogar verstärkter HGH-Anstieg finden [28, 32, 80]. Weder die Mechanismen noch die Konsequenzen solcher Befunde sind bisher geklärt.

Aus der Beobachtung heraus, daß sich während bestimmter Zeitperioden auch normale Hypophysen nicht zu einer ausreichenden Freisetzung von HGH stimulieren lassen, wurde das Konzept „refraktärer Phasen" eingeführt [22]. Die Dauer einer solchen refraktären Phase nach körperlicher Belastung wurde bisher noch nicht bestimmt. Trotzdem scheinen folgende Voraussetzungen für die Durchführung eines Belastungstests empfehlenswert: stärkere körperliche Belastungen sollten mindestens 4–6 h vor Testbeginn nicht durchgeführt worden sein, das Kind sollte vor Anfang des Tests mindestens 45–60 min körperlich und emotional ruhiggestellt werden.

Nach Aussage einiger Autoren ist die Entnahme einer einzigen Blutprobe nach Belastung unter Verzicht auf Kontrollbestimmungen vor dem Test zu Screeningzwecken ausreichend [39, 84]. Ein solches Verfahren erscheint aber nicht ratsam, wenn berücksichtigt wird, daß manche Kinder vor der

Belastung hohe HGH-Spiegel aufweisen, die paradoxerweise nach Belastung *abfallen*. Wird nur der Nachbelastungswert berücksichtigt, so kann ein falsch positives Belastungsergebnis resultieren.

Eine hohe Umgebungstemperatur stellt bereits an sich einen Stimulus zum Anstieg des Serum-HGH dar [26, 57]. Experimentell konnte ein Verstärkungseffekt für den HGH-Anstieg durch die Kombination von hoher Umgebungstemperatur und körperlicher Belastung nachgewiesen werden [26], während umgekehrt eine Abnahme der Umgebungstemperatur die HGH-Freisetzung abschwächte [8]. Für klinische Zwecke sollte daher eine Standardisierung der klimatischen Bedingungen bei der Testdurchführung angestrebt werden.

Einen weiteren Gesichtspunkt bei der Standardisierung eines Belastungstests stellt der Zeitpunkt der Blutentnahmen dar. Optimal sollte die Blutentnahme zu dem Zeitpunkt erfolgen, zu dem das Maximum der HGH-Konzentration erreicht wird. Dies ist offensichtlich 25–35 min nach Belastungsbeginn, unabhängig von der Gesamtdauer des Tests, der Fall [7] (unveröffentlichte Daten von Bar-Or et al.). Dies bedeutet, daß bei sehr kurzen Belastungen das Maximum der Hormonkonzentration erst nach Belastungsende erreicht werden kann. Andererseits kann bei sehr langen Belastungen von 40 min und mehr das Maximum noch während der Belastungsphase erzielt werden [7, 86].

Auf der Basis der bisherigen Ausführungen ist folgendes Vorgehen bei Belastungstests zu empfehlen:

1. Das Kind sollte vor dem Test mindestens 45–60 min ruhen und emotionalen Streß vermeiden. Die Abnahme der Ruhewerte sollte am Ende dieser Phase erfolgen.
2. Es sollten nur Belastungsverfahren mit exakt feststellbarer Belastungsintensität verwendet werden, also beispielsweise Fahrradergometer, Laufband oder Step-Test.
3. Empfehlenswert sind Belastungsverfahren nach dem Modell des „Einstufentests mit Belastungsanpassung" (s. Abb. II.1 (f) und Abschnitt „Beispiele von Belastungsverfahren" im Anhang II). Angestrebt werden sollte eine Belastungsintensität von 80–90% der individuellen maximalen aeroben Leistungsfähigkeit (Herzfrequenz = 170–185 Schläge/min).
4. Die Dauer der Belastung sollte 15 min betragen, sie kann auch kürzer sein, wenn das Kind vorzeitig erschöpft ist, sie sollte allerdings eine Zeitperiode von 10 min nicht unterschreiten.
5. Die Raumtemperatur sollte 23–25 °C betragen.
6. Die Blutprobe nach Belastung sollte 25–30 min nach *Beginn* der Belastung entnommen werden.

Falls durchführbar ist es empfehlenswert einen venösen Katheter zu legen und mehrere Blutproben nach Belastung zu entnehmen, um individuellen Unterschieden in der zeitlichen Lage des hormonalen Konzentrationsmaximums gerecht werden zu können.

Literatur

1. Akerblom HK, Koivukangas R, Ilkka J: Experiences from a winter camp for teenage diabetics. Acta Paediatr Scand Suppl 283:50–56, 1980.
2. Allen FM: Note concerning exercise in the treatment of severe diabetes. Boston Med Surg J 173:743–744, 1915.
3. Berger M, Berchtold P, Cuppers HJ, et al: Metabolic and hormonal effects of muscular exercise in juvenile type diabetics. Diabetologia 13:355–365, 1977.
4. Berger M, Berchtold P, Gries FA, Zimmermann H: Die Bedeutung von Muskelarbeit und training für die Therapie des Diabetes Mellitus. Dtsch Med Wochenschr 103:439–443, 1978.
5. Bergstad I, Dahl-Jorgensen K, Stanghelle JK, et al: The effect of intensive physical training in young insulin dependent diabetic patients (abstract). Diabetologica 19:257, 1980.
6. Bierman J, Toohey B: The Diabetic's Sports and Exercise Book. Jove/HBJ, New York, 1977.
7. Buckler JMH: Exercise as a screening test for growth hormone release. Acta Endocrinol 69:219–229, 1972.
8. Buckler JM: The relationship between changes in plasma growth hormone levels and body temperature occurring with exercise in man. Biomedicine 19:193–197, 1973.
9. Buckler JMH: Plasma growth hormone response to exercise as a diagnostic aid. Arch Dis Child 48:565–567, 1973.
10. Buckler JMH: Exercise as a physiological stimulus to growth hormone release (letter). Arch Dis Child 50:830, 1975.
11. Burstein R: Changes in insulin resistance in trained athletes upon cessation of training. MSc Thesis, McMaster University, 1982.
12. Costill DL, Cleary P, Fink WJ, et al: Training adaptations in skeletal muscle of juvenile diabetics. Diabetes 28:818–822, 1979.
13. Dahl-Jorgensen K, Meen HD, Hanssen KF, Aagenaes O: The effect of exercise on diabetic control and hemoglobin A_1 (HbA_1) in children. Acta Paediatr Scand Suppl 283:53–56, 1980.
14. De Mondenard J-P: Principes alimentaires d'un sportif diabétique—À propos du cyclisme. Vie Med Can Francais 8:643–648, 1979.
15. Dorchy H, Ego F, Baran D, Loeb H: Effect of exercise on glucose uptake in diabetic adolescents. Acta Paediatr Belg 29:83–85, 1976.
16. Dorchy H, Haumont D, Loeb H, et al: Decline of the blood glucose concentration after muscular effort in diabetic children. Acta Paediatr Belg 33:105–109, 1980.

17. Dorchy H, Niset G, Ooms H, et al: Study of the coefficient of glucose assimilation during muscular exercise in diabetic adolescents deprived of insulin. Diabete Metab 3:31–34, 1977.
18. Draminsky-Petersen H, Korsgaard B, Deckert T, Nielsen E: Growth, body weight and insulin requirement in diabetic children. Acta Paediatr Scand 67:453–457, 1978.
19. Eisenstein E, Platnick LP, Lee PA, et al: Evaluation of the growth hormone (GH) exercise test (abstract). Pediatr Res 10:338, 1976.
20. Elo O, Hirvonen B, Peltonen T, Välimäki I: Physical working capacity of normal and diabetic children. Ann Paediatr Fenn 11:25–31, 1965.
21. Engerbretson DL: The effect of physical conditioning upon the regulation of diabetes mellitus. PhD Dissertation. Pennsylvania State University, 1970.
22. Eriksson BO, Persson B, Thorell JI: The effects of repeated prolonged exercise on plasma growth hormone, insulin, glucose, free fatty acids, glycerol, lactate and -hydroxybutyric acid in 13-year-old boys and in adults. Acta Paediatr Scand Suppl 217:142–146, 1971.
23. Etkind EL, Cunningham L: Physical abilities in diabetic boys. Israel J Med Sci 8:848–849, 1972.
24. Felig P, Wahren J: Fuel homeostasis in exercise. N Engl J Med 293:1078–1084, 1975.
25. Frasier SD: A review of growth hormone stimulation tests in children. Pediatrics 53:929–937, 1974.
26. Frewin DB, Frantz AG, Downey JA: The effect of ambient temperature on the growth hormone and prolactin response to exercise. Aust J Exp Biol Med Sci 54:97–101, 1976.
27. Garlaschi C, del Guercio MJ, di Natale B, et al: Muscular exertion: a test of pituitary function in children. Acta Paediatr Scand 64:752–754, 1975.
28. Garlaschi C, di Natale B, del Guercio MJ, et al: Effect of physical exercise on secretion of growth hormone, glucagon and cortisol in obese and diabetic children. Diabetes 24:758–761, 1975.
29. Ginsberg-Fellner F, Witt ME: The effects of exercise on hemoglobin A_1C and blood lipids in diabetic children (abstract). Diabetes 27:436, 1978.
30. Guthrie DW: Exercise, diets and insulin for children with diabetes. Nursing 7:48–54, 1977.
31. Hagan RD, Marks JF, Warren PA: Physiologic responses of juvenile-onset diabetic boys to muscular work. Diabetes 28:1114–1119, 1979.
32. Hansen AP: Abnormal serum growth hormone response to exercise in juvenile diabetics. J Clin Invest 49:1467–1478, 1970.
33. Hartley LH, Mason JW, Hogan RP, et al: Multiple hormonal responses to graded exercise in relation to physical training. J Appl Physiol 33:602–606, 1972.
34. Hermansson G, Ludvigsson J: Renal function and blood pressure reaction during exercise in diabetic and non-diabetic children and adolescents. A pilot study. Acta Paediatr Scand Suppl 283:86–94, 1980.

35. Huttunen NP, Koivisto VA, Nikkila EA: Exercise-induced hypoglycaemia and albuminuria at rest and during exercise are decreased by continuous subcutaneous insulin infusion therapy (CSI) in juvenile onset diabetics (JOD) (abstract). Diabetologia 19:284, 1980.
36. Jackson RL, Kelly HG: A study of physical activity in juvenile diabetic patients. J Pediatr 33:155–166, 1948.
37. Johanson AJ, Morris GL: A single growth hormone determination to rule out growth hormone deficiency. Pediatrics 59:467–468, 1977.
38. Johansson C: The diabetic's own view on physical exercise as a part of life. Acta Paediatr Scand Suppl 283:117–119, 1980.
39. Johnsonbaugh RE, Bybee DE, Georges LP: Exercise tolerance test. Single-sample screening technique to rule out growth hormone deficiency. JAMA 240:664–666, 1978.
40. Joslin EP: The treatment of diabetes mellitus. In: Joslin EP, Root, White, Marble A (eds.) The Treatment of Diabetes Mellitus, 10th ed. Lea and Fehiger, Philadelphia, 1959, pp. 243–300.
41. Kaplan SL, Abrams CAL, Bell JJ, et al: Growth and growth hormone. I. Changes in serum level of growth hormone following hypoglycemia in 134 children with growth retardation. Pediatr Res 2:43–63, 1968.
42. Keenan BS, Killmer LB, Sode J: Growth hormone response to exercise. A test of pituitary function in children. Pediatrics 50:760–764, 1972.
43. Koivisto VA, Felig P: Effects of leg exercise on insulin absorption in diabetic patients. N Engl J Med 298:79–83, 1978.
44. Koivisto VA, Soman VR, Defronzo R, Felig P: Effects of acute exercise and training on insulin binding to monocytes and insulin sensitivity in vivo. Acta Paediatr Scand Suppl 283:70–78, 1980.
45. Lacey KA, Hewison A, Parkin JM: Exercise as a screening test for growth hormone deficiency in children. Arch Dis Child 48:508–512, 1973.
46. Larsson Y, Persson B, Sterky G, Thorén C: Functional adaptation to vigorous training and exercise in diabetic and non-diabetic adolescents. J Appl Physiol 19:629–635, 1964.
47. Larsson YAA, Sterky GCG, Ekengren KEK, Moller TGHO: Physical fitness and the influence of training in diabetic adolescent girls. Diabetes 11:109–117, 1962.
48. Lawrence RD: The effect of exercise on insulin action in diabetes. Br Med J 1:648–650, 1926.
49. Liberman B, Cesar FP, Wajchenberg BL: Human growth hormone (hGH) stimulation tests: the sequential exercise and l-Dopa procedure. Clin Endocrinol 10:649–654, 1979.
50. Lin T, Tucci JR: Provocation tests of growth-hormone release. A comparison of results with seven stimuli. Ann Intern Med 80:464–469, 1974.
51. Lohmann D, Liebold F, Heilmann W, et al: Diminished insulin response in highly trained athletes. Metabolism 27:521–524, 1978.
52. Ludvigsson J: Physical exercise in relation to degree of metabolic control in juvenile diabetes. Acta Paediatr Scand Suppl 283:45–49, 1980.

53. Maclaren NK, Taylor GE, Raiti S: Propranolol-augmented, exercise-induced human growth hormone release. Pediatrics 56:804–807, 1975.
54. Maehlum S, Hostmark AT, Hermansen L: Synthesis of muscle glycogen during recovery after prolonged severe exercise in diabetic and nondiabetic subjects. Scand J Clin Lab Invest 33:309–316, 1977.
55. Marble A, Smith RM: Exercise in diabetes mellitus. Arch Intern Med 58:577–588, 1936.
56. Okada T, Hikita T, Ishitobi K, et al: Human growth hormone secretion after exercise and oral glucose administration in patients with short stature. J Clin Endocrinol Metab 34:1055–1058, 1972.
57. Okada Y, Matsuoka T, Kumahara Y: Human growth hormone secretion during exposure to hot air in normal adult male subjects. J Clin Endocrinol Metab 34:759–763, 1972.
58. Okada Y, Watanabe K, Takeuchi T, et al: Re-evaluation of exercise as a screening test for ruling out human growth hormone deficiency. Endocrinol Jpn 25:437–442, 1978.
59. Pedersen O, Beck-Nielsen H, Heding L: Increased insulin receptors after exercise in patients with insulin-dependent diabetes mellitus. N Engl J Med 302:886–892, 1980.
60. Pedersen O, Beck-Nielsen H, Schwartz, Sorensen N, Heding L: Effects of exercise on insulin receptors on erythrocytes and monocytes from insulin dependent diabetics. Acta Paediatr Scand Suppl 283:81–85, 1980.
61. Pombo M, Martinson JM, Tato F, Pena J: Propranolol and exercise test for growth hormone assays (letter). Pediatrics 60:778, 1977.
62. Poortmans J, Dewancker A, Dorchy H: Urinary excretion of total protein, albumin and β_2-microglobulin during exercise in adolescent diabetics. Biomedicine 25:273–274, 1976.
63. Pruett EDR, Maehlum S: Muscular exercise and metabolism in male juvenile diabetics. I. Energy metabolism during exercise. Scand J Clin Lab Invest 32:139–147, 1973.
64. Richardson R, Case AL: Factors determining the effect of exercise on blood sugar in the diabetic. J Clin Invest 13:949–961, 1934.
65. Roth J, Glick SM, Yalow RS, Berson SA: Secretion of human growth hormone: physiologic and experimental modification. Metabolism 12:577–579, 1963.
66. Round Table: Diabetes and Exercise. Physician and Sportsmed 7:47–64, 1979.
67. Rutenfranz J, Mocellin R, Bauer J, Herzig W: Untersuchungen über die korpliche Leistungsfähigkeit gesunder und kranker Heranwachsender. II. Die Leistungsfähigkeit von Kindern und Jugendlichen mit Diabetes Mellitus. Z Kinderheilkd 103:133–156, 1968.
68. Saltin B, Houston M, Nygaard E, et al: Muscle fiber characteristics in healthy men and patients with juvenile diabetes. Diabetes 28:93–99, 1979.
69. Sanders CA, Levinson GE, Abelman WH, Freinkel N: Effect of exercise on peripheral utilization of glucose in men. N Engl J Med 271:220–225, 1964.

70. Shanis BS, Moshang T: Propranolol and exercise as a screening test for growth hormone deficiency. Pediatrics 57:712–714, 1976.
71. Shephard RJ, Sidney KH: Effects of physical exercise on plasma growth hormone and cortisol levels in human subjects. In: Wilmore JH, Keogh JF (eds.) Exercise and Sport Sciences Reviews, Vol. 3. Academic Press, New York, 1975, pp. 1–30.
72. Soman VR, Koivisto VA, Deibert D, et al: Increased insulin sensitivity and insulin binding to monocytes after physical training. N Engl J Med 301:1200–1204, 1979.
73. Soman VR, Koivisto VA, Grantham P, Felig P: Increased insulin binding to monocytes after acute exercise in normal man. J Clin Endocrinol Metab 47:216–219, 1978.
74. Sprague RG: Physical activity and the control of diabetes mellitus. In: Hamwi GJ, Danowski TS (eds.) Diabetes Mellitus: Diagnosis and Treatment, Vol. II. American Diabetes Association, Inc., New York, 1967, pp. 117–119.
75. Sterky G: Physical work capacity in diabetic schoolchildren. Acta Paediatr (Scand) 52:1–10, 1963.
76. Sutton JR, Jones NL, Toews CJ: Growth hormone secretion in acid-base alterations at rest and during exercise. Clin Sci Mol Med 50:241–247, 1976.
77. Sutton JR, Lazarus L: Effect of adrenergic blocking agents on growth hormone response to physical exercise. Horm Metab Res 6:428–429, 1974.
78. Sutton JR, Lazarus L: Growth hormone in exercise: comparison of physiological and pharmacological stimuli. J Appl Physiol 41:523–527, 1976.
79. Sutton JR, Young JD, Lazarus L, et al: The hormonal response to physical exercise. Aust Ann Med 18:84–90, 1969.
80. Tamborlane WV, Sherwin RS, Koivisto V, et al: Normalization of the growth hormone and catecholamine response to exercise in juvenile-onset diabetic subjects treated with a portable insulin infusion pump. Diabetes 28:785–788, 1979.
81. Tanner JM, Whitehouse RH, Hughes PCR, Vince FP: Effect of human growth hormone treatment for 1 to 7 years on growth of 100 children with growth hormone deficiency, low birthweight, inherited smallness, Turner's syndrome and other complaints. Arch Dis Child 46:745–781, 1971.
82. Turnheim E, Ogris E, Swoboda W: Erfahrungen mit dem sogenannten Ergometertest als Screeningverfahren bei Kleinwuchs im Kindesalter. Wien Klin Wochenschr 87:608–611, 1975.
83. Wahren J, Hagenfeldt L, Felig P: Splanchnic and leg exchange of glucose, amino acids, and free fatty acids during exercise in diabetes mellitus. J Clin Invest 55:1303–1314, 1975.
84. Wilson TA, Solomon IL, Schoen EJ: Exercise screening of short children for growth hormone deficiency in a family practice setting. J Fam Pract 11:547–549, 1980.
85. Wilkinson PW, Parkin JM: Growth-hormone response to exercise in obese children (letter). Lancet 2:55, 1974.

86. Winter JSD: The metabolic response to exercise and exhaustion in normal and growth-hormone-deficient children. Can J Physiol Pharmacol 52:575–582, 1974.
87. Wise PH, Burnet RB, Geary TD, Berriman H: Selective impairment of growth hormone response to physiological stimuli. Arch Dis Child 50:210–214, 1975.
88. Wise PH, Burnet RB, Geary RD, Berriman H: Exercise as a physiological stimulus to growth hormone release (reply). Arch Dis Child 50:830, 1975.
89. Zinman B, Murray FT, Vranic M, et al: Glucoregulation during moderate exercise in insulin treated diabetics. J Clin Endocrinol Metab 45:641–652, 1977.

6 Ernährungsstörungen

Anorexia nervosa (AN)

Körperliche Leistungsfähigkeit

Die selbstverursachte Unterernährung bei AN geht i. allg. mit ähnlichen physiologischen und leistungsmäßigen Charakteristika einher, wie sie bei durch Außenfaktoren bedingten Ernährungsmangelzuständen gefunden werden. Dabei sind Patienten mit AN häufig körperlich überaktiv. Ein eingeschränktes Ausmaß an körperlicher Aktivität ist nur in fortgeschrittenen Stadien zu beobachten, wenn es zu einer Eisenmangelanämie kommt.
Eine Zusammenfassung der physiologischen Charakteristika in Ruhe und während körperlicher Belastung in der Tabelle 6.1 soll verdeutlichen, daß keineswegs lediglich die Körperfettmenge reduziert ist. Auch andere di-

Tabelle 6.1. Das Verhalten einiger wichtiger funktioneller Größen beim Kind mit Anorexia nervosa

In Ruhe	
Fettanteil	niedrig
Fettfreie Körpermasse	niedrig
Herzvolumen	klein
Blutvolumen	klein
Kerntemperatur	niedrig
Sauerstoffaufnahme	niedrig
Atemfrequenz	niedrig
Herzfrequenz	niedrig
Blutdruck	niedrig
Herzminutenvolumen	niedrig
EKG-Voltage	niedrig
Blutlaktat	hoch
Während Belastung	
Maximale Leistungsfähigkeit	niedrig
Submaximale und maximale Sauerstoffaufnahme	niedrig
Submaximale und maximale Herzfrequenz	niedrig
Submaximaler und maximaler Blutdruck	niedrig
Maximales Herzminutenvolumen	niedrig
Herzminutenvolumen per Sauerstoffaufnahme	normal
Maximales Blut-(Muskel-)Laktat	normal

mensionale Variablen sind verkleinert, wie die fettfreie Körpermasse, das Herzvolumen und das Blutvolumen [36], ebenso Funktionsgrößen wie der Stoffwechsel in Ruhe, die Atem- und Herzfrequenz, der Blutdruck und das Herzminutenvolumen [42].
Obwohl die Verminderung der dimensionalen Größen einen direkten Effekt auf die Leistungsfähigkeit mit sich bringt, kann hierdurch die Einschränkung der körperlichen Leistungsbreite bei der AN nicht vollständig erklärt werden. Maximale körperliche Leistungsfähigkeit sowie maximale Sauerstoffaufnahme sind auch bei körpergewichtsbezogener Betrachtung erniedrigt [36, 45, 46]. So wurden beispielsweise Werte für die maximale Sauerstoffaufnahme für Jungen und Mädchen mit AN von 35,0 bzw. 34,3 ml/kg · min gefunden. Diese Ergebnisse liegen etwa um die 2fache Standardabweichung unterhalb des Erwartungswerts für Jungen bzw. um die 1fache Standardabweichung unterhalb des Mittelwerts für die Mädchen. Die Verkleinerung der maximalen Sauerstoffaufnahme liegt bei AN-Patienten deutlich höher als dies selbst vom verkleinerten Herzvolumen her zu erwarten wäre [43, 45]: Bei einem gesunden Jugendlichen mit einem Herzvolumen von 500 ml kann man von einer maximalen Sauerstoffaufnahme von etwa 2 l/min ausgehen, während ein Patient mit AN bei gleichem Herzvolumen nur eine Sauerstoffaufnahme von 1,3 l/min aufweist [45]. Es liegt bisher keine zufriedenstellende Erklärung für die Tatsache vor, daß bei solchen Patienten die maximale Herzfrequenz i. allg. Werte von 180 Schlägen/min nicht überschreitet, im Vergleich zu Werten von 195–200 bei gesunden Jugendlichen [106]. Die Ursache hierfür könnte ebenso in der unterdurchschnittlich kleinen, an der Arbeit beteiligten Muskelmasse gesehen werden, wie in einer gesteigerten vagalen Aktivität. Was immer die Ursache sein mag, die Folge ist auf jeden Fall ein erniedrigtes maximales Herzminutenvolumen und eine reduzierte Sauerstofftransportkapazität. Die Wärmeregulationsfähigkeit beim körperlich belasteten Patient mit AN ist eingeschränkt, wie dies im einzelnen im Kapitel 9 weiter erörtert wird.
Bisher liegen keine Längsschnittdaten vor, die es erlauben, die maximale aerobe Leistungsfähigkeit vor der Erkrankung mit Werten in der Unterernährungsphase zu vergleichen. Dagegen wurde die Leistungsfähigkeit von Mädchen und Jungen mit AN nach ernährungsmäßiger Wiederherstellung kontrolliert [43]. Wie die Abb. 6.1 zeigt, kam es zu einer ausgeprägten Verbesserung der maximalen Leistungsfähigkeit und der maximalen Sauerstoffaufnahme. Diese Veränderungen gingen mit einer Normalisierung des Körpergewichts, der fettfreien Körpermasse und anderer dimensionaler Parameter einher. Man kann daher annehmen, daß die Leistungsfähigkeit bei AN-Patienten vor der Erkrankung normal war und daß die Leistungseinschränkung während der Krankheit als direkte Folge der Unterernährung anzusehen ist.

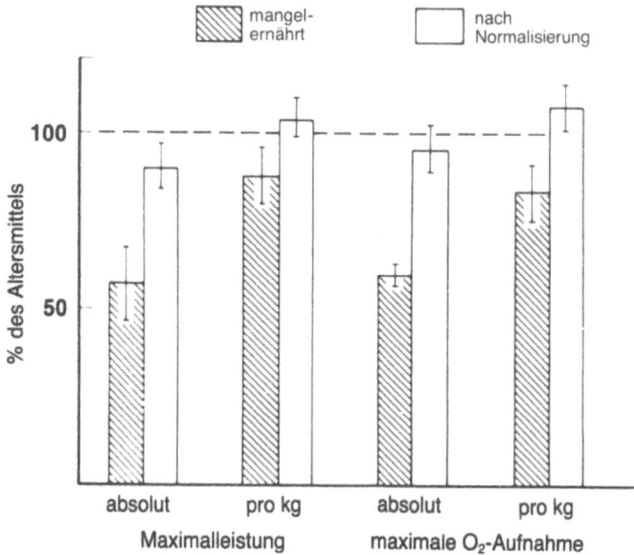

Abb. 6.1. Auswirkung einer Normalisierung des Ernährungszustands nach Anorexia nervosa auf die Leistungsfähigkeit. Acht jugendliche Patienten (5 Jungen, 3 Mädchen) wurden im Zustand der Anorexie und nach Gewichtsnormalisierung auf einem Fahrradergometer untersucht. Die Werte sind als Prozentsätze des mittleren Erwartungswerts angegeben (entnommen aus den Abb. I.1–I.4 im Anhang I). (Nach Daten von Fohlin [44])

Belastungsempfinden

Patienten mit AN belasten sich häufig in einer derart anstrengenden und ausdauernden Form, daß dies dem Beobachter als unvereinbar mit ihrem schlechten Ernährungszustand und ihrer niedrigen Leistungsfähigkeit erscheinen muß. Von daher wurde der Verdacht ausgesprochen, daß es sich hierbei um den Ausdruck einer psychologischen Störung handelt, in Analogie zu einem bei diesen Patienten bekannten veränderten Körpergefühl [22]. Ebenso wie die Patienten sich weigern, ein Gefühl der Ermüdung anzuerkennen, verweigern sie die Anerkennung eines Zustands körperlicher Überaktivität. Als mögliche Erklärung wurde diskutiert, ob es bei ihnen nicht zu einem Verlust an Empfindungsvermögen für die Belastungsintensität kommen könne. Entsprechende experimentelle Überprüfungen konnten eine solche These nicht belegen [34]. Der Jugendliche mit AN ist sehr wohl in der Lage, unterschiedliche Belastungsintensitäten voneinander zu unterscheiden.

Bewegungsgewohnheiten

Im Gegensatz zum unterernährten Jugendlichen ist der Patient mit AN i. allg. stärker körperlich aktiv als ein gesunder Jugendlicher. Nur bei Extremzuständen von Unterernährung ist ein Patient so weit geschwächt, daß er körperlich inaktiv wird.
Gesteigertes Engagement an körperlicher Belastung und beim Sport ist bei vielen Patienten mit AN gewissermaßen Teil einer „Strategie" zum erhöhten Kalorienverbrauch. Zusammen mit ihrer Manie zur Ablehnung von Nahrung, können sie raffinierte und oft heimliche Techniken zu einem verstärkten Energieverbrauch entwickeln. Einige führen Langläufe durch, andere drängen sich freiwillig zu Hausarbeiten wie Gartenarbeit oder Spaziergängen mit dem Hund. Manche belasten sich heimlich in ihrem Schlafzimmer, während sich andere lieber fern von Freunden und Familien austoben, um nicht bei einem solchen „verbotenen" Verhalten ertappt zu werden. Der Drang, sich körperlich zu belasten und Sport zu treiben, der fast schon als Abhängigkeit bezeichnet werden kann, läßt sich von geschickten Therapeuten allerdings auch als Grundlage für eine verhaltensmodifizierende Behandlung ausnützen, indem dem Patienten Belastung jeweils nur gewissermaßen als Belohnung für evtl. erzielte Erfolge im Bereich der Gewichtszunahme erlaubt wird.

Unterernährung

Wachstum und Leistungsfähigkeit

Unterernährung, speziell Eiweißmangel, führt in verschiedenen Regionen dieser Erde sehr oft zu Erkrankungen von Kindern. Mangelernährung stellt mit Abstand die häufigste Ursache für Wachstumsstörungen bei Säuglingen und Kindern dar. Die Beziehung zwischen Unterernährung im Kindesalter und möglichen Wachstumsstörungen ist so eng, daß anthropometrische Indizes als alleinige Kriterien für Mangelernährung Anwendung finden können [89]. Zusätzlich zum Wachstumsdefizit können beim schwer unterernährten Kind Muskelschwäche und Haltungsanomalien beobachtet werden.
Inwieweit beeinflussen Störungen von Wachstum und Muskelentwicklung die körperliche Leistungsfähigkeit des unterernährten Kindes? Schon auf der Grundlage einfacher physikalischer Gesetzmäßigkeiten ergibt sich, daß sich eine geringe Körpergröße für diejenigen motorischen Eigenschaften als Nachteil erweist, die von Körpergröße und absoluter Muskelmasse abhängig sind: wird Kindern unterschiedlicher Körpergröße die

Aufgabe gestellt, einen absolut gleichen Widerstand vorwärtszubewegen, beispielsweise eine Schubkarre, einen Ball zu werfen oder eine Kugel zu stoßen, oder auch eine bestimmte Höhe zu erreichen wie im Hochsprung oder im Volleyball, so ist das kleinere Kind immer benachteiligt. Gleiches gilt auch für länger durchzuführende körperliche Aktivitäten, bei denen eine vorgegebene Belastung, beispielsweise beim Rudern, vom größeren Kind länger durchgehalten werden kann.

Erwartungsgemäß stammen Daten zu diesem wichtigen Thema aus Untersuchungen in unterentwickelten Ländern. Solche Studien bestätigen in der Tat, daß sich bei unterernährten Kindern mit Wachstumsstörungen und auch bei älteren Personen, die in der Jugend nicht ausreichend ernährt wurden, Einschränkungen in bestimmten motorischen Bereichen beobachten lassen, aber keineswegs in allen [2, 32, 89, 97]. So ergaben beispielsweise Untersuchungen an äthiopischen Jungen mit unterschiedlichem Ernährungszustand, daß die PWC_{170} sowohl von der Körpergröße als auch vom Ernährungszustand abhängig war [2]. Auch andere Untersuchungen an ostafrikanischen mangelernährten Jugendlichen zeigten, daß die maximale aerobe Leistungsfähigkeit unterhalb der Norm lag. Wurde diese Leistungsfähigkeit allerdings auf die Körpermasse oder das fettfreie Beinvolumen bezogen, so lag sie innerhalb der für Ostafrika geltenden Normwerte [32]. Nur eine einzige Studie [97] fand, daß auch die gewichtsbezogene maximale Sauerstoffaufnahme bei 6 Jahre alten unterernährten Kindern niedriger lag als bei einer Kontrollgruppe mit ausreichendem Ernährungszustand. Aus der gleichen Untersuchergruppe stammt der Befund [7], daß bei schwer unterernährten Erwachsenen mit einem Serumalbuminwert von $< 2,5$ g/dl, und einer Kreatininausscheidung von < 450 mg/l · h · m^2 Hautoberfläche, die Einschränkung der maximalen aeroben Leistungsfähigkeit größer ausfiel als dies lediglich aufgrund der Körper- oder der Muskelmasse hätte erwartet werden können.

Im allgemeinen scheint daher die Annahme berechtigt, daß die niedrige Leistungsfähigkeit des unterernährten Kindes direkt auf die reduzierte Körpermasse, speziell die fettfreie Körpermasse, zu beziehen ist [32]. Besonders bei schweren Stadien der Unterernährung kann darüber hinaus eine erniedrigte maximale aerobe Leistungsfähigkeit zusätzliche Ursachen in einer Einschränkung des Sauerstofftransportvermögens haben, und zwar als Folge einer Eisenmangelanämie. Auf diesen Aspekt wird im Kapitel 8 weiter eingegangen.

Aus Industrieländern liegen nur wenige Daten über den Einfluß von Unterernährung auf die Leistungsfähigkeit vor. Im Rahmen einer Studie aus dem Arbeitskreis des Autors wurde die Leistungsfähigkeit von männlichen Oberschulabsolventen mit unterschiedlichen Körperfettanteilen untersucht. Beim Vergleich der Leistungsfähigkeit der 50 magersten Jungen aus insgesamt 2000 Schülern mit einem Körperfettanteil von 3–7% mit 50 Schülern mit durchschnittlichem Fettanteil von 10–14% ergab sich für die schlanke Gruppe eine durchschnittliche Leistungsfähigkeit in 100- und 2000-m-Läufen, dagegen eine überdurchschnittliche Leistungsfähigkeit bei der Durchführung von Klimmzügen und Liegestützen. Erwartungsgemäß war zwar die absolute maximale Sauerstoffaufnahme bei den schlanken Jungen etwas niedriger, dieser Unterschied verlor sich jedoch bei Bezug auf das Kilogramm Körpergewicht. Ein ähnlicher Trend wurde in einer italienischen Studie beobachtet, in der Vorschulkinder aus dem armen Süden mit besser ernährten Kindern aus dem Zentrum des Landes hinsichtlich ihrer Leistungsfähigkeit verglichen wurden [41].

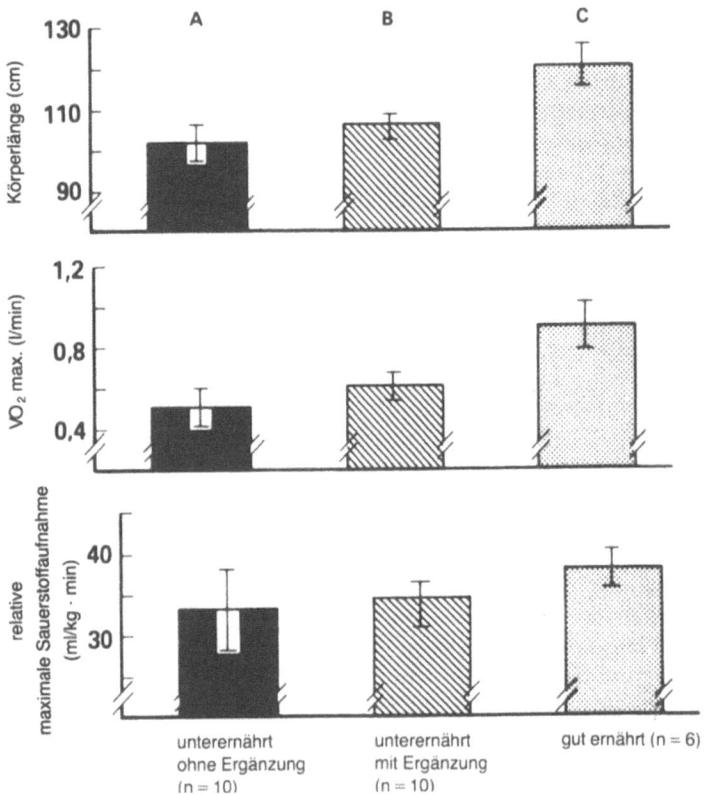

Abb. 6.2. Ernährung und Leistungsfähigkeit. Körperlänge und maximale aerobe Leistungsfähigkeit (VO_{2max}) bei 6 Jahre alten kolumbianischen Kindern. Bei der Gruppe A lag seit dem 3. Lebensjahr eine bisher nicht behandelte Unterernährung vor. Bei Gruppe B bestand bis zum 3. Lebensjahr gleichfalls eine Unterernährung; die Kinder erhielten aber seither eine Zusatzernährung und wurden zusätzlich psychologisch und pädagogisch in speziellen Schulen betreut. Die Gruppe C hatte im Verlauf ihrer Kindheit niemals unter Unterernährung gelitten. (Nach Spurr et al. [97])

Aus diesen Daten geht hervor, daß niedriges Körpergewicht und eine ausgesprochen schlanke Statur als Einzelfaktoren *an sich* bei Kindern und Jugendlichen, die i. allg. gut ernährt sind, keinen nachteiligen Einfluß auf die körperliche Leistungsfähigkeit haben. Nimmt man die körperliche Leistungsfähigkeit als Kriterium, so kann darüber hinaus festgestellt werden, daß wahrscheinlich in gut ernährten Populationen Jugendliche mit durchschnittlichem Fettgehalt als objektiv *überernährt* betrachtet werden müssen.

Aus klinischer Sicht, sowie vom Standpunkt der Volksgesundheit aus, kommt der Frage Bedeutung zu, ob Kinder, die früher unter Ernährungsmangel zu leiden hatten, unter einer ausreichenden Ernährung in späteren Jahren ihre Leistungsfähigkeit wieder verbessern können. Die Abb. 6.2 faßt hierzu Daten einer Studie an 6 Jahre alten kolumbianischen Kindern zusammen. Die Gruppe A bestand aus Kindern, die seit dem 3. Lebensjahr unterernährt waren. In der Gruppe B bestand zunächst im Alter von 3 Jahren eine Mangelernährung, danach war die Ernährung wieder ausreichend. Gruppe C bestand aus Kindern, die nie unter einer Unterernährung zu leiden hatten. Trotz inzwischen ausreichender Ernährung ließen sich in der Gruppe B immer noch ein eingeschränktes Wachstum und eine verminderte maximale aerobe Leistungsfähigkeit, gemessen als PWC_{170}, feststellen. Auch aus anderen Untersuchungen [89] ergeben sich Hinweise dafür, daß die Möglichkeit, wieder eine normale maximale aerobe Leistungsfähigkeit zu erreichen, für das vormals unterernährte Kind davon abhängig ist, ob es in der Lage ist, noch eine durchschnittliche Körpergröße zu erreichen. Tierversuche [83, 84] zeigen, daß sich bei Ratten, die in ihren ersten Lebenswochen mangelernährt wurden, später trotz inzwischen ausreichender Nahrungszufuhr eingeschränkte Muskelausdauer, verminderte glykolytische Aktivität im Muskel (Abb. 6.3) und eine verminderte Ausdauer beim Schwimmen nachweisen lassen.

Welche Form der Mangelernährung wirkt sich am negativsten auf die Leistungsfähigkeit aus? Diese Frage läßt sich durch Untersuchungen an Menschen, die unterschiedlichen Formen der Mangelernährung ausgesetzt waren, aufgrund ihres retrospektiven Charakters meist nur schwer beantworten. Trotz dieser Einschränkung scheint die Aussage möglich, daß eine kalorische Unterernährung, verbunden mit einem Eiweißdefizit, diejenige Ernährungsstörung darstellt, die am ausgeprägtesten zu Wachstumseinschränkung und reduzierter Leistungsfähigkeit führt. Eine Untersuchung an ausgewachsenen Ratten [53] zeigte überraschenderweise, daß die Zeit, die die Tiere schwimmen konnten, bei Ratten, die geringere Proteinmengen erhielten, *länger* war, als bei solchen, die normal ernährt wurden. Dieses Paradoxon läßt sich dadurch erklären, daß aufgrund des Eiweißmangels bei der isokalorischen Ernährung die Tiere einen entsprechend höheren Anteil an Kohlenhydraten erhielten, der möglicherweise zu einer Zu-

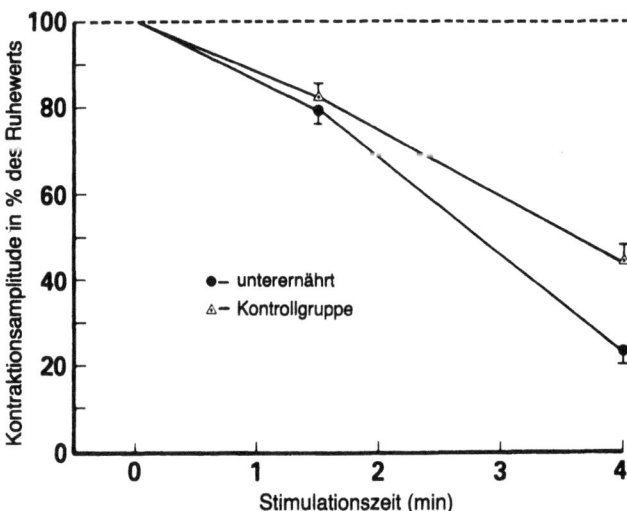

Abb. 6.3. Muskelermüdbarkeit und Ernährungsanamnese. Reduktion der Kontraktionsamplitude beim isolierten M. gastrocnemius ausgewachsener Ratten. Eine, als „unterernährt" bezeichnete Gruppe, erhielt innerhalb der ersten 13 Wochen eine reduzierte Kost, anschließend über 15–20 Wochen eine ausreichende Ernährung. Die „Kontroll"gruppe erhielt stets eine Normalkost. Die Werte sind als Prozent der anfänglichen Kontraktionsamplitude angegeben. Mittelwerte ± einfacher Standardschätzfehler. (Nach Raju [83])

nahme des Glykogengehalts im Muskel führte und dadurch die Ausdauer verbesserte. Auch bei Menschen liegen Befunde in dieser Richtung vor [7].

Bewegungsgewohnheiten

Geht man von Daten aus, die für den Erwachsenen unter Hungerbedingungen vorliegen [60], sollte man annehmen können, daß die spontane körperliche Aktivität beim Kind, das durch einen ausgeprägten Eiweißmangel geschwächt ist, im Vergleich zu seinen gut ernährten Altersgenossen, vermindert ist. Es liegen bisher jedoch keine hinreichenden Befunde vor, die eine solche Annahme bestätigen.

In einer Pilotstudie [55] wurde gefunden, daß die kumulative Zahl der Herzschläge bei unterernährten kolumbianischen Kindern über einen vergleichbaren Zeitraum niedriger war, als bei gut ernährten Kindern. Hieraus läßt sich eine geringere körperliche Aktivität folgern. In einer Längsschnittstudie wurden zwei Gruppen mexikanischer Kleinkinder von Geburt an über 2 Jahre hinweg verfolgt. Eine dieser Gruppen wurde so ernährt, wie dies in den niedrigen sozialen Schichten einer rein ländlichen Region üblich war, in der zweiten Gruppe wurde sowohl für die Mütter als auch für die Kinder eine Zusatzkost gegeben. Im Vergleich zu der schlechter ernährten Gruppe ließ sich bei den zusatzernährten Babies eine deutliche Steigerung des Aktivitätspegels mit zunehmendem Alter nachweisen. Der Unterschied zwischen beiden Gruppen war schließlich so groß, daß die gut ernährten Kinder nach 24 Monaten einen Aktivitätsgrad aufwiesen, der 6mal höher war als der der unterernährten [27]. Die Abb. 6.4 gibt die Beziehung zwischen der Aktivität und dem Ernährungszustand bei Kleinkindern wieder. Sowohl übergewichtige wie auch unterernährte Kinder sind weniger körperlich aktiv als gut ernährte, schlanke Kinder.

Aus diesen Gegebenheiten läßt sich eine weiterführende Hypothese hinsichtlich der verminderten intellektuellen Leistungsfähigkeit aufstellen, die sich im Vergleich von unterernährten zu vormals mangelernährten Kindern aufzeigen läßt [55]. Verminderte intellektuelle Leistung ist danach ebenfalls Konsequenz der eingeschränkten körperlichen Aktivität, die in einer geringeren Stimulation und in weniger Lerngelegenheiten resultiert. Angesichts der ungeheuer großen Zahl von unterernährten Kindern in dieser Welt bedarf eine solche Hypothese einer ernsthaften Überprüfung. Hier liegt eine Herausforderung für Anthropologen, Ernährungswissenschaftler und Leistungsphysiologen vor.

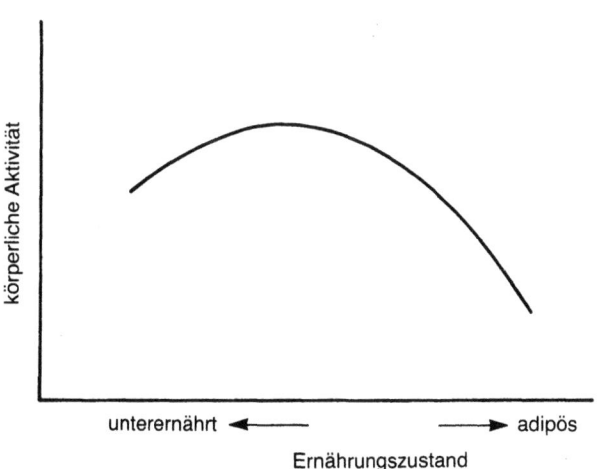

Abb. 6.4. Bewegungsgewohnheiten in Abhängigkeit vom Ernährungszustand bei Säuglingen und Kindern. Eine schematische Darstellung

Auswirkungen von körperlichem Training

Inwieweit kann die körperliche Leistungsfähigkeit unterernährter Kinder durch Training verbessert werden? Bisher liegen noch keine Interventionsstudien vor, in denen mangelernährte Kinder einem Trainingsprogramm unterzogen wurden. Es gibt allerdings Hinweise dafür, daß körperlich aktive, aber unterernährte Jungen eine bessere Belastbarkeit aufweisen, als ihre ebenfalls mangelernährten, aber bewegungsarmen Altersgenossen [2, 89]. Bei mangelernährten Ratten ließ sich unter einem Schwimmtraining eine deutliche Verbesserung der Muskelausdauer und der Zeit, die die Tiere zu schwimmen in der Lage waren, nachweisen [84], ohne daß es dabei zu einer Zunahme des Körpergewichts kam.

Aus praktischer Sicht ergibt sich aus solchen Untersuchungen die Schlußfolgerung, daß die Leistungsfähigkeit auch bei unterernährten Kindern durch ein Training verbessert werden kann, selbst dann, wenn sich die Körperdimensionen nicht ändern.

Adipositas

Belastungsreaktion

Ein übergewichtiges Kind kann selten die gleichen körperlichen Aktivitäten durchführen wie seine schlankeren Alterskameraden. Eine Ursache für diese Leistungseinschränkung liegt in den höheren metabolischen Anforderungen für die gleiche Belastung. Physiologisch ausgedrückt bedeutet dies, daß adipöse Kinder mehr Sauerstoff für eine gegebene Belastung benötigen. Trotzdem ist ihre *maximale* Sauerstoffaufnahme i. allg. niedriger als bei schlanken Kindern [35, 80]. Dies bedeutet, daß übergewichtige Kinder bei einer vorgegebenen Belastung einen höheren Prozentsatz ihrer maximalen aeroben Leistung benötigen, ihre „metabolische Reserve" ist eingeschränkt. Hinsichtlich des Konzepts der metabolischen Reserve wird auf den Abschnitt „Mechanischer Wirkungsgrad und Bewegungsökonomie" (s. S. 8) verwiesen. Die hohen metabolischen Anforderungen für eine Belastung beschränken sich bei adipösen Kindern nicht nur auf Belastungsformen, bei denen sie ihr Körpergewicht selbst fortbewegen müssen, wie beispielsweise Gehen, Laufen oder Klettern. Dies ist auch bei Belastungen der Fall, bei denen das Körpergewicht zum großen Teil vom Sattel getragen wird, wie Radfahren [3, 33].

In einer für gleiche Belastung überhöhten submaximalen Sauerstoffaufnahme können sich theoretisch mehrere Mechanismen widerspiegeln, zum

einen eine Reduktion des mechanischen Wirkungsgrads auf der Ebene der Muskelfaser, zum anderen ein mechanischer „Überschußverbrauch", weil entweder ein überhöhtes Gewicht bewegt werden muß, oder weil die Belastung technisch ungeschickt durchgeführt wird. Nach unserer bisherigen Kenntnis scheint die zweite Möglichkeit beim adipösen Kind zuzutreffen [40].
Bei gesunden Kindern wurde in fahrradergometrischen Tests nachgewiesen, daß die maximale Sauerstoffaufnahme eng mit der Muskelmasse, die die Leistung erbringt, korreliert ist [33]. Dagegen ist die maximale Sauerstoffaufnahme bei übergewichtigen Kindern *niedriger,* als dies nach ihrer gesamten Muskelmasse zu erwarten wäre [35]. Es konnte bisher nicht geklärt werden, ob diese Leistungseinschränkung als spezifische Folge des Überschusses an Körperfett zu betrachten ist, oder lediglich als Konsequenz eines Bewegungsmangels.
In Übereinstimmung mit den hohen metabolischen Anforderungen, die körperliche Belastung an übergewichtige Kinder stellt, steht die Tatsache, daß diese mit einem hohen Prozentsatz ihrer maximalen Herzfrequenz arbeiten [11, 70, 86]. Hieraus geht auch eine niedrige kardiale Reserve hervor. Für Erwachsene wurde geschätzt, daß eine jeweils 10%ige Zunahme des Körperfettanteils mit einem Anstieg der Herzfrequenz um 10 Schläge/min einhergeht [9]. Es konnte bisher noch nicht bestätigt werden, ob dies auch für Kinder zutrifft. Auch Befunde über die Auswirkungen von Übergewicht in der Kindheit auf Herzminutenvolumen oder Schlagvolumen unter Belastung liegen nicht vor. Im hämodynamischen Bereich konnte dagegen nachgewiesen werden, daß der systolische arterielle Druck unter Belastung bei adipösen Kindern deutlich überhöht ansteigt, wobei der Druckunterschied zu gesunden Kindern stärker ausfällt als in Körperruhe [5, 8].
Die respiratorischen Funktionen scheinen beim übergewichtigen Kind unter Belastung normal zu sein, obwohl sich bei einigen von ihnen eine erniedrigte ventilatorische Reaktion auf CO_2-Reize in Ruhe nachweisen läßt [26]. Bei adipösen Erwachsenen fanden sich bei submaximaler Belastung ein leicht eingeschränktes Atemzugvolumen, ausgeprägt überhöhte Atemminutenvolumina und Atemfrequenzen, sowie eine überhöhte alveolär-arterielle Sauerstoffdifferenz [37].
Die Kombination von Belastungs- und Hitzereizen bedeutet für das adipöse Kind eine hohe funktionelle Belastung. Diese Fragen werden im Abschnitt „Übergewicht" des Kap. 9 (s. S. 362), weiter ausgeführt.

Bewegungsgewohnheiten

Der Beziehung zwischen Übergewicht und Bewegungsmangel beim Kind kommt eine im Vergleich zu anderen Krankheiten herausragende Bedeutung zu: Bewegungsmangel ist einerseits bei der Entstehung der kindlichen Fettsucht ein *ätiologischer* Faktor, andererseits ist Bewegungsmangel aber auch eine Konsequenz des Übergewichts, im Sinne eines „Circulus vitiosus". In diesem Abschnitt sollen zunächst Untersuchungen über das Bewegungsmuster bei Kindern mit unterschiedlich ausgeprägter Adipositas dargestellt werden. Anschließend wird der Versuch der Analyse einer möglichen *kausalen* Beziehung zwischen Bewegungsmangel und Adipositas unternommen.

Adipositas, körperliche Aktivität und Kalorienaufnahme

Die Vorstellung, daß Bewegungsmangel als charakteristischer Zug übergewichtiger Personen anzusehen ist, und möglicherweise eine ätiologische Rolle bei der Entstehung der Adipositas spielen kann, wurde erstmals 1907 entwickelt [108]. Obwohl seither verschiedene Autoren solche möglichen Beziehungen erörtert haben [51], war es Bruch im Jahre 1940 [21] vorbehalten, als erster die Bewegungsmuster übergewichtiger Kinder zu analysieren: Die Autorin untersuchte die körperliche Aktivität von 140 übergewichtigen Jungen und Mädchen im Alter von 2–14 Jahren durch Anamneseerhebung, Interviews der Eltern, sowie durch die direkte Beobachtung innerhalb der Klinik. 78% der Mädchen und 75% der Jungen wurden als körperlich inaktiv beurteilt. Im Vergleich zu den körperlich Aktiveren ließ sich bei der inaktiven Gruppe ein höheres Maß an elterlicher Fürsorge und umgekehrt ein geringeres Ausmaß an sozialen Kontakten nachweisen. In den meisten Studien seit 1940 wurde dieser geringere Grad an körperlicher Aktivität bei übergewichtigen Kindern im Vergleich zu ihren normalgewichtigen Altersgenossen bestätigt. Diese Studien wurden in der Schule [30, 58], außerhalb der Schule [66], in Ferienlagern [24], oder in der häuslichen Umgebung [104, 111] durchgeführt.

Auch dann, wenn übergewichtige Jugendliche am Sport teilnehmen, ist die Belastungs*intensität* gering [24]. Dies betrifft besonders das freie Spiel [30, 66], in dem das Kind selbst den Grad seiner Teilnahme bestimmt und nicht der Lehrer oder Übungsleiter. Bewegungsmangel findet sich sowohl bei übergewichtigen Mädchen als auch bei adipösen Jungen; die Tendenz zum Bewegungsmangel ist allerdings bei Mädchen ausgeprägter [38, 109].

Im Gegensatz zur allgemein vertretenen Meinung essen übergewichtige Kinder häufig *weniger* und weisen einen niedrigeren Kalorienumsatz auf als schlanke [19, 30, 58, 88, 100]. Ein Beispiel für einen solchen niedrigen Energieumsatz bei heranwachsenden Mädchen wird in der Abb. 6.5 gegeben. Der Energieverbrauch sowie die Kalorienzufuhr betrug in dieser Studie bei 68% der übergewichtigen Gruppe weniger als 2000 kcal bzw. 8400 kJ/Tag im Vergleich zu nur 11% der schlanken Kontrollpersonen, die un-

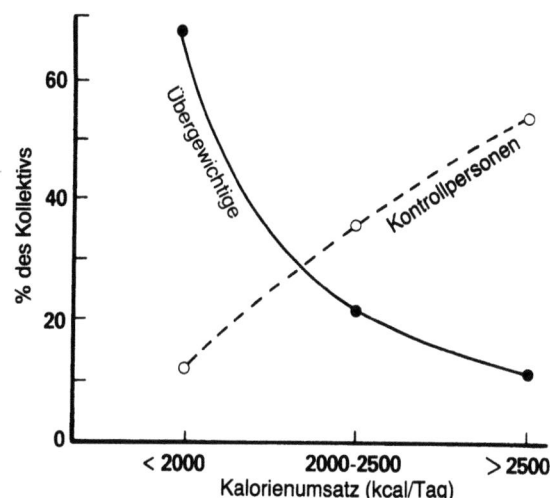

Abb. 6.5. Häufigkeitsverteilung des täglichen Kalorienumsatzes bei 29 übergewichtigen und 28 normalgewichtigen heranwachsenden Mädchen. Die schematische Darstellung beruht auf Daten von Johnson et al. [58] aus einer Fragebogenaktion, die von Interviewern durchgeführt wurde

ter diesem Wert lagen. Dagegen verbrauchten 53% der schlanken, aber nur 11% der übergewichtigen mehr als 2500 kcal bzw. 10,500 kJ/Tag. Zwar bestätigt die große Mehrheit der in der Literatur verfügbaren Studien den niedrigen kalorischen Umsatz beim übergewichtigen Kind, es liegen aber auch einzelne Berichte vor, nach denen kein Zusammenhang zwischen dem Aktivitätsgrad und dem Ausmaß der Adipositas besteht [100, 103, 110, 114]. Möglicherweise liegt diese Diskrepanz in unterschiedlichen Methoden zur Bestimmung des Ausmaßes der körperlichen Aktivität bzw. der Eßgewohnheiten begründet. Eine weitere Ursache für solche Unterschiede kann darin liegen, daß sich das Aktivitätsmuster in Abhängigkeit von der jeweiligen Motivation ändert. So wurde beispielsweise nachgewiesen, daß übergewichtige Kinder zu Hause weniger aktiv waren als ihre schlankeren Geschwister, aber nicht in der Schule [111].

Besteht ein kausaler Zusammenhang zwischen Bewegungsmangel und Übergewicht des Kindes?

Um die Frage nach einer möglichen *kausalen* Beziehung zwischen Adipositas, Eßgewohnheiten und Bewegungsmangel beantworten zu können, wäre es am günstigsten, Daten so früh wie möglich im Lebensverlauf zu sammeln, möglichst noch bevor sich das Übergewicht entwickelt. In einer entsprechenden Studie über Ernährungsgewohnheiten wurden 288 kanadische Babies im 1. Lebensjahr beobachtet. Die Ergebnisse zeigten, daß sich weder aus der Kalorienzufuhr, noch dem Ernährungstyp, der Häufigkeit der Mahlzeiten oder dem Alter, in dem auf feste Nahrung übergegangen wurde, die Hautfaltendicke am Ende des ersten Jahres voraussagen ließ [47]. Die Autoren kamen zu der Schlußfolgerung, daß es in zukünfti-

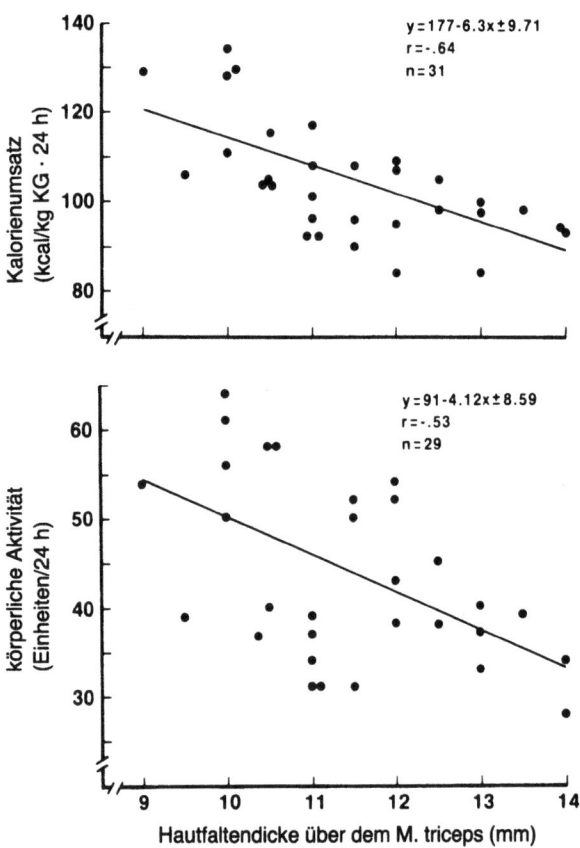

Abb. 6.6. Beziehung zwischen Fettanteil, gemessen als Hautfaltendicke über dem M. triceps, körperlicher Aktivität und Kalorienaufnahme bei 4–6 Monate alten Säuglingen. Die körperliche Aktivität wird in „Actometer-Einheiten" ausgedrückt. Die Bewegungsmeßgeräte waren an Handgelenken und Knöcheln befestigt. (Nach Rose u. Mayer [87])

gen Studien zur Frage der Ätiologie des Übergewichts bei Kleinkindern unerläßlich sein wird, das Ausmaß an körperlicher Aktivität im 1. Lebensjahr einzubeziehen.
Durch die Entwicklung neuer Untersuchungstechniken wird es zunehmend möglich, Informationen über das Aktivitätsmuster bei Kindern, Neugeborenen und selbst bei ungeborenen Kindern zu sammeln. Bei Kleinkindern zeigt sich ebenso wie bei Schulkindern und Jugendlichen eine negative Korrelation zwischen Adipositas und körperlicher Aktivität. In einer Studie wurde bei 4–6 Monate alten Babies das Ausmaß der Extremitätenbewegungen mit entsprechenden Meßgeräten erfaßt. Wurden diese Kinder dann nach dem Grad ihres Übergewichts eingeteilt, so zeigte sich, daß die dicksten Babies sich am wenigsten bewegten (Abb. 6.6). Sie verbrauchten weniger als 20% ihres gesamten Energiehaushalts für körperliche Aktivitäten im Vergleich zu 35–40% bei den schlanksten Kindern. Zwischen Gesamtkalorienaufnahme und kalorischer „Zusatz"-Aufnahme, d. h. den Kalorien, die über das erforderliche Minimum hinaus aufgenommen wurden auf der einen, und dem Ausmaß der Adipositas auf der anderen Seite, bestand eine inverse Beziehung [87]. In einer weiteren Untersuchung wurden 5 neugeborene Kinder während der ersten 8 Wochen ihres Lebens beobachtet, deren Mütter jeweils übergewichtig waren. Gewichtszunahme und die mit Bewegungsmeßgeräten festgestellte körperliche Aktivität verhielten sich bei diesen formelmäßig ernährten Kindern gegensinnig. Andererseits bestand eine positive Korrelation zwischen Längenwachstum und Aktivitätsgrad [65].
Die bisher zitierten Untersuchungen deuten darauf hin, daß der Bewegungsmangel bei übergewichtigen Kindern sehr früh im Lebensverlauf einsetzt. Weitere Untersuchungen sind jedoch noch erforderlich, um die Frage zu entscheiden, welcher Faktor primär ist, das hohe Körpergewicht und der hohe Fettanteil oder der niedrige Aktivitätsgrad. In diesem Zusammenhang ist die sorgfältig ausgeführte Studie von Griffiths u. Payne [52] bedeutsam, die die von ihnen untersuchten 4–5 Jahre alten Kinder nicht nach dem bei ihnen vorhandenen Übergewicht aussuchten, sondern nach dem Grad der Adipositas der Eltern. Die Sprößlinge adipöser Eltern waren im Vergleich zu Kindern schlanker Personen dabei deutlich weniger aktiv, die Kalorienzufuhr bei ihnen war geringer (Abb. 6.7). Diese Resultate erscheinen besonders bedeutsam, da sich zum Untersuchungszeitpunkt die Kinder beider Elterngruppen noch nicht hinsichtlich ihrer anthropometrischen Maße und ihrer Körperzusammensetzung voneinander unterschieden. Berücksichtigt man die Tatsache, daß die Wahrscheinlichkeit der Entwicklung einer Adipositas bei Kindern übergewichtiger Eltern sehr hoch ist [48], so kann man darüber nachdenken, ob nicht in dieser speziell hier untersuchten Gruppe Bewegungsmangel der Adipositas vorausging.

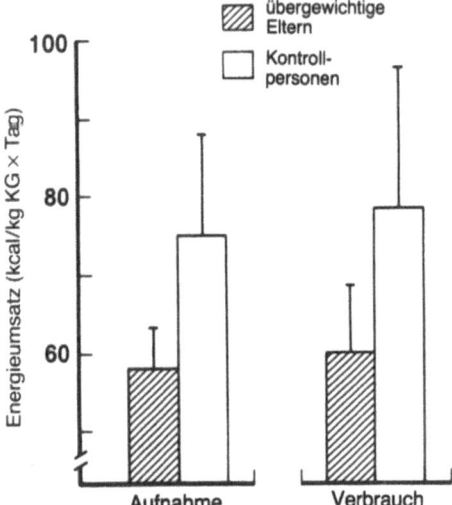

Abb. 6.7. Energiebilanz bei 4–5 Jahre alten Kindern, die nach dem Übergewicht ihrer Eltern eingeteilt worden waren. Der Fettanteil der Kinder wurde nach der Hautfaltendickemethode bestimmt, die körperliche Aktivität durch die Registrierung von Herzfrequenzprofilen über den Tagesverlauf, die Kalorienaufnahme entsprechend dem Nahrungsverbrauch. Die vertikalen Linien geben die einfache Standardabweichung wieder. (Nach Griffiths u. Payne [52])

Ursachen des Bewegungsmangels

Warum bewegen sich übergewichtige Jugendliche zu wenig? Es sind eine Reihe gut dokumentierter psychosozialer und von der Leistungsfähigkeit abhängiger Faktoren bekannt, die die Bereitschaft des übergewichtigen Kindes zu einer aktiven Lebensführung beeinflussen können, wenngleich natürlich noch weitere ungeklärte genetische und andere physiologische Mechanismen denkbar sind, die den Aktivitätsgrad im frühen Lebensalter bestimmen. Ganz entscheidend ist dabei die Einstellung der Eltern zur körperlichen Aktivität: Es konnte festgestellt werden, daß Eltern übergewichtiger Kinder und Jugendlicher alle sozialen Kontakte und körperliche Aktivitäten, die nur irgendwie mit einem „Risiko" verbunden sein könnten, behinderten. Weiterhin fand sich eine Beziehung zwischen solcher „overprotection" durch die Eltern und dem Bewegungsmangel der Kinder. Die Familien übergewichtiger heranwachsender Mädchen gingen weniger den üblichen Freizeitaktivitäten nach, als die Familien ihrer schlanken Altersgenossinnen. Bei der Kontrollgruppe ergaben sich Hinweise für stärkere Bindungen zwischen den Geschwistern, mehr Freundschaften und ein harmonischeres Familienleben [21].

Projetions- und andere Tests ergaben, daß adipöse Mädchen unter dem Gedanken an ihr Übergewicht leiden. Sie waren „passiv" und zogen sich auf sich selbst zurück, sie reagierten in einer Art und Weise, wie sie sich typisch bei ethnischen Minderheiten finden läßt, mit dem Gefühl „Opfer von Vorurteilen" zu sein [71]. Nach einer anderen Studie waren sich übergewichtige Mädchen zwar ihres niedrigen Ausmaßes an Aktivität bewußt, ohne jedoch ein wirklich quantitatives Gefühl für ihren „Bewegungsmangel" zu haben [23]. Aus direkter Beobachtung und Fragebögen ergab sich, daß übergewichtige Jugendliche und Heranwachsende das Gefühl haben, von ihren nicht übergewichtigen Alterskollegen als „schwerfällig" und „körperlich eingeschränkt" eingeschätzt zu werden [1]. Auch objektiv werden adipöse Kinder und Heranwachsende von ihren Genossen abgelehnt, sie werden nicht zur Teilnahme am Spiel aufgefordert und häufig gehänselt [11].

Übergewichtige Schulkinder empfinden eine bestimmte Belastungsintensität im Vergleich zu schlanken Kontrollpersonen als schwerer (unveröffentlichte Daten aus dem Labor des Autors). Auf Grund dieses Gefühls einer stärkeren Belastung ist das übergewichtige Kind weniger geneigt, sich intensiven oder langandauernden körperlichen Aktivitäten zu unterziehen.

Zusammenfassend findet sich Bewegungsmangel häufig in Gruppen von übergewichtigen Klein- und Schulkindern sowie Jugendlichen beiderlei Geschlechts [67], ferner auch bei erwachsenen Frauen. Die Ergebnisse von Tierversuchen und Beobachtungen bei Kleinkindern und Kindern im präadipösen Zustand weisen darauf hin, daß Bewegungsmangel ein wichtiger *ätiologischer* Faktor bei der Entstehung des kindlichen Übergewichts sein kann. Der endgültige Beweis für eine solche kausale Beziehung steht ebenso aus wie die eindeutige Erklärung, *warum* sich Babies oder sogar schon Kinder vor der Geburt in ihrem Aktivitätsgrad voneinander unterscheiden. Ist die Ursache hierin im Verhalten der Mutter, im Nahrungsangebot, in diffizilen Mutter-Kind-Beziehungen oder vielleicht in der genetischen Disposition zu suchen? Im späteren Kindesalter und in der Jugend kann Bewegungsmangel die Ursache, aber auch das Ergebnis von Adipositas sein. Wo auch immer der primäre Faktor liegen mag, Bewegungsmangel und Adipositas gehen eine unglückliche Symbiose ein, durch die das betroffene Kind in einen Circulus vitiosus geraten kann, bestehend aus Bewegungsmangel – positiver Kalorienbilanz – Adipositas – eingeschränkter Leistungsfähigkeit – zunehmender Inaktivität.

Körperliche Leistungsfähigkeit

Die körperliche Leistungsfähigkeit von Kindern korreliert streng mit dem Grad ihrer Adipositas, unabhängig davon ob die Ergebnisse ergometrisch oder in Felduntersuchungen erhoben wurden. Die im Labor bestimmte [15, 70, 72, 85] oder als Langlaufleistung ermittelte [50] aerobe Leistungsfähigkeit steht in einer inversen Beziehung zum prozentualen Körperfettanteil. In der oberen Hälfte der Abb. 6.8 wird ein Beispiel für diese Ver-

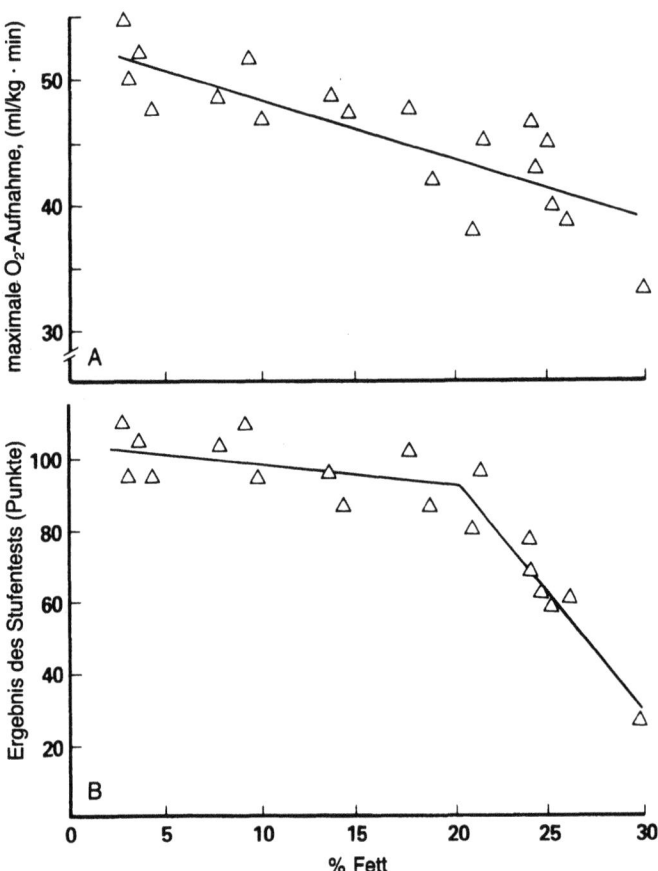

Abb. 6.8. Maximale Sauerstoffaufnahme während eines Laufbandtests *(A)* und Ergebnis eines modifizierten Harvard Step Test *(B)*, im Verhältnis zum Körperfettanteil. Gemessen wurde die individuelle Leistungsfähigkeit bei 19 Jungen, die keinen Sport betreiben und die nach ihrem Fettanteil in die Kategorien sehr dünn bis mäßig übergewichtig eingeteilt wurden. (Nach Bar-Or u. Zwiren, unveröffentlichte Daten)

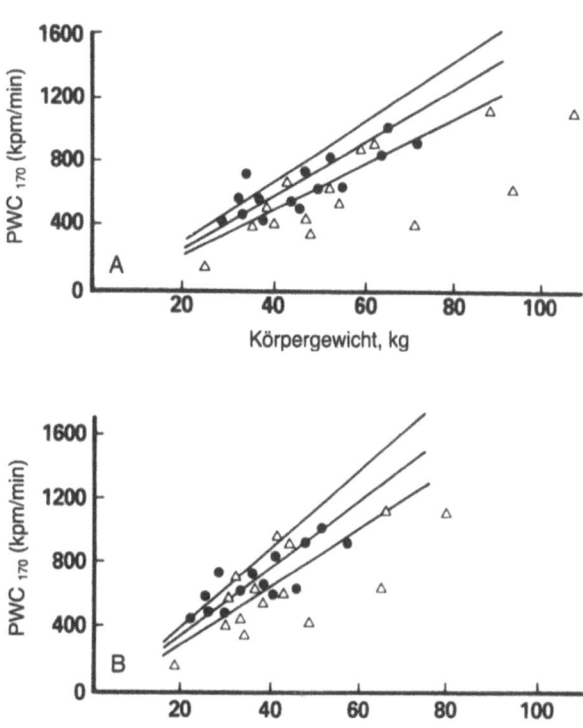

Abb. 6.9. Verhältnis der Leistungsfähigkeit bei Puls 170, ausgedrückt als Meter · Kilopond pro Minute (kpm/min) (PWC_{170}) zu Körpergewicht *(A)* bzw. zur fettfreien Körpermasse *(B)* bei übergewichtigen 6–18 Jahre alten Jungen. Die Jungen wurden gemäß der Streubreite einer Standardbevölkerung in eine Gruppe eingeteilt, bei der das Übergewicht zwischen der 1- und der 2fachen Standardabweichung lag (O), sowie in eine weitere Gruppe, deren Übergewicht das Normalgewicht um mindestens die 2fache Standardabweichung überschritt (●). (Nach Daten und mit Genehmigung von Rehs et al. [85])

hältnisse gegeben. Abb. 6.9a verdeutlicht, daß die aerobe Leistungsfähigkeit (PWC_{170}) bei erheblich übergewichtigen Kindern und Jugendlichen unterhalb des Erwartungswerts liegt. Diese eingeschränkte Leistungsfähigkeit besteht auch dann weiter, wenn die Daten auf die fettfreie Körpermasse (Abb. 6.9b) [85] oder auf das Herzvolumen [15] normalisiert werden.

Übergewichtige Kinder sind dabei keineswegs nur in ihrer maximalen aeroben Leistungsfähigkeit, sondern auch in anderen motorischen Berei-

258   Ernährungsstörungen

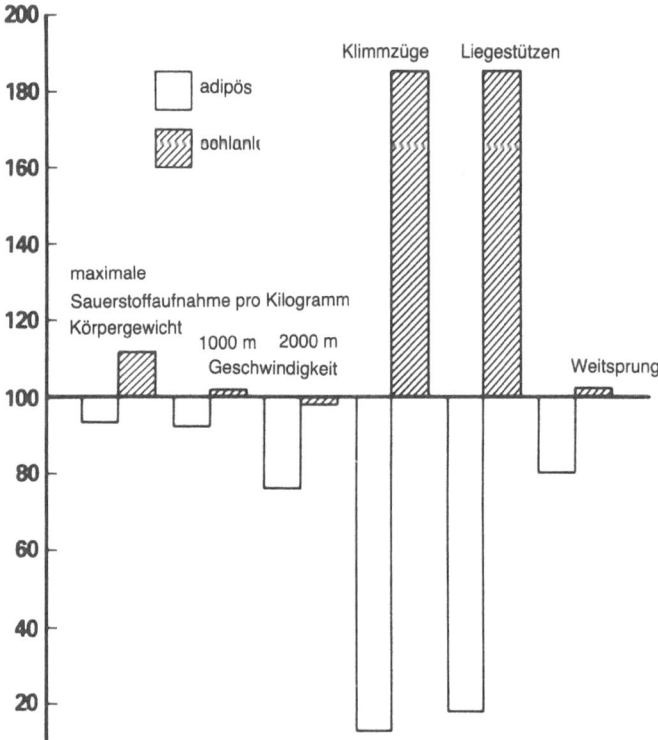

Abb. 6.10. Maximale Sauerstoffaufnahme (VO_{2max}), Schnelligkeit, Muskelkraft und Leistungsfähigkeit bei übergewichtigen (22,8% Fett) und sehr schlanken (5,0% Fett) männlichen Jugendlichen. Die Werte sind in Prozent der Leistungsfähigkeit von Jugendlichen mit einem mittleren Fettanteil von 11,5% dargestellt. (Nach Bar-Or u. Zwiren, unveröffentlichte Daten)

chen eingeschränkt. Die Kraft pro Kilogramm Körpergewicht ist niedriger, auch wenn die Kinder größer und absolut gesehen, stärker als ihre Alterskameraden sind. Sie sind daher benachteiligt, wenn es darum geht, eine Belastungsform durchzuführen, bei der sie ihr eigenes Körpergewicht bewegen müssen. Ein entsprechendes Beispiel zeigt die Abb. 6.10, in der die Leistungsfähigkeit dreier verschiedener Gruppen von jeweils 50 Jugendlichen wiedergegeben wird, die im Labor des Autors untersucht wurden. Die erste Gruppe umfaßte sehr schlanke Versuchspersonen mit einem mittleren Fettanteil von 5,0%, die zweite war normalgewichtig, mittlerer Fettgehalt 11,5% und die dritte Gruppe mäßig übergewichtig (22,8%). Während die schlanke und die normalgewichtige Gruppe hinsichtlich der Muskelkraft etwa gleiche Ergebnisse erzielten, lagen die Resultate der übergewichtigen Gruppe deutlich niedriger. Etwa 70% der übergewichtigen Versuchspersonen waren nicht in der Lage, am Reck einen einzigen „Klimmzug" durchzuführen oder am Barren einen „Beugestütz", d. h. eine Übung, bei der die Aufgabe gestellt war, aus gestreckter Armhaltung einmal in die Armbeugehaltung zu gehen und dann wieder die Arme zu strecken. Die Summation der Kraft von vier verschiedenen Muskelgruppen, bezogen auf die fettfreie Körpermasse, lag bei adipösen College-Studenten mit 30,9% Fettanteil nur bei 85% des Werts einer normalgewichtigen Gruppe mit 13,5% Fettanteil [61]. Nachdem die Muskelmasse in einer engen Beziehung zur fettfreien Körpermasse steht, bleibt es unklar, warum 1 kg Muskulatur bei einem übergewichtigen Menschen weniger Kraft ausüben kann als 1 kg Muskulatur bei einem schlanken Individuum. Informationen über die muskuläre Feinstruktur oder die neuromuskuläre Steuerung bei adipösen Kindern sind nicht verfügbar. Eine Aussage darüber, ob die geschilderten Unterschiede in der Muskelkraft auf morphologische, physiologische oder psychologische Faktoren zurückzuführen sind, ist daher nicht möglich.

Das Koordinationsvermögen unterscheidet sich bei übergewichtigen Schulkindern nicht wesentlich von Kontrollpersonen. Allerdings scheint sich bei ihnen das Ausmaß an Geschicklichkeit nach einem Trainingsprogramm weniger zu verbessern [11]. Übergewichtige Kinder erhalten im Sportunterricht i. allg. schlechte Noten [66, 85], wie dies in der Abb. 6.11 gezeigt wird. In dieser Studie gehörten unter den 518 schlanksten Schulkindern mehr als 80% zu der Gruppe mit guter Bewertung. Bei der übergewichtigen Gruppe zeigte sich praktisch ein umgekehrtes Bild: die Zahl der Kinder mit schlechten Noten übertraf diejenigen mit guten Noten in einem Verhältnis von mehr als 3:1.

Inwieweit liegt eine *lineare* Beziehung zwischen dem Ausmaß an Übergewicht und Leistungseinschränkung vor? Wie aus der Abb. 6.8 hervorgeht, nimmt die maximale Sauerstoffaufnahme linear mit der Zunahme des prozentualen Fettanteils ab. Bei anderen motorischen Eigenschaften läßt sich dagegen keine lineare Beziehung zum Fettanteil nachweisen. Dies wird aus der unteren Hälfte der Abb. 6.8 deutlich. In dieser Untersuchung wurde ein „Fitneß-Index" aus einem Stufentest benutzt. Dieser Index ist um so höher, je größer die Zahl der von der jeweiligen Versuchsperson bewältigten Stufen ist und um so niedriger, je höher die Herzfrequenz nach der Belastung liegt. Der Index lag bei mäßig übergewichtigen Jugendlichen geringgradig unter dem von schlanken Kontrollpersonen erreichten Wert. Deutlich erniedrigt war dagegen der Wert bei denjenigen Jungen, die mehr als 23% Fettanteil aufwiesen. Die deutlich übergewichtigen Ju-

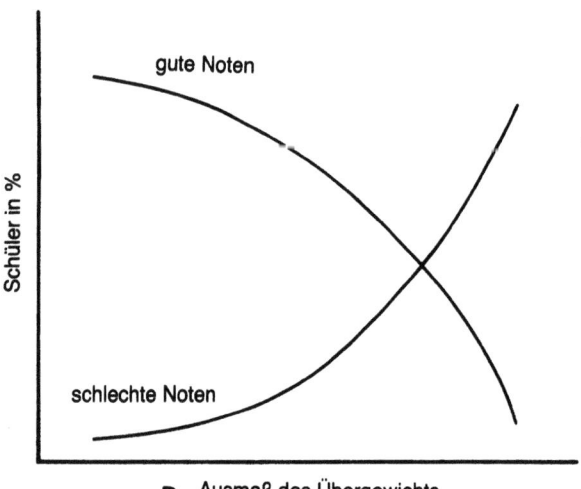

Abb. 6.11. Beziehung zwischen den Sportnoten in der Schule und dem Ausmaß des Übergewichts bei 518 6–18 Jahre alten Mädchen und Jungen. (Schematisch nach Rehs et al. [85])

gendlichen waren somit also gewissermaßen „doppelt" bestraft: zum einen war ihre maximale Sauerstoffaufnahme niedriger, zum anderen mußten sie darüber hinaus noch ein schwereres Körpergewicht bewegen. Das Auf- und Absteigen im Stufentest wurde daher schwerfällig ausgeführt, die Beine ermüdeten vorzeitig. Auch in anderen Fitneßtests, in denen das Körpergewicht bewegt werden muß, wird der Abfall der Leistungsfähigkeit beim Übergang von Normalgewichtigkeit zu mäßiger Fettsucht nicht sehr deutlich, besonders drastisch werden die Unterschiede erst beim Übergang von geringem zu mittelgradigem Übergewicht.

In der Diskussion um die Bedeutung der Adipositas für die Leistungsfähigkeit wurde die Hypothese aufgestellt, daß ein geringes Übergewicht nicht notwendigerweise mit herabgesetzter Leistungsfähigkeit einhergehen müsse, da es für das Kind gewissermaßen einen ständigen Trainingsreiz darstelle [107]. Diese Überlegung kann nur für Kinder mit ausreichender körperlicher Aktivität Gültigkeit besitzen. Bei den meisten Kindern wurde allerdings ein Bewegungsmangel nachgewiesen.

In diesem Fall kann sich das Zusatzgewicht nur negativ für die Leistungsfähigkeit auswirken.

Positive Effekte des körperlichen Trainings

Die Veränderung der Körperzusammensetzung gehört zu den am konkretesten faßbaren positiven Effekten eines langzeitlich betriebenen körperlichen Trainings. Training führt i. allg. zu einer Zunahme der fettfreien Körpermasse bei entsprechender Reduktion des Fettanteils. Ist dabei die Abnahme der Fettmasse stärker ausgeprägt als die Zunahme der fettfreien Körpermasse, so kommt es zusätzlich zu einer Abnahme des Gesamtgewichts.

In diesem Abschnitt soll versucht werden, die folgenden Fragen zu beantworten: Inwieweit ist Training als Mittel zur Gewichtsabnahme geeignet? Inwieweit ist der Trainingseffekt einer Kalorienbeschränkung vergleichbar? Beeinflußt der gesteigerte Kalorienumsatz den Appetit? Wie sieht es mit dem Langzeiteffekt des Trainings auf die Reduktion des Fettanteils aus? Welche Belastungsformen können für das übergewichtige Kind im besonderen Maße empfohlen werden?

Wirksamkeit des Trainings zur Gewichtsabnahme

Körperliche Belastung stellt unter denjenigen Faktoren, die in der Energie-Bilanz-Gleichung die Energieausgabe bestimmen, die Komponente dar, die mit Abstand die größte Variabilität besitzt. Durch geringgradige körperliche Aktivität, wie beispielsweise ein Spaziergang oder ein Dauerlauf über 45–60 min, kann der tägliche kalorische Umsatz um 20–25% gesteigert werden. Hier kann auf die im Anhang IV gegebenen kalorischen Äquivalentwerte für verschiedene Belastungsformen verwiesen werden. Die intensiver und länger durchgeführte körperliche Belastung des Sportlers ist in der Lage, den täglichen Kalorienverbrauch um 100% und mehr zu steigern.

Reicht eine solche Erhöhung des Energieumsatzes aus, um Gewicht und Fettgehalt des Körpers zu beeinflussen? In diesem Zusammenhang wird häufig von Eltern und gelegentlich auch von Gesundheitserziehern argumentiert, ein körperliches Training „lohne sich nicht" zur Gewichtsabnahme angesichts des niedrigen kalorischen Umsatzes bei verschiedenen körperlichen Aktivitäten. Tatsächlich muß ein 40 kg schweres Kind 140 km weit laufen oder 26 h lang Tennis spielen, um 1 kg Fettgewebe (oder 7000 kcal) zu verlieren. Eine solche Argumentation hätte aber nur dann Gültigkeit, wenn dieses erhebliche Bewegungspensum innerhalb beispielsweise von 1 Woche ausgeführt werden müßte. Der Kalorienumsatz hat jedoch einen kumulativen Effekt. Wenn beispielsweise dieses 40 kg schwere Kind täglich 4 km gehen oder laufen würde (entsprechend 200 kcal), so würde dies einen Gewichtsverlust von 1 kg innerhalb von 35 Tagen oder von 5 kg in einem halben Jahr bedeuten, ohne daß zusätzlich die Diät eingeschränkt werden müßte. Die Tabelle 6.2 faßt eine Reihe von Studien zusammen, in denen übergewichtige Kinder und Jugendliche zwischen 3 und 29 Wochen an einem Trainingsprogramm teilnahmen. Obwohl sich diese Studien hinsichtlich der Untersuchungspersonen und der Intensität des Trainings voneinander unterscheiden, zeigen sie doch einheitlich eine Abnahme des Körpergewichts im Bereich von 5–10% und, noch wichtiger, eine Reduktion des Fettanteils um 15–30%. Bezogen auf die Fettmasse zu Beginn des Trainings variierte dabei die Abnahme der Fettmenge innerhalb der einzelnen Studien erheblich zwischen 1 und 5% pro Woche. Entscheidend für die Fettreduktion sind dabei weder Intensität noch Art der Belastungsform. Das, was am Ende wirklich zählt, ist der *Gesamtkalorienverbrauch,* und nicht nur der kalorische Umsatz unter Belastung. In diesem Zusammenhang ist es bedeutsam, daß nach langdauernden und intensiven Belastungen Steigerungen des metabolischen Umsatzes bis zu 15 h nachgewiesen wurden [39]. Die Ursache dieser Stoffwechselsteigerung dürfte wahrscheinlich in der Stimulation des Kohlenhydratumsatzes zu suchen sein [74]. Berücksichtigt man nur den kalorischen Äquivalentwert einer Belastung, so *unterschätzt* man damit den realen zusätzlichen Kalorienverbrauch.

Aus bisher noch nicht geklärten Gründen scheint der Effekt eines Trainingsprogramms zur Gewichtsabnahme bei Jungen deutlicher auszufallen als bei Mädchen [79, 91, 94]. Im Tierversuch wurde bei Ratten ein solcher geschlechtsabhängiger Unterschied gleichfalls nachgewiesen [56]. Trotzdem bewirkt auch ein nur kurzzeitig durchgeführtes Trainingsprogramm bei heranwachsenden Mädchen eine Reduktion des Gewichts und des Fettanteils [73, 79, 80, 91, 113].

Bei Erwachsenen konnte nachgewiesen werden, daß die Adipositas vom hyperzellulären Typ, auch hyperplastische Adipositas genannt, bei der vorwiegend die Fettzellen vermehrt aber nicht vergrößert sind, auf eine Bewegungstherapie deutlicher anspricht als die hypertrophische Form, bei der bei nicht erhöhter Fettzellenzahl die Einzelzelle vergrößert ist [12, 62]. Ein ähnlicher Trend wurde bei Kindern bisher nicht gefunden.

Es wäre vorstellbar, daß die Wirksamkeit eines körperlichen Trainings zur Gewichtsreduktion verstärkt werden kann, wenn es in der Kälte durchgeführt wird. Entsprechende Hinweise lassen sich aus Befunden bei jungen Erwachsenen ableiten, die sich 10 Tage lang in der Arktis aufhielten [75]. Experimentelle Befunde durch Untersuchungen in einer Klimakammer bei −40 °C bestätigten solche Überlegungen [92]. Bisher handelt es sich dabei allerdings mehr um ein theoretisches Phänomen. Weder sind seine Langzeitauswirkungen bekannt, noch wurden Untersuchungen über seine Bedeutung als Mittel zur Gewichtsabnahme durchgeführt.

Adipositas 263

Tabelle 6.2. Auswirkungen eines körperlichen Trainings auf den Fettgehalt und das Gewicht bei übergewichtigen Kindern und Jugendlichen

Untersuchungspersonen			Training			Diäteti-sche Be-handlung	Auswirkungen		Literaturstelle
Alter (Jahre)	Zahl/Ge-schlecht	Über-gewicht[a]	Belastungsform	Häufigkeit und Dauer			Körper-gewicht	Körperfett	
12,7	15 W 18 M	35,3% (W) 29,6% (M)	Intensivtraining Sommerlager	Täglich, 7 Wochen		1700 kcal/Tag	12,8% ↓ (W) 11,1% ↓ (M)	27% ↓ (W) 26% ↓ (M)	80
8–10	22 M	> 2 S.D. Gewicht/Länge	Extratraining in der Schule	1–2 Wochen, 17 Wochen		–	unverändert	Hautfalten-dicke ↓	15
10–12	7 M	30%	Intensivtraining Sommerlager	Täglich, 7 Wochen		1700 kcal/Tag	11,5% ↓	17% ↓	96
13–14	49 M	41% Übergewicht	Verschiedene Belastung zuhause + Basketball	Täglich, 18 Monate		Ernährungs-erziehung	5% weniger Zunahme als in der Kontrollgruppe	27% ↓ des Über-gewichts	28
8–11 8–12	40 W 48 M	23,3 mm* 22,6 mm	Extratraining in der Schule	5 Wochen, 5–6 Monate		Ernährungs-erziehung	0,7% ↓ gegen Kontrollgruppe	0–18% ↓ gegen Kontrollgruppe	91
11–14 11–12	101 W 20 M	27,4 mm 43% Übergewicht	Extratraining in der Schule	2 Wochen, 9 Monate		–	25% ↓ des Übergewichts	?	105
15–17	28 W	39%	Gehen und Jogging in der Schule	4 Wochen, 15–29 Wochen		–	Minimal	21–24% ↓	73
11–13	7 W 7 M	28% Übergewicht	Intensivtraining	Täglich, 3 Wochen		1000 kcal/Tag	4,7 kg ↓	?	113
13–16	4 W 3 M	Übergewicht	Verschiedene Belastung, Sommerlager	Täglich, 6 Wochen		1000 kcal/Tag	9% ↓	?	112

[a] Adipositas wird, wenn nicht anders festgelegt, in % des Gewichts ausgedrückt
* Hautfaltendicke (Tricens)

Vergleich von Kalorieneinschränkung und Bewegungstherapie

Sowohl erniedrigte Kalorienzufuhr wie verstärkte körperliche Aktivität können für sich allein oder zusammen zu einem Verlust an Körpergewicht und Fettmasse führen. Der Nutzen einer *alleinigen* Reduktionsdiät soll hier nicht weiter diskutiert werden, unter Verweis auf das hierzu verfügbare umfangreiche Schrifttum. Dagegen sollen Vor- und Nachteile von Diät und körperlicher Belastung in der Behandlung der kindlichen Adipositas miteinander verglichen werden. Die wichtigsten Aspekte hierzu sind in der Tabelle 6.3 zusammengefaßt.

Eine wichtige denkbare Nebenwirkung der Reduktionskost besteht in einer möglichen Beeinflussung des Längenwachstums. Eine Reduktionskost sollte optimal daher nur zu einem Verlust an Körperfett führen, ohne gleichzeitigen Verlust an Eiweiß, Wasser, Elektrolyten oder Vitaminen. Es liegen Befunde dafür vor, daß eine drastische kalorische Einschränkung, beispielsweise auf 1000 kcal/Tag bei einem 11 Jahre alten Kind, zwar zu einer schnellen und effektiven Gewichtsreduktion führt, die aber möglicherweise mit einer Behinderung der Wachstumsgeschwindigkeit erkauft wird [20, 79]. Unter Umständen kann eine Reduktionskost, selbst dann wenn sie nicht extrem ist, zu katabolen Effekten führen, die sich in einer negativen Stickstoffbilanz und in der Einschmelzung auch fettfreier Körpermasse manifestieren. Solche Effekte können durch die Einbeziehung eines Trainings abgeschwächt, teilweise sogar in ihr Gegenteil umgepolt werden [90, 95, 117]. Die durch Training induzierte anabole Stoffwechselsituation ist gerade aus der Sicht des heranwachsenden Kindes und Jugendlichen von Bedeutung.

Tabelle 6.3. Vergleich zwischen Reduktionskost und Bewegungstherapie als Behandlungsverfahren zur Gewichtsabnahme beim übergewichtigen Kind (+ = Wirkung vorhanden, − = nicht vorhanden)

Effekt	Diät	Belastung
Gewichtsverlust	+	+
Fettverlust	+	+
Fettfreie Körpermasse	Abnahme	Zunahme
Wachstumsverzögerung	Möglich (bei extremer Diät)	−
Gesteigerte Leistungsfähigkeit	Nicht oder wenig	+
Reduktion der Fettzellengröße	+	Stärker ausgeprägt als bei Diät (?)
Hungergefühl	+	−
Geschwindigkeit der Gewichtsabnahme	Schnell oder langsam	Langsam
Langzeiteffekte	−	−

Wie im Abschnitt „Weitere über die Fettreduktion hinausgehende Trainingseffekte" (s. S. 267) diskutiert, führt Gewichtsverlust durch körperliche Belastung zu einer Steigerung der Leistungsfähigkeit. Grundsätzlich kann zwar auch eine auf diätetischem Wege erreichte Gewichtsreduktion die Leistungsfähigkeit verbessern, umgekehrt kann andererseits aber gerade eine ausgeprägte Kalorieneinschränkung zu Leistungsschwäche und eingeschränkter Belastbarkeit führen, wie dies aus Untersuchungen an Hungernden hervorgeht [60]. Das Ergebnis einer alleinigen Therapie übergewichtiger Kinder durch erhebliche Kalorieneinschränkung kann in der Klage über Antriebslosigkeit und in einer drastischen Reduktion der spontanen Aktivität bestehen.

Eingeschränkte Kalorienzufuhr und körperliches Training können gleichermaßen zu einer Verkleinerung der Fettzellen führen, wobei nach einer entsprechenden Untersuchung dieser Effekt unter einer Bewegungstherapie möglicherweise deutlicher ausgeprägt ist als unter alleiniger Diät [12]. Inwieweit diesem Befund praktische Bedeutung zukommt ist noch unklar. Körperliches Training und diätetische Maßnahmen sind nur dann effektiv, wenn sie vom Kind über lange Zeit hinweg durchgehalten werden. Bei einigen übergewichtigen Kindern und Erwachsenen ergeben sich durch das mit der Diäteinschränkung verbundene, unerträgliche Hungergefühl Schwierigkeiten, die dazu führen können, daß auch der gut motivierte Patient die Behandlung abbricht. In dieser Hinsicht kommt der körperlichen Aktivität der Vorteil zu, nicht von solchen Hungergefühlen begleitet zu sein. Auf der anderen Seite können sich übergewichtige Kinder gegen die Teilnahme an einem Sportprogramm sträuben, in dem sie der Beobachtung und den Spötteleien ihrer Altersgenossen ausgesetzt sind.

Der Hauptvorteil der Diät besteht wahrscheinlich darin, daß schon in wenigen Tagen ein Anfangserfolg nachgewiesen werden kann. Die Gewichtsabnahme erfolgt durch Diät schneller als durch alleinige Bewegungstherapie. Hier ist es wichtig, vor Beginn eines Trainingsprogramms Eltern und Kindern diese verzögerte Wirkung des Sports zu erklären, um Enttäuschungen zu vermeiden.

Als logische Konsequenz aus diesen Überlegungen ergibt sich, daß man eigentlich Kalorieneinschränkung und körperliche Belastung zur Gewichtsabnahme miteinander *kombinieren* sollte. Eine solche Kombination führt zu einer Potenzierung des therapeutischen Erfolgs bei gleichzeitiger Abschwächung der unangenehmen Nebenwirkungen, die jede der beiden Behandlungsformen für sich allein aufweist.

Einfluß der Bewegungstherapie auf den Appetit

Von den Eltern wird häufig die Frage gestellt, ob nicht der Erfolg einer Bewegungstherapie durch die damit verbundene Appetitsteigerung wieder zunichte gemacht wird. In der Tat erhöht ein vermehrter kalorischer Umsatz den Appetit [57]: Leistungssport betreibende Kinder nehmen unter intensivem Training mehr Kalorien zu sich als untrainierte Kinder [4, 10]. Allerdings gilt diese positive Korrelation zwischen Bewegungsausmaß und Appetit nicht für das gesamte Spektrum der körperlichen Aktivität. In Tierversuchen an Ratten [31, 69, 102], Hunden [81] und Affen [6] wurde gezeigt, daß völlig untrainierte Tiere bei Steigerung ihrer körperlichen Aktivität häufig eher mit einer *Abnahme* des Appetits als mit einer Zunahme reagieren. Ein solches Verhaltensmuster wurde in Querschnitts- [69] und Längsschnittuntersuchungen [63] auch bei Erwachsenen bestätigt.

Das gleiche Phänomen wurde auch für Kinder beschrieben. So nahmen in einer Untersuchung 8–10 Jahre alte übergewichtige Jungen über 4 Monate hinweg an ein bis zwei zusätzlichen Sportstunden pro Woche teil. Am Ende dieses Programms hatte die tägliche Kalorienzufuhr um 12% abgenommen (von 2129 auf 1874 kcal/Tag). Die Verminderung der Kalorienzufuhr war dabei bei den Kindern, die an zwei Sportstunden teilnahmen, ausgeprägter, als bei denjenigen, die nur einmal zum Sport kamen [15].

Die Ursachen dieses scheinbaren Paradoxons sind nicht klar. Die Abb. 6.12 zeigt die hypothetische Möglichkeit eines bestimmten Schwellenwerts der körperlichen Aktivität, unterhalb dessen der Appetit nicht ausreichend reguliert wird. Die Nahrungsaufnahme liegt über den kalorischen Erfordernissen. Erst ein Überschreiten dieser Schwelle führt dazu, daß der Appetit dem jeweiligen Aktivitätsausmaß angepaßt wird. In diesem Zusammenhang wurden auch Spekulationen aus dem Blickpunkt der Evolution geäußert [68]. Danach geraten Menschen und auch einige Tierarten, die sich nicht hinreichend bewegen, in einen Bereich, in dem die physiologische Regulation des Eßbedürfnisses nicht mehr hinreichend erfolgt.

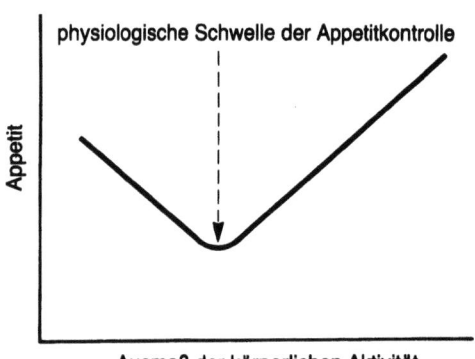

Abb. 6.12. Appetit und körperliche Aktivität. Schematische Darstellung eines Konzepts (Bezüglich von Einzelheiten wird auf den Text verwiesen)

Was immer die Ursachen sein mögen, ganz offensichtlich gleicht die Steigerung des Appetits den Effekt erhöhter körperlicher Aktivität beim vorher von Bewegungsmangel gekennzeichneten Übergewichtigen nicht aus. Im Endeffekt ergibt sich auch bei solchen Patienten, bei denen die aufgenommene Nahrungsmenge ansteigt, in der Summe eine negative Kalorienbilanz [12, 25].

Weitere, über die Fettreduktion hinausgehende Trainingseffekte

Zusätzlich zu den Auswirkungen auf die Adipositas führt körperliches Training zu weiteren Veränderungen, die im einzelnen in der Tabelle 6.4 aufgelistet werden. Einige der hier genannten Punkte betreffen grundsätzlich jedermann der trainiert, andere sind spezifisch für Übergewichtige.
Biochemische Veränderungen werden im Bereich des Kohlenhydrat-, Fett- und Eiweißstoffwechsels deutlich. Unter Training kommt es zu einer Reduktion der Plasmainsulinkonzentration, die bis zur Hälfte des Werts ab-

Tabelle 6.4. Von Einflüssen auf die Körperzusammensetzung unabhängige Trainingseffekte beim übergewichtigen Kind
($-$ = Abnahme; 0 = unverändert; + = Zunahme)

Funktion	Wirkung
Biochemische Effekte	
Plasmainsulin	−
Zelluläre Insulinempfindlichkeit	+
Glukosetoleranz	+
FFS-Mobilisierung	+
Lipolyse im Gewebe	+
Serumtriglyzeride	−
Gesamtes Serumcholesterin	−/0
Low-density-Lipoproteine	0
Stickstoffbilanz	+
Anabole Steroide	+
Kardiorespiratorische Effekte	
Ruhe- und submaximale Herzfrequenz	−
Systolischer Blutdruck in Ruhe	−
Submaximales Atemäquivalent	−
Submaximale Sauerstoffaufnahme	−
Maximale Sauerstoffaufnahme	+
Psychologische Effekte	
Selbstbild, Körperbild	+
Belastungsempfinden	−
Selbstvertrauen	+
Soziales Integrationsvermögen	+

fallen kann, der bei Untrainierten gefunden wird. Dieser, mit einer verbesserten Glukosetoleranz einhergehende Abfall, spiegelt die größere Insulinempfindlichkeit der Zellen verschiedener Gewebe wider [12, 13, 93, 101]. Die gesteigerte Insulinempfindlichkeit kann *schon allein* aus der Gewichtsreduktion erklärt werden. Sie ist aber auch unabhängig von der Gewichtsveränderung das Ergebnis der gesteigerten körperlichen Leistungsfähigkeit [14], es besteht eine enge Korrelation zur Verbesserung der maximalen Sauerstoffaufnahme [93].
Die Veränderungen im Fettstoffwechsel umfassen eine vermehrte Lipolyse, eine gesteigerte Mobilisierung der freien Fettsäuren aus dem Fettgewebe und einen Abfall des LDL (low density lipoprotein)-Cholesterins. In einigen Studien, aber nicht in allen, wurde eine Zunahme des HDL(high density lipoprotein)-Cholesterins sowie ein Abfall des Gesamtcholesterins und der Triglyzeride gefunden [49, 113, 115]. Daten über die langzeitlichen Auswirkungen eines Trainings auf das Lipidprofil bei übergewichtigen Kindern sind nicht verfügbar. Dieser Frage kommt angesichts der Beziehungen zwischen Fettstoffwechsel und koronarem Risiko eine erhebliche Bedeutung zu.
Die positive Auswirkung von körperlicher Belastung auf den Stickstoff-Stoffwechsel jugendlicher Übergewichtiger wurde bereits diskutiert. Nach biochemischen Daten, sowie aufgrund der fettfreien Körpermasse, liegen eindeutige Hinweise dafür vor, daß Training anabole Prozesse, speziell die Proteinsynthese begünstigt [16, 59, 62, 90, 94, 95, 117].
Die *kardiorespiratorischen Veränderungen* als Folge von Training und Gewichtsverlust entsprechen dem bei gleicher Belastung relativ veringerten Anstrengungsgrad. Die Herzfrequenz fällt in Ruhe und bei submaximaler Belastung [80, 101, 112, 115], ebenso der systolische Blutdruck in Ruhe [112]. Daten über evtl. Veränderungen von Schlag- und Minutenvolumen sind nicht verfügbar. Das Atemminutenvolumen nimmt bei submaximaler Belastung ab [80, 112], speziell bei Belastungsintensitäten jenseits der anaeroben Schwelle [112]. Die Atemarbeit sinkt parallel zur Reduktion von thorakaler und abdominaler Wanddicke und trägt damit zusätzlich zur Erniedrigung des Sauerstoffbedarfs unter Belastung bei.
Psychosoziale Veränderungen im Verlauf der Gewichtsreduktion wurden i. allg. im Zusammenhang mit diätetischen Behandlungsmaßnahmen untersucht. Trainingsbedingte psychosoziale Veränderungen umfassen eine Verbesserung des Selbst- und Körperbilds [99], des Selbstvertrauens und der Fähigkeit der sozialen Einordnung unter andere Kinder [82]. Bisher isolierte Kinder entwickeln soziales Bewußtsein, die Fähigkeit sich in Gruppenaktivitäten zu integrieren und Freude daran zu empfinden. Wir haben nicht selten die Beobachtung gemacht, daß übergewichtige junge Mädchen vor der Gewichtsabnahme ihre sozialen Aktivitäten auf das Spielen mit wesentlich jüngeren Kindern beschränken, also auf die Übernahme einer Mutterrolle. Nach erfolgreicher Gewichtsabnahme suchten

sie aktiv die Gesellschaft Gleichaltriger. Solche Mädchen nehmen dann häufig an Sport- und Freizeitaktivitäten teil, die sie zuvor ablehnten. Man hat auch den Eindruck, daß sie sich mehr um ihr äußeres Erscheinungsbild kümmern; Motivation hierzu sind neue Kleidung (mit kleinerer Konfektionsgröße!) und das Bewußtsein, besser auszusehen.
Das Belastungsempfinden nach der Borg-Skala [17] wurde in einer Untersuchung im Labor des Autors in Israel überprüft, in der bei 10–12 Jahre alten übergewichtigen Mädchen und Jungen der reguläre Schulsport durch zwei weitere Sportstunden über einen Zeitraum von 6 Wochen ergänzt wurde. Das Belastungsempfinden, gemessen an den RPE-Werten, nahm bei Belastungsintensitäten von 50 und 100 Watt um 2 Einheiten ab. Dieser Befund läßt die Interpretation zu, daß die jetzt besser trainierten Kinder eine gleiche Belastung als weniger anstrengend empfanden.
Eine besonders positive Entwicklung liegt dann vor, wenn der Erfolg des Kindes bei der Gewichtsabnahme auch andere Familienmitglieder, speziell übergewichtige Eltern, zu ähnlichen Sportprogrammen motiviert. Die Prognose des Kindes hinsichtlich einer weiteren, auch auf lange Zeit stabilen Gewichtsabnahme kann dann als besonders gut angesehen werden.
Die *funktionellen Veränderungen* beim übergewichtigen Kind als Folge eines körperlichen Trainings entsprechen denen, die auch bei jedem anderen Kind beobachtet werden, das seine Leistungsfähigkeit verbessert. Untersuchungen, die hierzu speziell bei adipösen Jugendlichen durchgeführt wurden, zeigen eine Verbesserung ihrer maximalen aeroben Leistungsfähigkeit [15, 78, 80, 96, 105, 115], die Sauerstoffaufnahme für eine gegebene Belastung sinkt [80] proportional zur Gewichtsabnahme [112]. Als Folge dieser verbesserten Arbeitsökonomie wächst die Ausdauer in Langzeitbelastungen, die 30 min oder länger durchgehalten werden. Die Fähigkeit des Kindes, sein Körpergewicht beispielsweise durch Klimmzüge anzuheben [28], wird durch die Abnahme des Gewichts und die Zunahme an Muskelkraft gesteigert.

Training und Fettgewebszellen

Die Gesamtmasse eines Fettgewebes entspricht dem Produkt aus der Zahl der Fettzellen (Adipozyten) und der Masse der Einzelzellen. Ein besseres Verständnis von Wachstum und Vermehrung der Fettzellen kann zur Erklärung der Entstehung der kindlichen Fettsucht und zu ihrer Verhütung beitragen.
Daten über die Auswirkungen eines körperlichen Trainings auf die Fettzellen übergewichtiger Kinder sind nicht verfügbar. In diesem Zusammenhang kann allerdings auf eine sehr elegante Studie über die Langzeitauswirkungen eines Trainings auf die Fettzellen von Ratten verwiesen werden: Mit Beginn ihres 5. Lebenstages wurden Ratten bis zur 28. Woche

entweder einem Schwimmtraining oder einer diätetischen Behandlung unterzogen. Bei den Schwimmratten wurde das Training dann bis zur 62. Woche unterbrochen. Die in der Abb. 6.13 dargestellten Resultate belegen eindeutig, daß bei denjenigen Ratten, die während ihrer Wachstumsphase einem Schwimmtraining unterzogen worden waren, Körpergewicht, Fettgewicht und Zahl der Fettzellen niedriger geblieben waren als bei den Kontrolltieren. Die Zahl der Fettzellen bei den eingangs trainierenden Ratten war auch niedriger als bei den diätetisch kontrollierten Ratten [76, 77]. Diese Untersuchung zeigt, daß Training während der Wachstumsphase im Sinne eines Langzeiteffekts die Vermehrungsgeschwindigkeit der Fettzellen auch bei der ausgewachsenen Ratte hemmt. Zwar können solche Resultate nicht auf den Menschen extrapoliert werden, sie stellen jedoch eine deutliche Herausforderung zur Durchführung ähnlicher Interventionsstudien bei Kindern dar.

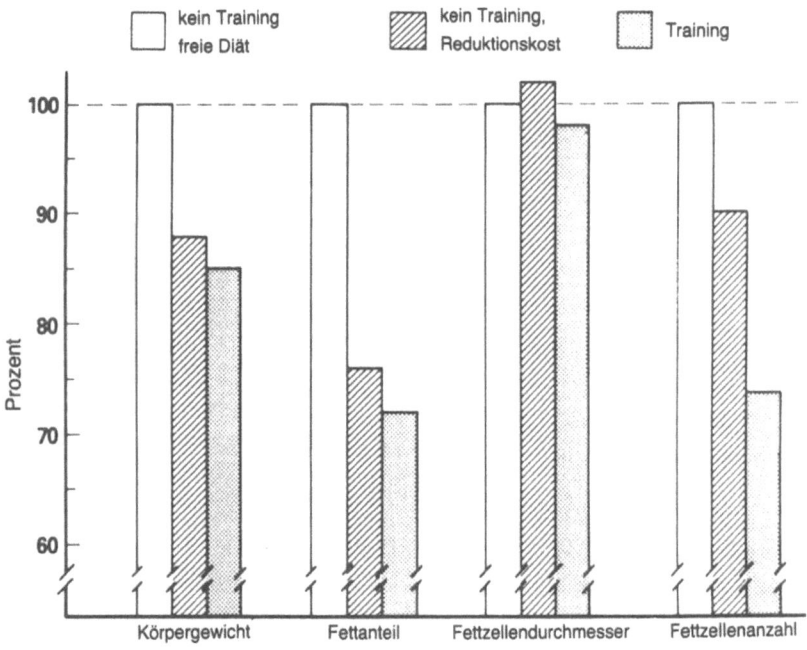

Abb. 6.13. Langzeiteffekte von körperlicher Belastung oder Reduktionskost während der Wachstumsphase auf Körpergewicht, Fettanteil, Größe und Zahl der Fettzellen bei ausgewachsenen Ratten. Die Werte wurden in der 62. Lebenswoche bestimmt. Sie sind als Prozent der Werte ausgedrückt, die bei nichtbelasteten oder diätetisch behandelten Ratten erhalten wurden. (Nach Oscai et al. [76])

Langzeiteffekte des Trainings

Gesteigerte körperliche Aktivität erfordert ebenso wie Diät eine Umstellung der Lebensgewohnheiten. Viele übergewichtige Kinder lassen sich zum Eintritt in Sportprogramme aktivieren und bleiben dabei, solange sie kurz und streng überwacht sind. Solche Bedingungen finden sich beispielsweise in Ferienlagern oder während stationärer Behandlung. Es wäre allerdings unrealistisch, anzunehmen, daß das Kind zu Hause ohne die Überwachung und die Unterstützung durch den Sportlehrer allein weitermacht. Man muß sich daher bei Trainingsprogrammen mit übergewichtigen Kindern stets die Frage stellen, inwieweit eine Nachwirkung über die eigentliche Programmdauer hinaus erreichbar ist.

Soweit Informationen hierüber vorhanden sind, sind sie leider nicht sehr ermutigend. So liegt beispielsweise eine Untersuchung aus der Tschechoslowakei vor, bei der übergewichtige Kinder während eines 7wöchigen Sommerlagers durch Diät und Bewegungstherapie behandelt wurden. Es kam zu einem deutlichen Gewichtsverlust und einer entsprechenden Leistungssteigerung. Nach Rückkehr in die häusliche Routine verschwand der positive Effekt wieder vollständig [79]. In einer anderen Untersuchung kam es in einem ähnlichen Programm, das in der Schule durchgeführt wurde, bei übergewichtigen Jungen zu einer deutlichen Gewichtsverminderung. Im Verlauf einer 3monatigen Unterbrechung durch Ferien nahm allerdings die untersuchte Gruppe deutlicher an Gewicht zu als eine gleichfalls übergewichtige Kontrollgruppe, die nicht an dem Programm teilnahm [28]. In einer dritten Studie wurde in einer Grundschule ein erfolgreiches Programm zur Gewichtsreduktion über 4 Jahre hinweg durchgeführt [91]. Eine 3 Jahre später erfolgte Nachuntersuchung ergab, daß keinerlei positive Auswirkungen mehr nachweisbar waren [67].

Von daher kann man die Schlußfolgerung ziehen, daß trotz einiger Ausnahmen [79, 101] i. allg. bewegungstherapeutische und diätetische Programme nicht auf längere Zeit nachwirken [29]. Es liegen einige Hinweise dafür vor, daß bei Erwachsenen Techniken zur Verhaltensänderung den bewegungstherapeutischen Effekt bis zu 1 Jahr über die Dauer der Behandlung hinaus verlängern können [54, 98]. Bisher steht nicht fest, ob diese Methode auch bei Kindern Erfolg haben könnte. Hier liegt ein sehr vielversprechender Bereich für weitere Forschungen vor. Letztlich muß betont werden, daß der Erfolg eines Gewichtsreduktionsprogramms stets von der uneingeschränkten Mitarbeit der Eltern unter Einschluß der Änderung ihrer eigenen Lebensgewohnheiten abhängig ist.

Empfehlenswerte Sportarten

Bei der Auswahl von Bewegungsformen für übergewichtige Kinder sollten drei Grundsätze berücksichtigt werden. Sie sollten *wirksam* zur Fettreduktion beitragen, sie sollten *praktisch* durchführbar sein und *Spaß* machen.

Wirksamkeit

Bei körperlichen Aktivitäten zur Gewichtsabnahme steht der Kalorienverbrauch im Vordergrund, der weniger von der geforderten Leistung als von der erbrachten *Arbeit* abhängig ist. Ein möglichst großer Anteil der Körpermasse, am besten der ganze Körper, sollte dabei bewegt werden, beispielsweise in Form von Gehen, Laufen, Tanzen, Skilanglauf oder Schwimmen.
Sportarten, die weniger zur Gewichtsabnahme geeignet sind, sind beispielsweise Krafttraining, Turnen oder alpines Skifahren. Diese erfordern zwar eine hohe Leistung, der Kalorienumsatz ist jedoch gering, da die effektive Belastungszeit nur kurz ist.
Beim Gehen oder Laufen entscheidet mehr die zurückgelegte Strecke als die Geschwindigkeit über den kalorischen Verbrauch. Man sollte daher den Eltern und dem Kind klarmachen, daß letztlich 1 km Gehen genauso effektiv ist wie 1 km Laufen. Der wesentliche Unterschied besteht lediglich darin, daß das Gehen mehr Zeit erfordert. Ebenso wie bei der Diät können Belastungsformen, unter Berücksichtigung der kalorischen Äquivalentwerte, untereinander ausgetauscht werden. Die Tabelle 6.5 zeigt für acht empfehlenswerte Belastungsformen den erforderlichen Zeitbedarf, in dem ein 40 kg schweres Kind 200 kcal verbraucht. Je schwerer ein Kind, desto größer ist der Kalorienverbrauch für eine vorgegebene Belastung. Dies gilt besonders für Belastungsformen, bei denen der ganze Körper zu bewegen ist. Anhang III gibt eine detailliertere Liste der Bewegungsformen und ihrer entsprechenden kalorischen Äquivalentwerte für Kinder, deren Körpergewicht zwischen 20 und 60 kg liegt, wieder. Eine solche Liste kann vom praktischen Arzt zur Rezeptierung der Bewegungstherapie benutzt werden (s. das entsprechende Beispiel im Abschnitt „Verordnung der Bewegungstherapie", S. 97).
Die Hypothese, daß das Krafttraining einer bestimmten Muskelgruppe zu einer lokalen Reduktion des subkutanen Fettgewebes über dem Muskel führen könnte, konnte durch sorgfältige Untersuchungen nicht bestätigt werden [62].
Um eine möglichst große Gewichtsreduktion durch Bewegung zu erreichen, sollte man versuchen, für eine bestimmte Belastung den jeweils höchstmöglichen Kalorienverbrauch zu erlangen. Die Frage ist interessant, ob eine bestimmte Belastung stets mit dem gleichen Kalorienumsatz

Tabelle 6.5. Äquikalorische Belastungen bei für übergewichtige Kinder* empfehlenswerten Sportarten

Sportart	Dauer (min)
Skilanglauf (Breitensport)	50
Radfahren – 10 km/h	80
Eishockey (während des Spiels)	20
Laufen – 8 km/h	30
– 10 km/h	25
Fußball (im Spiel)	30
Brustschwimmen – 30 m/min	50
Tennis	45
Gehen – 4 km/h	80
Gehen – 6 km/h	60

* Jede Belastungsform führt bei einem 40 kg schweren Kind zu einem Kalorienverbrauch von 200 kcal (840 kJ), wenn sie über die angegebene Zeit durchgeführt wird

einhergeht, wenn sie zu unterschiedlichen Tageszeiten ausgeführt wird. Eine Untersuchung an erwachsenen übergewichtigen Frauen ergab, daß für den Kalorienumsatz eine zirkadiane Rhythmik besteht. Der kalorische Verbrauch ist am Nachmittag und Abend etwa 20% höher als am Morgen bei identischer fahrradergometrischer Belastung. Diese Unterschiede waren deutlich ausgeprägter als entsprechende Schwankungen im Ruhestoffwechsel [116]. Falls bei Kindern und Jugendlichen ähnliche tagesabhängige Schwankungen bestehen, könnte man danach ein Programm zur Gewichtsabnahme entsprechend gestalten.

Durchführbarkeit

Nicht alle Sportarten können vom übergewichtigen Kind gleich gut ausgeführt werden. Einige Belastungsformen „bestrafen" es gewissermaßen für seine Körperfülle; es ist hier von *vorneherein* benachteiligt. Beim Springen, beim Klettern am Seil oder bei Turnübungen am Barren ist ein ausgeprägtes Übergewicht ein deutliches Handicap (s. auch Abb. 6.8 und 6.10). Solche Belastungsformen sollten nicht verordnet werden.

Empfehlenswert sind dagegen Sportarten, die bestimmte körperliche Vorteile des übergewichtigen Kindes ausnützen: seine große Körperstatur, die große fettfreie Körpermasse und damit die hohe absolute Muskelkraft, der hohe Auftrieb im Wasser und die gute subkutane Wärmeisolierung. Hierdurch wird die Leistungsfähigkeit bei Sportarten wie Kugelstoßen, Diskuswerfen, bestimmten Positionen im Fußball und Basketball, sowie speziell beim Schwimmen und Wasserball verbessert.

Einige übergewichtige Jugendliche schwimmen nicht nur wegen des günstigen Auftriebs im Wasser und der vorteilhaften Wärmeisolierung gern, sondern auch deshalb, weil ihr in das Wasser eingetauchter Körper dem Beobachter nicht mehr sichtbar ist. Wir haben beispielsweise einen übergewichtigen 13 Jahre alten Jungen erlebt, der sich weigerte, am Sportunterricht teilzunehmen, weil man seinen „großen Busen" durch das T-Shirt sehen konnte. Dieser Junge schloß sich dagegen mit Begeisterung einem Schwimmprogramm an. Nachdem er 1 Jahr später an Gewicht abgenommen hatte, nahm er auch wieder an anderen Sportarten teil.

Freizeitaspekte

Um Motivation und Mitarbeit zu verbessern, muß Sport Spaß machen. Bewegungsformen, die von übergewichtigen Kindern und Jugendlichen bevorzugt durchgeführt werden, sind: Segeln, Tanzen, Reiten, Bogenschießen, Skilanglauf, Eislauf, Radfahren und besonders Schwimmen. All diese Sportarten haben eine Reihe von gemeinsamen Eigenschaften:
1. Es handelt sich dabei mehr um Einzel- als um Mannschaftssportarten; die Angst, von den Kameraden schief angesehen zu werden, entfällt.
2. Es handelt sich eher um Freizeit- als um Wettkampfsportarten. Dieser Aspekt erwies sich als besonders wesentlich für heranwachsende Mädchen [82].
3. Bei jeder dieser Sportarten können Intensität und Gesamtbelastung individuell auf Neigungen oder Fähigkeiten des einzelnen zugeschnitten werden.

Dieser Aspekt ist besonders zu Beginn eines neuen Sportprogramms wichtig, eine Phase, in der es auf eine allmähliche Belastungssteigerung ankommt. Tänzerische Belastungsformen haben sich bei übergewichtigen Menschen aller Altersgruppen als besonders erfolgreich erwiesen. Bei entsprechender Durchführung können hohe energetische Umsatzraten erzielt werden, verbunden mit dem Gefühl einer angenehmen Freizeitbeschäftigung. Getanzt werden kann in einer Gruppe, aber auch in der abgeschlossenen Atmosphäre des eigenen Hauses [64].
In welchem äußeren Rahmen sollte man Sportprogramme für übergewichtige Kinder durchführen? Der Idealfall wäre natürlich dann erreicht, wenn sie sich in Gruppen normalgewichtiger Kinder in der Schule oder in Sportvereinen integrieren würden. Solche Versuche haben sich leider nicht als sehr erfolgreich erwiesen. Wie alle Kinder, die äußerlich „von der Norm" abweichen, wird auch das übergewichtige Kind nur selten von seinen Altersgenossen akzeptiert, i. allg. stößt es auf Ablehnung. Erfolgreicher waren Programme, bei denen alle Teilnehmer übergewichtig waren. Anscheinend akzeptieren sich übergewichtige Kinder ebenso wie adipöse Erwachsene untereinander sehr leicht, in übergewichtigen Gruppen sind sie weniger behindert als in der Gesellschaft von normalgewichtigen [82,

91]. Programme, die man ausschließlich für übergewichtige Kinder anbot, wurden in speziellen Sommerferienlagern [80, 82, 96, 112, 133], in Krankenhäusern [98] und Schulen [15, 18, 28, 73, 91, 101] durchgeführt. Solche Programme verbinden häufig Bewegungstherapie mit Ernährungsberatung [18, 28] bzw. mit einer Reduktionskost [80, 96, 99, 112, 113].
Interventionsprogramme, die in der Schule durchgeführt werden, haben gegenüber anderen Rahmenbedingungen einige Vorteile. Sie können eine große Anzahl von Patienten erfassen, sie können fast das ganze Jahr hindurch fortgesetzt werden, die große Teilnehmerzahl ermöglicht die sinnvolle Einbeziehung von Spezialisten, wie beispielsweise Psychologen, Ernährungsberaten und speziell ausgebildeten Sportlehrern, man ist weniger von der Initiative der Eltern abhängig [28, 22, 91]. Programme, die in Sommerlagern oder Krankenhäusern angeboten werden, haben den Vorteil, daß eine *intensive kombinierte* Behandlung mit Bewegung und Diät möglich ist. Die Indikation ist hier speziell bei hochgradig übergewichtigen Jugendlichen gegeben. Programme, die zuhause durchgeführt werden, sind von außen am wenigsten kontrollierbar. Ihr Erfolg ist weitgehend von der Akzeptanz durch die Eltern und ihrer Bereitschaft zur Mitarbeit abhängig. Ein Vorteil solcher Programme, von dem im besonderen Maße eine Dividende auf Dauer zu erwarten ist, kann in der Möglichkeit bestehen, daß die ganze Familie zur Änderung ihrer Lebensgewohnheiten veranlaßt wird. Zuhause durchgeführte Programme sind auch für die Einbeziehung verhaltensändernder Techniken geeignet [98].
Innerhalb unseres neuentwickelten bewegungstherapeutischen und Gesundheitszentrums für Kinder haben wir versucht, übergewichtige Kinder dazu zu veranlassen, in Kombination mit einer Diätumstellung zuhause ein verordnetes Bewegungsprogramm durchzuführen oder 2- bis 3mal wöchentlich an einem Tanzprogramm teilzunehmen. Jedes Kind wird von einem Team, bestehend aus Krankenschwester, Ernährungsberater und Arzt alle 2–3 Wochen kontrolliert. Wir fordern die Eltern auf, das Kind bei den Untersuchungen zu begleiten. Im Rahmen einer Längsschnittuntersuchung werden Gewicht, Körpergröße, Hautfaltendicke, aerobe und anaerobe Leistungsfähigkeit periodisch kontrolliert um Kinder und Eltern zu motivieren. In Fällen unzureichender Kooperation durch die Eltern wird ein Sozialarbeiter in das Team miteinbezogen. Für den Erfolg sind speziell die nichtärztlichen Mitarbeiter wichtig. Ihr Können, ihre Begeisterung und ihre Fähigkeit, die Kinder zu motivieren und in ihrem Erfolg zu bestätigen, entscheidet über die Effektivität eines solchen Programms.

Literatur

1. Allon N: Self-perceptions of the stigma of overweight in relationship to weight-losing patterns. Am J Clin Nutr 32:470–480, 1979.

2. Areskog NH, Selinus R, Vahlquist B: Physical work capacity and nutritional status in Ethiopian male children and young adults. Am J Clin Nutr 22:471–479, 1969.
3. Åstrand I, Åstrand PO, Stunkard A: Oxygen intake of obese individuals during work on a bicycle ergometer. Acta Physiol Scand 50:294–299, 1960.
4. Åstrand PO, Engström L, Eriksson B, et al: Girl swimmers. Acta Paediatr (Scand) Suppl 147, 1963.
5. Backman L, Freyschuss U, Hallberg D, Melcher A: Cardiovascular function in extreme obesity. Acta Med Scand 193:437–446, 1973.
6. Baile CA, Zinn W, McLaughlin C: Exercise, blood lactate and food intake. Experientia 26:1227–1235, 1970.
7. Barac-Nieto M, Spurr GB, Maksud MG, Lotero H: Aerobic work capacity in chronically undernourished adult males. J Appl Physiol 44:209–215, 1978.
8. Barta L, Szoke L, Vandor-Szobotka V: Working capacity of obese children. Acta Paediatr Acad Sci Hung 9:17–21, 1968.
9. Bassey EJ, Bryant JC, Clark E, et al: Factors affecting cardiac frequency during self paced walking: body composition, age, sex and habitual activity. J Physiol (Lond) 291:46P, 1979.
10. Berg K: Body composition and nutrition of adolescent boys training for bicycle racing. Nutr Metab 14:172–180, 1972.
11. Berndt I, Rehs H-J, Rutenfranz J: Sportpädagogische Gesichtspunkte zur Prophylaxe der Adipositas im Kindesalter. Öff Gesundh-Wesen 37:1–9, 1975.
12. Björntrop P: Exercise in the treatment of obesity. Clin Endocrinol Metab 5:431–453, 1976.
13. Björntorp P: Obesity and physical exercise in relation to glucose tolerance and plasma lipids. In: Carlson LA, Pernow B (eds.) Metabolic Risk Factors in Ischemic Cardiovasular Disease. Raven Press, New York, 1982.
14. Björntorp P, de Jounge K, Sjöström L, Sullivan L: The effect of physical training on insulin production in obesity. Metabolism 19:632–638, 1970.
15. Blomquist B, Borjeson M, Larsson V, et al: The effect of physical activity on the body measurements and work capacity of overweight boys. Acta Paediatr Scand 54:566–572, 1965.
16. Boileau RA, Buskirk ER, Horstman DH, et al: Body composition changes in obese and lean men during physical conditioning. Med Sci Sports 3:183–189, 1971.
17. Borg G: Physical Performance and Perceived Exertion. Gleerup, Lund, 1962.
18. Botvin GJ, Cantlon A, Carter BJ, Williams CL: Reducing adolescent obesity through a school health program. J Pediatr 15:1060–1062, 1979.
19. Bradfield RB, Paulos J, Grossman L: Energy expenditure and heart rate of obese high school girls. Am J Clin Nutr 24:1482–1488, 1971.
20. Brook CGD, Lloyd JK, Wolf OH: Rapid weight loss in children. Br Med J 3:44–45, 1974.

21. Bruch H: Obesity in childhood. IV. Energy expenditure of obese children. Am J Dis Child 60:1082–1109, 1940.
22. Bruch H: Eating disorders: Obesity, anorexia nervosa and the person within. Basic Books, New York, 1973.
23. Bullen BA, Monello LF, Cohen H, Mayer J: Attitudes towards physical activity, food and family in obese and nonobese adolescent girls. Am J Clin Nutr 12:1–11, 1963.
24. Bullen BA, Reed RB, Mayer J: Physical activity of obese and non-obese adolescent girls appraised by motion picture sampling. Am J Clin Nutr 14:211–223, 1964.
25. Buskirk ER: Increasing energy expenditure: The role of exercise. In: Wilson NL (ed.) Obesity. F.A. Davis, Philadelphia, 1969, pp. 163–176.
26. Chaussain M, Gamain B, LaTorre AM, et al: La fonction respiratoire au repos chez l'enfant obèse. Bull Eur Physiopathol Respir 13:599–609, 1977.
27. Chavez A, Martinez C, Bourges H: Nutrition and development of infants from poor rural areas. 2. Nutritional level and physical activity. Nutr Rep Int 5:134–144, 1972.
28. Christakis G, Sajecki S, Hillman RW, et al: Effect of a combined nutrition, education and physical fitness program on the weight status of obese high school boys. Fed Proc 25:15–19, 1966.
29. Coates TJ, Thoresen CE: Treating obesity in children and adolescents: a review. Am J Public Health 68:143–151, 1978.
30. Corbin CB, Pletcher P: Diet and physical activity patterns of obese and nonobese elementary school children. Q Assoc Health Phys Educ 39:922–928, 1968.
31. Crew EI III, Fuge KW, Oscai LB, et al: Weight, food intake and body composition: effect of exercise and of protein deficiency. Am J Physiol 216:359–363, 1969.
32. Davies CTM: Physiological responses to exercise in East African Children. II. The effects of schistosomias, anaemia and malnutrition. Environ Child Health 19:115–119, 1973.
33. Davies CTM, Barnes C, Godfrey S: Body composition and maximal exercise performance in children. Hum Biol 44:195–214, 1972.
34. Davies CTM, Fohlin L, Thoren C: Perception of exertion in anorexia nervosa patients. In: Berg K, Eriksson BO (eds.) Children and Exercise IX. University Park Press, Baltimore, 1980, pp. 327–332.
35. Davies CTM, Godfrey S, Light M, et al: Cardiopulmonary responses to exercise in obese girls and young women. J Appl Physiol 38:373–376, 1975.
36. Davies CTM, Von Dobeln W, Fohlin L, et al: Total body potassium, fat free weight and maximal aerobic power in children with anorexia nervosa. Acta Paediatr Scand 67:229–234, 1978.
37. Dempsey JA, Reddan W, Balke B, Rankin J: Work capacity determinants and physiologic cost of weight-supported work in obesity. J Appl Physiol 21:1815–1820, 1966.
38. Durnin JVGA: Physical activity by adolescents. Acta Paediatr Scand Suppl 217:133–135, 1971.

39. Edwards HT, Thorndike A Jr, Dill DB: The energy requirement in strenuous muscular exercise. N Engl J Med 213:532–535, 1935.
40. Farebrother MJB: Respiratory function and cardiorespiratory response to exercise in obesity—A review article. Br J Dis Chest 73:211–229, 1979.
41. Ferro-Luzzi A, D'Amicis A, Ferrini AM, Maiale G: Nutrition, environment and physical performance of preschool children in Italy. Bibl Nutr Dieta 27:85–106, 1979.
42. Fohlin L: Body composition, cardiovascular and renal function in adolescent patients with anorexia nervosa. Acta Paediatr Scand Suppl 268:5–20, 1977.
43. Fohlin L: Exercise performance and body dimensions in anorexia nervosa before and after rehabilitation. Acta Med Scand 204:61–65, 1978.
44. Fohlin LPM: The effects of growth, body composition, and circulatory function of anorexia nervosa in adolescent patients. In: Berg K, Eriksson BO (eds.) Children and Exercise IX, University Park Press, Baltimore, 1980, pp. 317–326.
45. Fohlin L, Davies CTM, Freyschuss U, et al: Body dimensions and exercise performance in anorexia nervosa patients. In: Borms J, Hebbelinck H (eds.) Pediatric Work Physiology, Karger, Basel, 1978, pp. 102–107.
46. Fohlin L, Freyschuss U, Bjake B, et al: Function and dimensions of the circulatory system in anorexia nervosa. Acta Paediatr Scand 67:11–16, 1978.
47. Gagnon G, Brault-Dubuc M, Nadeau M, Demirjian A: Subcutaneous fat and nutrition in the first year of life. Nutr Rep Int 19:541–551, 1979.
48. Garn SM: The origins of obesity. Am J Dis Child 130:465–467, 1976.
49. Gilliam TB, Burke MB: Effects of exercise on serum lipids and lipoproteins in girls, ages 8 to 10 years. Artery 4:203–213, 1978.
50. Gracey M, Hitchcock NE, Wearne KL, et al: The 1977 Busselton children's survey. Med J Aust 2:265–267, 1979.
51. Greene JA: Clinical study of the etiology of obesity. Ann Intern Med 12:1797–1803, 1939.
52. Griffiths M, Payne PR: Energy expenditure in small children of obese and non-obese parents. Nature 260:698–700, 1976.
53. Hansen-Smith FM, Maksud HG, Van Horn DL: Influence of chronic undernutrition on oxygen consumption of rats during exercise. Growth 41:115–121, 1977.
54. Harris MB, Hallbauer ES: Self-directed weight control through eating and exercise. Behav Respir Ther 11:523–529, 1973.
55. Heywood PF, Rur B, Latham MC: Use of the SAMI heart rate integrator in malnourished children. Am J Clin Nutr 24:1446–1450, 1971.
56. Holloszy JO: The effect of endurance exercise on body composition. In: Vague J, Boyer J (eds.) The Regulation of the Adipose Tissue Mass. Excerpta Media International Congress Series No. 315, 1974, pp. 254–258.
57. James WPT, Trayhurn P, Davies H, et al: Interactions of food intake and energy expenditure: an overview. In: Luigi A, et al (eds.) The Body

Weight Regulatory System: Normal and Disturbed Mechanisms. Raven Press, New York, 1981, pp. 147–152.
58. Johnson ML, Burke BS, Mayer J: Relative importance of inactivity and overeating in the energy balance of obese high school girls. Am J Clin Nutr 4:37–44, 1956.
59. Jokl E: Physical activity and body composition: fitness and fatness. Ann NY Acad Sci 110:778–794, 1963.
60. Keys A, Brozek J, Henschel A, et al: The Biology of Human Starvation. University of Minnesota Press, Minneapolis, 1950.
61. Kitagawa K, Miyashita M: Muscle strengths in relation to fat storage rate in young men. Eur J Appl Physiol 38:189–196, 1978.
62. Krotkiewski M, Mandroukas K, Sjöström L, et al: Effects of long-term physical training on body fat, metabolism and blood pressure in obesity. Metabolism 28:650–658, 1979.
63. Leon AS, Conrad J, Hunninghake DB, Serfass R: Effects of a vigorous walking program on body composition, and carbohydrate and lipid metabolism of obese young men. Am J Clin Nutr 32:1776–1787, 1979.
64. Linder P: Techniques of management for the inactive obese child. In: Collipp PJ (ed.) Childhood Obesity, 2nd ed. PSG, Littleton, Mass., 1980, pp. 179–205.
65. Mack RW, Kleinhenz ME: Growth, caloric intake and activity levels in early infancy: a preliminary report. Hum Biol 46:345–354, 1974.
66. Markuske H: Adipositas und Schulsport. Sportarzt Sportmed 10:404–406, 1969.
67. Mayer J: Obesity during childhood. In: Winnick M (ed.) Childhood obesity. Wiley, New York, 1975, pp. 73–80.
68. Mayer J, Marshall NB, Vitale JJ, et al: Exercise, food intake and body weight in normal rats and genetically obese mice. Am J Physiol 177:544–548, 1954.
69. Mayer J, Roy P, Mitra KP: Relations between caloric intake, body weight and physical work: studies in industrial male population in West Bengal. Am J Clin Nutr 4:169–175, 1956.
70. Mocellin R, Rutenfranz J: Untersuchungen über die körperliche Leistungsfähigkeit gesunder und kranker Heranwachsender. III. Die Leistungsfähigkeit von Kindern und Jugendlichen mit Adipositas. Z. Kinderheilkd 104:179–196, 1968.
71. Monello LF, Mayer J: Obese adolescent girls: an unrecognized "minority" group? Am J Clin Nutr 13:35–39, 1963.
72. Montoye HJ, Mikkelsen WM, Block WD, Gayle R: Relationship of oxygen uptake capacity, serum uric acid and glucose tolerance in males and females age 10 to 69. Am J Epidemiol 108:274–282, 1978.
73. Moody DL, Wilmore JH, Girandola RN, Royce JP: The effects of a jogging program on the body composition of normal and obese high school girls. Med Sci Sports 4:210–213, 1972.
74. Newsholme EA: A possible metabolic basis for the control of body weight. N Engl J Med 302:400–405, 1980.

75. O'Hara WJ, Allen C, Shephard RJ: Loss of body fat during an arctic winter expedition. Can J Physiol Pharmacol 55:1235–1241, 1977.
76. Oscai LB, Babirak SP, Dubach FB, et al: Exercise or food restriction: effect on adipose tissue cellularity. Am J Physiol 227:901–904, 1974.
77. Oscai LB, Babirak SP, McGarr JA, Spirakis CN: Effect of exercise on adipose tissue cellularity. Fed Proc 33:1956–1958, 1974.
78. Pařizková J, Stanková L, Spŕynarová S, Vamberová M: Influence de l'éxercise physique sur certains index metaboliques sanguins chez les garçons obese après l'éffort. Nutr Dieta 7:21–27, 1965.
79. Pařizková J, Vamberová M: Body composition as a criterion of the suitability of reducing regimens in obese children. Dev Med Child Neurol 9:202–211, 1967.
80. Pařizková J, Vanecková M, Vamberová M: A study of changes in some functional indicators following reduction of excessive fat in obese children. Physiol Bohemoslov 11:351–357, 1962.
81. Passmore R: A note on the relation of appetite to exercise. Lancet 1:29, 1958.
82. Peckos PS, Spargo JA, Heald FP: Program and results of a camp for obese adolescent girls. Postgrad Med 27:527–533, 1960.
83. Raju NV: Effect of early malnutrition on muscle function and metabolism in rats. Life Sci 15:949–960, 1974.
84. Raju NV: Effect of exercise during rehabilitation on swimming performance metabolism and function of muscle in rats. Br J Nutr 38:157–165, 1977.
85. Rehs HJ, Berndt I, Rutenfranz J: Untersuchungen zur Frage der Leistungsfähigkeit Adipöser unter besonderer Berücksichtigung des Sportunterrichtes. Z Kinderheilkd 115:23–39, 1973.
86. Rehs HJ, Berndt I, Rutenfranz J, Burmeister W: Untersuchungen zur Bestimmung der Hautfaltendicke mit verschiedenen Kalibern. Z Kinderheilkd 120:121–133, 1975.
87. Rose HE, Mayer J: Activity, calorie intake, fat storage and the energy balance of infants. Pediatrics 41:18–29, 1968.
88. Saris WHM: Aerobic power and daily physical activity in children. With special reference to methods and cardiovascular risk indicators. Doctoral dissertation, Catholic University, Nijmegen, Krips Repro Meppel, 1982.
89. Satyanarayana K, Nadamuni Naidu A: Nutrition and menarch in rural Hyderabad. Ann Hum Biol 6:163–165, 1979.
90. Schrub J-C, Wolf L-M, Courtois H, Javet F: Cure de jeune avec exercice musculaire. Évolution du poids et du bilan azoté. Nouv Presse Med 4:875–878, 1975.
91. Seltzer CC, Mayer J: An effective weight control program in a public school system. Am J Public Health 60:679–689, 1970.
92. Shephard RJ, O'Hara WJ, Allen C, Allen G: A controlled study of fat loss in the cold (abstract). Med Sci Sports 11:98, 1979.
93. Soman VR, Koivisto VA, Deibert D, et al: Increased insulin sensitivity and insulin binding to monocytes after physical training. N Engl J Med 301:1200–1204, 1979.

94. Sonka J: Effects of diet or diet and exercise in weight reducing regimens. In: Pářizková J, Rogozkin V (eds.) Nutrition, Physical Fitness and Health. University Park, Baltimore, 1978, pp. 239–247.
95. Sonka J, Gregorova I, Tomosova Z, et al: Plasma androsterone, dehydroepiandrosterone and 11-hydroxycorticoids in obesity. Effects of diet and physical activity. Steroids Lipids Res 3:65–74, 1972.
96. Spŕynarová S, Pářizková J: Changes in the aerobic capacity and body composition in obese boys after reduction. J Appl Physiol 20:934–937, 1965.
97. Spurr GB: Childhood undernutrition: implications for adult work capacity and productivity. In: Folinsbee LJ et al (eds.) Environmental Stress. Individual Human Adaptations. Academic Press, New York, 1978.
98. Stalonas PM Jr, Johnson WG, Christ M: Behaviour modification for obesity: the evaluation of exercise, contingency management, and program adherence. J Consult Clin Psychol 46:463–469, 1978.
99. Stanley EJ, Glaser HH, Levin DG, et al: Overcoming obesity in adolescents. A description of a promising endeavor to improve management. Clin Pediatr 9:29–36, 1970.
100. Stefanik PA, Heald FP, Mayer J: Caloric intake in relation to energy output of obese and non-obese adolescent boys. Am J Clin Nutr 7:55–62, 1959.
101. Sterky G: Clinical and metabolic aspects of obesity in childhood. In: Pernow B, Saltin B (eds.) Muscle Metabolism During Exercise. Plenum Press, New York, 1971.
102. Stevenson JAF, Box BM, Feleki V, Beaton JR: Bouts of exercise and food intake in the rat. J Appl Physiol 21:118–122, 1966.
103. Stunkard A, Pestka J: The physical activity of obese girls. Am J Dis Child 103:116–121, 1962.
104. Thomson ME, Cruickshank FM: Survey into the eating and exercise habits of New Zealand pre-adolescents in relation to overweight and obesity. N Z Med J 89:7–9, 1979.
105. Thorén C: Physical training of handicapped school children. Scand J Rehab Med 3:26–30, 1971.
106. Thorén C: Working capacity in anorexia nervosa. In: Borms J, Hebbelinck M (eds.) Pediatric Work Physiology. Karger, Basel, 1978, pp. 89–95.
107. Thorén C, Seliger V, Máček M, et al: The influence of training on physical fitness in healthy children and children with chronic diseases. In: Linneweh F (ed.) Current Aspects of Perinatology and Physiology of Children. Springer-Verlag, Berlin-Heidelberg, 1973.
108. Von Noorden C: Obesity, Metabolism and Practical Medicine, Vol. 3. Kenner, Chicago, 1907, p. 696.
109. Vuille JC, Mellbin T: Obesity in 10-year-olds: an epidemiologic study. Pediatrics 64:564–572, 1979.
110. Watson AW, O'Donovan DJ: Influence of level of habitual activity on physical working capacity and body composition of post-pubertal schoolboys. Q J Exp Physiol 62:325–332, 1977.
111. Waxman M, Stunkard AJ: Caloric intake and expenditure of obese boys. J Pediatr 96:187–193, 1980.

112. Whipp BJ, Ruff WK: The effect of caloric restriction and physical training on the response of obese adolescents to graded exercise. J Sports Med Phys Fitness 11:146–153, 1971.
113. Widhalm K, Maxa E, Zyman H: Effect of diet and exercise upon the cholesterol and triglyceride content of plasma lipoproteins in overweight children. Eur J Pediatr 127:121–126, 1978.
114. Wilkinson PW, Parkin JM, Pearlson G, et al: Energy intake and physical activity in obese children (abstract). Br Med J 1:756, 1977.
115. Ylitalo V: Treatment of obese schoolchildren with special reference to the mode of therapy, cardiorespiratory performance and the carbohydrate and lipid metabolism. Acta Paediatr Scand Suppl 290:1–108, 1981.
116. Zahorska-Markiewicz B: Effects of timing on energy expenditure during rest and exercise in obese women. Nutr Metab 24:238–243, 1980.
117. Zuti WB, Golding LA: Comparing diet and exercise as weight reduction tools. Physician Sportsmed 4:49–53, 1976.

7 Neuromuskuläre Erkrankungen

Zerebralparese (CP)

Körperliche Leistungsfähigkeit

Das Kind mit CP ist in seiner körperlichen Leistung eingeschränkt, unabhängig davon ob es sich um spastische, athetotische oder ataktische Formen handelt. Im allgemeinen ist das spastische Kind vorwiegend im Kraft- und Ausdauerbereich behindert. Dagegen ist seine Feinkoordination besser als beim athetotischen Kind, das wiederum Kraftleistungen vergleichsweise gut erbringen und längere Strecken gehend zurücklegen kann [33]. Am ausgeprägtesten fällt entsprechend die Behinderung bei Kindern mit spastisch-athetotischen Mischformen aus.

Spiroergometrische Untersuchungen ergaben bei Kindern und Jugendlichen mit CP eine maximale Sauerstoffaufnahme, die um 10–30% niedriger lag als bei Kontrollkindern [8, 45, 46]. Bei Abschätzung der maximalen aeroben Sauerstoffaufnahme nach der submaximalen Herzfrequenz wurde bei CP-Kindern eine Erniedrigung der Leistungsfähigkeit um 50% des Normwerts gefunden [42]. Der Unterschied in diesen beiden Befunden weist darauf hin, daß die submaximale Herzfrequenz bei CP-Kindern aufgrund der bei ihnen bestehenden eingeschränkten Bewegungsökonomie inadäquat hoch ansteigt. Es empfiehlt sich daher nicht, bei der CP die submaximale Herzfrequenz zu benutzen, um auf die maximale aerobe Leistungsfähigkeit zu extrapolieren.

Mechanischer Wirkungsgrad und Bewegungsökonomie

Der mechanische Wirkungsgrad liegt bei Patienten mit CP, besonders bei spastischen Kindern, niedrig, wie dies in der Abb. 7.1 verdeutlicht wird. Dies wurde ebenso bei Drehkurbelarbeit mit den Armen [8], wie bei fahrradergometrischen Untersuchungen [11, 43, 44] gefunden. Geht man davon aus, daß der Energiegehalt der metabolischen Substrate, gemessen als ATP pro Mol, bei Patienten und gesunden Kindern gleich ist, dann muß dieser geringe Wirkungsgrad auf „Luxus"-Kontraktionen der spastischen und dyskinetischen Muskulatur zurückgeführt werden. Beim gesunden Kind kommt es während dynamischer Arbeit, also beispielsweise beim Gehen, Laufen, Radfahren oder Schwimmen, zu einer abwechselnden Entspannung agonistischer und antagonistischer Muskeln, beim spasti-

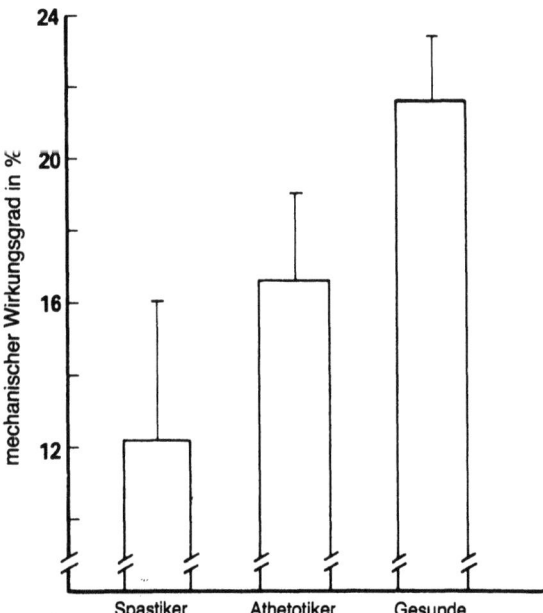

Abb. 7.1. Bewegungsökonomie bei Zerebralparese. Vergleich des mechanischen Wirkungsgrads in einem fahrradergometrischen Test bei spastischen, athetotischen und gesunden Jugendlichen und jungen Erwachsenen. (Nach Lundberg [44])

schen Kind bleibt dagegen stets ein hoher muskulärer Tonus bestehen. Wir haben bei Patienten während Drehkurbelarbeit beobachtet, daß beide Arme jeweils in verschiedene Richtungen zogen und dadurch den kontinuierlichen Ablauf der Drehkurbelarbeit durcheinander brachten. Zusätzlich besteht beim Kind mit CP ein erheblich überschießender Tonus der für die Körperhaltung verantwortlichen Muskulatur im Rumpfbereich. Die hierdurch aufgebrachte Kraft trägt nicht zur Überwindung des Pedalwiderstands bei und geht nicht in die Berechnung der erbrachten mechanischen Leistung ein. Die Sauerstoffaufnahme kann deshalb von einem Test zum anderen erheblich variieren [11]. Aus dieser Variabilität läßt sich weiterhin belegen, daß der niedrige Wirkungsgrad bei Patienten mit CP nicht auf einer grundsätzlichen biochemischen Normabweichung ihrer Muskulatur beruht, sondern auf die schlechtere Bewegungsökonomie zurückzuführen ist. In diesem Zusammenhang wurde eine interessante Beobachtung bei Ganganalysen durch Lichtmarkierungen mitgeteilt [7]: Der CP-Patient übertreibt in dem Versuch, Fehler in seinem Gang auszugleichen, diejenigen Bewegungen, die ihm leichter fallen. Das Ergebnis besteht in unökonomischen „Luxus"-Bewegungen beim Gehen.

Bewegungsgewohnheiten

„Ein Kriterium für den Erfolg der Rehabilitation des körperlich behinderten Kindes besteht im Erreichen des aufrechten Gangs" [64]. Beim Kind mit CP werden im Laufe seiner ersten Lebensjahre i. allg. erhebliche chirurgische, physiotherapeutische und pädagogische Bemühungen aufgewandt, um dieses Ziel zu erreichen. Als Endresultat wird das Kind häufig so weit gebracht, daß es mit oder ohne Hilfe von Krücken und Bandagen in der Lage ist, zu gehen oder andere sinnvolle Bewegungsabläufe durchzuführen. Es ist daher i. allg. eine sehr frustrierende Erfahrung, festzustellen, daß dieser Erfolg nur von kurzer Dauer ist: mit Erreichen der Adoleszenz wehren sich viele dieser Kinder zunehmend gegen das Laufen, sie kehren evtl. zum Rollstuhldasein zurück. Schuld daran scheint eine verschlechterte Belastbarkeit zu sein: das Körpergewicht steigt, die Kinder werden übergewichtig, ohne daß dies mit einem entsprechenden Zuwachs an Muskelkraft einhergeht; die maximale Sauerstoffaufnahme nimmt als Folge des Bewegungsmangels ab, eine bestimmte Belastung fällt zunehmend schwerer. Dies soll am Beispiel einer Gruppe von Jugendlichen verdeutlicht werden, die über einen Zeitraum von 1–2 Jahren beobachtet wurden. Ihre Herzfrequenz stieg für eine gegebene Belastung mit zunehmendem Alter um 10 Schläge/min × Lebensjahr an [42]. Hieraus läßt sich ein zunehmender Bewegungsmangel und eine Verschlechterung der kardiovaskulären Leistungsbreite unter körperlicher Belastung folgern. Die Verminderung der körperlichen Leistungsfähigkeit muß angesichts des hohen metabolischen Aufwands für das Gehen [49] rasch zu einer Verschlechterung der Mobilität führen. Hilfsgeräte wie elektrische Rollstühle, hydraulische Betten und Rampen sind zwar bequem, sie entlasten aber den Patienten von notwendiger Muskelarbeit und führen zu einem weiteren Bewegungsmangel. Ähnliche Rückentwicklungen aus dem einmal erreichten Zustand des Gehens lassen sich auch bei Jugendlichen mit anderen motorischen Behinderungen beobachten, wie beispielsweise beim Zustand nach Poliomyelitis [5].
Quantitative Analysen zur Aktivität der Patienten mit CP wurden mittels Herzfrequenztelemetrie durchgeführt. Dabei lag der Kalorienverbrauch zwischen 950 und 3500 kcal/24 h, übergewichtige und spastische Patienten waren deutlich weniger aktiv (und aßen auch weniger) als schlanke und dyskinetische [12]. Obgleich systematische Vergleichsdaten von gesunden Kontrollkindern nicht verfügbar sind, lehrt die klinische Erfahrung, daß das Kind mit schwerer CP deutlich weniger körperlich aktiv ist, als gesunde Kinder gleichen Alters. Es ist auch unbestritten, daß die normalerweise durchgeführten körperlichen Belastungen unter Einschluß des Sportunterrichts in der Schule, die nicht in speziell überwachten Programmen durchgeführt werden, selten intensiv genug sind, um trainingswirksam zu werden [9, 62].

Belastungstest

Labortests

Die Durchführung von Belastungsuntersuchungen bei Kindern mit CP im Labor erfordert neben besonders erfahrenem und engagiertem Personal spezielle Untersuchungsverfahren und Ausrüstung. Viele Patienten können keine Beinarbeit durchführen, sie müssen mittels Drehkurbelergometrie belastet werden [8, 11, 25, 64]. Soweit die Kinder die Beine gebrauchen können, ist es erforderlich, die Füße an den Pedalen zu fixieren. Besonders notwendig ist dies bei dyskinetischen Kindern. Patienten mit Koordinationsstörungen fällt es ausgesprochen schwer, eine bestimmte Tretgeschwindigkeit einzuhalten. Werden mechanisch gebremste Ergometer benutzt, so empfiehlt es sich, fortlaufend die Zahl der *wirklich* durchgeführten Umdrehungen zu registrieren. Einige jüngere Patienten können sich nur über eine sehr kurze Zeitspanne hinweg konzentrieren. Bei anderen Kindern kann es vorkommen, daß sie glauben, sich nicht mit Mundstück und Nasenklemme belasten zu können. Daher wird es manchmal unmöglich, speziell bei hohen Belastungsintensitäten, die maximale Sauerstoffaufnahme direkt zu messen. In solchen Fällen muß man sich mit submaximalen Belastungsverfahren zufrieden geben.

Feldtests

Die vergleichsweise schwierige Durchführung von Belastungstests bei Kindern mit CP im Labor rechtfertigt den Gebrauch von Fitneßtests, die in der Schule oder in Sportvereinen angewandt werden können. Die Ausführung einfacher und vertrauter Bewegungsaufgaben hat zusätzlich einen hohen Motivationseffekt. In einer entsprechenden Studie führten Patienten nach Poliomyelitis und Patienten mit ausgeprägter CP [64] eine Reihe einfacher Feldtests durch. Die Ergebnisse wurden mit Labordaten verglichen. Im einzelnen mußten folgende Aufgaben bewältigt werden:
1. 25 m Gehen bei mittlerer Geschwindigkeit
2. 25 m Gehen bei maximaler Geschwindigkeit
3. Aufwärtsgehen auf einer Rampe von 5 m Länge und 15° Neigungswinkel
4. Abwärtsgehen auf der gleichen Rampe.

Die untersuchten Patienten benutzten dabei ihre gewöhnlichen Hilfsgeräte (Krücken oder Bandagen); es wurde kein Versuch unternommen, ihre Gehtechnik zu beeinflussen.

Für das Gehen mit normaler Geschwindigkeit, sowie das Aufwärts- bzw. Abwärtsgehen auf der Rampe, bestand keinerlei Beziehung zur maximalen Sauerstoffaufnahme. Dagegen bestand zwischen der *maximalen* Geh-

geschwindigkeit und der maximalen Sauerstoffaufnahme eine signifikante Korrelation, es konnten aber nur 25–30% der Varianz der Gehgeschwindigkeit mit der maximalen aeroben Leistungsfähigkeit erklärt werden. Nach diesen Daten ist die Leistungsfähigkeit des Patienten mit ausgeprägter CP beim Gehen offensichtlich nicht durch die maximale aerobe Leistungsfähigkeit bestimmt. Entscheidend hierfür scheinen eher die Gehtechnik sowie lokale Muskelkraft und -ausdauer zu sein.
Feldtests können wegen ihrer Einfachheit und der hiermit verbundenen Motivation empfohlen werden, auch wenn ihre funktionelle Aussagekraft bisher noch nicht hinreichend untersucht ist.

Training

Wie oben beschrieben, stellt sich bei Kindern und Jugendlichen mit CP ein zunehmender Bewegungs- und Trainingsmangel ein. Das Ziel des Einsatzes von körperlichem Training im Rahmen von Rehabilitationsmaßnahmen besteht in dem Versuch, diese Entwicklung zu verzögern, vielleicht sogar in der Hoffnung, die Leistungsverschlechterung in eine Verbesserung umzukehren. Die Zunahme der körperlichen Leistungsfähigkeit kann zu einer Verbesserung von körperlichem Wohlbefinden, sozialer Integration und beruflichen Fähigkeiten führen.

Funktionelle Auswirkungen

Die hämodynamischen, respiratorischen und metabolischen Anpassungserscheinungen unter körperlichem Training entsprechen beim Kind mit CP denjenigen, die auch bei gesunden Kindern beobachtet werden [8, 9, 25, 46, 47, 53, 64]. Bei CP-Patienten läßt sich allerdings ein Befund nachweisen, der bei gesunden Kontrollpersonen nicht gefunden wird, nämlich eine Steigerung der muskulären Durchblutung [47]. Die Ursache für diese Zunahme ist nicht geklärt. Die Durchblutung spastischer Muskulatur unter Belastung liegt unterhalb der Normwerte [36], die Zunahme der Muskeldurchblutung nach Training könnte eine Abnahme der Spastizität ausdrücken. Eine solche Annahme muß allerdings erst noch durch experimentelle Untersuchungen und klinische Studien belegt werden.
Eine objektive Methode zur Erfassung des Ausmaßes der Muskelspastizität stellt die Ermittlung des Verhältnisses zwischen der Manifestation des Hoffmann-Reflexes (H-Reflex) im Elektromyogramm (EMG) und dem direkten motorischen Aktionspotential (M) dar. Beide können durch Hautelektroden über dem Muskelbauch des Triceps surae als Antwortreaktion auf eine elektrische Stimulation des N. tibialis posterior erfaßt werden. Dabei wird angenommen, daß die maximale Amplitude der H-

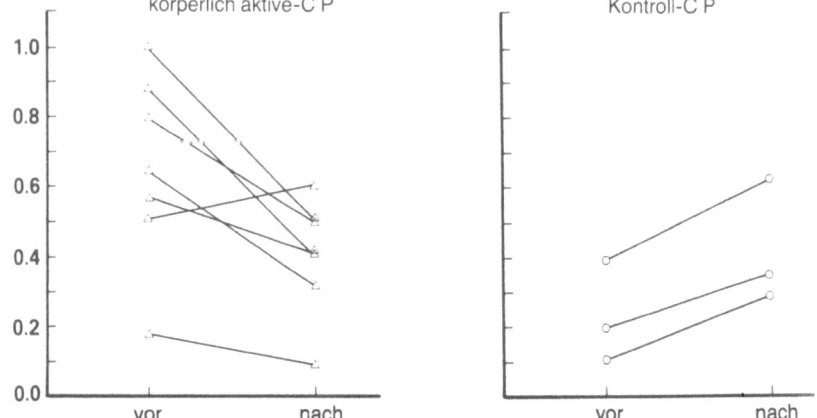

Abb. 7.2. Das H:M-Amplitudenverhältnis vor und nach einem 6- bis 8monatigen Trainingsprogramm bei Jugendlichen mit Zerebralparese. Vergleich der individuellen Reaktion körperlich aktiver und nichtaktiver Patienten. Die Messungen wurden am M. triceps surae durchgeführt. (Nach Daten von Spira [63])

Reflex-Welle nur diejenigen Motoneuronen widerspiegelt, die auf die reflektorische Reize reagieren und damit die Spastizität ausdrückt. Die maximale M-Wellen-Amplitude repräsentiert dagegen alle Motoneuronen [6]. In einer Längsschnittstudie bei 7 spastischen Patienten, die 2mal pro Woche an einem Bewegungsprogramm teilnahmen, sank das Verhältnis H:M innerhalb einer 6- bis 8monatigen Beobachtungszeit [63]. Die entsprechende Relation stieg bei 3 nicht trainierten Kontrollpersonen an (Abb. 7.2). Man könnte diesen Befund als objektiven Beleg für die positiven Auswirkungen eines Trainings auf die Spastizität interpretieren. Nachdem allerdings die Patientenzahl auf n = 12 erhöht und die Dauer der Beobachtung auf 12–30 Monate ausgedehnt wurden [64], waren die Ergebnisse weniger eindeutig. Bisher ist es daher nicht möglich, aufgrund des H:M-Verhältnisses zu einer definitiven Aussage hinsichtlich einer Reduktion der Spastizität durch körperliches Training zu kommen.

Eine andere Möglichkeit der objektiven Erfassung der Spastizität besteht in der Integration des EMG. Eine größere durchschnittliche Amplitude weist auf einen höheren Muskeltonus hin. Diese Technik kam in einer Untersuchung zur Erfassung der Auswirkungen eines einjährigen Rehabilitationsprogramms bei 15 sechs bis acht Jahre alten Kindern mit spastischer CP zur Anwendung. Das Programm umfaßte Hochsprünge auf dem Trampolin und neuromuskuläre Aktivierung nach der Methode von Bobath [55]. Trotz einer Verbesserung des Gangbilds und anderer motorischer Techniken, ergab sich keine eindeutige Reduktion der integrierten EMG-Potentiale.

Zusammenfassend ist festzustellen, daß klinische Befunde für eine positive Auswirkung körperlichen Trainings auf die muskuläre Spastizität bei der CP sprechen; ein objektiver Beleg steht allerdings noch aus.

Motorische Effekte

Sportlehrer und Physiotherapeuten, die Sport als Mittel der Rehabilitation anwenden, benötigen keine wissenschaftlichen Hilfsmittel, um Verbesserungen der Bewegungsfähigkeit von Kindern mit CP festzustellen. Wenn solche Jugendliche in der Lage sind, im Laufen, Schwimmen, Volleyball, Hockey und vielen anderen Sportarten an Training und Wettkampf teilzunehmen, so belegt dies das bei ihnen vorhandene Potential zur Verbesserung von Bewegungsfähigkeit und anderen motorischen Komponenten.
In zahlreichen Untersuchungen wurde die Verbesserung der Leistungsfähigkeit zusammen mit physiologischen Anpassungsreaktionen als Folge körperlichen Trainings dokumentiert [9, 55, 62, 64]. Auch Schwerbehinderte können sich über eine Verbesserung ihrer Leistungsfähigkeit freuen. Die Abb. 7.3 faßt die Gehleistung bei 19 schwer spastisch und gemischt

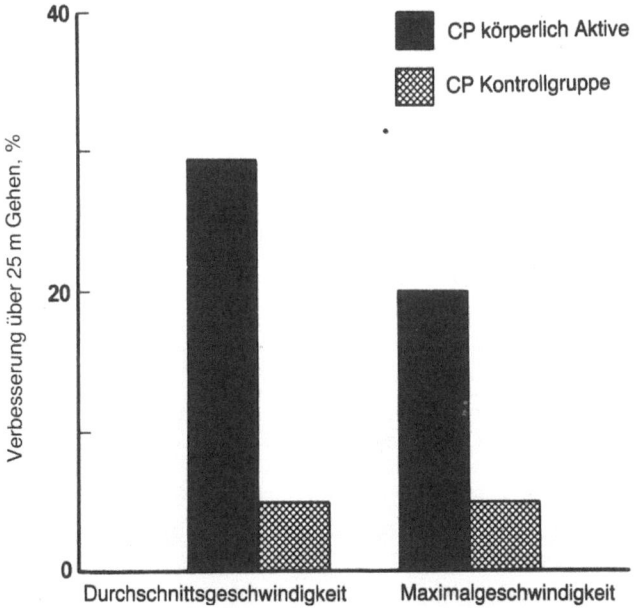

Abb. 7.3. Effekt eines 2jährigen Trainingsprogramms auf die Gehgeschwindigkeit bei Jugendlichen mit Zerebralparese. Vergleich zwischen aktiven Teilnehmern und nichtaktiven Kontrollpatienten. Die Daten werden als Prozent der Leistungsfähigkeit vor dem Training angegeben. (Nach Daten von Spira u. Bar-Or [64])

spastisch-athetotisch behinderten Jugendlichen zusammen, die 2 Jahre lang an einem Rehabilitationsprogramm teilnahmen [64]. Die Verbesserung der durchschnittlichen und der maximalen Gehgeschwindigkeit war eindeutig. Noch eindrucksvoller war die 45–55%ige Verbesserung der Geschwindigkeit, mit der die Patienten eine 5 m lange Rampe mit einem Neigungswinkel von 15° hinauf- und hinunterlaufen konnten. Die Patienten wurden zu Beginn des Programms nach ihrer Gehfähigkeit in zwei Gruppen eingeteilt. Die erste Gruppe umfaßte diejenigen Patienten, die gehend kurze Strecken zurücklegen konnten, ausreichend zur Erfüllung der alltäglichen Notwendigkeiten; diese Gruppe wird in der Abb. 7.4 als „funktionelle Geher" bezeichnet. Die zweite Gruppe umfaßte die Patienten, deren Gehfähigkeit von nur wenigen Schritten zur Erfüllung dieser Alltagsnotwendigkeiten nicht ausreichte. Diese Gruppe wird in der Abb. 7.4 „physiologische Geher" genannt. Wie aus der Abb. 7.4 hervorgeht, war bei der zweiten Gruppe ein besonders positiver Effekt des Programms zu beobachten; es kam zu einer drastischen Verbesserung der Gehfähigkeit. In ei-

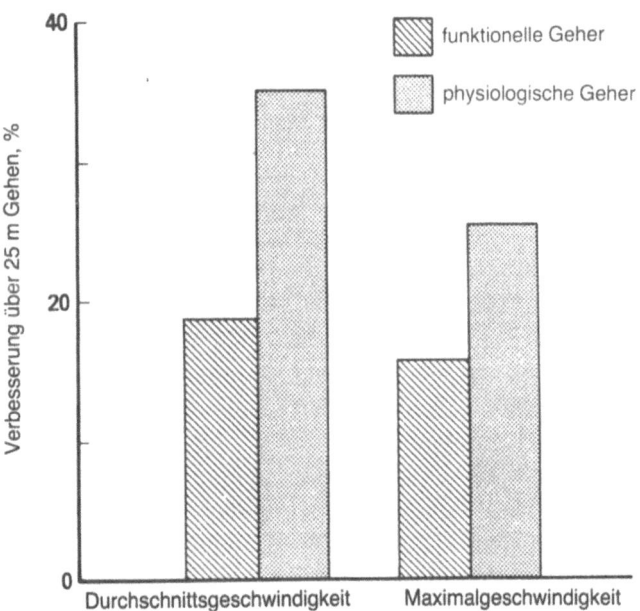

Abb. 7.4. Effekt eines 2jährigen Trainingsprogramms auf die Gehgeschwindigkeit bei Jugendlichen mit Zerebralparese. Vergleich zwischen „funktionellen" und „physiologischen" Gehern. (Bezüglich der Definition s. Text.) Die Werte werden in Prozent der Leistungsfähigkeit vor dem Trainingsprogramm wiedergegeben. (Nach Daten von Spira u. Bar-Or [64])

nem Fragebogen zur Programmauswertung gaben etwa 70% der Teilnehmer eine „Abnahme von Spasmen und Muskelcloni" während des Gehens an.

Empfehlenswerte Bewegungsformen

Offensichtlich reicht weder der Sport im Rahmen der Behindertenschulen, noch die zuhause allein betriebene körperliche Aktivität aus, damit Patienten mit CP ein optimales Maß an Fitneß erreichen. Um die körperliche Leistungsfähigkeit zu steigern, sind intensivere Belastungen erforderlich. Für folgende Bewegungsformen wurde bei Patienten mit leichter oder mäßiger CP eine Steigerung der maximalen aeroben Leistungsfähigkeit gefunden: Jogging, Laufen, Spiel mit Medizinbällen, Drehkurbelarbeit mit den Armen, Fahrradergometerbelastung, Dreiradfahren, Rollstuhlsprint, Rollstuhlslalom und Schwimmen. Bei schwerer betroffenen Kindern muß das Bewegungsprogramm auf die verbliebene Bewegungsfähigkeit zugeschnitten werden. Dies kann beispielsweise geschehen in Form von individuell nach den entsprechenden Fähigkeiten ausgerichteten Bodenübungen, durch Wassergymnastik (abgestuft in Form von passivem Aufenthalt im Wasser über aktives Eintauchen und Bewegungen bis hin zum Kraulen) sowie durch Fahrradergometerbelastung in liegender Position.

Kinder mit CP bleiben i. allg., falls sie nicht besonders hoch motiviert sind, nicht lange aktiv, wenn das Programm vorwiegend aus intensiv betriebenen Ausdauerbelastungen besteht. Es ist daher wesentlich, ein solches Programm immer wieder durch Spiele zu unterbrechen, in denen Erholung und Spaß im Vordergrund stehen. Nachdem diese Patienten sich meist nur kurz konzentrieren können, sollte man häufig die Spiele wechseln.

Konzentriert und intensiv betriebener Sport sollte nicht länger als 15-20 min dauern. Bewegungsformen, die weniger intensiv sind, und mehr Erholungselemente einschließen, können bis zu 90 min dauern. Zwei Trainingseinheiten pro Woche reichen aus, um innerhalb weniger Wochen einen deutlichen Trainingseffekt zu erzielen.

Die Abb. 7.5 zeigt die Veränderungen in der maximalen aeroben Leistungsfähigkeit bei Schulkindern mit CP, bei denen das Interventionsprogramm während der Sommerferien unterbrochen wurde [9, 62]. Nach den Ferien war bei 5 von 8 Kindern die maximale Sauerstoffaufnahme wieder so weit reduziert, daß praktisch kein Effekt des vorausgegangenen Trainings mehr nachweisbar war. Diese Beobachtung unterstreicht erneut, daß Kinder mit CP ihre körperliche Leistungsfähigkeit nur dann aufrechterhalten können, wenn sie ganzjährig an speziellen Übungsprogrammen teilnehmen.

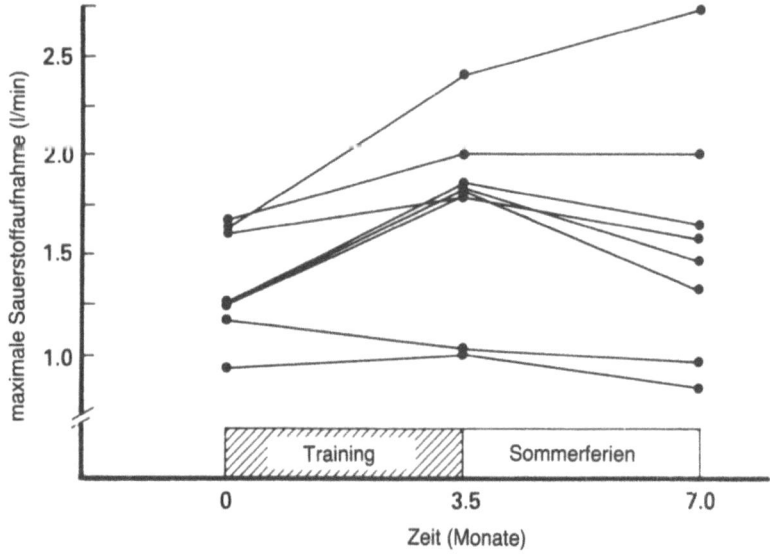

Abb. 7.5. Individuelle Veränderungen der maximalen aeroben Leistungsfähigkeit (maximale Sauerstoffaufnahme) nach einem 3½monatigen bewegungstherapeutischen Programm in der Schule und nach den Sommerferien. Die Untersuchungen wurden bei 10–18 Jahre alten Patienten mit CP durchgeführt. (Nach Daten von Berg [9])

Epilepsie

„Kann meinem epileptischen Kind die Teilnahme am Sport erlaubt werden?" Diese Frage wird von besorgten Eltern häufig gestellt. Die Antwort des Arztes sollte folgende drei Überlegungen berücksichtigen:
- Können Ermüdungserscheinungen oder Hyperventilation in Verbindung mit intensiver körperlicher Belastung Anfälle auslösen?
- Können wiederholte Schädeltraumen bei von Körperkontakt bzw. hohen Verletzungsrisiken gekennzeichneten Sportarten das epileptische Krankheitsbild verschlechtern?
- Können epileptische Anfälle in ihren verschiedenen Ausprägungen das betroffene Kind oder gesunde Beteiligte beim Sport gefährden?

Bisher liegen keine abschließenden epidemiologischen Studien oder hinreichende pathophysiologische Daten über mögliche Beziehungen zwischen Sport und Epilepsie vor. Der folgende Kommentar basiert auf der bisher klinisch gesammelten Erfahrung und auf wenigen experimentellen Beobachtungen im Labor.

Erschöpfung

Bisher liegt keinerlei Beweis dafür vor, daß Erschöpfung *an sich* Anfälle auslösen kann. Im Gegenteil, die meisten Anfälle treten in Körperruhe oder während des Schlafs auf, wie dies aus klinischen und kontinuierlich elektroenzephalographisch (EEG) durchgeführten Beobachtungen hervorgeht [30, 35, 38]. Es gibt auch keine hinreichende Begründung dafür, daß das epileptische Kind mehr Stunden an Schlaf oder körperlicher Schonung benötigt als seine gesunden Altersgenossen. Dies wurde bereits von Lennox 1941 folgendermaßen zusammengefaßt: „Körperliche und geistige Aktivität scheinen Antagonisten der epileptischen Anfälle zu sein. Der Feind Epilepsie greift vorzugsweise dann an, wenn der Patient unkontrolliert ist, schläft, ruht oder nichts tut" (zitiert nach [38]).

Hyperventilation und körperliche Belastung

Bei jedem Epileptiker, speziell aber bei epileptischen Kindern, kann Hyperventilation eine Abnahme der Frequenz und eine Zunahme der Amplitude der EEG-Potentiale hervorrufen. Hierdurch wird die Anfallsschwelle herabgesetzt. Tatsächlich ist Hyperventilation geeignet bei anfälligen Patienten epileptische Zustände auszulösen.

Da intensive körperliche Belastung mit Hyperventilation einhergeht, ist die Frage zu stellen, inwieweit dies zu Anfällen führen kann. Dieser Frage wurde bei 30 Jugendlichen mit Epilepsie durch telemetrische EEG-Untersuchungen weiter nachgegangen [30]. Die Patienten mußten zunächst in Ruhe hyperventilieren, dann wurden sie mit 20–50 tiefen Kniebeugen belastet, anschließend hyperventilierten sie nochmals. Während die initiale Hyperventilation zu einer Zunahme der EEG-Anomalien bei allen Patienten führte, bewirkte körperliche Belastung eine *Abnahme* der Zahl der niederfrequenten Wellen, der Anfallsäquivalente sowie der Wellenamplituden. Diese Normalisierung des EEG-Musters überdauerte die Belastung 1–2 min. Die EEG-Anomalien waren weiterhin unter einer 10–15 s willkürlich über das Belastungsende hinaus fortgeführten Hyperventilation geringer ausgeprägt als unter der initialen Hyperventilation. Diese bisher allerdings noch unbestätigten Befunde legen die Schlußfolgerung nahe, daß körperliche Belastung auf durch Hyperventilation induzierte EEG-Veränderungen und Anfälle einen hemmenden Effekt bewirkt. Die Mechanismen für die Anhebung der Anfallsschwelle unter körperlicher Belastung sind noch nicht klar. Ursächlich könnte insbesondere die metabolische Belastungsazidose sein, die der respiratorischen Alkalose unter Hyperventilation entgegenwirkt.

Schädeltrauma

Gegenüber der Teilnahme von Epileptikern an verletzungsgefährdenden bzw. von Körperkontakt bestimmten Sportarten wird häufig der Einwand erhoben, daß wiederholte Erschütterungen des Schädels das Krankheitsbild der Epilepsie verschlechtern könnten. Obwohl Schädeltraumen, speziell penetrierende Verletzungen, zu einer Epilepsie führen können, liegen bisher noch keine epidemiologischen Daten hinsichtlich der Gefährdung unter den genannten Sportarten vor. Livingston [38] berichtete, daß unter 15000 jungen Patienten, die er innerhalb von 34 Jahren betreute, in keinem einzigen Fall ein Zusammenhang zwischen Anfallsleiden und sportbedingten Schädelverletzungen erkennbar war. Die Arbeitsgruppe für behinderte Kinder der Amerikanischen Akademie für Paediatrie [2] empfahl, daß die Teilnahme an Kontaktsportarten für jedes epileptische Kind individuell entschieden werden sollte. Im Beginn sollte dabei jeweils eine Beobachtungsphase stehen, in deren Verlauf die Reaktionsweise des Kindes unter der *jeweiligen* Sportart getestet werden kann. Die Arbeitsgruppe für medizinische Aspekte des Sports der Amerikanischen Medizinischen Gesellschaft hat seit 1968 eine Reihe von inhaltlich gegensätzlichen Stellungnahmen veröffentlicht. Zur Zeit sieht die Arbeitsgruppe *keinen* Grund, Jugendlichen mit Epilepsie die Teilnahme an Kontaktsportarten zu verbieten [3, 4, 41].

Unfallgefährdung für das epileptische Kind und seine Umgebung

Ein epileptischer Anfall stellt für das Kind besonders dann ein potentielles Risiko dar, wenn es solche Aktivitäten ausübt wie Radfahren, Reiten, oder wenn es etwa an Seilen oder auf Bäume klettert sowie beim Sporttauchen oder Schwimmen. Umgekehrt werden Personen in der Umgebung des sporttreibenden Epileptikers besonders dann gefährdet, wenn der Anfall im Verlauf von Sportarten auftritt, die mit Würfen oder Schießen einhergehen, beispielsweise Speer- oder Diskuswurf bzw. Bogenschießen [41]. Für diesen Fall müssen Vorsorgemaßnahmen getroffen werden, um solche Zwischenfälle soweit als möglich zu verhindern. Solange Patienten medikamentös schlecht eingestellt sind, sollte ihnen zumindest zeitweise die Teilnahme an solchen Sportarten untersagt werden.

Medizinische Problematik

Wie bisher erörtert, stellt körperliche Belastung *an sich* keine Gefährdung für das epileptische Kind dar, im Gegenteil, sie kann das Anfallsrisiko vermindern. Andererseits gibt es aber junge Patienten, die während kör-

perlicher Belastung und nicht in Ruhe krampfen [35]. Sollte der Arzt deshalb aus einem „Sicherheitsdenken" heraus allen Kindern mit Epilepsie anstrengende körperliche Aktivitäten sowie die Teilnahme an Kampf- und Körperkontakt-Sportarten untersagen? Bevor sie einen solchen simplifizierenden und „sicheren" Standpunkt einnehmen, sollten sich Ärzte und Eltern klarmachen, daß Sport für jedes Kind eine hervorragende Möglichkeit zur Selbstverwirklichung und zur sozialen Akzeptanz darstellen kann. Epileptiker sind keineswegs notwendigerweise in ihren körperlichen Möglichkeiten eingeschränkt. Man sollte ihnen erlauben, ihre körperlichen und psychosozialen Ausdrucksmöglichkeiten zu verwirklichen und zu verbessern. Dies soll am eindrucksvollen Fall eines 13 Jahre alten Mädchens mit psychomotorischen Anfällen in der Vorgeschichte verdeutlicht werden. Das Mädchen begann mit regelmäßigen Langstreckenläufen, es absolvierte schließlich eine Laufstrecke von rund 2000 km innerhalb von 40 Tagen, um die Möglichkeit zu demonstrieren, mit seiner Behinderung fertig zu werden. Es nahm darüber hinaus an weiteren Ultramarathonrennen teil [20]. Von verschiedenen Autoren [2, 15, 16, 19, 31, 35, 38, 39, 40, 54] wurde wiederholt festgestellt, daß der Schaden durch körperliche Inaktivität in Folge von „overprotection" häufig größer ist als das mögliche Risiko einer Sportverletzung bzw. eines belastungsinduzierten Anfalls.
Hinsichtlich der Sportmöglichkeiten für das epileptische Kind sollte man letztlich in jedem Einzelfall gesondert entscheiden, wobei folgende Punkte zu berücksichtigen sind: die Qualität der therapeutischen Anfallskontrolle, die speziellen Bedürfnisse und Wünsche des Kindes, die Möglichkeit, sich auch auf anderem Wege außerhalb des Sports selbst zu verwirklichen und schließlich die Wahrscheinlich, mit der angenommen werden darf, daß das Kind an dem empfohlenen Programm auch wirklich teilnimmt (Compliance).

Empfehlungen zur körperlichen Belastung

Aus den bisherigen Überlegungen geht hervor, daß es unmöglich ist, für alle epileptischen Kinder gleich gültige Regeln zu erstellen. Die folgenden Empfehlungen sollen daher als allgemeine Richtlinien auf der Basis klinischer Erfahrung und einiger physiologischer Überlegungen gegeben werden:
1. Einem Kind mit medikamentös gut eingestellter Epilepsie kann man empfehlen, soviel Sport zu betreiben, wie dies seinen persönlichen Bedürfnissen entspricht.
2. Auch anstrengende körperliche Aktivitäten (wie beispielsweise Langlauf oder ein sehr langes Tennisspiel) sind nicht kontraindiziert, auch dann nicht, wenn sie das Kind bis an seine Leistungsgrenze treiben.

3. Körperliche Aktivitäten wie Reiten, Bergsteigen, Schwimmen oder Tauchen sollten nur unter Überwachung ausgeführt werden.
4. Radfahren ist nur dann einzuschränken, wenn das Anfallsleiden medikamentös nicht gut eingestellt ist.
5. Besonders verletzungsgefährdende Sportarten wie beispielsweise Rugby, American Football, Eishockey, oder von Körperkontakt bestimmte Sportarten wie Baseball, Basketball, Fußball oder Ringen können durchgeführt werden, wenn der Patient medikamentös gut eingestellt ist. Man sollte dabei, wie bei jedem gesunden Athleten auch, versuchen, Verletzungen soweit als möglich vorzubeugen.
6. Boxen sollte verboten werden, da es mit der Gefahr wiederholter Schädeltraumen einhergeht.
7. Aus bisher nicht geklärten Gründen können manche Sportarten bei bestimmten Kindern besonders leicht Anfälle auslösen. Wenn dies der Fall ist, dann sollte man dem betroffenen Kind solche Sportarten verbieten.
8. Bei schlecht eingestellten Epileptikern sollten Sportarten verboten werden, die mit einer Gefährdung dritter Personen einhergehen.
9. Die Entscheidung ist in jedem Einzelfall individuell zu treffen. Der einzuschlagende Weg sollte letztlich in Kooperation und mit Zustimmung der Eltern und speziell des Kindes bestimmt werden.

McArdle-Syndrom

Bei dieser seltenen Form der Myopathie liegt ein vollständiger oder teilweiser Mangel an Phosphorylase im Skelettmuskel vor. Als Ergebnis kann Glucose-1-phosphat nicht von Glykogen abgespalten werden. Die körperliche Belastbarkeit hängt vom Angebot an freien Fettsäuren und Glukose im Blut ab. Die Patienten ermüden leicht unter körperlicher Belastung, sie klagen häufig über Muskelkrämpfe, Muskelschmerzen und Schwellungen [48]. Ihre körperliche Leistungsfähigkeit ist sehr niedrig. Ist der Patient in der Lage, eine mäßige körperliche Belastung für einige Minuten durchzuhalten, so kann dann gelegentlich die Intensität ohne entsprechende Erschöpfung gesteigert werden. Dieses Phänomen, das als „second wind" bezeichnet wurde [51], beruht wahrscheinlich auf einer verstärkten Utilisation freier Fettsäuren als Folge der Hyperämie. Auch durch lokale Kälteanwendung kann das Einsetzen von Ermüdung und Muskelkrämpfen wirksam verzögert werden [52].
In der Literatur wurde weiterhin ein Fall beschrieben, der darauf hinweisen könnte, daß möglicherweise auch *intermittierender* Mangel an

Phosphorylaseaktivität vorkommen kann [26]. Dabei handelte es sich um ein Mädchen, das seit seinem 9. Lebensjahr unter belastungsinduzierten Muskelschmerzen und -schwellungen, speziell im Bereich des M. deltoideus und des M. triceps brachii klagte. Die Beschwerden besserten sich in Ruhe, bis zu ihrem völligen Verschwinden dauerte es allerdings einen ganzen Tag. Wiederholte Belastungstests ließen, wenn auch nicht regelmäßig reproduzierbar, eine Abnahme der Laktatproduktion nachweisen.

Progressive Muskeldystrophie (PMD)

Leistungseinschränkung

Die folgenden drei motorischen Komponenten sind beim Kind mit PMD eingeschränkt: Muskelkraft, Muskelausdauer und maximale aerobe Leistungsfähigkeit.

Muskelkraft

Diese motorische Eigenschaft ist entscheidend für die Fähigkeit des Kindes, aufzustehen, zu gehen und andere notwendige Funktionen des täglichen Lebens zu erfüllen. Klinische Beobachtungen [69] und Untersuchungen durch objektive Methoden [27, 32, 61] zeigen eine zunehmende Verminderung der Muskelkraft. Dies wird in der Abb. 7.6 verdeutlicht, in der Kinder mit einer Dystrophie vom Typ Duchenne mit gesunden Kindern hinsichtlich ihrer körperlängenbezogenen Muskelkraft verglichen werden. Während sich bei den gesunden Kindern eine kontinuierliche Zunahme der Muskelkraft nachweisen läßt, steigt sie bei dystrophischen Kindern nur minimal an. Die Absolutwerte entsprechen daher bei erkrankten Kindern im Alter von 16 Jahren den Werten 5jähriger gesunder Kinder, sie liegen teilweise sogar darunter [27]. Dieses Ausbleiben des Zuwachses an Muskelkraft im Verlauf des Wachstums entspricht einem ausgeprägten Funktionsverlust.

Das Ausmaß der muskulären Rückentwicklung wird deutlich, wenn man die Muskelkraft von Kindern mit PMD mit der 5. Perzentile einer etwa körperlich gleich großen Kontrollgruppe vergleicht. Ein entsprechender Vergleichswert wird in der Abb. 7.7 für sechs unterschiedliche Muskelgruppen gezeigt. Kinder mit einer Körperlänge von mehr als 120 cm liegen dabei sehr konstant unterhalb der 5. Perzentile. Dies besagt, daß letztlich Normwerte der Muskelkraft, die für gesunde Kinder erstellt wurden, bei der Bewertung von Kindern mit PMD nur wenig brauchbar sind.

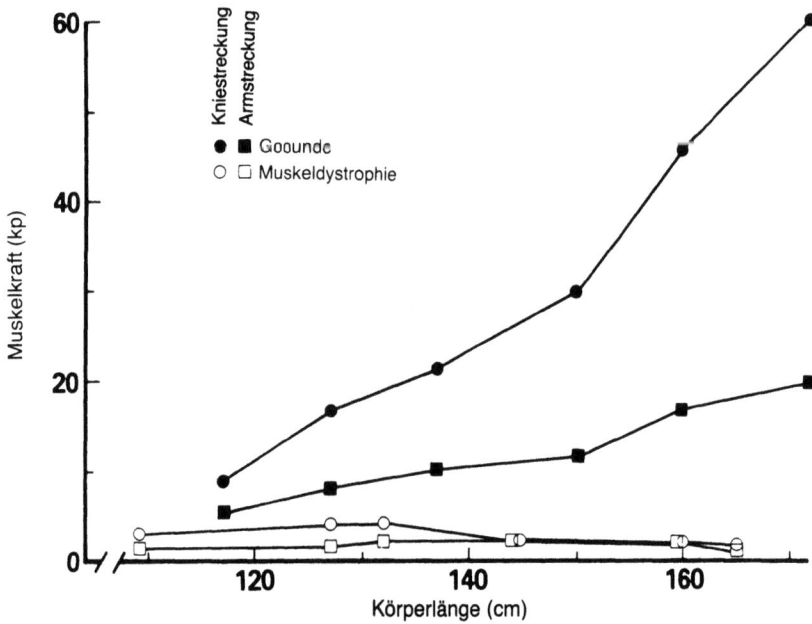

Abb. 7.6. Isometrische Muskelkraft im Vergleich zur Körperlänge bei Patienten mit Muskeldystrophie (n = 43) und bei gesunden Jungen (n = 45) im Alter von 5–16 Jahren. Die Untersuchungen wurden über die Spannungsmessung eines Zugseils durchgeführt. Mittelwerte für die Knie- und Ellenbogenextensoren. (Nach Fowler u. Gardner [27])

Muskelausdauer

Die Muskelkraft ist definiert als die maximale Kraft, die ein Muskel über eine kurze Zeitperiode von weniger als 5 s erbringen kann. Unter Muskelausdauer versteht man dagegen die Fähigkeit eines Muskels statische oder dynamische Kontraktionen über längere Zeit *durchzuführen*.
Die klinische Beobachtung zeigt die erheblich eingeschränkte muskuläre Ausdauer beim Kind mit PMD. Dies ergibt sich beispielsweise aus der leichten Ermüdbarkeit bei Belastungen wie Gehen oder Treppensteigen. Um hier zu objektiveren Aussagen zu kommen, wurde versucht, die Zeit, die ein Kind in liegender Position Kopf oder Beine 45° gegen den Boden geneigt halten kann, als Parameter der muskulären Ausdauer zu verwenden [32]. In dieser Untersuchung lagen 92% der erkrankten Kinder unterhalb der 5%-Marke gesunder Kontrollpersonen. Der Nachteil dieses Tests

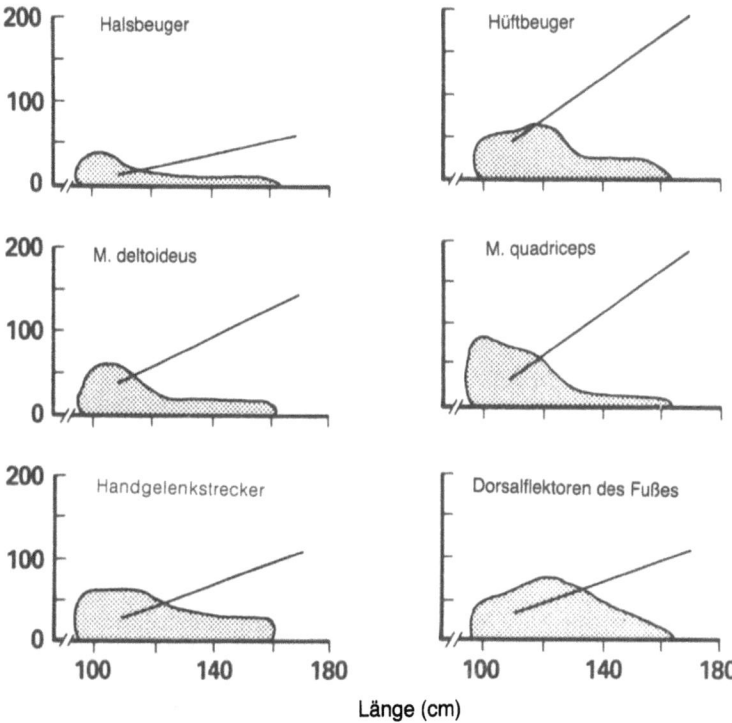

Abb. 7.7. Muskelkraft bei Kindern mit Duchenne-Muskeldystrophie *(schattierter Bereich)* im Vergleich zum unteren normalen Grenzwert bei gesunden Kindern. Die Untersuchungen wurden mit Hilfe des Hammersmith-Myometers durchgeführt. Die Regressionsgeraden wurden aus den Einzeldaten von jeweils 50% der Maximalkraft bei 215 gesunden Kindern errechnet. (Dargestellt in Anlehnung an Hosking et al. [32], mit Erlaubnis der Autoren)

besteht in der geringen Reproduzierbarkeit und der schlechten Standardisierbarkeit.

Aus diesem Grunde verwenden wir neuerdings den anaeroben 30-s-Wingate-Test zur Beurteilung der muskulären Ausdauer bei Kindern mit PMD (s. Anhang II). Die Abb. 7.8 zeigt ein entsprechendes Beispiel, bei dem ein Junge mit Becker-Muskeldystrophie einen fahrradergometrischen Test durchführte. Im Vergleich zu einem gesunden Kontrollkind waren maximale und mittlere Leistung deutlich eingeschränkt. Die Ermüdungsgeschwindigkeit, d. h. die Leistungsabnahme ausgedrückt als Prozentsatz des Maximums, lag dagegen bei beiden Jungen im gleichen Bereich von 40%. Ähnliche Ergebnisse wurden bei Drehkurbelarbeit mit den Armen erzielt.

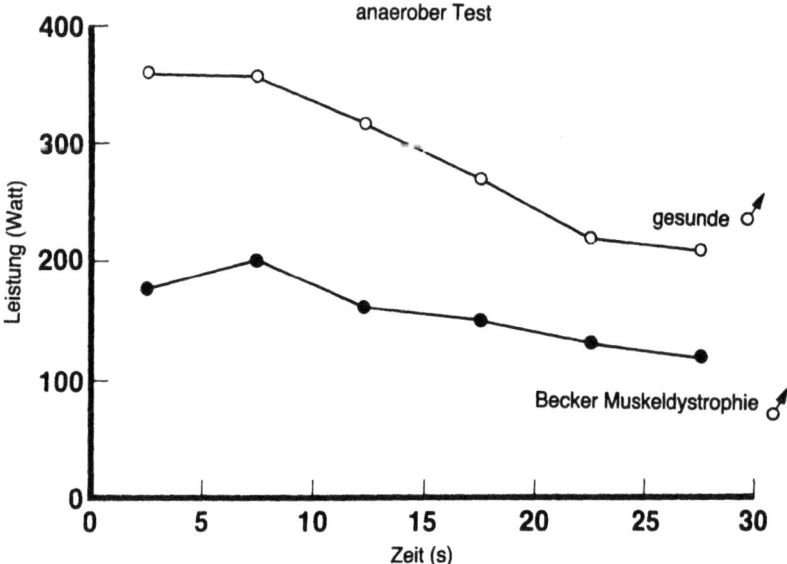

Abb. 7.8. Muskuläre Ausdauer bei Muskeldystrophie. Die Daten stammen jeweils von einem 14 Jahre alten Jungen mit Becker-Muskeldystrophie und einem 13 Jahre alten gesunden Jungen mit gleichem Körpergewicht, die beide einen anaeroben Wingate-Test am Fahrradergometer durchführten

Maximale aerobe Leistungsfähigkeit

Bei Patienten mit PMD [61] und anderen Myopathien [18] sind maximale Leistungsfähigkeit und maximale Sauerstoffaufnahme deutlich erniedrigt. Ursächlich hierfür sind einerseits die geringe Masse an funktionsfähiger Muskulatur, die diesen Patienten zur Verfügung steht, andererseits die bei ihnen bestehenden Einschränkungen der pulmonalen [34] und kardialen [29] Funktion. Dagegen finden sich bei Patienten mit Myopathien im Vergleich zu gesunden Kollektiven keine Unterschiede im mechanischen Wirkungsgrad oder der aerob-anaeroben Schwelle [18].

Bewegungsgewohnheiten

Beim Patienten mit PMD wird der natürliche Krankheitsverlauf äußerlich in seiner körperlichen Aktivität augenfällig. Beim Typ Duchenne, der sich fast immer sehr früh in der Kindheit manifestiert, handelt es sich um einen sehr rasch progredienten Prozess. Auch wenn beim Kind zu Beginn der Erkrankung die Motorik scheinbar zunächst noch sehr gut sein kann, ist sein Schicksal i. allg. schon vor der Pubertät oder sogar noch eher von Bettlägrigkeit und Rollstuhldasein bestimmt. In einer kürzeren Übergangsperiode kann ihm mit Hilfe von Stützverbänden ein gewisses Ausmaß an Gehfähigkeit erhalten werden. Wenngleich sich der Funktionsverlust bei Krankheitsformen mit geringerer Progredienz wie beispielsweise beim Typ Becker langsamer entwickelt, so gibt es doch im prinzipiellen Verlaufsmuster keine wesentlichen Unterschiede.

Das Ausmaß an körperlicher Aktivität des noch gehfähigen PMD-Patienten kann in 4 Stadien eingeteilt werden [69]:
1. Normale Gehfähigkeit mit nur geringer funktioneller Einschränkung.
2. Deutlichere Einschränkungen bei der Durchführung stärkerer Belastungen in Verbindung mit einer Reduktion des Ausmaßes an körperlicher Aktivität.
3. Einschränkungen bei jeder Form körperlicher Aktivität; die täglich gehend oder stehend verbrachte Zeit liegt unterhalb von 2 h.
4. Im Gehen oder Stehen verbrachte Zeit pro Tag unter 30 min.

Wenngleich man natürlich gern über objektive Beurteilungskriterien für Muskelkraft und -ermüdbarkeit verfügen würde, ist eine solche Einteilung vorwiegend aus praktisch-klinischer Sicht bedeutsam. Letztlich ist für die Einordnung des Krankheitsstadiums die summarische Gehfähigkeit des Kindes wichtiger als die speziellen Funktionsparameter einzelner Muskelgruppen.

Das Abgleiten in ein Rollstuhldasein wird von einer Reihe von unterschiedlichen Faktoren bestimmt, im einzelnen von der verbleibenden Muskelkraft, speziell im Bereich der Knie- und Hüftstrecker, dem Ausmaß an Kontrakturen im Bereich der Beingelenke, besonders der Kniegelenke, Verletzungen und Bettlägrigkeit, der Entwicklung eines Übergewichts, das eine zusätzliche Belastung für die Restmuskulatur bedeutet, psychischen Faktoren wie Überängstlichkeit aus Furcht vor Stürzen oder Isolierung von der Außenwelt, und letztlich der in bester Absicht gefaßte Entschluß von Verwandten oder Lehrern dem Kind sein Schicksal durch die Anschaffung eines Rollstuhls zu „erleichtern". Als weitere Faktoren, die den Verlust an Gehfähigkeit beschleunigen, sind zu nennen: langes Sitzen mit gebeugten Knien, die Entwicklung einer Spitzfußstellung, die das Kind zu einem Zehengang zwingt, ein asymmetrischer Befall der Beine, der zur „Bevorzugung" einer Seite und damit zu unilateralen Kontrakturen führt. Ist ein Kind mit Muskeldystrophie über einige Wochen zur Bettlägrigkeit gezwungen, dann ist es anschließend häufig nie mehr in der Lage zu gehen, unabhängig davon, welcher der genannten Gründe im einzelnen hierfür die Ursache darstellt. Während Bettruhe entwickeln sich Kontrakturen und Atrophien der Restmuskulatur so rasch, daß meist selbst chirurgische Eingriffe oder Stützverbände nicht mehr in der Lage sind, dem Kind wieder zum Gehen zu verhelfen [17].

Zusammenfassend ist festzustellen, daß letztlich die Rückentwicklung des Kindes von der Gehfähigkeit zu einem von Immobilisierung gekennzeichneten Lebensstils zwar unvermeidlich ist, trotzdem können sich in einer solchen Entwicklung dann, wenn sie *früher* als notwendig erfolgt, Behandlungsfehler ausdrücken.

Stellenwert der körperlichen Aktivität in der Therapie des muskel-dystrophischen Kindes

Zunächst ist hervorzuheben, daß die verbliebene Restmuskulatur trainierbar ist. Wenn Kraft und Funktion dieser Restmuskulatur verbessert werden, so kann man eine Verzögerung der funktionellen Verschlechterung, vielleicht sogar eine Funktions*verbesserung* erwarten. Die Konsequenz hieraus könnte eine Verlängerung der Phase sein, in der dem Kind aufrechte Körperhaltung und Gehfähigkeit erhalten werden können. Die Auswirkungen eines körperlichen Trainings wurden in verschiedenen Studien untersucht [1, 22, 28, 50, 70].
Ein Beispiel für die positiven Effekte eines Krafttrainings wird in der Abb. 7.9 demonstriert. In dieser Untersuchung führten 6 bis 10 Jahre alte

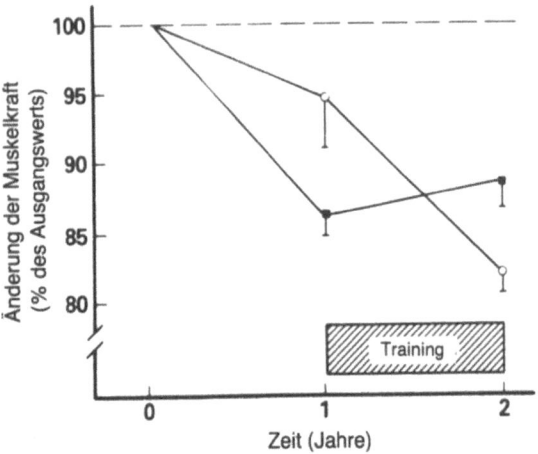

Abb. 7.9. Veränderungen der Muskelkraft bei Kindern mit Duchenne-Dystrophie (n = 14) vor und im Verlauf eines 1jährigen Trainingsprogramms (□). Im Vergleich dazu werden die Werte einer nichttrainierenden Gruppe dystrophischer Kinder aufgezeichnet (n = 14) (○). Als „Muskelkraft" wird ein zusammengefaßter Index bezeichnet, der auf den Meßwerten verschiedener Einzelmuskeln unter Berücksichtigung ihrer jeweiligen angenommenen Muskelmasse basiert. Die vertikalen Linien geben den einfachen Standardschätzfehler (S.E.M.) wieder. (Nach Daten von Vignos u. Watkins [70])

Jungen mit Duchenne-Muskeldystrophie über 1 Jahr hinweg ein Programm durch, das Belastungen gegen Widerstand sowie Belastungen mit Fremdunterstützung im Bereich der Oberschenkelabduktoren und -strekker, der Kniestrecker, der Armbeuger sowie der Bauchmuskeln umfaßte [70]. Wie aus der Abb. 7.9 hervorgeht, kam es innerhalb des Jahres vor dem Trainingsprogramm zu einer Abnahme der Muskelkraft um etwa 15%. In dem Jahr, in dem das Training durchgeführt wurde, nahm dagegen die Kraft nicht mehr weiter ab. Ein solcher weiterer Verlust an Kraft wurde dagegen bei einer gleichaltrigen Kontrollgruppe von Patienten, die nicht trainierten, beobachtet. Diese Befunde weisen darauf hin, daß die Restmuskulatur tatsächlich trainierbar ist, daß somit die Progredienz des Verlusts an muskulärer Kraft verlangsamt werden kann. Ein interessanter, wenngleich noch ungeklärter Nebenbefund bestand in einer kurzzeitigen Verbesserung des assoziativen Lernvermögens bei Jungen mit PMD nach einer vorausgegangenen Belastung [23, 24].

Die bisher verfügbaren Informationen über die optimalen Formen eines Trainings für Kinder mit PMD sind noch nicht ausreichend. Dabei ist besonders die Verbesserung der muskulären *Ausdauer* zu berücksichtigen. Auf der Basis unseres derzeitigen Wissensstandes sind folgende Schlußfolgerungen erlaubt:

1. Bei Kindern mit Dystrophie vom Typ Duchenne, besonders bei Erkrankungen mit langsamerer Progredienz, kann durch ein entsprechend ausgerichtetes über mehrere Monate hinweg durchgeführtes Training die Muskelkraft verbessert werden.
2. Der Grad der Verbesserung wird von der verbliebenen Restmuskulatur bestimmt, d. h. je weiter die Erkrankung fortgeschritten ist, um so geringer ist die Verbesserung der Muskelkraft.
3. Ein muskuläres Krafttraining *allein* kann die Geschwindigkeit des Verlusts an Gehfähigkeit nicht verlangsamen. Hierzu sind weitere spezifische Aktivitäten erforderlich, die dem Patienten beim Aufstehen, Stehen und Gehen unterstützen, evtl. unter Verwendung von Hilfsgeräten oder anderen Maßnahmen.
4. Spezielle Aufmerksamkeit ist der Vorbeugung gegenüber von Kontrakturen bzw. der Behandlung evtl. schon vorhandener Kontrakturen zu widmen. Kommt eine Kontraktur hinzu, so kann sich auch ein Muskel, der prinzipiell noch kräftig genug wäre, eine Gliedmaße zu bewegen, als zu schwach erweisen.
5. Auf jeden Fall ist die Entwicklung eines Übergewichts zu vermeiden. Dies kann dazu führen, daß die geschwächte Muskulatur nicht mehr in der Lage ist, das Körpergewicht des Patienten zu tragen.

Das letztlich unvermeidliche Abgleiten ins Rollstuhldasein stellt jedes Mal für Eltern und Kind gleichermaßen einen erheblichen Rückschlag dar. Durch die Auslieferung an körperliche Passivität gibt sich der Patient gewissermaßen der Entwicklung von Übergewicht, kardiorespiratorischer Funktionsverschlechterung, Skoliose, Beinödemen, beschleunigter Muskelatrophie, Muskelschwäche, Kontrakturen und emotionaler Krisen preis [60]. Es ist daher Aufgabe des Therapeuten, die Resignation des Patienten in einem passiven Lebensstil zu verhindern und statt dessen den Übergang zu einem Rollstuhldasein als Möglichkeit *verstärkter* körperlicher Aktivitäten zu nutzen. In diesem Zusammenhang kann auf Lehrbücher der Physiotherapie und des Behindertensports verwiesen werden [21], in denen spezielle Sportformen für Rollstuhlpatienten aufgezeigt werden.

Skoliose

Funktionelle Einschränkungen und Leistungsfähigkeit

Kinder und Jugendliche mit geringer oder mäßiger Skoliose leiden unter keinerlei belastungsabhängigen Beschwerden oder Leistungseinschränkungen. Bei ausgeprägter Skoliose wird dagegen häufig Belastungsdyspnoe angegeben, die Patienten weisen eine niedrige maximale aerobe Leistungsfähigkeit auf [14, 58, 59]. Die maximale Sauerstoffaufnahme überschreitet i. allg. bei schwer betroffenen Patienten 25 ml/kg · min nicht, im Extremfall kann sie bis 11 ml/kg · min abfallen, im Vergleich zu Normalwerten bei Gesunden von 40–55 ml/kg · min.
Die niedrige maximale aerobe Leistungsfähigkeit hat ihre Gründe in der Thoraxdeformität, der Lungenverkleinerung, sowie in Trainings- und Bewegungsmangel. Die Tabelle 7.1 faßt die wichtigsten Einschränkungen in der Lungenfunktion in Ruhe und bei Belastung zusammen. Die Thoraxdeformität beim Skoliosekind führt zu folgenden Konsequenzen: Verkleinerung des totalen Lungenvolumens sowie der Vitalkapazität in Ruhe, auch bei Normierung auf die kleine Körperstatur; erhöhte Arbeit der Atemmuskulatur, die sich als Folge des veränderten Ansatzes an den Rippen unter mechanisch ungünstigen Bedingungen kontrahiert [13, 14]; gestörtes Verhältnis von Ventilation zu Perfusion in einzelnen Lungenabschnitten mit der Konsequenz eines erhöhten alveolär-arteriellen pO_2-Gradienten, speziell unter körperlicher Belastung (in der Literatur wurde über Gradienten bis zu 35–40 mm Hg berichtet); hoher physiologischer Totraum unter Belastung; hoher pulmonal-arterieller Druck in Ruhe und unter Belastung [57], allerdings ohne eine Erhöhung des Pulmonalkapillardrucks. Der Sauerstoffbedarf während des Gehens ist beim Patienten mit fortgeschrittener Skoliose erhöht [37], wahrscheinlich aufgrund der mechanischen Störung der Gehtechnik, zusätzlich aber auch aufgrund des hohen Sauerstoffbedarfs der Atemmuskulatur.

Tabelle 7.1. Lungenfunktion in Ruhe und während körperlicher Belastung bei Patienten mit mäßiger und schwerer Skoliose, im Vergleich zu Gesunden

Funktion	Vergleich zu gesunden Personen
Ruhe	
Totale Lungenkapazität	Niedriger
Vitalkapazität	Niedriger
Atemarbeit	Höher
Alveoläre Ventilation	Niedriger
Pulmonal-arterieller Druck	Höher
Submaximale Belastung	
Atemminutenvolumen	Höher
(A-a) $_pO_2$-Gradient	Höher
Pulmonal-arterieller Druck	Höher
Maximale Belastung	
Sauerstoffaufnahme	Niedriger
Atemminutenvolumen	Niedriger
Pulmonal-arterieller Druck	Höher

Das Kind mit schwerer Skoliose wehrt sich angesichts seiner unästhetischen äußerlichen Erscheinung sowie seiner belastungsinduzierten Dyspnoe häufig gegen die Teilnahme an spielerischen und anderen körperlichen Aktivitäten. Das Resultat kann ein Circulus vitiosus aus weiterem Bewegungsmangel und funktioneller Verschlechterung sein. Nicht selten ist der sekundäre Bewegungsmangel für die verringerte Belastbarkeit von größerer Bedeutung als die pulmonale Funktionseinschränkung, die nur bei erheblich fortgeschrittenen Stadien der Thoraxdeformität zum limitierenden Faktor wird, ein Stadium, das i. allg. beim Kind oder Jugendlichen mit idiopathischer Skoliose noch nicht erreicht wird [14]. Im Gegensatz zu der hier vertretenen Meinung wird von anderen Autoren dagegen die Ventilationseinschränkung als entscheidender Faktor für die Leistungsfähigkeit bei Kindern und Jugendlichen mit Skoliose hervorgehoben [56].

Die funktionellen Verbesserungen unter körperlicher Belastung als Folge versteifender Wirbelsäulenoperationen sind kaum nennenswert. Es wurde lediglich eine geringgradige Zunahme des Atemminutenvolumens in seinem Maximum [66] bzw. eine leichte Abnahme in submaximalen Bereichen [58] beobachtet. Auch die Sauerstoffaufnahme pro kg Körpergewicht während Gehens auf dem Laufband nahm etwas ab [37]. Das Vorhandensein solcher Veränderungen, bzw. ihr Fehlen bei anderen Funktionsparametern, lassen sich nur schwer interpretieren angesichts von Unterschieden in den Körperdimensionen, dem individuellen Reifungsgrad, den Bewegungsgewohnheiten, sowie der Leistungsfähigkeit bei prä- und postoperativen Patienten.

Auswirkungen einer Bewegungstherapie

Bewegungstherapie wird bei Skoliosen aus zwei Gründen empfohlen. Der erste besteht in einer Mobilisierung und Kräftigung der Rumpf- und Beinmuskulatur, die für die Körperhaltung verantwortlich ist. Dabei wird von der Annahme ausgegangen, daß Training in Kombination mit anderen Therapieformen die Zunahme der Wirbelsäulenkrümmung verlangsamt, möglicherweise sogar umkehrt. Die zweite Begründung ergibt sich in der Hoffnung, durch Belastung eine Reihe pulmonaler Parameter sowie die Leistungsfähigkeit verbessern zu können.

Im Rahmen dieses Buches können spezielle bewegungstherapeutische Verfahren zur Verzögerung der Haltungsverschlechterung im Bereich der Wirbelsäule nicht erörtert werden. Dieses Thema wird in Lehrbüchern der Krankengymnastik sowie des Behindertensports abgehandelt. Die Feststellung, daß die Ergebnisse in sich widersprüchlich sind, speziell dann, wenn Kontrollgruppen in die Beobachtung miteinbezogen werden [67], mag an dieser Stelle genügen.

Durch körperliches Training kann eine Verbesserung der maximalen Sauerstoffaufnahme sowie der Atemökonomie, ausgedrückt im Verhältnis von Atemminutenvolumen zu Sauerstoffaufnahme, erreicht werden. Dieser Befund wurde bei Patienten mit unterschiedlichen Schweregraden von Skoliose erhoben [14, 65, 66, 68]. Ebenso wie für andere Trainingsprogramme gilt auch hier, daß die Mitarbeit des Patienten durch entsprechende Überwachung der Übungsstunden ansteigt. Zuhause durchgeführte bewegungstherapeutische Programme führen i. allg. nicht zu wesentlichen Übungseffekten [59].

Zur Frage, ob bestimmte Kinder mit Skoliose auf eine Bewegungstherapie mit einer deutlicheren funktionellen Verbesserung reagieren als andere, liegen bisher noch keine definitiven Studien an großen, nach dem Schweregrad ihrer Schädigung selektierten Patientenkollektiven vor. Trotzdem sind die geringsten Trainingserfolge anscheinend bei Patienten mit stark fortgeschrittener Skoliose in einem Krümmungsbereich von 130–150° zu erwarten.

Für eine Reihe dieser Patienten muß darüber hinaus von stärkeren körperlichen Anstrengungen abgeraten werden, da sich bei ihnen unter Belastung hohe pulmonal-arterielle Drücke entwickeln können [57]. Bei Patienten mit geringerer Skolioseausprägung wurde keine Korrelation zwischen Steigerung der maximalen Sauerstoffaufnahme und dem Grad der Wirbelsäulenkrümmung zu Beginn des Trainings gefunden [14, 65].

Literatur

1. Abramson AS, Rogoff J: Physical treatment in muscular dystrophy (abstract). Proceedings of the 2nd Medical Conference of the Muscular Dystrophy Association 123–124, 1952.
2. American Academy of Pediatrics. Committee Report: The epileptic child and competitive school athletics. Pediatrics 42:700–703, 1968.
3. American Medical Association Committee on the Medical Aspects of Sports and the Committee on Exercise and Physical Fitness: Convulsive disorders and participation in sports and physical education. Joint statement. JAMA 206:1291, 1968.
4. American Medical Association Committee on the Medical Aspects of Sports: Epileptics and contact sports. Position statement. JAMA 229:820–821, 1974.
5. Anderson AD, Levine SA, Gellert H: Loss of ambulatory ability in patients with old anterior poliomyelitis. Lancet 2:1061–1063, 1972.
6. Angel RW, Hofmann WW: The H reflex in normal, spastic and rigid subjects. Arch Neurol 8:591–596, 1963.
7. Aptekar RG, Ford F, Bleck EE: Light patterns as a means of assessing and recording gait. II. Results in children with cerebral palsy. Dev Med Child Neurol 18:37–40, 1976.
8. Bar-Or O, Inbar O, Spira R: Physiological effects of a sports rehabilitation program on cerebral palsied and post-poliomyelitic adolescents. Med Sci Sports 8:157–161, 1976.
9. Berg K: Effect of physical training of school children with cerebral palsy. Acta Paediatr Scand Suppl 204:27–33, 1970.
10. Berg K: Heart-rate telemetry for evaluation of the energy expenditure of children with cerebral palsy. Am J Clin Nutr 24:1438–1445, 1971.
11. Berg K, Bjure J: Methods for evaluation of the physical working capacity of school children with cerebral palsy. Acta Paediatr Scand Suppl 204:15–26, 1970.
12. Berg K, Olsson T: Energy requirements of school children with cerebral palsy as determined from indirect calorimetry. Acta Paediatr Scand Suppl. 204:71–80, 1970.
13. Bergofsky EH, Turino GM, Fishman AP: Cardiorespiratory failure in kyphoscoliosis. Medicine 38:263–317, 1959.
14. Bjure J, Grimby G, Nachemson A: The effect of physical training in girls with idiopathic scoliosis. Acta Orthop Scand 40:325–333, 1969.
15. Boucharlat J, Maitre A, Ledru J: Sport et épilepsie de l'enfant. Ann Med Psychol (Paris) 1:392–401, 1973.
16. Bower BD: Epilepsy and school athletics. Dev Med Child Neurol 11:244–245, 1969.
17. Bowker JH, Halpin PJ: Factors determining success in reambulation of the child with progressive muscular dystrophy. Orthop Clin North Am 9:431–436, 1978.

18. Carroll JE, Hagberg JM, Brooke MH, Shumate JB: Bicycle ergometry and gas exchange. Measurements in neuromuscular diseases. Arch Neurol 36:457–461, 1979.
19. Chase D: With epilepsy they take the medicine and play. Physician Sportsmed 2:61, 1974.
20. Cragg S: Patty's Magnificent Marathon. Readers' Digest April 1978, pp. 75–78.
21. Cratty BJ: Adapted Physical Education for Handicapped Children and Youth. Love Publishing Co., Denver, 1980.
22. Dowben RM: Treatment of muscular dystrophy with steroids. A preliminary report. New Eng J Med 268:912–916, 1963.
23. Eickelberg WWB, Less M: The effects of passive exercise of skeletal muscles on cardiac cost, respiratory function and associative learning in severe myopathic children. J Hum Ergology 3:157–162, 1975.
24. Eickelberg WWB, Less M, Engels WC: Respiratory, cardiac and learning changes in exercised muscular dystrophic children (abstract). Percept Motor Skills 43:66, 1976.
25. Ekblom B, Lundberg A: Effects of physical training on adolescents with severe motor handicaps. Acta Paediatr Scand 57:17–23, 1968.
26. Eriksson BO, Hansson O, Karlsson J, Piehl K: Muscle metabolic studies of a girl with McArdle-like syndrome. In: Borms J, Hebbelinck J (eds.) Pediatric Work Physiology. Karger, Basel, 1978, pp. 65–71.
27. Fowler WM Jr, Gardner GW: Quantitative strength measurements in muscular dystrophy. Arch Phys Med Rehab 48:629–644, 1967.
28. Fowler WM Jr, Pearson CM, Egstrom GH, Gardner GW: Ineffective treatment of muscular dystrophy with an anabolic steroid and other measures. N Engl J Med 272:875–882, 1965.
29. Gailani S, Danowski TS, Fisher DS: Muscular dystrophy. Catheterization studies indicating latent congestive heart failure. Circulation 17:585–588, 1958.
30. Gotze W, Kubicki St, Hunter M, Teichmann J: Effect of physical exercise on seizure threshold. Dis Nerv Syst 28:664–667, 1967.
31. Gündel L: Empfehlungen für die Befreiung anfallskranker Kinder vom Schulsport. Deutsch Med Wochensr 100:491–494, 1975.
32. Hosking GP, Bhat US, Dubowitz V, Edwards RHT: Measurements of muscle strength and performance in children with normal and diseased muscle. Arch Dis Child 51:957–963, 1976.
33. Huberman G: Organized sports activities with cerebral palsied adolescents. Rehab Lit 37:103–107, 1976.
34. Inkley SR, Oldenburg FC, Vignos PJ: Pulmonary function in Duchenne muscular dystrophy related to stages of the disease. Am J Med 56:297–306, 1974.
35. Korczyn AD: Participation of epileptic patients in sports. J Sports Med Phys Fitness 19:195–198, 1979.

36. Landin S, Hagenfeldt L, Saltin B, Wahren J: Muscle metabolism during exercise in hemiparetic patients. Clin Sci Mol Med 53:257–269, 1977.
37. Lindh M: Energy expenditure during walking in patients with scoliosis. The effect of surgical correction. Spine 3:122–134, 1978.
38. Livingston S: Should physical activity of the epileptic child be restricted? Clin Pediatr 10:694–696, 1971.
39. Livingston S: Physical activity for the epileptic child. In: Livingston S (ed.) Comprehensive Management of Epilepsy in Infancy, Childhood and Adolescence. Charles C. Thomas, Springfield, 1972, pp. 143–148.
40. Livingston S: Should epileptics be athletes? Sports Med 3:67–72, 1975.
41. Livingston S, Pauli LL, Pruce I: Epilepsy and sports (letter). JAMA 239:2, 1978.
42. Lundberg A: Changes in the working pulse during the school year in adolescents with cerebral palsy. Scand J Rehab Med 5:12–17, 1973.
43. Lundberg A: Mechanical efficiency in bicycle ergometer work of young adults with cerebral palsy. Dev Med Child Neurol 17:434–439, 1975.
44. Lundberg A: Oxygen consumption in relation to work load in students with cerebral palsy. J Appl Physiol 40:873–875, 1976.
45. Lundberg A: Maximal aerobic capacity of young people with spastic cerebral palsy. Dev Med Child Neurol 20:205–210, 1978.
46. Lundberg A, Ovenfors CO, Saltin B: Effect of physical training on schoolchildren with cerebral palsy. Acta Paediatr Scand 56:182–188, 1967.
47. Lundberg A, Pernow B: The effect of physical training on oxygen utilization and lactate formation in the exercising muscle of adolescents with motor handicaps. Scand J Clin Lab Invest 26:89–96, 1970.
48. McArdle B: Myopathy due to a defect in muscle glycogen breakdown. Clin Sci 10:13–35, 1951.
49. Molbech S: Energy cost in level walking in subjects with an abnormal gait. In: Evang K, Andersen KL (eds.) Physical Activity in Health and Disease. Universitets Forlaget, Oslo, 1966, p. 146.
50. Nesvadba Z, Hoskova L, Rennerova A: Rehabilitation of children with muscular dystrophy at the state spa of Jansko Lazne. In: Walton L, Canal N, Scarlato G (eds.) Muscle Diseases. Excerpta Medica, Amsterdam, 1970, pp. 555–557.
51. Pernow BB, Havel RJ, Jennings DB: The second wind phenomenon in McArdle's syndrome. Acta Med Scand Suppl 472:294–307, 1967.
52. Ricker K, Hertel G: Influence of local cooling on the muscle contracture and paresis of McArdle's disease. J Neurol 215:287–290, 1977.
53. Rieckert H, Bruhn L, Schwalm U, Schnizer W: Ein Ausdauertraining im Rahmen des Schulsports bei worweigend spastisch gelähmten Kindern. Med Welt 28:1694–1701, 1977.
54. Rose KD: Should epileptics be barred from contact sports? AMA changes position. Med World News 62B–63B, 1974.
55. Rotzinger H, Stoboy H: Comparison between clinical judgment and electromyographic investigations of the effect of a special training program for CP children. Acta Paediatr Belg 28[Suppl.]:121–128, 1974.

56. Shneerson JM: The cardiorespiratory response to exercise in thoracic scoliosis. Thorax 33:457–463, 1978.
57. Shneerson JM: Pulmonary artery pressure in thoracic scoliosis during and after exercise while breathing air and pure oxygen. Thorax 33:747–754, 1978.
58. Shneerson JM, Edgar MA: Cardiac and respiratory function before and after spinal fusion in adolescent idiopathic scoliosis. Thorax 34:658–661, 1979.
59. Shneerson JM, Madgwick R: The effect of physical training on exercise ability in adolescent idiopathic scoliosis. Acta Orthop Scand 50:303–306, 1979.
60. Siegel IM: Muscular dystrophy: interdisciplinary approach and management. Postgrad Med 69:125–133, 1981.
61. Sockolov R, Irwin B, Dressendorfer RH, Bernauer EM: Exercise performance in 6- to 11-year-old boys with Duchenne muscular dystrophy. Arch Phys Med Rehab 58:195–201, 1977.
62. Sommer M: Improvement of motor skills and adaptation of the circulatory system in wheelchair-bound children in cerebral palsy. In: Simri U (ed.) Sports as a Means of Rehabilitation. Wingate Institute, Natanya, 1971, pp. 11/1–11/11.
63. Spira R: Contribution of the H-reflex to the study of spasticity in adolescents. Dev Med Child Neurol 16:150–157, 1974.
64. Spira R, Bar-Or O: An investigation of the ambulation problems associated with severe motor paralysis in adolescents. Influence of physical conditioning and adapted sport activities. Final report. Project No. 19-P-58065-F-01, U.S. Dept. HEW, Social Rehabilitation Services, 1975.
65. Stoboy H: Pulmonary function and spiroergometric criteria in scoliotic patients before and after Harrington Rod surgery and physical exercise. In: Borms J, Hebbelinck M (eds.) Pediatric Work Physiology. Karger, Basel, 1978, pp. 72–81.
66. Stoboy H, Speierer B: Lungenfunktionswerte und spiroergometrische Parameter während der Rehabilitation von Patienten mit idiopathischer Skoliose. Arch Orthop Unfall-Chir 81:247–254, 1975.
67. Stone B, Beekman C, Hall V, et al: The effects of an exercise program on change in curve in adolescents with minimal idiopathic scoliosis. A preliminary study. Phys Ther 59:759–763, 1979.
68. Sünram F, Götze HG, Scheele K: Arterielle Blutgase und Säure-Basen-Verhältnisse nach dosierter Ergometerbelastung bei 12-18-jährigen Mädchen mit idiopathischen Thorakalskoliosen vor und nach einem vierwöchigen Training. Sportarzt Sportmed 25:6–12, 3–38, 1974.
69. Vignos PJ Jr, Archibald KC: Maintenance of ambulation in childhood muscular dystrophy. J Chron Dis 12:273–290, 1960.
70. Vignos PJ, Watkins MP: The effect of exercise in muscular dystrophy. JAMA 197:843–848, 1966.

Auswirkungen einer Bewegungstherapie

Bewegungstherapie wird bei Skoliosen aus zwei Gründen empfohlen. Der erste besteht in einer Mobilisierung und Kräftigung der Rumpf- und Beinmuskulatur, die für die Körperhaltung verantwortlich ist. Dabei wird von der Annahme ausgegangen, daß Training in Kombination mit anderen Therapieformen die Zunahme der Wirbelsäulenkrümmung verlangsamt, möglicherweise sogar umkehrt. Die zweite Begründung ergibt sich in der Hoffnung, durch Belastung eine Reihe pulmonaler Parameter sowie die Leistungsfähigkeit verbessern zu können.

Im Rahmen dieses Buches können spezielle bewegungstherapeutische Verfahren zur Verzögerung der Haltungsverschlechterung im Bereich der Wirbelsäule nicht erörtert werden. Dieses Thema wird in Lehrbüchern der Krankengymnastik sowie des Behindertensports abgehandelt. Die Feststellung, daß die Ergebnisse in sich widersprüchlich sind, speziell dann, wenn Kontrollgruppen in die Beobachtung miteinbezogen werden [67], mag an dieser Stelle genügen.

Durch körperliches Training kann eine Verbesserung der maximalen Sauerstoffaufnahme sowie der Atemökonomie, ausgedrückt im Verhältnis von Atemminutenvolumen zu Sauerstoffaufnahme, erreicht werden. Dieser Befund wurde bei Patienten mit unterschiedlichen Schweregraden von Skoliose erhoben [14, 65, 66, 68]. Ebenso wie für andere Trainingsprogramme gilt auch hier, daß die Mitarbeit des Patienten durch entsprechende Überwachung der Übungsstunden ansteigt. Zuhause durchgeführte bewegungstherapeutische Programme führen i. allg. nicht zu wesentlichen Übungseffekten [59].

Zur Frage, ob bestimmte Kinder mit Skoliose auf eine Bewegungstherapie mit einer deutlicheren funktionellen Verbesserung reagieren als andere, liegen bisher noch keine definitiven Studien an großen, nach dem Schweregrad ihrer Schädigung selektierten Patientenkollektiven vor. Trotzdem sind die geringsten Trainingserfolge anscheinend bei Patienten mit stark fortgeschrittener Skoliose in einem Krümmungsbereich von 130–150° zu erwarten.

Für eine Reihe dieser Patienten muß darüber hinaus von stärkeren körperlichen Anstrengungen abgeraten werden, da sich bei ihnen unter Belastung hohe pulmonal-arterielle Drücke entwickeln können [57]. Bei Patienten mit geringerer Skolioseausprägung wurde keine Korrelation zwischen Steigerung der maximalen Sauerstoffaufnahme und dem Grad der Wirbelsäulenkrümmung zu Beginn des Trainings gefunden [14, 65].

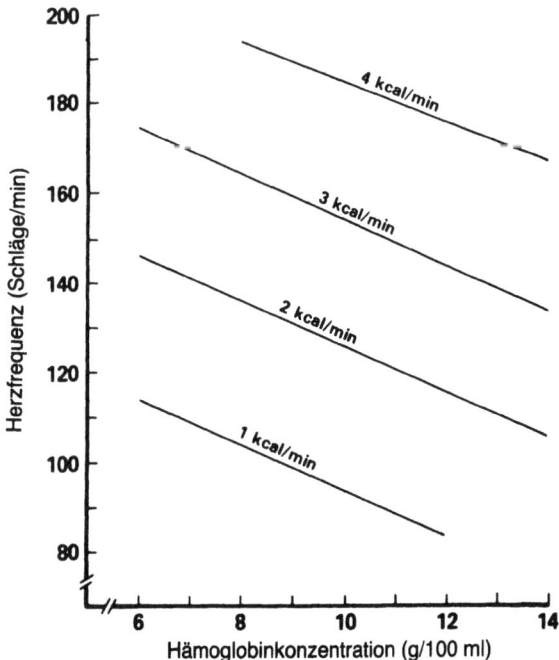

Abb. 8.1. Anämie und Herzfrequenzreaktion unter Belastung. Beziehung zwischen Hämoglobinkonzentration im Blut und Herzfrequenz bei vier unterschiedlichen Belastungsintensitäten. Schematische Darstellung für ein 25 kg schweres Kind. (Nach Daten von Gandra u. Bradfield [15])

Der zweite angesprochene Kompensationsmechanismus für den anämischen Patienten besteht in der „Rechtsverschiebung" der Sauerstoffdissoziationskurve [26]. Hierdurch wird eine erhöhte Sauerstoffreisetzung ins Gewebe für einen gegebenen pO_2 bewirkt. Die genauen Gründe dieser Verschiebung sind noch nicht geklärt. Ursächlich hierfür könnten eine Steigerung des pCO_2 sein, ein Abfall des pH, oder eine Zunahme des 2,3-DPG-Gehalts im Erythrozyten [3]. Diese Möglichkeiten wurden bisher beim Kind unter körperlicher Belastung noch nicht näher untersucht.

Körperliche Leistungsfähigkeit

Aufgrund der oben geschilderten Kompensationsmechanismen ist das anämische Kind i. allg. bei niedrigen und mäßigen Intensitäten gut belastbar. Proportional zum Ausmaß seiner Anämie ist dagegen die maximale

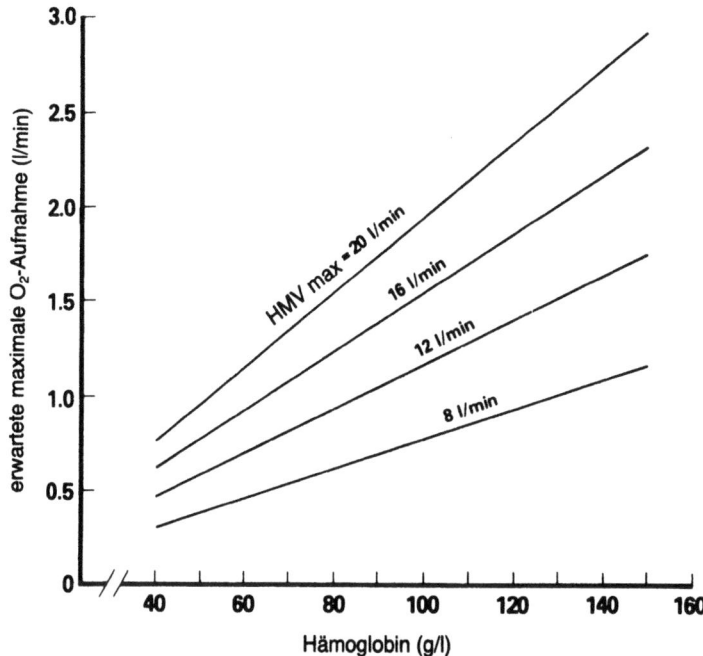

Abb. 8.2. Maximale Sauerstoffaufnahme als Funktion von Hämoglobinkonzentration und maximalem Herzminutenvolumen (HMV_{max}). Die Regressionslinien wurden unter Zugrundelegung folgender Voraussetzungen erstellt: 1 g Hämoglobin transportiert 1,36 ml Sauerstoff, das arterielle Hämoglobin ist bei maximaler Belastung zu 90% sauerstoffgesättigt, die Sauerstoffutilisation liegt unter maximaler Belastung bei 80% des arteriellen Sauerstoffgehalts

aerobe Leistungsfähigkeit eingeschränkt [23, 27]. Die Leistungsfähigkeit des Kindes ist darüber hinaus von seinem maximalen Herzminutenvolumen abhängig. Diese Verhältnisse werden in der Abb. 8.2 auf der Basis von theoretischen Überlegungen dargestellt (s. auch Literaturstelle [29]). Es ist jedoch zu unterstreichen, daß die Anämie i. allg. selten als isolierte Krankheit beobachtet wird. So tritt sie beispielsweise im Rahmen von Unterernährung auf, die schon an sich die Leistungsfähigkeit einschränkt [8]. Bei anderen Kindern findet sich eine schwere Anämie im Verlauf eines chronischen Nierenversagens, das gleichfalls zur Verschlechterung der Leistungsfähigkeit beiträgt [27]. Bewegungsmangel stellt einen weiteren möglichen Grund zur Verminderung der Leistungsfähigkeit im Rahmen einer Anämie dar. Trotz dieser verschiedenen Möglichkeiten zur Leistungseinschränkung sind bisher nur wenige Daten hinsichtlich der Leistungsfähigkeit bei anämischen Kindern verfügbar. In einer Untersuchung aus Brasilien [15] wurden *keine Unterschiede* in den Bewegungsmustern anämischer und nichtanämischer Schulkinder gesehen. Bei erwachsenen Anämikern wurde andererseits eine Tendenz zu einem von geringer körperlicher Aktivität gekennzeichneten Lebensstil festgestellt, der es ihnen i. allg. ermöglicht, trotz Einschränkung der maximalen aeroben Leistungsfähigkeit gut zurechtzukommen [29].

Eisenmangel als Trainingsfolge

Obwohl körperliches Training die gesamte Hämoglobinmenge erhöht, findet sich bei Ausdauersportlern gelegentlich ein Eisenmangel, der als „Sportanämie" bezeichnet wurde. Bezüglich einer Übersicht zu diesem Thema kann auf Pate [22] verwiesen werden. In einer sorgfältig durchgeführten Studie wurden extensiv 14–20 h/Woche trainierende Schwimmer, die keinerlei Eisensubstitution erhielten, über 2–4 Monate beobachtet [11]. Die bei ihnen festgestellten Hämoglobin-, Hämatokrit- und Serumeisenwerte waren im Normbereich, es fand sich jedoch ein Eisenmangel im Knochenmark. Während bei diesen jugendlichen Schwimmern die zelluläre Zusammensetzung des Knochenmarks unauffällig war, fand sich bei älteren Langstreckenläufern, die seit mehreren Jahren trainierten, eine verringerte Zellzahl im Knochenmark. Zusätzlich zu der verminderten Erythropoese läßt sich bei Ausdauerathleten darüber hinaus eine verstärkte Eisen*elimination* aus dem Organismus aufzeigen. Dies geschieht auf dem Wege über Schweiß einerseits [28], ein anderer Mechanismus für eine verstärkte Eisenelimination besteht in der intravaskulären Hämolyse [31] (s. auch im nachfolgenden Abschnitt „Belastungshämoglobinurie"). Die geschilderten Daten legen die Notwendigkeit einer alimentären Eisensubstitution bei jungen Ausdauerathleten nahe, die allerdings auf Sportler beschränkt bleiben sollte, die ein intensives Training über Monate und Jahre hinweg ausführen.

Belastungshämoglobinurie

Symptomatik

Das Vorkommen einer belastungsinduzierten Hämoglobinurie, auch als „Marschhämolyse" bezeichnet, wurde erstmals 1881 [12] dokumentiert. Seither wurde sie wiederholt bei Langstreckenläufern sowie in anderen intensiv und langfristig durchgeführten Sportformen beschrieben. Sie zeigt sich in rotem oder dunkel gefärbtem Urin, Hämoglobinurie und hohen

Plasma-Hb-Konzentrationen. Es handelt sich hierbei um benigne, reversible Störungen, die nicht zu renalen oder anderen Komplikationen führen. Während in der allgemeinen Population dieses Phänomen selten ist, findet es sich bei Sportlern relativ häufig. Eine Untersuchung an Läufern nach Langstreckenrennen von 10–42 km ergab das Vorliegen einer Hämoglobinurie in 10% [16]. Eine Belastungshämoglobinämie ohne Übertritt in den Urin läßt sich bei der Mehrzahl der Langstreckenläufer beobachten. Dieser vorwiegend bei jungen Erwachsenen erhobene Befund wurde auch bei Jugendlichen beschrieben [2, 4, 6, 21].

Mögliche Mechanismen

Die intravaskuläre Hämolyse stellt die notwendige Voraussetzung einer belastungsinduzierten Hämoglobinurie dar. Das ins Plasma freigesetzte Hämoglobin wird zunächst an Haptoglobin gebunden. Der so gebildete Haptoglobin-Hämoglobin-Komplex wird durch das retikuloendotheliale System aus dem Blut entfernt. Es kommt hierdurch zu einer Abnahme der Plasma-Hb-Bindungskapazität und zu einer Anhäufung von freiem Plasma-Hb. Zur Hämoglobinurie kommt es dann, wenn das renale „tubuläre Maximum" überschritten wird, d. h. die maximale Menge, die pro Minute in den Tubuli reabsorbiert werden kann.

Die Ursache der intravaskulären Hämolyse unter körperlicher Belastung ist noch unklar. Die allgemein akzeptierte Theorie geht davon aus, daß durch den ständig wiederholten Aufprall der Füße oder anderer Körperteile eine mechanische Schädigung der roten Blutzellen in den Kontaktbereichen auftritt, mit der möglichen Folge einer Hämolyse. Eine solche „mechanische" Theorie wird durch die Beobachtung gestützt, daß die Hämoglobinurie bei Läufern verschwindet, wenn sie ihre Schuhe polstern oder nicht mehr auf harten, sondern auf weichen Oberflächen laufen [2, 6, 7]. Eine mechanisch verursachte Hämolyse wird auch durch in-vitro-Experimente unterstützt [6]. Ein interessanter Fall von belastungsinduzierter Hämoglobinurie wurde bei einem 14 Jahre alten Jungen mit Kammerseptumdefekt beschrieben. Für diesen Fall nahm der Autor [4] an, daß es während Belastung durch die turbulente Strömung im Defektbereich zu einer mechanischen Schädigung der roten Blutzellen und hierdurch möglicherweise zu einer Hämolyse kommen könnte.

Eine andere Hypothese [12, 20, 21] nimmt das vorübergehende Vorkommen von erythrozytären Anomalien bei hierfür anfälligen Personen an, beispielsweise in Form einer gesteigerten Autohämolyse, einer vermehrten mechanischen Empfindlichkeit oder im Vorhandensein von thermolabilem Hämoglobin.

8 Hämatologische Erkrankungen

Anämie

Die Fähigkeit eines isolierten Gewebes zur Steigerung seines aeroben Stoffwechsels wird von der Sauerstofftransportkapazität sowie von der Durchblutung dieses Gewebes bestimmt. Der gleiche Grundsatz gilt für den gesamten Organismus. Veränderungen in der Hämoglobin(Hb)-Konzentration sind eng mit entsprechenden Veränderungen des Sauerstofftransports des Bluts verbunden, falls nicht zusätzliche Variationen im Blutvolumen oder in der Affinität zwischen Hb und O_2 zu berücksichtigen sind. Für praktische Zwecke soll daher im folgenden die Reduktion der Hämoglobinkonzentration als Index für den Schweregrad einer Anämie und für die Abnahme der Sauerstofftransportkapazität betrachtet werden.

Kompensationsmechanismen

Ein Gramm Hämoglobin transportiert 1,36 ml Sauerstoff. Eine Erniedrigung der Hämoglobinkonzentration führt zu einer entsprechenden Verminderung des Sauerstoffgehalts im arteriellen Blut und zu einer Reduktion der arteriovenösen Sauerstoffdifferenz bei allen Belastungsintensitäten. Folgende beiden Kompensationsmechanismen zur Verbesserung der Sauerstoffverfügbarkeit im Gewebe stehen zur Verfügung: Zunahme des Herzzeitvolumens sowie „Rechtsverschiebung" der Sauerstoffdissoziationskurve.

Das Herzzeitvolumen ist bei Patienten mit Anämie im Vergleich zum Gesunden in Ruhe [5] und unter Belastung [26] erhöht. Dies wird in erster Linie durch eine Erhöhung der Herzfrequenz und nur zu einem geringeren Ausmaß über eine Schlagvolumensteigerung bewirkt. Die Zunahme der Belastungsfrequenz entspricht proportional dem Ausmaß der Anämie. Ein Kind mit schwerer Anämie, beispielsweise 6 g Hb/100 ml Blut, kann im Vergleich zu einem gesunden Kind eine Frequenzerhöhung von 30–40 Schlägen/min aufweisen. Wie die Abb. 8.1 demonstriert, läßt sich ein solcher Unterschied bei verschiedenen Belastungsintensitäten aufzeigen. Der Kompensationsmechanismus über eine Steigerung des Herzminutenvolumens reicht zur Sauerstoffversorgung des Gewebes während geringer und mäßiger körperlicher Belastung zwar aus, ist aber einmal das maximale Herzminutenvolumen erreicht, steht dieser Mechanismus zur Leistungssteigerung nicht mehr zur Verfügung.

vertrauen und Selbstwertgefühl dar. Dies ist gewissermaßen die einzige Therapieform, die es seinen Altersgenossen näherbringt, im Gegensatz zu allen anderen therapeutischen Maßnahmen, die stets seine Andersartig - keit hervorheben.

Empfehlenswerte Sportformen

Das Grundprinzip jeder Rehabilitationsmaßnahme für eine von einem Bluterguß betroffene Gliedmaße besteht im Beginn zunächst immer in einer allmählichen Steigerung von Bewegungsintensität und -ausmaß. Die Bewegungstherapie sollte man am besten immer mit Schwimmen beginnen. Aufgrund des Widerstands im Wasser entwickelt sich in Abhängigkeit vom jeweiligen Bewegungsausmaß muskuläre Kraft. Das Wasser bildet weiterhin eine Art Schutzpolster über schmerzhaften Bereichen. Die Bewegungen sind bei dieser Belastungsform verhältnismäßig langsam und daher leicht kontrollierbar.
Das Schwimmen hat allerdings den Nachteil, daß es den M. quadriceps nicht wirksam genug kräftigt, der für seine Rehabilitation Streckbewegungen im Knie gegen Widerstand benötigt. Gerade dieser Muskel ist häufig bei der Hämophilie betroffen. Hierfür haben sich besonders isokinetische Trainingsgeräte (wie beispielsweise das Cybex-Gerät) besonders bewährt, die es den Patienten erlauben, die Kraft festzulegen, die sie bei vorgegebener Geschwindigkeit ausüben wollen. Solche Geräte sind allerdings teuer und deshalb nicht leicht zugänglich. Als Alternative bietet sich ein fahrradergometrisches Training an. Dabei sollte die Sattelhöhe so eingestellt werden, daß eine nahezu vollständige Kniestreckung gewährleistet ist. Ist das Kind ein geübter Radfahrer, so kann auch ein ganz normales Fahrrad benutzt werden. Wenn nach einiger Zeit das Bein stärker belastet werden kann, so ist auch Laufen möglich. Die gleichen Grundsätze gelten für Muskeln in der Nachbarschaft anderer häufig betroffener Gelenke. Im allgemeinen können dem Patienten mit Hämophilie alle nicht speziell verletzungsgefährdende Sportarten erlaubt werden.

Das Blutungsrisiko und seine Prävention

Der Kliniker nimmt i. allg. gegenüber körperlicher Aktivität bei Hämophilie eine ambivalente Haltung ein [30]. Einerseits stellt Training ein wichtiges Element in der Rehabilitation dar, andererseits wird körperliche Belastung als gefährlich zur Auslösung von Verletzungen und Blutungen angesehen.
Bisher liegen keine randomisierten prospektiven Studien zur Frage der Gefährlichkeit intensiver Belastungen bei Hämophiliepatienten vor. Nach

unserer eigenen Erfahrung und den Aussagen anderer Autoren [9, 18] führen auch extreme körperliche Belastungen, soweit sie nicht verletzungsgefährlich sind, nicht zu einer Zunahme des Blutungsrisikos. Unter 20 von uns beobachteten jungen Patienten mit teilweise schwerer Hämophilie, kam es in keinem einzigen Fall nach einem stufenförmig durchgeführten fahrradergometrischen Test bis zur völligen Ausbelastung, oder nach einem 30 s lang durchgeführten anaeroben fahrradergometrischen Belastungstest direkt im Anschluß an die Belastung, oder verzögert, zu einer Blutung. Wir raten allerdings von der Teilnahme an verletzungsgefährlichen Sportarten ab, die von intensiven Körperkontakten und Kollisionen gekennzeichnet sind, wie beispielsweise Boxen, Eishockey, American Football oder Rugby.

Jugendliche und junge Erwachsene mit Hämophilie sind offensichtlich wesentlich risikofreudiger als ältere Patienten [24]. Wir haben Patienten dieser Altersgruppe gesehen, die unbedingt Eishockey spielen oder boxen wollten. Es erfordert ein hohes Maß an Einfühlungsvermögen, solchen Jugendlichen die Teilnahme an ihrer Wunschsportart auszureden. Ein erfahrener und engagierter Sportarzt wird in der Lage sein, Alternativen vorzuschlagen, die ebenfalls für einen jungen Menschen genügend Herausforderungen mit sich bringen, ohne entsprechend verletzungsgefährdend zu sein.

Nach Übergang in häusliche Behandlung, in deren Rahmen meist die restituierende Therapie von einem Familienmitglied übernommen wird, bestehen auf keinen Fall mehr berechtigte Bedenken gegen die Teilnahme eines an Hämophilie erkrankten Kindes an sportlichen Aktivitäten. Eltern und Kinder sollten darüber aufgeklärt werden, daß Blutungen als Folge kleinerer Traumen leicht durch die Benutzung von Krypopräzipitat oder Faktor VIII jeweils vor körperlichen Belastungen verhindert werden können. Treten nach Belastungen Schmerzen oder Schwellungen auf, kann einer Blutung immer noch durch die sofortige Anlage einer substituierenden Infusion vorgebeugt werden. Die geschilderten Vorsichtsmaßnahmen haben sich unabhängig vom klinischen Schweregrad bei Patienten mit leichter, mittelgradiger und schwerer Hämophilie gleichermaßen als erfolgreich erwiesen.

Sichelzellanämie

Homozygote Patienten mit Sichelzellanämie weisen über die Anämie hinaus zusätzliche pathologische Veränderungen auf, die ihre Belastungsreaktionen negativ beeinflussen können. Zu nennen sind hier Kardiomyopathie, Mikroinfarkte der Lungen, intrapulmonale Shunts sowie Isosthe-

nurie, also eine Konzentrationsunfähigkeit des Urins in den Nieren, die zu einer Dehydratation führen kann. Die Sauerstoffsättigung des Blutes ist in Ruhe und unter Belastung bei diesen Patienten auch im Vergleich zu anderen anämischen Patienten mit identischen Hämoglobinkonzentrationen erniedrigt [25]. Zusätzlich besteht bei Patienten mit Sichelzellanämie eine extrem hohe Blutviskosität; hieraus resultiert eine Zunahme des Strömungswiderstands des Bluts.
Einige wenige vorliegenden Daten weisen darauf hin, daß die Leistungsfähigkeit bei Kindern mit Sichelzellanämie [1, 17] mit und ohne manifesten Krankheitssymptomen [13] eingeschränkt ist. Die maximale Leistungsfähigkeit solcher Patienten liegt etwa 30–40% unter den Normalwerten bei gesunden (schwarzen) Kontrollpersonen.
Rückbildungsstörungen im Belastungs-EKG werden bei Kindern mit Sichelzellanämie häufig gefunden. In einer entsprechenden Studie fand sich bei 5–18 Jahre alten Patienten in 15% ein pathologisches Belastungs-EKG, in weiteren 34% der Fälle wurden „fragliche" ischämische Veränderungen beobachtet [1]. Wie aus postmortalen Untersuchungen hervorgeht, müssen solche Rückbildungsstörungen nicht auf dauernde myokardiale Schädigungen hinweisen. Die belastungsinduzierten Rückbildungsstörungen gehen i. allg. nicht mit Angina pectoris, Arrhythmien oder vasookklusiven Krisen einher. Es erscheint allerdings möglich, daß ein Teil der für diese Erkrankung typischen thorakalen und abdominellen Schmerzzustände auf eine belastungsinduzierte myokardiale Ischämie zurückzuführen sind [17].
Wenn man berücksichtigt, daß die unter Belastung beobachteten Veränderungen bei Sichelzellanämie reversibel sind, erscheint die Empfehlung vertretbar, Patienten mit dieser Erkrankung keinen Beschränkungen hinsichtlich ihrer körperlichen Aktivität zu unterwerfen. Fortgeschrittene Anämie und eingeschränkte maximale aerobe Leistungsfähigkeit wirken als „natürliche Bremse» gegen übertriebene Aktivitäten. Bei Patienten, die über thorakale oder abdominelle Beschwerden klagen, sollte ein Belastungs-EKG durchgeführt werden.

Thalassaemia major

Die Leistungsfähigkeit bei Patienten mit dieser erblichen Erkrankung ist eingeschränkt. Folgende Gründe können hierbei möglicherweise eine Rolle spielen:
1. Niedrige Hämoglobinkonzentration.
2. Myokardiale Schädigung durch zahlreiche Bluttransfusionen.

3. Strukturelle Anomalien im Skelettsystem, die typischerweise zu der Krankheit gehören.
4. Eine von Bewegungsmangel geprägte Lebensführung.

Die bisher verfügbaren Daten erlauben die Entscheidung der Frage, welchem der genannten Faktoren die größte Bedeutung für die niedrige Leistungsfähigkeit bei Patienten mit Thalassämie zukommt, nicht. Die bei ihnen häufig anzutreffende geringe Motivierbarkeit zu körperlicher Belastung [10] erschwert die Interpretation der Resultate maximaler Leistungstests. Auch ein Versuch mit isometrischen Handgrifftests zur Kreislaufbelastung [19] führte hier nicht wesentlich weiter. Die hierdurch erzielte Stimulation des Herz-Kreislauf-Systems war nicht ausreichend, um hinreichende Informationen über die Kreislaufreaktionen zu erhalten. Vorläufige Daten (Mansell, persönliche Mitteilung) zeigen eine erniedrigte „anaerobe Schwelle" bei Jugendlichen mit Thalassämie. Dieser Befund weist darauf hin, daß solche Patienten bereits bei geringen Belastungsintensitäten auf eine anaerobe Energiebereitstellung zurückgreifen müssen.

Literatur

1. Alpert BS, Gilman PA, Strong WB, et al: Hemodynamic and ECG responses to exercise in children with sickle cell anemia. Am J Dis Child 135:362–366, 1981.
2. Attlee WHW: Haemoglobinuria following exertion. Lancet 1:1400, 1937.
3. Austin PL, Stegink LD, Gisalfi CV: The effect of exercise on red blood cell 2,3-diphosphoglycerate in children. J Pediatr 83:41–45, 1973.
4. Chaplin H Jr, Perkoff GT, Frisbie JH, et al: March hemoglobinuria associated with asymptomatic congenital heart disease. JAMA 208:1700–1702, 1969.
5. Cropp GJA: Cardiovascular function in children with severe anemia. Circulation 39:775–784, 1969.
6. Davidson RJL: Exertional hemoglobinuria: a report on three cases with studies on the haemolytic mechanism. J Clin Pathol 17:536–540, 1964.
7. Davidson RJL: March or exertional hemoglobinuria. Semin Haematol 6:150–161, 1969.
8. Davies CTM, Chukweumeka AC, Van Haaren JPM: Iron deficiency anemia—its effect on maximum aerobic power and responses to exercise in African males aged 17–40 years. Clin Sci 44:555–562, 1973.
9. Dietrich S: Hemophilia: a total approach to treatment and rehabilitation. Los Angeles Orthopedic Hospital, 1968.
10. Ehlers KH, Levin R, Klein AA, et al: The cardiac manifestations in thalassemia major: natural history, non-invasive cardiac diagnosis studies and results of cardiac catheterization. In: Engle MA (ed.) Pediatric Cardiovascular Disease. Davis, Philadelphia, 1980, pp. 171–186.
11. Ehn L, Carlmark B, Hoglund S: Iron in young sportsmen. In: Eriksson B, Furberg B (eds.) Swimming Medicine IV. University Park Press, Baltimore, 1978, pp. 85–88.

12. Flatmark T: Studies on the hemolytic mechanism in March hemoglobinuria. Acta Med Scand 173:307–313, 1963.
13. Flood NL, Alpert BS, Strong WB, et al: Exercise in children with sickle cell trait (abstract). Med Sci Sports Exercise 14:123, 1982.
14. Gandini S, Panicucci F, Bastianini C: L'attivitá sportiva como fattore preventivo, terapeutico e riabilitativo delle artropatie negli emofilici. Med Sport 32:43–44, 1979.
15. Gandra YR, Bradfield RB: Energy expenditure and oxygen handling efficiency of anemic schoolchildren. Am J Clin Nutr 24:1451–1456, 1971.
16. Gilligan DR, Altschule MD, Katersky EM: Physiological intravascular hemolysis of exercise. Hemoglobinemia and hemoglobinuria following cross-country runs. J Clin Invest 22:859–869, 1943.
17. Hamilton W, Rosenthal A, Berwich D, Nadas AS: Angina pectoris in a child with sickle-cell anemia. Pediatrics 61:911–914, 1978.
18. Ireland T: The role of exercise in the management of hemophilia (personal communication), 1978.
19. Levin AR, Klein AA, Ehlers KH, et al: Hemodynamic and left ventricular volume and function characteristics in thalassemia major. Pediatr Res 12:386, 1978.
20. Martin H, Kilian P: Marschhämoglobinurie. Folia Haemat 4:92–117, 1959.
21. Ohno Y, Sato M, Kurokawa I, et al: Exertional hemoglobinuria. Tohuko J Exp Med 117:187–191, 1975.
22. Pate RR: Sports anemia: a review of the current research literature. Physician Sportsmed 11:115–131, 1983.
23. Parsons EC, Wright FH: Circulatory function in the anemias of children. I. Effect of anemia on exercise tolerance and vital capacity. Am J Dis Child 57:15–28, 1939.
24. Russ K, Bartlett GS: Risk-taking behavior in hemophiliac and non-hemophiliac adolescent boys. Pediatr Res 12:366, 1978.
25. Sproule BJ, Halden ER, Miller WF: A study of cardiopulmonary alterations in patients with sickle cell disease and its variants. J Clin Invest 37:486–495, 1958.
26. Sproule BJ, Mitchell JH, Miller WF: Cardiopulmonary physiological responses to heavy exercise in patients with anemia. J Clin Invest 39:378–388, 1960.
27. Ulmer HE, Griener H, Schuler HW, Scharer K: Cardiovascular impairment and physical working capacity in children with chronic renal failure. Acta Paediatr Scand 67:43–48, 1978.
28. Vellar OD: Studies on sweat losses of nutrients. I: Iron content of whole body sweat constituents, serum iron levels, hematological indices, body surface area, and sweat rate. Scand J Clin Lab Invest 21:157–167, 1968.
29. Viteri FE, Torun B: Anaemia and physical working capacity. Clin Haematol 3:609–626, 1974.
30. Weigel N, Carlson BR: Physical activity and the hemophiliac: yes or no? Am Correct Ther J 29:197–205, 1975.
31. Yoshimura H: Anemia during physical training (sports anemia). Nutr Rev 28:251–253, 1970.

9 Klimaeinflüsse auf das Kind unter körperlicher Belastung

Einleitung

In den vorausgegangenen Kapiteln wurde körperliche Belastung unabhängig von anderen reizwirksamen Faktoren erörtert. Aus Gründen der Vereinfachung haben wir die kindlichen Belastungsreaktionen unter der Annahme einer „neutralen" Umgebung analysiert, d. h. in einer Umgebung, die weder zu kalt noch zu warm bzw. weder sehr feucht noch sehr trocken ist. Solche Bedingungen sind allerdings nur hypothetisch. In vielen geographischen Regionen finden sich diese neutralen Umgebungsbedingungen nicht. Das Klima kann einen zusätzlichen Reiz für das Kind, speziell bei körperlicher Aktivität im Freien, darstellen.
Den Umgebungsbedingungen kann eine wichtige, sogar entscheidende Rolle hinsichtlich Leistungsfähigkeit, subjektivem Wohlbefinden und Gesundheit zukommen. Zur Frage der kombinierten Auswirkungen von körperlicher Belastung und Klimafaktoren bei Erwachsenen steht ein überreiches Schrifttum, besonders unter den Aspekten der Arbeits-, Sport- und Wehrmedizin, zur Verfügung. Dagegen wurde die Belastungsreaktion von Kindern unter ungünstigen klimatischen Bedingungen bisher noch nicht gründlich untersucht, obwohl ja gerade Kinder normalerweise körperlich aktiver sind als Erwachsene, wobei sie einen großen Teil ihrer Freizeitaktivitäten außer Haus durchführen.
In diesem Kapitel sollen zunächst grundlegende physikalische und physiologische Bedingungen der Wärmeregulation dargestellt werden. Der Leser soll mit der Nomenklatur des Physiologen vertraut gemacht werden, der sich mit Umweltbedingungen beschäftigt.
Aus theoretischer Sicht ist die Thermo egulation von Kindern unter Berücksichtigung ihrer Körperdimensionen und -funktionen weniger effizient als die von Erwachsenen, speziell unter extremen klimatischen Bedingungen. Eine Analyse zu diesem Thema folgt im weiteren Verlauf mit Daten zu Hitzeakklimatisierung, Hitze- und Kältetoleranz sowie zu Fragen von Wasser- und Elektrolythaushalt beim körperlich belasteten Kind.
Bei manchen Kindern besteht ein spezielles Risiko für hitzebedingte Störungen, wie Hitzschlag oder Erschöpfungszustände. Die Probleme, die sich für solche speziellen Risikogruppen ergeben, werden erörtert, ebenso wie die Vorsichtsmaßnahmen, die zu ihrer Verhinderung ergriffen werden sollten. Das Kapitel schließt mit Empfehlungen zur Durchführung von Sport bei hohen Wärmegraden.

Einige Grundbegriffe der Thermoregulation

Hitzestreß und Hitzebelastung

Der klimatische „Hitzestreß" bedeutet eine Kombination verschiedener Umgebungsfaktoren, die das thermoregulatorische System belasten. Unter „Hitzebelastung" versteht man auf der anderen Seite psychologische und physiologische Reaktionen auf den Hitzereiz. Ein identischer Hitzestreß kann bei zwei unterschiedlichen Personen zu einer ganz verschiedenen Hitzebelastung führen.
Die Umgebungstemperatur stellt nur eine, nicht notwendigerweise die wichtigste Komponente eines klimatischen Hitzestresses dar. Andere Komponenten sind Luftfeuchtigkeit, Luftbewegung (Wind) und Strahlungswärme. Die wichtigste Quelle der Strahlungswärme stellt die Sonnenstrahlung dar, aber auch erhitzte Gegenstände, wie beispielsweise Kunstrasen, können eine erhebliche Strahlung verursachen.
Verschiedene *Indizes* zur Beurteilung des *Hitzestresses* wurden erstellt, die eine oder mehrere der genannten Komponenten berücksichtigen. Ein besonders populärer Index, der ursprünglich für militärische Zwecke geschaffen wurde, der aber auch weitgehend in Industrie und Sport zur Anwendung kommt, ist der sog. „Wet bulb globe temperature„ (WBGT)-Index. In diesen Index gehen Lufttemperatur, Feuchtigkeit und Strahlung ein, die mit drei verschiedenen Meßgeräten erfaßt werden: ein Thermometer für die Lufttemperatur (dry bulb = DB), ein Feuchtigkeitsmesser (wet bulb = WB), ein schwarzes Kugelthermometer (G) zur Messung der Strahlungswärme:

$$WBGT = 0.7\,WB + 0.2\,G + 0.1\,DB.$$

In diesem Index ist die Lufttemperatur nur für 10% des Hitzestresses verantwortlich, die Bedeutung der Luftfeuchtigkeit wird mit 70% angenommen! Dies bedeutet, daß die Hitzebelastung an einem nur mäßig warmen, aber sehr feuchten Tag wesentlich stärker sein kann als bei sehr heißem aber trockenem Klima. Da innerhalb geschlossener Räume die Strahlungswärme keine größere Rolle spielt, kommt dieser Index hier in Form des „WBT" zur Anwendung, der mit $0.7\,WB + 0.3\,DB$ errechnet wird. Meßgeräte zur Beurteilung von WB, DB und G können auf dem Sportplatz von Trainern, Sportlehrern und Mannschaftsarzt benutzt werden.
Ein anderer Index, die sog. „effektive Temperatur" verbindet Luftfeuchtigkeit, Umgebungstemperatur und Geschwindigkeit der Luftbewegung. Dieser Index ist speziell für den Gebrauch innerhalb geschlossener Räume geeignet. Weitere Indizes berücksichtigen den Bekleidungstyp, der mit Schweißproduktion und Wärmeabgabe interferieren kann, sowie Art und Intensität der jeweiligen körperlichen Belastung. Bezüglich einer detail-

lierten Beschreibung dieser Indizes wird auf die Literatur verwiesen [64]. Die wichtigsten Determinanten der Hitzebelastung sind Schweißproduktion, Rektal- und Hauttemperatur sowie Herzfrequenz. Andere Parameter, wie Hautdurchblutung, Herzminutenvolumen oder Ventilation, spielen bei der Thermoregulation eine Rolle, sie werden aber seltener registriert. Psychologische Parameter zur Beurteilung der Hitzebelastung sind geistige Aufmerksamkeit sowie das Empfindungsvermögen für Wärmeintensitäten.

Wärmeproduktion und Wärmeaustausch

Lebende Zellen produzieren fortlaufend Wärme. Ein wichtiger Teil dieser metabolischen Wärme (M) wird in Abhängigkeit von Intensität und Dauer körperlicher Belastungen durch die Muskulatur produziert. Etwa 75–80% der im Verlauf der Muskelkontraktion umgesetzten chemischen Energie wird direkt in Wärme überführt. Unter körperlicher Arbeit stellt die Abgabe der Wärme, die die unter Ruhebedingungen produzierte Wärmemenge um den Faktor 10 übertreffen kann, eine hohe Belastung für das thermoregulatorische System dar.
Wärme kann auf den Körper von der Umgebung auf dem Wege der Leitung (C_D), der Konvektion (C_V) und der Strahlung (S) übertragen werden. Prinzipiell kann Wärme auch auf den gleichen drei Wegen wiederum vom Körper abgegeben werden. Richtung und Intensität des Wärmeaustausches hängen für C_D und C_V vom Temperaturgradienten zwischen Haut und Luft ab, für S vom Temperaturgradienten zwischen Haut und umgebenden Gegenständen. Ein anderer Weg der Wärmeabgabe besteht in der Verdunstung (V) von Schweiß bzw. von Wasser aus der Epidermis oder Atemschleimhaut. Die Verdunstung eines Liters Wassers erfordert bei 33°C einen Energiebedarf von 580 kcal, entsprechend 2430 kJ. Die Verdunstung wird besonders unter intensiver körperlicher Belastung wesentlich, oder bei hohen Umgebungstemperaturen, wenn die Wärmeabgabe auf dem Wege von Leitung, Konvektion und Strahlung ineffektiv ist. Die Effizienz der Abkühlung über den Weg der Verdunstung hängt zum großen Teil von der Schweißproduktion ab, aber auch vom Wasserdampfdruck in der Luft, von Windgeschwindigkeit und Lufttemperatur. Hohe Luftfeuchtigkeit schwächt die Verdunstung ab, starker Wind und warme Luft erhöhen die Verdunstungsrate. Aufgrund der wärmeisolierenden Eigenschaften der Luft ist der Wärmeaustausch zwischen Luft und Haut auf dem Wege der Leitung vernachlässigbar gering. Andererseits ist beim Eintauchen in Wasser die Leitung der wichtigste Weg des Wärmeaustauschs. Die Wärmeleitfähigkeit des Wassers ist 25mal größer als die der Luft.

Die genannten Komponenten von Wärmeproduktion und Wärmeabgabe können in einer „Wärmebilanzgleichung" zusammengefaßt werden:

$$M \pm C_D \pm C_V \pm S - V = W.$$

In dieser Gleichung bedeutet W die im Körper zurückgehaltene Wärmemenge. Wird W Null, bedeutet dies, daß sich der Körper in einem ausgeglichenen Wärmezustand befindet, da die Summe aus Wärmeproduktion und Wärmeübertragung der Wärmeabgabe entspricht. Ein negativer Wert für W gibt einen Wärmeverlust an. Im allgemeinen wird ein solcher Wärmeverlust unter körperlicher Belastung selbst an kalten Tagen nicht beobachtet, die einzige Ausnahme besteht in der Durchführung einer Belastung im kalten Wasser.

Physiologische Mechanismen und Verhaltensmuster zur Wärmeregulation

Nur in einem sehr schmalen klimatischen Bereich, der als „neutrale Zone" bezeichnet wird, wird die im Stoffwechsel produzierte Wärme rein passiv an die Umgebung abgegeben. In diesem Fall befindet sich der Körper in einem Wärmegleichgewicht, ohne Inanspruchnahme aktiver thermoregulatorischer Mechanismen. Dieser Bereich ist keineswegs konstant. Er wechselt intra- und interindividuell in Abhängigkeit vom Grad der körperlichen Aktivität, Bekleidung, Körperoberfläche und vom Ausmaß der isolierenden, subkutanen Fettschicht. Bei einem nichtbekleideten Menschen mit durchschnittlichem Fettanteil liegt die neutrale Zone in Körperruhe bei 25-27°C und 50-60% relativer Luftfeuchtigkeit. Jede Abweichung von diesem neutralen Bereich führt über hypothalamische Zentren zu physiologischen Reaktionen. Steigt der Hitzereiz geringgradig an, kommt es zu einer Vasodilatation in der Haut und damit zu einem Anstieg des Wärmetransports vom Körperkern zur Peripherie. Die auf diesem Wege gesteigerte Hauttemperatur erleichtert die Wärmeabgabe über Konvektion, Leitung und Strahlung. Bei weiter zunehmender Wärmebelastung wird in den Hautdrüsen Schweiß produziert, der sich über die Haut ausbreitet und damit Wärme auf dem Wege über die Verdunstung abgibt. Dies ist der einzig bedeutsame Weg der Wärmeabgabe unter körperlicher Belastung. Bei mäßig kaltem Wetter kommt es zu einer peripheren Vasokonstriktion und damit zu einer Abnahme des Wärmetransports vom Körperkern zur Haut und zu einer Reduktion der Wärmeabgabe. Zusätzlich wird der Stoffwechsel gesteigert. Bei weiter absinkenden Temperaturen kommt es zum Kältezittern, d. h. zu rhythmischen, unwillkürlichen und unkoordinierten Muskelkontraktionen, um kompensatorisch Wärme zu erzeugen.

Die physiologischen Vorgänge zur Thermoregulation werden zusätzlich durch entsprechende Verhaltensmuster unterstützt. Zahlreiche solcher Beispiele lassen sich bereits bei Tieren zeigen, beispielsweise in Form der Vogelzüge, des Befeuchtens des Haarkleids, oder der Schattensuche von Wüstentieren während der Tageshitze. Der Mensch hat diese Techniken bei der Exposition gegenüber Hitze oder Kälte noch wesentlich verfeinert. Seine Schutzmechanismen beinhalten den Gebrauch von Kleidung zur erhöhten Wärmeisolierung, er sucht Schatten auf oder trägt Hüte, um die Sonneneinstrahlung zu reduzieren, benutzt Fächer zur Erhöhung der Verdunstung oder rollt sich im Bett zusammen, um die effektive Körperoberfläche zu verkleinern. Solche thermoregulatorisch bestimmte Verhaltensmechanismen erweitern das klimatische Spektrum, in dem sich der Mensch funktionsfähig halten kann, sie unterstützen u. a. auch die Durchführung sportlicher Aktivitäten und tragen zur Vorbeugung gegen Hitzeschäden bei.

Spezielle Gesichtspunkte zur Thermoregulation bei Kindern

In der Abb. 9.1 werden graphisch Wärmeproduktion, Verteilung und Abgabe bei einem 8 Jahre alten Kind und bei einem jungen Erwachsenen miteinander verglichen. Obwohl die Körperoberfläche des Kindes absolut gesehen kleiner ist, ist seine relative Oberfläche, bezogen auf die Körpermasse, um 36% *größer*. Gewichtsbezogen sind Wärmeaufnahme und -abgabe bei einem Kind somit größer als bei einem Erwachsenen, da der Wärmeaustausch zwischen zwei Massen von ihrer Kontaktfläche miteinander, bzw. für den Fall der Strahlung, von der effektiven Körperoberfläche abhängig ist. In dem Schema werden diese Unterschiede durch die jeweiligen Längen der Pfeile dargestellt, die Wärmeleitung, -konvektion und Strahlung verdeutlichen. Je höher der Temperaturgradient zwischen Luft und Haut, um so größer ist der Unterschied im Wärmeaustausch. Diese geometrischen Unterschiede wirken sich für das Kind unter gemäßigten Klimabedingungen positiv aus, beispielsweise in mäßig warmer Umgebung, dann wenn die Umgebungstemperatur noch unter der Hauttemperatur liegt, oder bei intensiver körperlicher Belastung in gemäßigt kühlen Temperaturen, bei denen eine möglichst große Wärmeabgabe vorteilhaft ist. Andererseits kommt das Kind unter klimatischen Extremdingungen, bei denen der Wärmeaustausch minimiert werden sollte, leichter in Schwierigkeiten. Trotz ihrer größeren Körperoberfläche ist die Schweißproduktion und damit die Verdunstungskapazität bei Kindern erniedrigt.

Die massenbezogene metabolische Umsatzrate liegt bei Kindern für vergleichbare körperliche Belastungen höher als bei Erwachsenen (s. Abb. 1.5

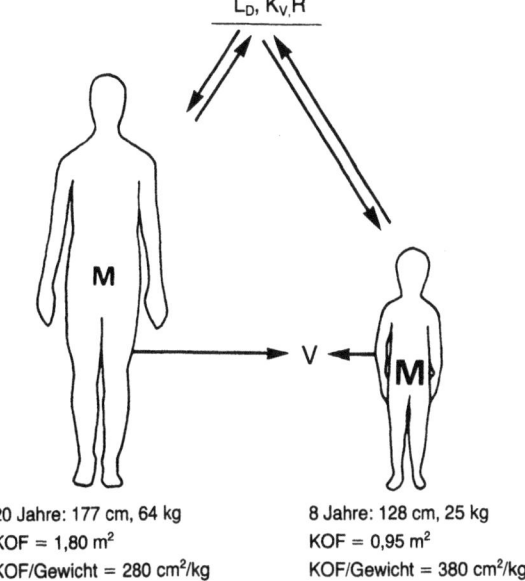

Abb. 9.1. Schematische Darstellung von Wärmeproduktion und Aufnahme beim Kind im Vergleich zum Erwachsenen. L_D Leitung, K_V Konvektion, R Strahlung, V Verdampfung, W metabolische Wärmeproduktion, KOF Körperoberfläche. Die Länge der Pfeile verdeutlicht den Grad des Wärmetransports, bezogen auf die Körpermasse. Gedruckt mit Erlaubnis von Bar-Or (Literaturstelle [26] im Kapitel 1)

und 1.6 sowie Kapitel 1). Folglich produzieren Kinder pro Kilogramm Körpergewicht mehr metabolische Wärme. Während intensiver körperlicher Aktivität bedeutet dies für ihr thermoregulatorisches System eine höhere Belastung.

Ein weiterer potentieller Nachteil des Kindes ist in seinem niedrigeren Herzminutenvolumen für eine gegebene Sauerstoffaufnahme zu sehen (s. Abschnitt „Herzminutenvolumen und Schlagvolumen", S. 24). Dies könnte zu einer unzureichenden Durchblutung der inneren Organe [36] und somit zu einer Reduktion der Langzeitausdauer [31] führen. Besonders unter sehr intensiver körperlicher Aktivität, immer dann, wenn das Herzminutenvolumen sich dem Maximalbereich nähert, besteht die Gefahr, daß die Hautdurchblutung und damit der Wärmetransport vom Körperkern zur Peripherie nicht mehr ausreichend ist.

Aus den bisherigen theoretischen Überlegungen geht hervor, daß unter gemäßigten klimatischen Bedingungen alters- oder körpergrößenbezogene Unterschiede in der Thermoregulation keine wesentliche Rolle spielen. Unter klimatischen Extrembedingungen ist dagegen das Kind von vornherein im Nachteil.

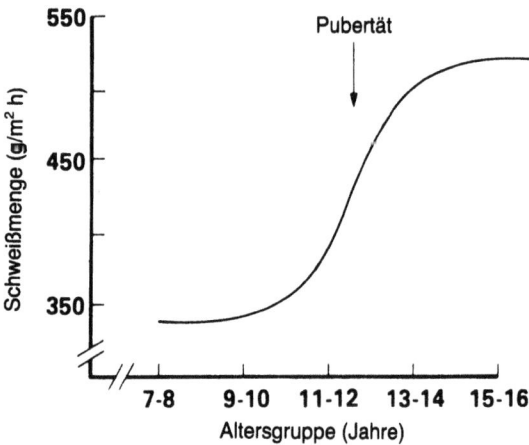

Abb. 9.2. Entwicklung der Schweißbildung. In der Untersuchung wurden 40 Jungen im Alter von 7–16 Jahren bei mäßiger körperlicher Aktivität mit einer Herzfrequenz von 160–170 Schlägen/min auf einem Fahrradergometer bei 29°C und 60% relativer Luftfeuchtigkeit belastet. Die Belastungszeit betrug 15–35 min. Der Pfeil gibt das Lebensalter an, in dem die pubertären Veränderungen sich erstmals manifestierten. (Nach Araki et al. [6]. Wiedergegeben mit Erlaubnis von Bar-Or [9]. Copyright American Academy of Pediatrics, 1983)

Schweißbildung

Schweißmenge

Obwohl die Schweißdrüsen offensichtlich bis zum Ende des 3. Lebensjahres voll entwickelt sind [60], schwitzen Kinder weniger als Erwachsene [6, 31, 36, 47, 49, 90, 97, 98]. Die geringere Schweißproduktion des Kindes gilt nicht nur absolut gesehen, sondern auch bei Normalisierung auf die Körperoberfläche, wie dies die Abb. 9.2 zeigt. Kinder vor der Pubertät bilden selten mehr als 400–500 ml Schweiß/m² KOF und Stunde, weniger somit als Erwachsene, bei denen sich unter identischen Bedingungen 700–800 ml/m² KOF · h messen lassen. Bei männlichen Individuen sind diese altersbezogenen Unterschiede deutlicher ausgeprägt, obwohl auch junge Frauen stärker schwitzen als Mädchen [36, 37]. Von daher wurde eine Beziehung zwischen Schweißproduktion und Konzentration an zirkulierenden androgenen Hormonen angenommen [55], eine Bestätigung für diese These liegt bisher allerdings noch nicht vor.

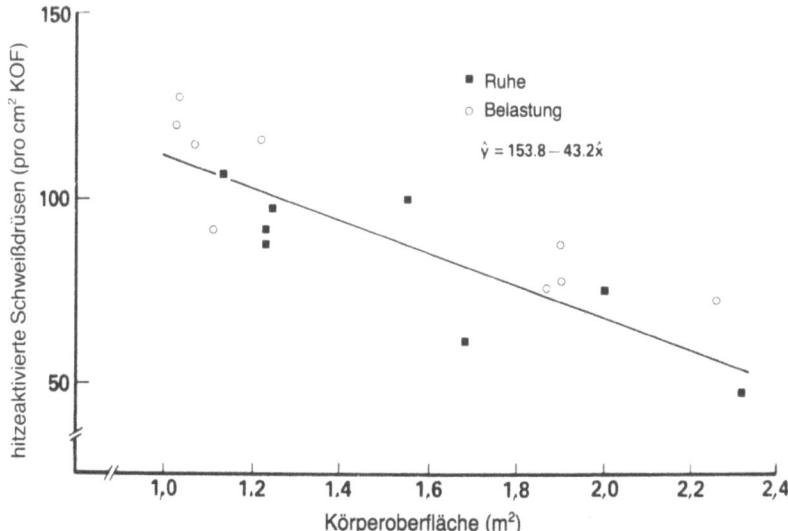

Abb. 9.3. Beziehung zwischen der Dichte der hitzeaktivierten Schweißdrüsen und der Körperoberfläche in Ruhe bzw. nach körperlicher Belastung bei 165 Kindern, Jugendlichen und jungen Erwachsenen bei Exposition in trockener Hitze. (Wiedergegeben mit Erlaubnis von Bar-Or [8])

Hitzeaktivierte Schweißdrüsen

Die endgültige Zahl der Schweißdrüsen wird beim Menschen im Alter von 2 Jahren mit ungefähr 2–2,3 Mio. erreicht [55]. Etwa 1–1,7 Mio. dieser Drüsen werden dauernd in Anspruch genommen [8], der Rest nur bei Bedarf während körperlicher Belastung oder Hitzeexposition [60, 79]. Angesichts dieser Tatsache stellt sich die Frage, ob Kinder weniger schwitzen, weil sie weniger Schweißdrüsen aktivieren können, oder weil die von der einzelnen Drüse produzierte Schweißmenge geringer liegt als beim Erwachsenen. Wie die Abb. 9.3 verdeutlicht, ist die Verteilungsdichte der aktiven Schweißdrüsen beim Kind *größer* als beim Jugendlichen oder beim Erwachsenen. Hieraus geht hervor, daß die *Schweißproduktion der einzelnen Drüse* wahrscheinlich eher zum limitierenden Faktor der Schweißproduktion des Kindes wird als die Drüsenanzahl. Durch Untersuchungen in Körperruhe [55], während körperlicher Arbeit unter Hitzebedingungen [49], sowie unter Pilocarpin-Iontophorese [48] konnte gezeigt werden, daß die Schweißproduktion pro Einzeldrüse beim Erwachsenen um den Faktor 2,5 höher liegt als beim Kind. Die Abb. 9.4 zeigt ein Beispiel für einen entsprechenden Vergleich.

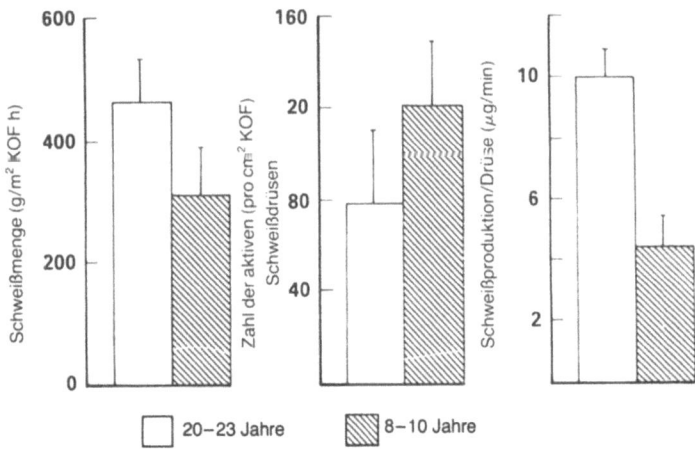

Abb. 9.4. Die Charakteristika der Schweißbildung in Abhängigkeit vom Lebensalter. Dargestellt sind Schweißproduktion, Dichte der hitzaktivierten Schweißdrüsen und errechnete Schweißproduktion pro Einzeldrüse. Die Daten stammen von 15 Jungen im Alter von 8–10 Jahren sowie von 16 Männern im Alter von 20–23 Jahren, die intermittierend bei 50% ihrer maximalen Sauerstoffaufnahme in trockener Hitze (43°C, 20% relative Luftfeuchtigkeit) belastet wurden. (Modifiziert nach Bar-Or [8], auf der Basis von Daten nach Inbar [49])

Die Ursache für die geringere Schweißproduktion der Einzeldrüse beim Kind ist noch unklar. Zum Teil kann der Grund hierfür rein mechanisch in einer kleineren Länge des Drüsengangs und in einem geringeren Drüsenquerschnitt gesehen werden [61], neurale und hormonale Ursachen sind andererseits nicht auszuschließen. Ein Hinweis dafür, daß die zirkulierenden Androgene möglicherweise Einfluß auf die Regelung der Schweißproduktion nehmen könnten, ergibt sich aus der Tatsache, daß die Altersabhängigkeit der Schweißproduktion pro Drüse bei Frauen im Vergleich zu Männern weniger ausgeprägt ist [8].

Bedeutung für die Leistungsfähigkeit

Die Frage stellt sich, ob die geringere Schweißproduktion bei Kindern als Vorteil oder als Handicap anzusehen ist. Ökonomisch gesehen vermindert das thermoregulatorische Muster des Kindes, das stärker von Wärmeabgabe über Konvektion, Leitung und Strahlung bestimmt ist als von Verdunstung, den Flüssigkeitsverlust. Andererseits kann die niedrigere Schweißproduktion als funktioneller Nachteil aufgrund einer eingeschränkten Verdunstungskapazität angesehen werden. Unzureichende

Schweißbildung 331

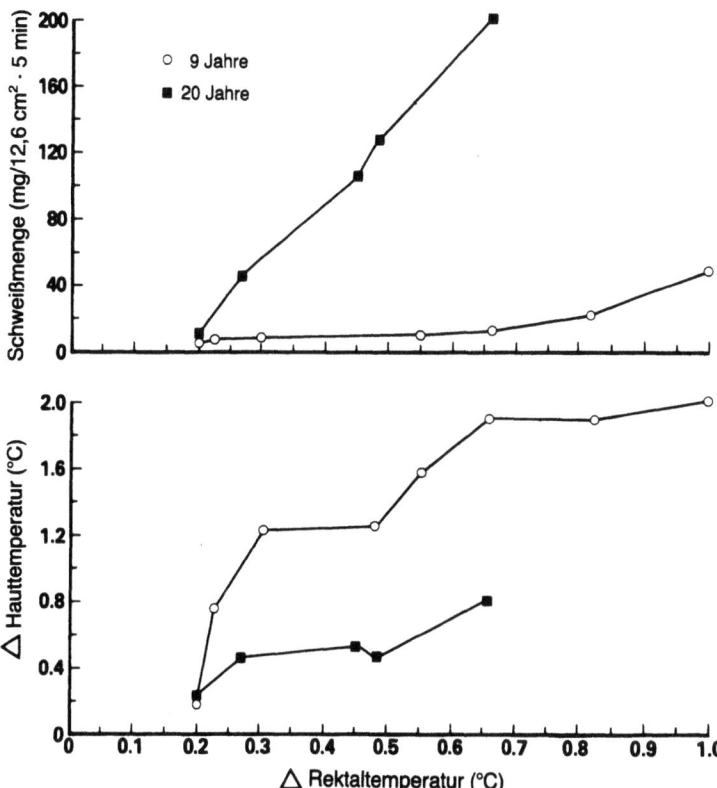

Abb. 9.5. Schweißproduktion und Zunahme der mittleren Hauttemperatur in Abhängigkeit von der Zunahme der Rektaltemperatur. In der Untersuchung wird ein Vergleich der Ergebnisse bei 7 Jungen im Alter von 9 Jahren und bei 7 Männern im Alter von 20 Jahren durchgeführt, die jeweils einer Dauerbelastung auf einem Fahrradergometer bei 29°C und 60% relativer Luftfeuchtigkeit unterzogen wurden. Modifiziert nach Daten von Araki et al. [6]. Wiedergegeben mit Erlaubnis von Bar-Or (Literaturstelle [26] im Kapitel 1)

Verdunstung führt zu einer erhöhten Hauttemperatur, der Temperaturgradient zwischen Körperkern und Peripherie, somit die Bedingungen für den Wärmetransport zur Oberfläche, werden dadurch ungünstig beeinflußt. Im einzelnen wird dies in der Abb. 9.5 dargestellt. Aus dieser Abbildung geht weiterhin hervor, daß bei Kindern die Körperkerntemperatur stärker ansteigen muß, bevor die Schweißproduktion beginnt, ein Hinweis auf eine höhere hypothalamische Schwelle.

Bei Abwägung dieser Argumente wirkt sich die geringere Schweißproduktion des Kindes trotz der Flüssigkeitseinsparung negativ für seine Fähigkeit aus, in heißer Umgebung hohe metabolische Umsatzraten aufrechtzuerhalten.

Hitzetoleranz

Begriffsbestimmung

Unter Hitzetoleranz wird die Fähigkeit verstanden, einen optimalen Funktionszustand während Hitzebelastung aufrechtzuerhalten. Für die Definition der Hitzetoleranz wurden im Bereich von arbeits-, wehr- oder raumfahrtmedizinischer Forschung verschiedene Kriterien erarbeitet [64].
Ein Kriterium, das bei unter Hitzebedingungen körperlich belasteten Kindern zur Anwendung kommt, stellt diejenige grenzwertige Leistung dar, die nicht mehr ausgeführt werden kann. Die Überschreitung dieser Grenze wird durch klinische Symptome wie Benommenheit, Aggressivität, Apathie, Desorientierung, Übelkeit, Erschöpfung, ausgeprägte Kopfschmerzen, abdominelle Krämpfe oder durch objektive Hitzebelastungskriterien angezeigt, wie beispielsweise das Überschreiten einer Rektaltemperatur von 39,4°C bzw. einer Herzfrequenz von 90% der maximalen Schlagzahl.

Vergleich der Hitzetoleranz von Kindern und Erwachsenen

Die Tabelle 9.1 faßt eine Reihe von Untersuchungen zusammen, in denen die Hitzetoleranz des körperlich belasteten Kindes mit der des Erwachsenen verglichen wurde. Diese Studien demonstrieren einheitlich die eingeschränkte Kapazität des Kindes zur Durchführung körperlicher Belastung unter Hitzebedingungen. Ein Beispiel wird in der Abb. 9.6 gezeigt. Während Kinder unter extremen Hitzebedingungen, d. h. bei einer Lufttemperatur von über 45°C oder einer Effektivtemperatur von über 30°C eine eingeschränkte Hitzetoleranz aufweisen, ist ihre thermoregulatorische Kapazität bei Belastung in neutraler [31, 43] oder mäßig warmer [36, 46, 47, 49] Umgebung der des Erwachsenen gleichwertig. Die möglichen Gründe für die geringere Belastbarkeit des Kindes unter Hitzebedingungen wurden im Abschnitt „Spezielle Gesichtspunkte zur Thermoregulation bei Kindern" (s. S. 326) diskutiert.
Zur Frage der Hitzetoleranz bei kurzzeitigen, intensiven Belastungsformen sind nur wenige Informationen verfügbar. In einer Untersuchung aus

Tabelle 9.1. Hitzetoleranz von Kindern im Vergleich zu Erwachsenen

Alter, Jahre (Geschlecht)	Belastungsform	Resultate	Autor
10–17 gegen 21–23 (M)	1 h Marsch durch Wüste	Synkope – 2 Jungen Nicht bei erwachsenen Männern	Van Beaumont [97]
11–14 gegen 25–30 (M)	90 min Marsch (5,6 km/h) bei 40°C, 22% RF	Jungen hörten nach 50 min auf, alle Männer hielten durch	Wagner et al. [98]
9–11 gegen 19–22 (W)	3 × 20 min Gehen (4,8 km/h, 0–5% Grad) bei 50°C, 13% RF	Mädchen hörten nach 45 min auf, alle Frauen hielten durch	Haymes et al. [46] gegen Bar-Or et al. [13]
9–11 gegen 39,5 (M)	3 × 20 min Gehen (4,8 km/h) bei 48°C, 22% RF	Alle Jungen und erwachsenen Männer hielten durch	Haymes et al. [46] gegen McCormick u. Buskirk [71]
12 gegen 20 (W)	2 × 50 min Gehen (30% max. VO$_2$) bei 35°C, 65% RF oder 48°C, 10% RF	Die meisten Mädchen konnten keine der Belastungen durchhalten, im Gegensatz zu den Frauen, die beide Belastungen durchhielten	Drinkwater et al. [36]

RF = Relative Luftfeuchtigkeit

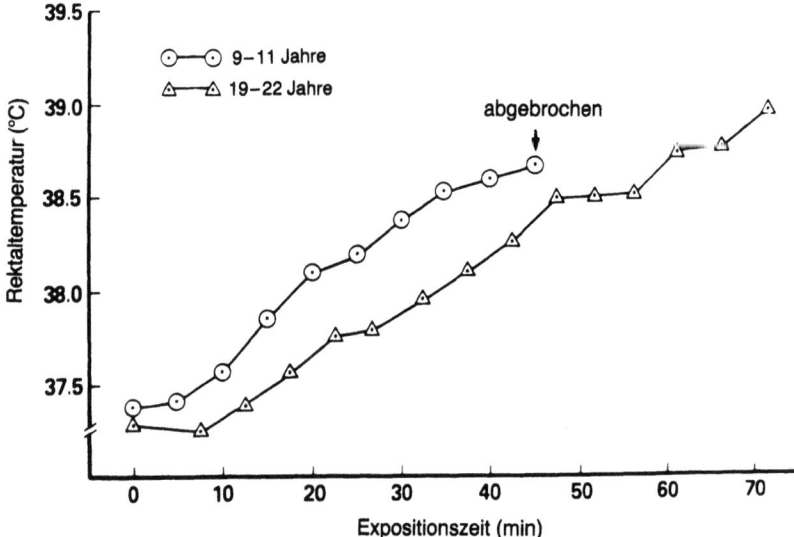

Abb. 9.6. Hitzetoleranz bei Mädchen (n = 12) und Frauen (n = 29). Veränderungen der Rektaltemperatur bei extremer Hitzeexposition (50°C, 15% relative Luftfeuchtigkeit). Die Untersuchungspersonen gingen mit Unterbrechungen bei einer Geschwindigkeit mit 4,8 km/h. (Wiedergegeben mit Erlaubnis von Bar-Or [8] auf der Basis von Untersuchungsergebnissen von Haymes et al. [46] und Bar-Or et al. [13])

der Arbeitsgruppe des Autors [35] wurde die Leistungsfähigkeit während einer 30 s dauernden supramaximalen fahrradergometrischen Belastung (anaerober Wingate-Test) in heiß-trockener Umgebung (39°C, 25% relative Luftfeuchtigkeit) gegenüber einer heiß-feuchten Umgebung (39°C, 90% relative Luftfeuchtigkeit) bei 10–12 Jahre alten Mädchen und Jungen nicht negativ beeinflußt.

Kältetoleranz

Kälteexposition kann zu einer lokalen Hautunterkühlung sowie zu einem allgemeinen Wärmeverlust führen. Lokale Unterkühlungen, mit möglichen Kälteschäden, also Erfrierungen, können in Ruhe ebenso auftreten wie unter körperlicher Belastung. Prädilektionsstellen hierfür sind Kinn, Wangen, Ohren, Fingerspitzen und Zehen. Im Gegensatz hierzu tritt das Problem der allgemeinen Unterkühlung selten unter körperlicher Belastung auf, da bei einer hinreichend intensiven Arbeit die metabolische

Wärmeproduktion i. allg. den Wärmeverlust über die Haut mehr als ausgleicht. Allgemeine Unterkühlung kann aber immer dann problematisch werden, wenn körperliche Belastungen bei zu niedriger metabolischer Umsatzrate durchgeführt werden, beispielsweise beim Bergsteigen oder beim Skifahren. Auf die nachfolgende Diskussion von körperlichen Aktivitäten im Wasser wird verwiesen.
In diesem Zusammenhang ist es erforderlich, insbesondere auf die Unterkühlung durch Luftbewegungen einzugehen. Die Kälteeinwirkungen auf die Haut, sowie der allgemeine Wärmeverlust ist in hohem Maße hiervon abhängig. Bei 0°C führt beispielsweise eine Windgeschwindigkeit von 24 km/h zu einem Wärmeverlust, der bei Windstille erst bei $-10,5$°C erreicht wird. Bei einer Windgeschwindigkeit von 40 km/h entspricht der Wärmeverlust einer Temperatur von -16°C bei Windstille. Luftbewegung wird nicht nur durch Wind bewirkt, sondern auch durch die Eigenbewegung. Bewegt sich beispielsweise ein Eis- oder Skiläufer mit einer Geschwindigkeit von 40 km/h bei -10°C, wird hierbei ein Wärmeverlust entsprechend -31°C unter Ruhebedingungen erzeugt. Einem jungen Skilangläufer sollte man daher anraten, Kopf und Gesicht abzudecken, wenn die Temperatur durch den Wind auf -20 bis -23°C abfällt [73].
Bei intensiver körperlicher Aktivität fällt i. allg. die Kerntemperatur selbst an kalten Tagen nicht, sie kann häufig sogar zunehmen. Bei körperlich erheblich belastenden Wettbewerben, wie z. B. Marathonläufen, kann die Kerntemperatur trotz einer effektiven Außentemperatur von 5°C ansteigen [94]. Ein anderes Beispiel stellt der Skilanglauf dar, bei dem man trotz leichter Bekleidung und Umgebungstemperaturen unterhalb des Gefrierpunkts intensiv schwitzen kann. Auch bei intervallartigen Belastungen, wie z. B. Eishockey, ist die metabolische Wärmeproduktion insgesamt so hoch, daß selbst dann, wenn das Kind in Ruhe ist, keine Gefahr der Unterkühlung besteht [65, 75].
Ganz anders als bei den bisher erörterten Belastungsformen liegen die Verhältnisse bei körperlicher Aktivität im Wasser. Bei Sportformen, die auf dem Lande ausgeübt werden, wird die Wärme vorwiegend über Schweißverdunstung abgegeben, beim Schwimmen erfolgt der Wärmeverlust dagegen vorwiegend über Wärmeleitung. Die Wärmeleitung des Wassers ist 25mal, seine spezifische Wärme 1000mal größer als die der Luft. Daher kann der Wärmeverlust über die Haut beim Schwimmen 30mal höher sein als z. B. beim Radfahren [74].
Die Abb. 9.7 zeigt die Ergebnisse eines Experiments, bei dem 8–19 Jahre alte weibliche und männliche Vereinsschwimmer in 20,3°C warmem Wasser, mit einer Geschwindigkeit von 30 m/min schwammen. Dies entsprach einer Steigerung ihres Stoffwechselumsatzes um das 4- bis 5fache des Ruheumsatzes. Bei den meisten der älteren Teilnehmer dieser Untersuchung blieb die Kerntemperatur gegenüber dem Ausgangswert konstant, bei den jüngeren Untersuchungspersonen fiel sie dagegen um 2–3°C ab. Die älte-

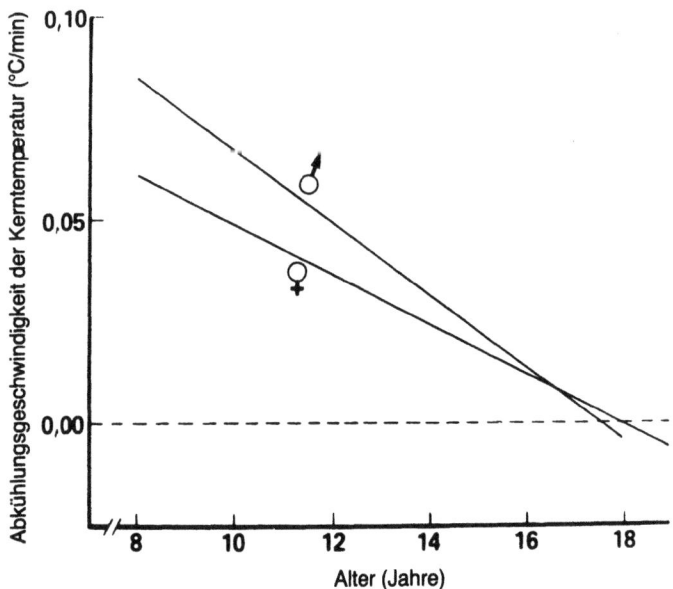

Abb. 9.7. Geschwindigkeit der Abkühlung der Körperkerntemperatur beim Schwimmen (20,3 °C warmes Wasser) in Abhängigkeit vom Lebensalter. Die Untersuchungen wurden bei männlichen und weiblichen trainierten Schwimmern im Alter von 16–19 Jahren durchgeführt. (Modifiziert mit Erlaubnis von Sloan u. Keatinge [89])

ren Schwimmer konnten weiterhin ungefähr 30 min im Wasser bleiben, die Jüngsten mußten dagegen aufgrund subjektiver Beschwerden das Wasser nach 18–20 min verlassen [57, 59]. Die Tatsache, daß die jungen Schwimmer die Belastung in dem relativ kühlen Wasser vorzeitig unterbrechen mußten, wurde auf ihre größere Körperoberfläche pro Einheit wärmeproduzierender Muskelmasse und besonders auf die geringere Dicke ihrer subkutanen Fettschicht zurückgeführt. Fettgewebe hat unter allen Körpergeweben die höchste Isolierfähigkeit. Je dicker das Fettpolster, um so besser die Isolation über die ein Schwimmer verfügt [15, 56], speziell dann, wenn die Hautdurchblutung absinkt.

In Schwimmbädern wird i. allg. die Wassertemperatur bei 25 °C gehalten, es gibt aber auch sehr viele Kinder, die außerhalb von beheizten Bädern bei Wassertemperaturen unterhalb von 20 °C schwimmen. Die Frage einer erheblichen Unterkühlung junger Schwimmer ist daher nicht nur rein akademischer Natur. Im allgemeinen wird das unangenehme Kältegefühl den Schwimmer aus dem Wasser treiben, bevor sich eine gefährliche Hypothermie entwickelt. Ein potentielles Risiko kann allerdings bei einem schlanken, kleingewachsenen und allzu ehrgeizigen Schwimmer bestehen, der trotz drohender Gefahr das Wasser nicht verlassen will. Trainer und Gesundheitserzieher sollten diese Möglichkeit im Auge behalten. Frühzeitige Warnsymptome, auf die man achten muß, bestehen in Euphorie und Desorientierung.

Akklimatisierung an Belastung in der Hitze

Hitzeakklimatisierung – Definition und Anpassungsmechanismen

Die Hitzeakklimatisierung umfaßt diejenigen adaptativen Veränderungen, die als Folge dauernder oder wiederholter Expositionen unter Hitzebelastung auftreten. Sie zeigt sich in einer Verbesserung der Thermoregulation, in einer Steigerung der körperlichen und geistigen Leistungsfähigkeit sowie des subjektiven Wohlbefindens. Der Akklimatisierungsprozeß ist immer dann von besonderer Bedeutung, wenn Menschen abrupt in einer wärmeren Umgebung zurecht kommen müssen, sei dies infolge einer Hitzewelle oder bei Reisen in wärmere geographische Regionen. Im nichtakklimatisierten Zustand stellen körperliche und geistige Belastungen jeweils wesentlich höhere physiologische Anforderungen. In diesem Stadium ist der Versuch, längere und intensivere körperliche Belastungen durchzuführen, jeweils mit der Gefahr einer Hitzeschädigung verbunden. Hierauf wird im weiteren Verlauf unter dem Abschnitt „Ungenügende Akklimatisierung" (s. S. 360) eingegangen.

Die wichtigsten physiologischen Veränderungen, die zunehmend während des Akklimatisierungsprozesses auftreten, sind folgende: Abnahme von Herzfrequenz, Rektal- und Hauttemperatur für eine gegebene metabolische Belastung, Zunahme der Schweißproduktion sowie der Empfindlichkeit des schweißbildenden Apparats für Anstiege der Kerntemperatur, Abnahme der Elektrolytkonzentration, speziell der Kochsalzkonzentration im Schweiß. Subjektiv nimmt das relative Belastungsempfinden ab, ganz allgemein steigt das Wohlbefinden auch in warmer Umgebung.

Bei Erwachsenen läßt sich ein ausreichendes Maß an Akklimatisierung bereits nach 4–7 unter Hitzebedingungen durchgeführten körperlichen Belastungen beobachten. Damit Hitzeexpositionen reizwirksam werden, sollten sie jeweils 1–4 h dauern und 3–7mal pro Woche durchgeführt werden. Die Belastungsintensität ist dabei allmählich so zu steigern, daß am Ende des Akklimatisierungsvorgangs die körperliche Leistungsfähigkeit wieder derjenigen in kühler Umgebung entspricht. Ohne weitere Expositionen wird dann der akklimatisierte Zustand etwa 7–10 Tage aufrechterhalten, um anschließend wieder allmählich verloren zu gehen.

Vergleich der Akklimatisierung von Kindern gegenüber Erwachsenen

Entsprechende Untersuchungen haben eine Altersabhängigkeit der Akklimatisierungsvorgänge gezeigt. Jüngere Teenager akklimatisierten sich zwar an körperliche Belastung unter Hitze, aber deutlich weniger als ältere Jugendliche oder junge Erwachsene [98]. In der Arbeitsgruppe des Autors in Israel wurden ausführliche Untersuchungen über die Akklimatisationsfähigkeit an körperliche Belastung in trockener Hitze bei 8–10 Jahre alten Jungen im Vergleich zu 20–23 Jahre alten Männern durchgeführt [12, 49, 50, 51, 52]. Die Körpertemperaturen sowie die Herzfrequenzen nahmen innerhalb eines 2wöchigen Akklimatisierungsprozesses bei beiden Gruppen im gleichen Ausmaß zu, die Schweißproduktion stieg vergleichbar an. Der wichtigste altersbezogene Unterschied bestand in der Geschwindig-

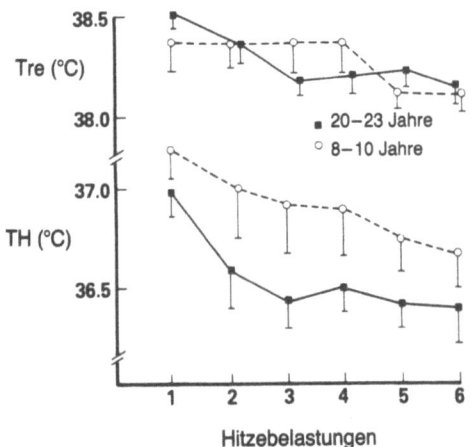

Abb. 9.8. Hitzeakklimatisierung bei Jungen (n = 9) und jungen Männern (n = 9). Erfaßt wurden die Veränderungen der Rektaltemperatur *(Tre)* sowie der mittleren Hauttemperatur *(TH)* während eines 2wöchigen Akklimatisierungsprogramms. Die dargestellten Werte wurden jeweils am Ende von sechs 80minütigen Expositionen bei 43°C und 21% relativer Luftfeuchtigkeit bestimmt. Die Untersuchungspersonen arbeiteten intermittierend mit 40–50% ihrer maximalen Sauerstoffaufnahme. Die senkrechten Linien bedeuten jeweils den einfachen Standardschätzfehler. (Wiedergegeben mit Erlaubnis von Inbar [49])

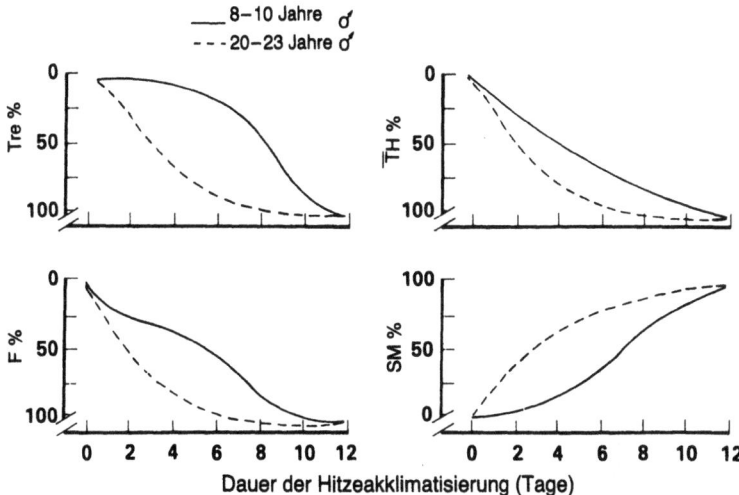

Abb. 9.9. Geschwindigkeit der Hitzeakklimatisierung bei jeweils 9 Jungen und 9 jungen Männern. Veränderungen der Rektaltemperatur *(Tre)*, der mittleren Hauttemperatur *(TH)*, der Herzfrequenz *(F)*, sowie der Schweißmenge *(SM)* während eines 2 Wochen andauernden Akklimatisierungsprogramms. Die Werte werden in Prozent der am Schluß erreichten Akklimatisierung angegeben, wobei der Ausgangswert mit 0% festgesetzt wurde. Hinsichtlich der Untersuchungsbedingungen und Verfahren wird auf die Abb. 9.8 verwiesen. (Schematische Darstellung von Bar-Or [8]. Wiedergegeben mit Erlaubnis von Bar-Or [9]. Copyright American Academy of Pediatrics, 198)

keit der Akklimatisierung: bei den Erwachsenen ließ sich bereits nach zwei Expositionen ein gewisses Maß an Akklimatisierung beobachten, die Kinder benötigten 5–6 Expositionen, um ähnliche Ergebnisse zu erzielen. Diese relativ verzögerte Reaktion wird in der Abb. 9.9 dargestellt. Eine ähnlich „verlangsamte Reaktion" wurde auch hinsichtlich der Ansprechbarkeit des schweißbildenden Apparats auf Veränderungen in der Kerntemperatur gefunden [49].

Kinder können sich bis zu einem gewissen Ausmaß auch durch körperliche Belastung in *neutraler* Umgebung oder während Körper*ruhe* unter Hitzebedingungen akklimatisieren [50, 52]. Entsprechende Versuche bei Erwachsenen erwiesen sich nur teilweise als effektiv.

Offensichtlich ist die Geschwindigkeit der physiologischen Adaptationsmechanismen bei Kindern gegenüber Erwachsenen verzögert, sie benötigen mehr Zeit und eine abgestufte Anpassung. Andererseits scheinen sich Kinder, wenn auch langsamer, so doch unter geringeren Hitzereizen, zu adaptieren, als sie i. allg. für Erwachsene empfohlen werden.

Veränderungen im Belastungsempfinden während der Akklimatisierung

Die Akklimatisierung ist stets auch mit einer subjektiven Komponente verbunden. Mit der Abnahme des objektiven Anstrengungsgrads verschwindet auch das Gefühl der subjektiven Erschöpfung, es kommt zu einem Anstieg des allgemeinen Wohlbefindens. Um diese subjektive Verbesserung messen zu können, wurden die Kinder im Rahmen der obengenannten Studie gebeten, ihr relatives Belastungsempfinden für eine gegebene Leistung unter Verwendung der RPE-Werte nach der Borg-Skala anzugeben (s. Abschnitt „Belastungsempfinden und Lebensalter", S. 45). Obwohl vorgegebene Leistung und Umgebungsbedingungen während aller Versuche identisch blieben, nahm das subjektive Belastungsempfinden im Verlauf der Expositionen deutlich ab. Die gleiche objektive Belastung wurde somit als zunehmend leichter empfunden. In der Abb. 9.10 werden die entsprechenden Veränderungen bei Kindern und Erwachsenen miteinander verglichen. Dabei wurde das Verhältnis RPE zur Herzfrequenz zur Erfassung des subjektiven Anstrengungsgrads bei einer vorgegebenen objektiven Belastung verwendet.

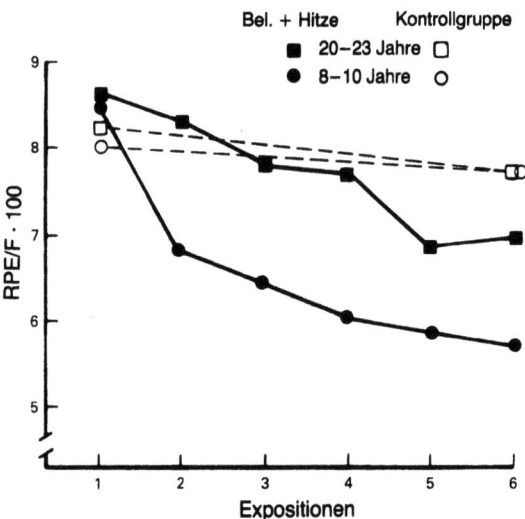

Abb. 9.10. Veränderungen im Verhältnis des Belastungsempfindens zu Herzfrequenz *(RPE/F)* während eines 2wöchigen Akklimatisierungsprogramms bei Jungen und Erwachsenen. Die belastungsexponierten Gruppen *(Bel. + Hitze)* entsprechen denen der Abb. 9.8. Als Kontrollpersonen dienten jeweils 7 Jungen und 7 Erwachsene, die am ersten und am letzten Tage des Programms untersucht wurden, die aber der körperlichen Belastung unter Hitzebedingungen in der Zwischenphase nicht ausgesetzt waren. (Wiedergegeben mit Erlaubnis von Bar-Or [8], auf der Basis von Daten von Bar-Or u. Inbar [12])

Die Geschwindigkeit, mit der dieses Verhältnis innerhalb des 2wöchigen Akklimatisierungsprozesses abnimmt, ist bei Kindern größer, die erreichten Endwerte liegen niedriger als bei Erwachsenen. Diese Beobachtung weist darauf hin, daß zwar bei Kindern die objektiven physiologischen Akklimatisierungsvorgänge langsamer verlaufen als bei Erwachsenen, umgekehrt erfolgt die subjektive Verbesserung des Belastungsempfindens schneller.

Dieses größere subjektive Wohlbefinden kann als Vorteil angesehen werden, es kann umgekehrt aber auch eine potentielle Gefährdung mit sich bringen: Während sich der unzureichend akklimatisierte Erwachsene in der Hitze nur ungern belastet, kann sich das noch nicht ausreichend akklimatisierte Kind trotz erheblicher objektiver Belastung leicht zuviel zumuten.

Flüssigkeits- und Elektrolythaushalt

Flüssigkeitsverschiebungen unter Belastung

Zu Beginn jeder stärkeren körperlichen Belastung sinkt das Plasmavolumen um etwa 10–15% ab. Bereits 10 s nach Einsetzen einer hochintensiven körperlichen Belastung läßt sich eine Reduktion des Plasmavolumens feststellen [83], wahrscheinlich aufgrund einer Steigerung des intrakapillären hydrostatischen Drucks. Im weiteren Verlauf wird die Verminderung des intravasalen Volumenanteils aufgrund der Steigerung des osmotischen Drucks im interstitiellen Flüssigkeitsraum verstärkt – Ergebnis des Ausstroms von K^+ und Metaboliten aus der arbeitenden Muskelfaser. Langzeitbelastungen über 30 min und mehr führen zu einer weiteren langsamen Abnahme des Plasmavolumens, falls kein hinreichender Flüssigkeitsersatz erfolgt [27]. Diese weitere Abnahme entspricht der generellen Dehydratation des Körpers, vorwiegend durch den Schweißverlust, aber auch weitere osmotisch bedingte Verschiebungen können hierbei eine Rolle spielen. In trockenem Klima oder in großen Höhen können umfangreiche Wassermengen über die inneren und äußeren Atemwege verdunsten. Diese Dehydratation läßt sich durch einen adäquaten Flüssigkeitsersatz vermeiden. In diesem Fall ist auch keine weitere Abnahme des Plasmavolumens zu beobachten. Untersuchungen haben gezeigt, daß bei einem vollständigen Flüssigkeitsersatz während körperlichen Belastungen über 90–120 min hinweg das Plasmavolumen allmählich wieder ansteigt und sogar seinen Vorbelastungswert erreichen kann [28].

Die Urinmenge nimmt während körperlicher Belastung ab. Hierin ist eine gewisse Kompensation gegenüber dem Schweißverlust gegeben. Die Ursache für die reduzierte Urinproduktion besteht in einer Verminderung des renalen Plasmastroms sowie der glomerulären Filtrationsgeschwindigkeit. Eine weitere Ursache für die verminderte Urinproduktion liegt in einem Anstieg der Aktivität des antidiuretischen Hormons als Reaktion auf die Dehydratation. Im Gegensatz hierzu wird die Schweißproduktion auch während einer langzeitlich bestehenden Dehydratation nicht vermindert, solange das Flüssigkeitsdefizit unterhalb von 5–6% des anfänglichen Körpergewichts liegt (Abb. 9.11). Anscheinend nimmt der Körper zugunsten der Wärmeabgabe und der Thermoregulation ein Defizit im Flüssigkeitshaushalt in Kauf.

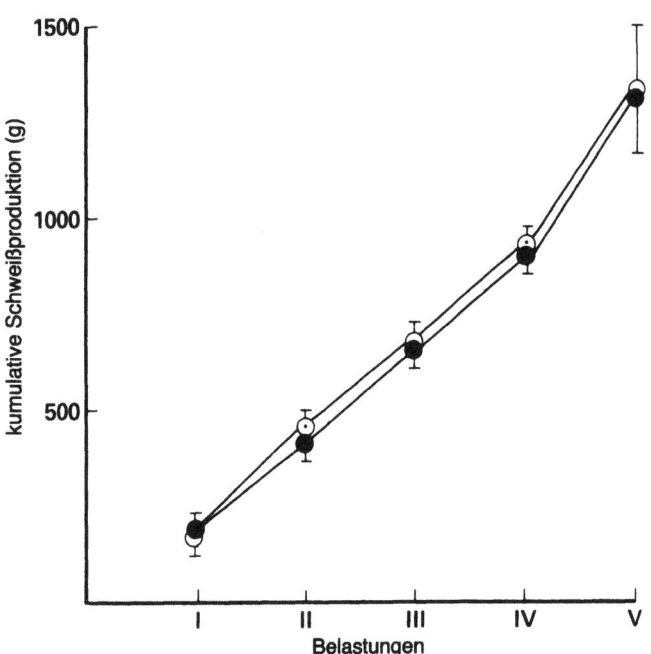

Abb. 9.11. Schweißproduktion und Flüssigkeitsdefizit. Elf 10–12 Jahre alte Jungen wurden intermittierend auf einem Fahrradergometer 3,5 h lang belastet. Bei der einen Belastung (○) ergänzten sie ihren Flüssigkeitsverlust jeweils vollständig, in der zweiten Belastung (●) trat eine zunehmende Dehydrierung ein. Hinsichtlich weiterer Einzelheiten wird auf den Abschnitt „Spontane Dehydratation" (s. S. 344) verwiesen. Dargestellt sind die Mittelwerte und der einfache Standardschätzfehler. (Wiedergegeben mit Erlaubnis von Bar-Or et al. [10])

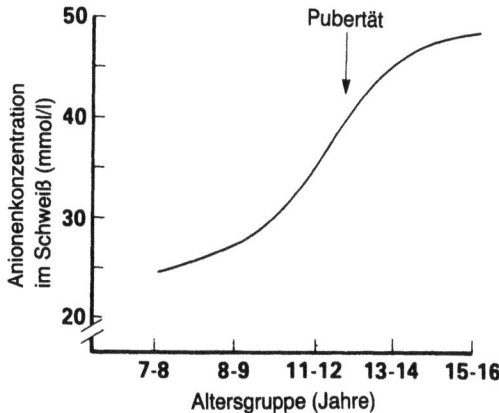

Abb. 9.12. Entwicklung der Salzkonzentration im Schweiß. Die Untersuchungspersonen und -bedingungen entsprechen denen der Abb. 9.2. Der Schweiß wurde im M.-pectoralis-Bereich gesammelt. (Daten von Araki et al. [6])

Elektrolytverlust unter Belastung

Der menschliche Schweiß besteht zu mehr als 99% aus Wasser. Seine Elektrolytkonzentration ist stets niedriger als die der extrazellulären Flüssigkeit. Die Osmolalität des Schweißes bei Erwachsenen übersteigt selten 180 mmol/l im Vergleich zu 300 mmol/l in der Körperflüssigkeit [28]. Wie aus der Abb. 9.12 hervorgeht, liegt die Salzkonzentration im Schweiß von Kindern und Jugendlichen vor der Pubertät eher noch niedriger [6, 34]. Schwitzen geht daher stets mit einer Zunahme des osmotischen Drucks in der Körperflüssigkeit einher. Mit der Zunahme der Schweißmenge steigt die Konzentration von Na^+ und Cl^- im Gegensatz zu K^+ an. Dagegen sinkt bei sehr großen Schweißmengen die Konzentration von Mg^{++}- und Ca^{++}-Ionen ab [27]. Körperliches Training und Hitzeakklimatisierung führen gleichermaßen zu einer Abnahme der Salzkonzentration im Schweiß, bei Zunahme der Schweißmenge. Trotz dieses hypotonen Schweißes können lange und wiederholte Belastungen in heißer Umgebung zu erheblichen Elektrolyt-, speziell Kochsalzverlusten führen.

Hypohydratation

Die erheblichen Flüssigkeitsverschiebungen während körperlicher Belastung, speziell bei hohen Schweißmengen, können zu Flüssigkeitsdefiziten führen. Der Zustand eines solchen Defizits soll im folgenden als „Hypohydratation" bezeichnet werden. Der Prozeß, der zu dieser negativen Flüssigkeitsbilanz führt, wird mit dem Terminus „Dehydratation" belegt. In diesem Abschnitt sollen zunächst zwei typische Zustände der Dehydratation besprochen werden, die häufig bei körperlich aktiven Kindern auftreten können. Im weiteren Verlauf werden die Konsequenzen einer Hypohydratation auf Leistungsfähigkeit und Wohlbefinden des Kindes erörtert. Im Anschluß daran werden Hypohydratationszustände im Verlauf einer Reihe von Erkrankungen diskutiert.

Spontane Dehydratation

Es ist seit langem bekannt [76], daß Menschen, die sich unter Hitzebedingungen körperlich belasten, zu wenig Flüssigkeit zu sich nehmen, um ihren Wasserverlust zu ersetzen, selbst dann, wenn sie *ad libitum* trinken dürfen. Dieses Phänomen wurde mit dem Begriff „spontane Dehydratation" bezeichnet [82]. Bei Erwachsenen wurden als Folge einer solchen spontanen Dehydratation Flüssigkeitsverluste von 1,5–7% des initialen Körpergewichts gefunden, jeweils in Abhängigkeit von Klima, Dauer und Intensität der körperlichen Belastung, sowie Art der Flüssigkeit, die zu Ersatzzwecken getrunken wurde. Eindrucksvolle Beispiele wurden von Marathonläufen berichtet: So zeigte sich in einer Untersuchung, daß bei 63 Läufern, die das Rennen beendeten, die mittlere Schweißproduktion 0,96 l/h betrug, bei einer Flüssigkeitsaufnahme von nur 0,13 l/h. Als Ergebnis entstand ein Flüssigkeitsverlust von 5,2% des initialen Körpergewichts. Beim Sieger des Rennens ließ sich ein Flüssigkeitsverlust von 6,9% feststellen [77].
Spontane Dehydratation wurde auch bei Kindern gefunden, die sich in trockener Hitze belasteten (39°C, 45% relative Luftfeuchtigkeit), wenn sie nicht ständig zum Trinken genötigt wurden [10]. Die Abb. 9.13 zeigt die Ergebnisse eines entsprechenden Vergleichs. Dabei wurden Jungen in einem Versuch periodisch zum Trinken aufgefordert, in einem anderen Versuch tranken sie nach eigenem Gutdünken. Obwohl – wie aus der Abb. 9.11 hervorgeht – die Schweißproduktion unter beiden Bedingungen gleich blieb, betrug die spontane Flüssigkeitsaufnahme nur 66% derjenigen Menge, die erforderlich gewesen wäre, um den Flüssigkeitsverlust über Schweiß und Urin zu ersetzen. Die Urinmenge betrug in diesem Fall nur 68% derjenigen Menge, die bei Kontrolle der Trinkmenge beobachtet wurde. Trotzdem konnte die Flüssigkeitseinsparung über die Urinmenge den Zustand der Hypohydratation nicht verhindern. Es steht zu vermuten, daß das Flüssigkeitsdefizit noch größer geworden wäre, hätte man die Untersuchung länger durchgeführt.

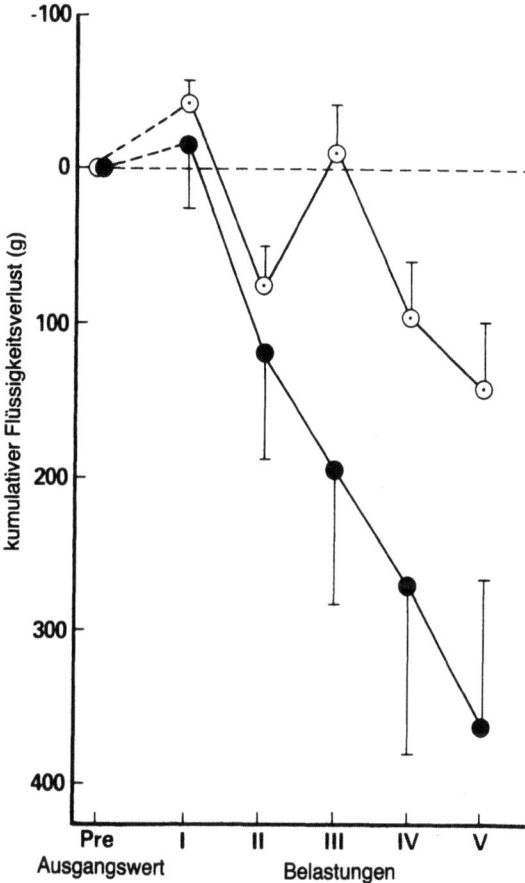

Abb. 9.13. Spontane Dehydratation bei Kindern, die intermittierend in trockener Hitze arbeiteten. Dargestellt ist der kumulative Flüssigkeitsverlust während 3,5 h bei 11 Jungen im Alter von 10–12 Jahren. ○ gibt die Werte bei einer strikt regulierten Flüssigkeitsaufnahme wieder. ● repräsentiert die Werte bei spontaner Flüssigkeitsaufnahme. Die vertikalen Linien bedeuten die einfache Standardabweichung. (Wiedergegeben mit Erlaubnis von Bar-Or et al. [10])

Absichtliche Dehydratation

Ein anderer Typ der Dehydratation wird dann beobachtet, wenn sich Personen absichtlich in eine negative Flüssigkeitsbilanz hineinbringen, sei dies durch das Unterlassen von Flüssigkeitsaufnahme oder die Induktion eines Wasserverlusts. Eine solche absichtliche Dehydratation stellt ein

gängiges Verfahren bei den Sportlern dar, die vor einem Wettkampf „Gewicht machen" müssen, also Ringer, Gewichtheber, Boxer, Judoka oder Jockeys. Am häufigsten wird dies durch schweißtreibende Verfahren erreicht, einzelne Athleten reduzieren ferner die Flüssigkeits- und Nahrungsaufnahme, nehmen Diuretika oder Laxanzien oder induzieren sogar Erbrechen. In den USA wurde besonders bei Ringern im Schulalter eine solche absichtliche Dehydratation häufig gefunden.
In einer entsprechenden Übersicht wurde bei 10% aller High-school-Ringer in Iowa [96] während Wettkämpfen zwischen den einzelnen Schulen kontinuierlich das Körpergewicht bis zur offiziellen Gewichtskontrolle überprüft. Die meisten Ringer verloren 5–7% ihres anfänglichen Körpergewichts innerhalb der letzten 10 Tage vor dem Wettkampf. Acht Prozent der Schüler verloren 10% oder mehr an Gewicht. Man kann davon ausgehen, daß i. allg. diese Gewichtsabnahme überwiegend durch Flüssigkeitsverlust bedingt war und weniger durch kalorische Beschränkung. Besonders erschreckend war der ausgeprägte Flüssigkeitsverlust in den Leichtgewichtsklassen, also bei Athleten mit einem Körpergewicht von 47 kg oder weniger. Einige dieser Jugendlichen nahmen bis zu 15% ab. Die meisten Sportler ließen sich von Freunden oder Trainern über die bestmöglichen Wege zum Erreichen des Sollgewichts beraten, der Arzt war hierbei nicht gefragt.

Konsequenzen für Gesundheit und Leistungsfähigkeit

Der Zustand des Flüssigkeitsdefizits führt zu physiologischen Funktionsstörungen [1, 5, 10, 26, 27, 28, 101] sowie häufig zu negativen Auswirkungen auf Leistungsfähigkeit und Gesundheit. Plasmavolumen, Herzschlagvolumen, Herzminutenvolumen, renale Durchblutung, glomeruläre Filtrationsmenge und der Gehalt an Leberglykogen nehmen ab. Während körperlicher Belastung wird der extrazelluläre Flüssigkeitsanteil stärker reduziert als der intrazelluläre. Die Herzfrequenz in Ruhe und bei submaximaler Belastung steigt an. Nach den Ergebnissen einer Studie [1] führte Flüssigkeitsausgleich innerhalb 1 h bei einem 4- bis 5%igen Flüssigkeitsdefizit bei High-school-Ringern zu einer Normalisierung der hämodynamischen Funktion.
Der Zustand der Hypohydratation geht weiterhin mit einem Elektrolytdefizit einher, speziell betroffen sind Na^+ und Cl^-, aber auch K^+, Ca^{++} und Mg^{++}. Obwohl es absolut gesehen zu einem Verlust an diesen Ionen kommt, kann trotzdem aufgrund der Hämokonzentration ihre Plasmakonzentration erhöht sein. Der osmotische Druck in den Gewebsflüssigkeiten ist zunächst gesteigert, nach Wasserzufuhr kann er sich aber auch normalisieren.

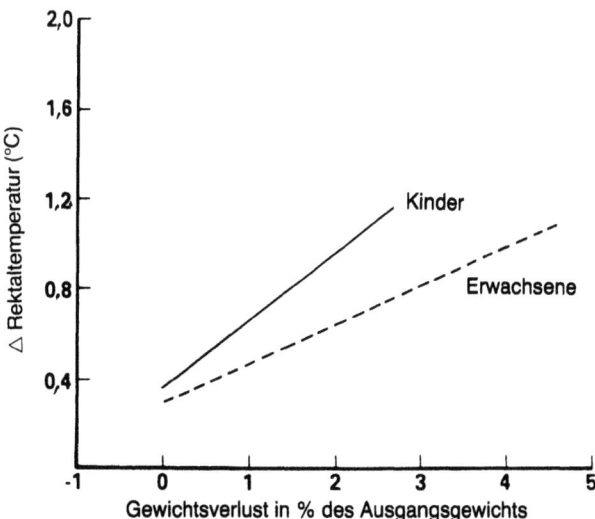

Abb. 9.14. Verhältnis zwischen Anstieg der Rektaltemperatur und dem Ausmaß des Flüssigkeitsdefizits bei Kindern und Erwachsenen während Exposition in trockener Hitze. (Modifiziert wiedergegeben mit Erlaubnis von Bar-Or et al. [10])

Bei gleichzeitigem Auftreten der Trias: Hitzebelastung, körperliche Arbeit und Hypohydratation kann die Thermoregulation versagen. Der Transport von Wärme über das Blut vom Körperkern zur Peripherie wird teilweise unterbrochen. Als Folge hiervon steigt proportional zum Flüssigkeitsdefizit die Kerntemperatur an. In der Abb. 9.14 wird ein Vergleich zwischen den Veränderungen in der Rektaltemperatur bei Kindern und Erwachsenen im Verlaufe einer zunehmenden Dehydratation als Folge körperlicher Belastung unter Hitzebedingungen gegeben. Während bei Erwachsenen die Kerntemperatur pro 1% an Gewichtsverlust um 0,15°C anstieg, betrug die Zunahme bei Kindern 0,28°C [10]. Es bleibt noch unklar, ob diese größere Steigerung der Körpertemperatur klinisch bedeutsam ist. Bei leichtem bis mäßigem Flüssigkeitsdefizit im Bereich von bis zu 5% bleibt die Schweißproduktion weitgehend unverändert [11, 26] (Abb. 9.11). Steigen dagegen das Ausmaß des Flüssigkeitsdefizits oder der osmotische Druck im Plasma stärker an, kann es zu einer Reduktion der Schweißproduktion kommen. Hierdurch wird die Wärmeabgabe weiter negativ beeinflußt.

Die Abnahme der Leistungsfähigkeit als Folge einer Hypohydratation zeigt sich in einer Reduktion der muskulären Kraft [16], der Zeit, die eine stärkere Belastung durchgehalten werden kann [26, 84], sowie der geisti-

gen Aufmerksamkeit [63]. Die maximale Sauerstoffaufnahme wird nur bei extremen Flüssigkeitsdefiziten reduziert [84]. Die Reaktionszeit auf optische Reize ist nicht verlängert [63]. Die anaerobe Kapazität, gemessen im über 30 s durchgeführten anaeroben Wingate-Test, ist gleichfalls nicht vermindert, solange das Defizit unterhalb von 5% liegt [53].
Für den Kliniker bedeutet der Zustand der Hypohydratation stets ein Warnsignal, da hierdurch die Thermoregulation gestört wird (s. Abschnitt „Gesundheitliche Risiken des Kindes in heißer Umgebung", S. 351). Daten über einen möglichen Einfluß wiederholter Hypohydratationszustände auf das Körperwachstum liegen nicht vor. Trotzdem muß diese Möglichkeit bei Jugendlichen, bei denen es wiederholt zu Störungen im Flüssigkeits- und Elektrolythaushalt kommt, im Auge behalten werden. Weiterhin kann ein chronischer Kaliumverlust durch Schweiß und Urin zu Muskelschwäche und Krämpfen führen.

Wasser und Elektrolytersatz

Um Flüssigkeits- und Elektrolytverluste zu minimieren, muß bei jeder langzeitlich durchgeführten körperlichen Belastung stets ein geeigneter Flüssigkeitsersatz erfolgen. Diese Aussage gilt in Arbeits-, Wehr- und Sportmedizin gleichermaßen. Alle Bewohner von Regionen mit heißem Klima erkennen rasch die Notwendigkeit geeigneter Trinkgewohnheiten [30, 95].
Bei dem Bestreben, Flüssigkeit und Elektrolyte zu ersetzen, sind folgende Überlegungen zu berücksichtigen:

1. Es sollten Flüssigkeiten ausgewählt werden, die nicht den Durst stillen, sondern statt dessen eher die weitere Flüssigkeitsaufnahme anregen.
2. Bei stärkerer körperlicher Belastung sollte die Entleerung des Magens rasch erfolgen, um das Verbleiben größerer Flüssigkeitsmengen im Magen und damit eine Überdehnung zu vermeiden.
3. Die Flüssigkeitsmenge muß groß genug sein, um vorausgegangene Defizite auszugleichen und, noch besser, um zukünftigen Flüssigkeitsverlusten vorzubeugen.
4. Der Salzgehalt der Flüssigkeit sollte nicht zu hoch sein. Er ist mit der Salzaufnahme in der Nahrung zu koordinieren.

Wasser ist für den unmittelbaren Flüssigkeitsersatz zwar geeignet, erscheint aber weniger günstig, da es den Durst stillt und keine weitere Flüssigkeitsaufnahme anregt. Vorzuziehen sind dagegen Getränke mit Geschmacksstoffen, die das Trinkbedürfnis steigern. Ein häufiger, in der Ernährungslehre überlieferter Trugschluß besteht in der Aussage, daß erschöpfte und stark schwitzende Personen kein kaltes Wasser zu sich nehmen sollten. Es existieren keinerlei Befunde über nachteilige Effekte des

Trinkens von kaltem Wasser vor, während oder nach Belastung. Gegenüber von lauwarmen oder warmen haben kalte Getränke den Vorteil, daß sie schneller aus dem Magen entleert werden [29] und schmackhafter sind. Der direkte kühlende Effekt einer kalten Flüssigkeit ist dagegen minimal, wenn man seine Verteilung im gesamten Flüssigkeitsraum berücksichtigt. Trotzdem kann ein solch kühlender Effekt an einem sehr heißen Tag gelegentlich wichtig werden.

Wenn auch größere Flüssigkeitsmengen rascher aus dem Magen entleert werden als kleinere, so kann doch eine große Trinkmenge ein abdominelles „Druckgefühl" hervorrufen, das während des Sports schlecht toleriert wird. Zu empfehlen ist daher die Einnahme kleinerer Flüssigkeitsmengen, die dann allerdings häufiger zu erfolgen hat. So ist beispielsweise die Flüssigkeitszufuhr von jeweils 100 ml alle 15 min bei einem 11 Jahre alten Kind, das 400 ml Flüssigkeit pro Stunde verliert, besser als eine Trinkmenge von 200 ml alle 30 min. Nach Einsetzen der Dehydratation ist es sehr schwierig, eine Umkehrung dieses Prozesses zu erreichen. Voraussetzung eines vernünftigen Verhaltens bei körperlicher Belastung in der Hitze ist es daher, vor Beginn für einen ausgeglichenen Flüssigkeitshaushalt zu sorgen. Die erste Flüssigkeitsaufnahme während der Belastung sollte spätestens nach 15–20 min erfolgen. Dies wird gerade für Kinder, die an Langstreckenrennen teilnehmen, i. allg. nicht berücksichtigt. Die erste offizielle Getränke-Versorgungs-Station kommt für sie zu spät, die einzelnen Stationen liegen zu weit auseinander. Gerade für diese jugendlichen Läufer sollten daher spezielle Bedingungen der Flüssigkeitsversorgung geschaffen werden.

Die Osmolalität der zugeführten Flüssigkeit kann Motilität und Entleerungsgeschwindigkeit des Magens beeinflussen. So wird beispielsweise eine Lösung mit einer Salzkonzentration von 20 mmol/l schneller aus dem Magen entleert als reines Wasser. Flüssigkeiten mit hoher Salzkonzentration verzögern dagegen die Magenentleerung, ähnliches ist von Zuckerlösungen bekannt, deren Konzentration 25 g/l Glukose (= 20 mmol/l) übersteigt [29]. Viele Sportler ergänzen ihre Diät durch unkontrollierte Mengen an Kochsalz, häufig in Form von Salztabletten. Diese Maßnahme kann gerade für Kinder nicht empfohlen werden, sie kann sich häufig aus folgenden Gründen negativ auswirken:

1. Die Aktivität des Aldosterons im Plasma ist während körperlicher Belastung deutlich erhöht, mit der Konsequenz einer renalen Natriumretention [27]. Bei hitzeakklimatisierten Personen wird darüber hinaus die Natriumausscheidung in den Schweißdrüsen herabgesetzt. Aufgrund dieser Mechanismen findet sich bei körperlich aktiven, hitzeakklimatisierten Menschen häufig eine positive Natriumbilanz, auch dann wenn sie auf eine Ergänzung ihrer normalen, ausgewogenen Kost durch Kochsalzzufuhr verzichten.

2. Für Personen, die sich nur gelegentlich körperlich belasten, ist der Kochsalzgehalt in der durchschnittlichen Ernährung i. allg. hoch genug, um Verluste durch Schweiß und Urin auszugleichen.
3. Schweiß ist stets hypoton, die Körperflüssigkeiten sind im Zustand der Dehydratation dagegen immer hyperton. Die Aufnahme von Getränken mit zu hoher Salzkonzentration muß den Salzgehalt im interstitiellen Flüssigkeitsraum weiter verstärken, mit der Gefahr eines zusätzlichen Flüssigkeitsverlusts im Bereich des intrazellulären Kompartments.
4. Der Schweiß ist bei Kindern stärker verdünnt als bei Erwachsenen.
5. Hinsichtlich des Kaliums haben Bilanzuntersuchungen unter Berücksichtigung von Zufuhr sowie Verlust durch Schweiß und Urin gezeigt, daß die Kaliumaufnahme durch eine normale, ausgewogene Kost selbst für Personen, die sich häufig körperlich belasten, ausreicht. Die zusätzliche Einnahme von Kaliumchloridpräparaten ist daher überflüssig.

Das Amerikanische College of Sports Medicine empfiehlt in seiner Stellungnahme zur „Verhinderung von Hitzeschäden bei Langstreckenläufen", daß erwachsene Läufer regelmäßig Getränke zu sich nehmen sollten, die nicht mehr als 10 mmol/l Natrium, 5 mmol/l Kalium und 25 g/l Traubenzucker enthalten sollten [4]. Unter Berücksichtigung der niedrigeren Salzkonzentration im kindlichen Schweiß empfehlen wir für Kinder die Aufnahme von Getränken, in denen die Natriumkonzentration nicht über 5 mmol/l, entsprechend 0,3 g/l Natriumchlorid, die Kaliumkonzentration nicht über 5 mmol/l, entsprechend 0,28 g/l Kaliumchlorid, und die Traubenzuckerkonzentration nicht über 25 g/l liegen sollte.
Auf dem Markt werden verschiedene salz- und zuckerhaltige spezielle Sportgetränke angeboten, die von den meisten Athleten auch geschmacklich angenommen werden. Solche Getränke sind in geeigneter Verdünnung i. allg. auch für Kinder geeignet. Als billigere Alternative bietet sich die eigene Zubereitung von Getränken nach den oben gemachten Empfehlungen an, die dann auch noch nach dem persönlichen Geschmack individuell abgestimmt werden können. Wenn sich Kinder nur gelegentlich belasten, reicht unter der Voraussetzung einer ausgewogenen Kost i. allg. auch die Zufuhr von reinem Wasser aus.
Wie hoch sollte die Flüssigkeitsaufnahme sein? Ein einfaches und zuverlässiges Maß hierfür ist bei Sport treibenden Kindern das Körpergewicht. Man sollte bestrebt sein, das Gewicht vor und nach der körperlichen Aktivität, sei dies im Training oder Wettkampf, gleich zu halten. Dabei muß von der Voraussetzung ausgegangen werden, daß die Flüssigkeitsbilanz vor Beginn der körperlichen Aktivität ausgeglichen ist. Um dies sicherzustellen, sollte das Kind 20–30 min vor Beginn des Aufwärmens 300–400 ml Flüssigkeit zu sich nehmen. Dieser Zeitraum ermöglicht es, einen evtl. Flüssigkeitsüberschuß wieder auszuscheiden. Kinder, die keinen

Leistungssport betreiben, werden sich i. allg. nicht an solche Regeln halten. Ihnen sollte man den Rat geben, zunächst zu trinken, bis ihr Durst gestillt ist und dann noch zusätzlich 150–200 ml.

Zusammenfassend ist festzustellen, daß das Durstgefühl nur ein sehr unzureichendes Maß für die erforderliche Trinkmenge während langzeitlicher körperlicher Belastungen oder in warmer Umgebung darstellt. Diese Tatsache Eltern, Lehrern, Trainern und Kindern immer wieder nahezubringen, stellt eine wichtige und verantwortungsvolle pädagogische Aufgabe des Arztes dar.

Gesundheitliche Risiken des Kindes in heißer Umgebung

Einleitung

In den vorausgegangenen Abschnitten dieses Kapitels wurden die Reaktionen bei körperlicher Belastung unter Hitzebedingungen aus der Sicht des Physiologen dargestellt. In dem nachfolgenden Abschnitt sollen die gesundheitlichen Konsequenzen dieser Reaktionen besprochen werden. Obwohl das körperlich belastete Kind im Mittelpunkt dieses Buches steht, werden auch einige Informationen über die gesundheitlichen Risiken des Kindes in Körperruhe in heißer Umgebung einbezogen. Hierbei gehen wir von der Annahme aus, daß die gesundheitlichen Risiken des nichtbelasteten Kindes i. allg. verstärkt werden, wenn zu dem Hitzestreß eine hohe metabolische Belastung hinzukommt. Die verschiedenen möglichen Hitzeschäden werden zunächst vorgestellt, es folgen epidemiologische Daten über die Anfälligkeit von Säuglingen und Kindern in heißer Umgebung. Der Abschnitt schließt mit einer speziellen Darstellung solcher Gruppen von Kindern, die als anfällig für Hitzeschäden angesehen werden müssen.

Hitzeschäden

Unter „Hitzeschäden" werden krankhafte Zustände verstanden, die aufgrund einer Hitzeexposition in Ruhe oder unter körperlicher Belastung entstehen. In diesem Zusammenhang werden teilweise auch andere Ausdrücke benützt wie „Hitzestörungen" oder „hitzeabhängige Erkrankungen". Die weltweit zu beobachtende, exponentielle Zunahme von Jogging, Breitensportaktivitäten in Form von Volksläufen oder Marathonrennen mit Tausenden von Teilnehmern hat dazu geführt, daß sich Ärzte mit der

Notwendigkeit konfrontiert sehen, eine entsprechend anwachsende Zahl von Opfern mit Hitzeschäden zu behandeln [92]. Statistisch rangiert der Hitzschlag hinter der Schädelverletzung an zweiter Stelle unter den dokumentierten Todesursachen im Schulsport [59]. Wenn auch eine detaillierte Diskussion der erforderlichen Therapie in medizinische Lehrbücher gehört, so kann andererseits der gemeinsame Nenner aller zugrunde liegender Ursachen nicht überbetont werden, nämlich die Tatsache, daß sie alle durch geeignete Maßnahmen verhindert werden können. Es ist daher erforderlich, gesundheitliche Gesichtspunkte zu berücksichtigen, *bevor* ein Rennen startet oder bevor eine Mannschaft ihr Sommertraining vor der Wettkampfsaison plant.

Tabelle 9.2 stellt Ätiologie, Symptomatik und die wichtigsten Grundsätze zur Prävention der häufigsten Hitzeschäden dar. Hinsichtlich einer weiter ins einzelne gehenden Beschreibung muß auf die Literatur verwiesen werden [64]. Der Schweregrad der Hitzeschäden reicht dabei von verhältnismäßig harmlosen Zuständen wie Hitzekrämpfe über den Hitzekollaps, bis hin zum oft tödlichen Hitzschlag. Aus klinischer Sicht ist dabei die Abgrenzung der einzelnen Hitzeschäden voneinander nicht immer völlig eindeutig, die Symptomatik überlappt sich häufig. So geht beispielsweise eine Hitzeerschöpfung als Folge eines Salzverlustes i. allg. auch mit einer negativen Flüssigkeitsbilanz einher, die ihrerseits leichter zu einem Hitzekollaps führt als zur Hitzeerschöpfung. Auch die Symptomatik des Hitzschlags kann erheblich von der klassischen Trias Hyperpyrexie, trockene Haut und neurologische Ausfälle abweichen. Eine häufig zu beobachtende Variation besteht darin, daß ein Hitzegeschädigter auch dann noch schwitzen kann, wenn seine thermoregulatorische Kontrolle bereits völlig zusammengebrochen ist. In solchen Fällen wird nicht selten irrtümlicherweise die Diagnose einer Hitzeerschöpfung gestellt, die wesentlich schwerwiegendere Feststellung eines Hitzschlags unterbleibt. Sinnvollerweise sollte man daher in seiner Therapie in Zweifelsfällen immer von der Annahme der negativsten Möglichkeit ausgehen. Hitzeschäden können auch bei nur mäßigen Temperaturen oder unter klimatisch neutralen Umgebungsbedingungen auftreten. Langzeitlich mit hoher körperlicher Intensität durchgeführte sportliche Aktivitäten, wie Marathonlauf, Straßenradrennen oder Fußball können, besonders dann, wenn sie mit einer negativen Flüssigkeitsbilanz einhergehen, unabhängig von den Wetterbedingungen zu Hitzeschäden führen [93].

Die wichtigsten vorbeugenden Maßnahmen bestehen in einer vorausgehenden Akklimatisierung, sowie in einer adäquaten Flüssigkeitszufuhr vor und während der körperlichen Belastung. Hinsichtlich der Einzelheiten kann auf die vorausgegangenen Abschnitte dieses Kapitels verwiesen werden. Die im weiteren gegebenen Richtlinien für die Durchführung sportlicher Wettbewerbe unter Hitzebedingungen enthalten zusätzliche Empfehlungen zur Prävention von Hitzeschäden.

Tabelle 9.2. Hitzeschäden: Klassifizierung, Ätiologie, klinische Symptomatik und Prävention*

Hitzeschaden	Ätiologie	Symptomatik	Vorbeugung
Hitzekrämpfe	Intensive, langanhaltende Belastung in der Hitze; negative Natriumbilanz	Ziehen, Krämpfe und unwillkürliche Spasmen der aktiven Muskulatur; leicht erniedrigtes Serumnatrium	Ergänzung von Salzverlusten; Sicherstellung der Hitzeakklimatisierung
Hitzekollaps	Periphere Vasodilatation und Versacken des Blutes; niedriger Blutdruck; Flüssigkeitsdefizit	Schwindel, Synkope; meist in aufrechter Körperhaltung in Ruhe oder während Belastung; Blässe; hohe Rektaltemperatur	Sicherstellung der Hitzeakklimatisierung und des Flüssigkeitsersatzes, Einschränkung von Belastung an heißen Tagen, Vermeidung von ruhigem Stehen
Hitzeerschöpfung (Flüssigkeitsverlusttyp)	Dauernde und kumulative negative Flüssigkeitsbilanz	Erschöpfung; Symptome und Zeichen des Flüssigkeitsmangels; gerötete Haut; reduzierte Schweißproduktion bei extremer Dehydratation; hohe Rektaltemperatur; Hämokonzentration	Sicherstellung einer ausreichenden Flüssigkeitszufuhr vor Belastung sowie Ergänzung von Flüssigkeitsverlusten während Belastung; ausreichende Hitzeakklimatisierung
Hitzeerschöpfung (Salzverlusttyp)	Kumulative negative Natriumbilanz im Verlauf einiger Tage	Erschöpfung; Übelkeit; Erbrechen; Muskelkrämpfe; Schwindel. Gefährlicher als der Wasserverlusttyp	Ersatz von Elektrolytverlusten, auf der Basis von Art und Dauer der Belastung sowie der Umgebungsbedingungen; Sicherstellung einer ausreichenden Akklimatisierung
Hitzschlag	Extreme Hyperthermie mit Verlust der Möglichkeit der Thermoregulation; verstärkt durch Dehydratation	Akuter medizinischer Notfall, der klassischerweise folgende Symptome aufweist: Hyperpyrexie mit Rektaltemperaturen über 41 °C, fehlende Schweißbildung (nicht konstant), sowie neurologische Ausfälle (Desorientierung, Spasmen, Krampfanfälle, Koma). Abweichungen vom geschilderten Krankheitsbild können vorkommen	Sicherstellung von Hitzeakklimatisierung; Identifizierung von Risikopersonen und erforderlichenfalls Belastungsverbot; Anpassung der körperlichen Aktivitäten an die klimatischen Bedingungen

* Teilweise basierend auf Buskirk u. Grasley [22]. Wiedergegeben mit Erlaubnis von Bar-Or [9]. (Copyright American Academy of Pediatrics, 1983)

Epidemiologische Untersuchungen zur gesundheitlichen Gefährdung des Kindes unter Hitzebedingungen

Prospektive epidemiologische Studien hinsichtlich des Zusammenhangs zwischen klimatischer Hitzebelastung und Gesundheit, bzw. Leistungsfähigkeit des Kindes, sind nicht verfügbar. Alle bisher vorhandenen Berichte beziehen sich auf retrospektive Untersuchungen, die i. allg. nach ausgeprägten Hitzeperioden durchgeführt wurden. Einige dieser Untersuchungen werden in der Tabelle 9.3 zusammengefaßt.

Trotz dieser methodisch bedingten Einschränkungen läßt sich aus all diesen Untersuchungen eine eindeutige Aussage ablesen: Die Anfälligkeit von Säuglingen, Kleinkindern und älteren Menschen ist unter Hitzewellen deutlich größer als bei Heranwachsenden oder jüngeren Erwachsenen. Als besonders empfindlich erweisen sich solche Kinder, die bereits bei der Krankenhausaufnahme Zeichen eines Flüssigkeitsmangels aufweisen, oder die im Verlaufe des stationären Aufenthalts als Folge von Durchfall oder Erbrechen in den Zustand eines Flüssigkeitsdefizits gelangen. Die Mütter solcher Patienten wissen i. allg. über die Notwendigkeit einer verstärkten Flüssigkeitszufuhr an heißen Tagen nicht Bescheid [17, 24, 30, 39, 58, 86, 95].

Tabelle 9.3. Epidemiologische Studien klinischer Reaktionen von Säuglingen und Kindern in heißem Klima

Ereignis	Ort	Befunde	Autor
Todesstatistiken, 1900–1930	Drei US-Staaten	Hitzeabhängige Todesfälle kommen vorwiegend bei Säuglingen und älteren Personen vor	Shattuck u. Hilferty [88]
5-Tage-Hitzewelle, 1948	New York City	Alle hospitalisierten Säuglinge entwickelten Hyperpyrexie	Cardullo [24]
Hitzewelle, 1959	Melbourne	25% aller Todesfälle bei Patienten im Alter von 0–6 Jahren waren auf Hitzeschäden zurückzuführen	Danks et al. [30]
Sommer, 1965	Bagdad	Den meisten Fällen von Hitzeerschöpfung bei Kindern ging ein Flüssigkeitsmangel voraus	Taj-Eldin u. Falaki [95]
5-Tage-Hitzewelle, 1966	St. Louis	Säuglinge und alte Menschen waren besonders anfällig	Ellis [39] und Ellis et al. [40]
Hitzewellen, 1936–1966	St. Louis	Säuglinge und alte Menschen waren besonders anfällig	Bridger et al. [17]

Spezielle Risikogruppen für Hitzeschäden

Die thermoregulatorischen Reaktionen sind unter körperlicher Belastung in der Hitze interindividuell hochgradig variabel. Diese Variabilität ist dabei bis zu einem gewissen Ausmaß von Erbfaktoren bestimmt [66], sie hängt darüber hinaus aber weitgehend von erworbenen Merkmalen ab. Der nachfolgende Abschnitt soll sich mit solchen Gruppen von Kindern beschäftigen, bei denen der Hitzestreß zu einer ausgeprägten Hitzebelastung führt. Diese Reaktion kann die körperliche Leistung einschränken und sich gesundheitlich negativ auswirken. Die große Bedeutung der frühzeitigen Identifizierung solcher Kinder, die durch Hitzeschäden im besonderen Maße bedroht sind, liegt aus ärztlicher Sicht auf der Hand.
Die Tabelle 9.4 stellt Voraussetzungen und Erkrankungen dar, die ein Kind in eine solche potentielle Risikogruppe einreihen. In dieser Tabelle wird auch versucht, die möglichen pathophysiologischen Mechanismen des thermoregulatorischen Defizits zu erläutern.

Anorexia nervosa (AN)

Jugendliche mit AN belasten sich häufig gerne und viel, in Übereinstimmung mit ihrer „Strategie" zur Verbrennung von möglichst vielen Kalorien. Andererseits ist die thermoregulatorische Kapazität dieser Patienten häufig eingeschränkt [33, 72, 99]. Unter Körperruhe klagen sie nicht selten über Kältegefühle, speziell in den Akren, objektiv geht dies mit einer Zyanose (Akrozyanose) einher. Diese Veränderungen sind das klinische Äquivalent einer niedrigen Hauttemperatur als Folge einer peripheren Vasokonstriktion. Diese Vasokonstriktion ihrerseits kann als ein Kompensationsmechanismus für die unzureichende Isolation aufgrund des Mangels an subkutanem Fettgewebe verstanden werden. Beim Patienten mit AN ist die Kerntemperatur in Ruhe auf ungefähr 36°C erniedrigt. Bei Kälteexposition fällt die Temperatur weiter ab, sie steigt umgekehrt bei Hitzeexposition an. Möglicherweise ist in diesem Mangel an Stabilität der Kerntemperatur eine hypothalamische Dysfunktion zu sehen [72]. Obwohl die vasodilatatorische Reaktion bei Patienten mit AN nur unzureichend ausgeprägt ist, spielt bei ihnen die Wärmeabgabe über Konvektion und Strahlung eine größere Rolle als die durch Verdunstung. Gesunde Kontrollpersonen reagieren unter ähnlichen Umgebungsbedingungen in umgekehrtem Sinn.
Im Vergleich zu Gesunden steigt die Kerntemperatur während langandauernder körperlicher Belastung in thermoneutraler Umgebung nur langsam auf ein neues Niveau. Hierin könnte sich eine größere Wärmekapazität ausdrücken [33], da die spezifische Wärme des fettfreien Körpergewebes größer ist als die des Fettgewebes [13].

Tabelle 9.4. Voraussetzungen und Erkrankungen, die bei dem körperlich belasteten Kind eine thermoregulatorische Insuffizienz begünstigen*

Voraussetzung oder Erkrankung	Mögliche Mechanismen				
	Reduzierter Wärmetransport zur Peripherie	Ungenügende Schweißproduktion	Überschießende Schweißproduktion	Möglicher Flüssigkeitsmangel	Sonstige
Adipositas					Hohe Wärmeproduktion, niedrige spezifische Wärme und Körperoberfläche
Angeborene Herzfehler	X				
Anorexia nervosa	X		X	X	
Diabetes (mellitus, insipidus)	X			X	Verminderte subkutane Isolierung
Diarrhö und Erbrechen	X			X	
Fieber	X		X	X	Regulatorische Insuffizienz
Flüssigkeitsmangel	X	X (falls extrem ausgeprägt)			
Geistige Retardierung					Ungenügende Flüssigkeitszufuhr
Mangelernährung					Verminderte subkutane Isolierung
Trainingsmangel	X	X			
Syndrome mit ungenügender Schweißbildung		X			
Übertriebener Ehrgeiz				X	Hohe Wärmeproduktion
Ungenügende Akklimatisierung	X	X			
Vorausgegangene Hitzeschäden	Unterschiedlich (in Abhängigkeit von der Krankheit)				
Zystische Fibrose	X		X	X	

* Wiedergegeben mit Erlaubnis von Bar-Or [9]. (Copyright American Academy of Pediatrics, 1983)

Zur Zeit sind Untersuchungen über die Reaktion des Patienten mit AN unter körperlicher Belastung in heißer bzw. kalter Umgebung nicht verfügbar. Aus vorläufigen Daten läßt sich allerdings schließen, daß der Umgebungsbereich, in dem solche Patienten ihre Kerntemperatur konstant halten können, enger ist als bei normalen Personen [32].
Unabhängig von der Frage, ob die mangelhafte thermoregulatorische Fähigkeit bei ihnen auf eine unzureichende Isolierung oder auf eine eingeschränkte hypothalamische Funktion zurückzuführen ist, besteht bei diesen Patienten ein erhöhtes Risiko für Hitze- bzw. Kälteschäden. Bei manchen Jugendlichen mit AN kommt hinzu, daß sie künstlich Erbrechen stimulieren, hierdurch können Flüssigkeitsverluste und Störungen im Elektrolythaushalt entstehen.

Angeborene Herzfehler (AHF)

Die klinische Erfahrung zeigt, daß manche Säuglinge und Kinder mit AHF exzessiv schwitzen. Diese Beobachtung wurde durch kontrollierte Laborstudien objektiviert [2, 69, 78]. In besonderem Maße sind hiervon Kinder mit Herzinsuffizienz oder Rechts-Links-Shunt betroffen. Es konnte bei 6 Monate alten Kindern mit Vitien gezeigt werden, daß die Länge der Gänge von Schweißdrüsen über die Norm hinaus vergrößert ist [62]. Die physiologische Bedeutung solcher anatomischer Unterschiede ist bisher noch unklar.
Unter einer Wärmeexposition von 22–32°C geben Kinder mit schweren angeborenen Vitien im Vergleich zu solchen mit nur leichten oder asymptomatischen Erkrankungen mehr Wärme durch Verdunstung als durch Konvektion oder Strahlung ab [69]. Auch die Ursache für diesen Unterschied ist unklar. Man könnte darüber spekulieren, ob aufgrund des eingeschränkten Herzminutenvolumens bei diesen Patienten der Wärmetransport zur Peripherie unzureichend ist, mit der Konsequenz einer stärkeren Notwendigkeit der Abkühlung durch Schweiß und Verdunstung. Trotz dieser funktionellen Erklärung eines solchen Mechanismus konnte gezeigt werden, daß das gesteigerte Schwitzen dieser Patienten nicht nur eine Kompensation der reduzierten Konvektion und Strahlung bedeutet, es induziert darüber hinaus Kerntemperaturen, die im Vergleich zu gesunden Kindern tiefer liegen und eine größere Labilität aufweisen [78].
Da die Stoffwechselumsatzrate bei Kindern mit angeborenen Vitien i. allg. keineswegs niedriger liegen dürfte als bei gesunden Kontrollkindern [54], sondern im Gegenteil eher höher [69], weist die niedrige Kerntemperatur bei ihnen auf eine „überschießende" Reaktion des schweißbildenden Apparats hin. Diese übersteigerte Schweißbildung ist als unökonomisches thermoregulatorisches Muster anzusehen, das zu Flüssigkeitsverlusten führen kann.

Bisher liegen keine Studien darüber vor, ob heißes und feuchtes Wetter wirklich die Leistungsfähigkeit und das Wohlbefinden des körperlich aktiven herzkranken Kindes beeinflußt. Legt man allerdings die Erfahrungen bei Erwachsenen zugrunde [20], so gibt es genug Hinweise, die es ratsam erscheinen lassen, die körperlichen Aktivitäten des Kindes mit ausgeprägtem Herzfehler unter klimatischem Hitzestreß einzuschränken.

Zystische Fibrose (ZF)

Säuglinge und Kinder mit ZF leiden während Hitzewellen häufig unter ausgeprägter Hitzeerschöpfung [30, 58, 100]. Aufgrund einer entsprechenden Erhebung wurde geschätzt, daß während der Hitzewelle 1948 15% aller Kinder mit ZF in New York City aufgrund solcher Symptome stationär eingewiesen werden mußten [58]. Eines der ersten Symptome besteht in einer profusen Schweißneigung. Innerhalb von 2-3 Tagen entwickeln sich eine negative Flüssigkeitsbilanz, Hyperpyrexie und Kreislaufinsuffizienz. Die Serumkonzentrationen von Natrium und Chlorid liegen niedrig, sie können auf Werte von 125 mmol/l bzw. 80 mmol/l abfallen. Eine Rehydrierung mit entsprechendem Salzersatz erweist sich als therapeutisch effektiv. Obwohl die pathophysiologischen Mechanismen dieser starken Hitzeanfälligkeit bisher noch nicht systematisch untersucht wurden, scheint ursächlich eine übersteigerte Produktion von hypertonem Schweiß zu einer hyponatriämischen Hypohydratation zu führen, die ihrerseits wiederum in einer Störung der Wärmeabgabe resultiert. Diese verstärkte Schweißneigung kann mit der größeren Dichte der aktiven Schweißdrüsen erklärt werden, die mit der Pilokarpin-Iontophorese nachgewiesen wurde [48].
Neuere, im Kapitel 3 dargestellte Studien haben den klinischen Wert von Trainingsprogrammen für Kinder mit ZF nachgewiesen. Die aufgeführten Gesichtspunkte weisen darauf hin, daß für Kinder, die im Rahmen solcher Trainingsprogramme körperlich aktiv sind, an heißen Tagen Vorsicht angezeigt ist.

Diabetes mellitus oder insipidus

Regelmäßige körperliche Aktivität sollte einen integralen Bestandteil der Behandlung des diabetischen Kindes darstellen. An Tagen mit hohen Temperaturen oder hoher Luftfeuchtigkeit ist allerdings Vorsicht angezeigt. Ausreichender Flüssigkeitszufuhr sollte gesteigerte Aufmerksamkeit gewidmet werden. Besonders wichtig ist dies bei Kindern mit Polyurie, bei denen es zu einer Dehydratation und zu einem ausgeprägten Salzverlust kommen kann. Ähnliche Risiken sind beim Kind mit Diabetes inspidus gegeben.

Diarrhö und Erbrechen

Unabhängig von der jeweiligen Ätiologie kann jeder Zustand, der mit Diarrhö oder Erbrechen einhergeht, beim Kind rasch zu Flüssigkeitsverlusten und Veränderungen im Elektrolytgleichgewicht führen. Schwitzen kann solche Störungen verstärken, die Gefahr von Hitzeerschöpfung und Hitzschlag erhöht sich für das Kind.

Übertriebener Ehrgeiz

Das Unbehagen, das Menschen bei entsprechender Exposition gegenüber von Hitze und Kälte empfinden, ist als Schutzmechanismus zu verstehen. Normalerweise wird daher der Betroffene versuchen, dieses Unbehagen zu beseitigen durch beispielsweise das Aufsuchen von Schatten, die Beendigung körperlicher Aktivität oder das Aussteigen aus kaltem Wasser.
Kinder scheinen aufgrund ihrer speziellen Empfindungsbedingungen i. allg. die physiologische Belastung, der sie während körperlicher Arbeit unter Hitzebedingungen unterliegen, zu unterschätzen [8, 12]. Sie scheinen daher häufig nicht im gleichen Maße das schützende Unbehagen zu empfinden, das sich bei Erwachsenen als wirksam erweist. Gerade junge, ambitionierte und überehrgeizige Athleten können dazu tendieren, ihren Sport unabhängig von evtl. klimatisch bedingten Risiken durchzuführen. Solche Kinder sollten auf entsprechende schädliche Konsequenzen hingewiesen werden.

Fieber

Unabhängig von der jeweiligen Ätiologie stellt Fieber eine Störung der normalen Thermoregulation dar. Wenn ein Kind in einem solchen Zustand besonders unter Hitzebedingungen durch körperliche Belastung verstärkt metabolische Wärme produziert, steigt damit die Gefahr der Hyperpyrexie. Stärkere körperliche Belastungen sollten daher i. allg. beim Kind mit Fieber verboten werden, selbst dann, wenn die Ursache bekannt und harmlos ist, wie beispielsweise nach einer Impfung.

Hypohydratation

Der Flüssigkeitsmangel stellt i. allg. das verbindende Glied zwischen einer thermoregulatorischen Insuffizienz und den verschiedenen Zuständen mit erhöhtem Risiko dar. Wie schon erörtert, kann eine Hypohydratation auch beim gesunden Kind entstehen, wenn es seine Flüssigkeitsverluste nicht vor, während oder nach einer körperlichen Aktivität ausgleicht. Hypohydratation geht mit einem reduzierten Plasmavolumen einher. Hierdurch wird der Wärmetransport vom Körperkern zur Haut behindert, das zentrale Blutvolumen wird vermindert, es kann eine Kreislaufinsuffizienz entstehen. Bei jeder Hitzeerschöpfung (speziell beim Flüssigkeitsverlusttyp) sowie bei jedem Hitzschlag ist i. allg. zwangsläufig eine Hypohydratation zu finden. Flüssigkeitsverlust kann auch die Ursache eines Hitzekollapses sein. Unter „Durstfieber" versteht man ein Syndrom, das bei Kindern mit Fieber beobachtet wird, bei denen keinerlei infektiöse Ursache gefunden wird. In diesen Fällen besteht eine direkte Beziehung zwischen dem Grad des Temperaturanstiegs und dem Ausmaß des Flüssigkeitsverlusts. Nach völliger Rehydrierung normalisiert sich die Temperatur [25, 86].

Ungenügende Akklimatisierung

Bezüglich einer vollständigen Diskussion der physiologischen und psychologischen Phänomene im Zusammenhang mit der Akklimatisierung des Kindes an körperliche Belastung in der Hitze kann auf den vorausgegangenen Abschnitt zu diesem Thema verwiesen werden. Ungenügende Akklimatisierung stellt als Einzelfaktor die wichtigste Ursache für Hitzeschäden dar. Der Kliniker muß einerseits das ungenügende Ausmaß der Akklimatisierung bei Kindern berücksichtigen, andererseits seine rasche subjektive Verbesserung. Dies ist besonders wichtig, wenn im Verlauf von Hitzewellen im Sommer eine Wettkampfsaison beginnt, wie beispielsweise im amerikanischen Football oder wenn Athleten in heiße geographische Klimazonen reisen. Retrospektive Untersuchungen über den Hitzschlag zeigen einen deutlichen Zusammenhang mit ungenügender Akklimatisierung. Die Analyse von 8 Todesfällen durch Hitzschlag im amerikanischen High School Football ergab, daß sich 6 während der ersten oder zweiten Trainingseinheit vor der Saison ereigneten, also bevor der Spieler die Möglichkeit einer Akklimatisierung hatte [7, 42]. Eine weitere Einzelfallbeschreibung stammt von einem jugendlichen Footballspieler. Dieser Jugendliche überstand einen Hitzschlag, der sich bereits in der ersten Sportstunde im Sommer ereignete [80]. Ähnliche Beobachtungen wurden bei nichtakklimatisierten Footballspielern im universitären Sport berichtet [91]. Bei Säuglingen und Vorschulkindern in ländlichen Bereichen Austra-

liens wurde eine geringere Häufigkeit von Hitzeschäden im Vergleich zu Stadtkindern gefunden, wahrscheinlich aufgrund der größeren Hitzegewöhnung und der damit besseren Akklimatisierung [30].
Man kann aus diesen Gründen heraus die Notwendigkeit einer Akklimatisierung bei Kindern und Jugendlichen, die erstmals wieder Hitze ausgesetzt sind, oder bei denen eine solche Exposition wahrscheinlich wird, nicht überbetonen. Entsprechende Richtlinien werden in den anderen Abschnitten des Kapitels gegeben.

Trainingsmangel

Wie bereits im bisherigen Verlauf diskutiert, stellt Training *an sich* ein Mittel der Hitzeakklimatisierung bei Kindern dar. Die Annahme erscheint daher wahrscheinlich, daß das ungenügend trainierte Kind auch weniger hitzeakklimatisiert ist, daß bei ihm Schwierigkeiten auftreten können, wenn es abrupt mit einer heißen Umgebung konfrontiert wird.
Eine geringe Hitzetoleranz ist mit einem niedrigen Fitneßgrad korreliert. Der Anstieg der Rektaltemperatur während körperlicher Arbeit hängt stärker von der *relativen* metabolischen Belastung, also dem Prozentsatz der erforderlichen maximalen Sauerstoffaufnahme ab, als von der Absolutbelastung. Für eine gegebene Belastung wird daher bei einem schlechter trainierten Kind ein höherer Anstieg der Kerntemperatur zu beobachten sein [33]. Weiterhin ist ein körperlich leistungsfähiges Kind in der Lage eine vorgegebene Belastung ökonomischer durchzuführen, d. h. mit einem geringeren metabolischen Aufwand.
Für das schlechter trainierte Kind liegt ein weiterer möglicher Nachteil in seiner mangelnden Erfahrung hinsichtlich der Ausführung intensiver körperlicher Belastungen. Es liegen einige Hinweise dafür vor, daß Erwachsene, die erstmals an Langstreckenrennen teilnehmen, verstärkt durch Hitzschlag gefährdet sind, aufgrund ihrer Unfähigkeit, eine ihrer Leistungsfähigkeit entsprechende Laufgeschwindigkeit einzuhalten [45]. Entsprechende Untersuchungen hinsichtlich mangelnder Belastungserfahrungen und Hitzeschäden wurden bisher bei Kindern nicht durchgeführt.

Mangelernährung

Mangelernährung vom hypokalorischen Typ geht mit einer geringen subkutanen Isolierung einher. Wie oben für die Anorexia nervosa dargestellt, kann dies in einer kalten Umgebung zu einem gesteigerten Wärmeverlust führen [18] und umgekehrt zu einem überschießenden Temperaturanstieg in warmer Umgebung, dann nämlich, wenn die Umgebungstemperatur über der Hauttemperatur liegt [19]. Bei mangelernährten Kindern wurde

weiterhin eine reduzierte Schweißbildung gefunden, möglicherweise aufgrund lokaler Veränderungen in den Schweißdrüsen [19].
Obwohl die bisher erwähnten Daten aus Untersuchungen an Säuglingen stammen, scheint es wahrscheinlich, daß ältere mangelernährte Kinder in ähnlicher Art und Weise reagieren. Man sollte dabei stets berücksichtigen, daß auch unterernährte Kinder, von schweren Fällen abgesehen, körperlich aktiv sind. Bei ihnen können sich in einer heißen Umgebung negative Folgen einstellen.

Geistige Retardierung

Beim geistig retardierten Kind muß nicht unbedingt eine thermoregulatorische Dysfunktion vorhanden sein. Trotzdem wurde beobachtet [30], daß solche Kinder besonders von Hitzeschäden bedroht sind, möglicherweise weil sie entweder die Notwendigkeit an heißen Tagen vermehrt Flüssigkeit aufzunehmen nicht verstehen, oder entsprechende Bedürfnisse nicht ausdrücken können.

Übergewicht

Da das subkutane Fett eine gute Isolierung des Körperkerns bedeutet, stellt Übergewicht einen Vorteil in kalter Umgebung dar [21, 56]. Dagegen bedeutet Adipositas in heißem Klima einen ausgesprochenen Nachteil. Übergewichtige Frauen berichteten im Vergleich zu normalgewichtigen bei der Beantwortung eines Fragebogens über eine schlechtere Hitzetoleranz, dagegen über eine bessere Kältetoleranz. Bei Männern zeigten sich ähnliche Tendenzen [44]. Die Toleranzzeit adipöser Erwachsener in Hitzekammern war objektiv verkürzt [13, 71]. Sie reagierten unter Belastung mit höheren Werten für Herzfrequenz, Herzminutenvolumen und Körpertemperatur, ihre kardiovaskuläre Anpassung bei orthostatischer Belastung nach körperlicher Arbeit erwies sich als weniger effizient als die gesunder Kontrollpersonen [13, 21, 70]. Bei adipösen Kindern führte gleicher Hitzestreß zu einer höheren relativen Belastung als bei schlanken. Dagegen zeigte sich bei einer Untersuchung an 9–12 Jahre alten Jungen kein Unterschied zwischen Schlanken und Übergewichtigen in der Fähigkeit, eine Belastung über 60 min unter den Bedingungen von 46 bis 48 °C und 22% relativer Luftfeuchtigkeit durchzuführen [47].
Die Abb. 9.15 zeigt einen Vergleich zwischen dem Anstieg der Rektaltemperatur und der Herzfrequenz bei übergewichtigen (31,2% Fett) und schlanken (15,5% Fett) 9–12 Jahre alten Jungen. Beide Gruppen führten eine Belastung in Form von Gehen auf einem Laufband in trockener Hitze durch. Während die Ausgangswerte für beide Gruppen in etwa gleich

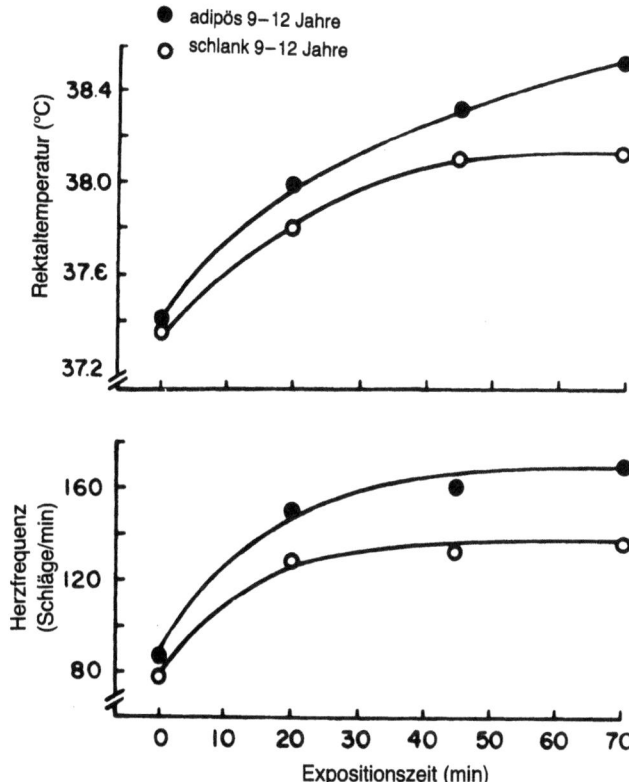

Abb. 9.15. Übergewicht und Zunahme der Körpertemperatur. Fünf übergewichtige und sieben schlanke Jungen im Alter von 9–12 Jahren wurden jeweils intermittierend durch Gehen auf einem Laufband bei 4,8 km/h und 5%igem Neigungswinkel in trockener Hitze (40–42°C, 25% relativer Luftfeuchtigkeit) belastet. Die Werte stellen jeweils die Gruppenmittelwerte dar. (Wiedergegeben mit Erlaubnis von Bar-Or, auf der Basis von Daten von Haymes et al. [47])

waren, stiegen Rektaltemperatur und Herzfrequenz bei den Übergewichtigen schneller an, sie erreichten darüber hinaus höhere absolute Werte [47]. Für jedes einzelne Individuum existiert eine inverse Beziehung zwischen der Dichte der Schweißdrüsenverteilung und der Hautfaltendicke. Im Kollektiv läßt sich für übergewichtige Personen eine geringere Dichte der aktiven Schweißdrüsen nachweisen, besonders am Rumpf [14], selbst dann, wenn berücksichtigt wird, daß die Schweißmenge korrigiert auf die Körperoberfläche bei ihnen gleich oder sogar höher sein kann als bei schlanken Personen [13, 21]. Die Schweißproduktion pro Einzeldrüse muß daher bei übergewichtigen Menschen erhöht sein. Adipöse können sich an Belastungen unter Hitzebedingungen gut akklimatisieren [23]. Andererseits steigt unter progressiver Dehydratation ihre Kerntemperatur überschießend in Abhängigkeit vom jeweiligen Flüssigkeitsdefizit [11] an. Adipositas kann darüber hinaus die klinischen Symptome eines Flüssigkeitsmangels, besonders bei kleinen Kindern, verschleiern [38]. Es ist daher erforderlich, bei jedem übergewichtigen Kind, das neu Hitzebedingungen ausgesetzt wird, besonders sorgfältig auf die Möglichkeit eines Flüssigkeitsdefizits zu achten.

Für die Nachteile des Übergewichtigen in heißer Umgebung liegen eine Reihe unterschiedlicher Gründe vor:

1. Die spezifische Wärme des Fetts beträgt 0,4 kcal/g · °C im Vergleich zu 0,8 kcal/g · °C für die fettfreie Körpermasse. Dies bedeutet, daß eine bestimmte Wärmemenge die Temperatur von 1 g Fett doppelt so hoch ansteigen läßt wie die Temperatur von 1 g fettfreier Körpermasse.
2. Übergewichtige Kinder weisen häufig eine große Körpermasse auf bei einem relativ kleinen Verhältnis von Körperoberfläche zu Körpermasse. Hinzu kommt, daß die Fettansammlungen Veränderungen der Körperkonturen schaffen, die diese Beziehung zusätzlich verkleinert. Wie weiter oben geschildert, entsteht als Ergebnis ein geringerer Wärmeaustausch des Körpers in beide Richtungen. Dies bedeutet einen Nachteil in gemäßigt warmem Klima, dann nämlich, wenn die Hauttemperatur über der Umgebungstemperatur liegt. Lediglich bei sehr heißem Klima kann das kleine Verhältnis von Oberfläche zu Körpermasse von Vorteil sein, dann nämlich, wenn die Wärmeaufnahme aus der Umgebung verkleinert ist. Aber auch in diesem Fall stellt die relativ verringerte Oberfläche mit Hinblick auf die Schweißproduktion einen Nachteil dar [13, 46].
3. Der Anstieg der Kerntemperatur erfolgt proportional zur *relativen* metabolischen Belastung, d. h. in Abhängigkeit von der prozentualen Inanspruchnahme der maximalen Sauerstoffaufnahme. Für Kollektive übergewichtiger Kinder läßt sich eine Erniedrigung der maximalen aeroben Leistungsfähigkeit nachweisen. Dies heißt, daß eine vorgegebene körperliche Belastung für sie eine relativ höhere prozentuale Inanspruchnahme ihrer maximalen Sauerstoffaufnahme bedeutet. Das Ergebnis ist eine stärkere Erhöhung der Kerntemperatur sowie eine leichtere Ermüdbarkeit.
4. Der Wassergehalt des Fetts ist niedriger als der der meisten anderen Körpergewebe. Übergewichtige Individuen haben daher einen relativ niedrigeren Wassergehalt pro Masseneinheit. Als Konsequenz bedeutet ein vorgegebenes Maß an Hypohydratation, ausgedrückt als Prozentsatz des ursprünglichen Körpergewichts, für den Übergewichtigen bezogen auf das totale Körperwasser ein relativ größeres Flüssigkeitsdefizit.

Die bisher genannten physiologischen Nachteile haben klinische Folgen. Zwischen Übergewicht und dem Risiko hinsichtlich Hitzschlag und Hitzetod wurde eine direkte Beziehung gefunden [85]. Unter 125 Opfern von Hitzschlägen „waren die meisten Patienten mäßig oder ausgeprägt übergewichtig" [68]. Bei Schülern, die nach der Ausübung von American Football an Hitzschlag starben, zeigte sich ein deutliches Übergewicht [7, 42]. Dies ergibt sich in den zitierten Untersuchungen aus der Angabe eines mittleren Körpergewichts von 89 kg bei den im Durschnitt 15,3 Jahre alten Jungen. Hierin dürfte sich aller Wahrscheinlichkeit nach auch ein bestimmtes Ausmaß an Adipositas ausdrücken und nicht lediglich eine vermehrte Muskelmasse.

Übergewichtige Kinder tendieren aufgrund ihrer geringeren Leistungsfähigkeit und ihrer relativ höheren Hitzeanfälligkeit dazu, ihre Belastungsintensität zu reduzieren und körperliche Aktivitäten im Vergleich zu anderen Kindern eher zu beenden. Bei der Beurteilung dieses Verhaltens sollten die speziellen Nachteile dieser Kinder unter heißer und feuchter Umgebung berücksichtigt werden. Es wäre falsch, sie bis an ihre Leistungsgrenze anzutreiben.

Vorausgegangene Hitzeschäden

Der Frage, ob anamnestische Hitzeschäden ein überdurchschnittliches Risiko für die Zukunft bedeuten, kommt besondere Wichtigkeit zu. Reexpositionen von jungen Erwachsenen mit belastungsbedingten Hitzschlägen in der Vorgeschichte in erneute trockene Hitze zeigten eine Reaktion mit verminderter Toleranzzeit, erhöhter Rektaltemperatur und Herzfrequenz, bei allerdings normaler Schweißproduktion [81, 87]. Es ist dabei nicht bekannt, ob bei diesen Personen bereits von vornherein eine thermoregulatorische Insuffizienz vorlag, oder ob diese als irreversibler Schaden durch den Hitzschlag erst entstand.

Syndrome mit ungenügender Schweißproduktion

Solche Snydrome sind selten, sie treten i. allg. nur symptomatisch im Rahmen anderer systemischer Erkrankungen auf [41, 67]. Kinder mit ungenügender Schweißproduktion sind auf Konvektion und Strahlung zur Wärmeabgabe angewiesen. Ein besonderes Risiko liegt daher an Tagen mit hoher Luftfeuchtigkeit vor, an denen gerade eben diese beiden Wege der Wärmeabgabe speziell blockiert werden.

Richtlinien für die Durchführung des Sports in der Hitze

Das Amerikanische College of Sports Medicine hat eine „Stellungnahme zur Prävention von Hitzeschäden während Langstreckenrennen" [4] herausgegeben sowie eine „Stellungnahme zum Gewichtmachen bei Ringern" [5]. Die Arbeitsgruppe Sportmedizin der Amerikanischen Akademie für Pädiatrie veröffentlichte eine Stellungnahme: „Klimatische Hitzebelastung und das körperlich aktive Kind" [3], die Kanadische Gesellschaft für Sportwissenschaften bereitet ein ähnliches Dokument vor. Die Fülle dieser Stellungnahmen reflektiert das zunehmende Bewußtwerden der Tatsache, daß Gesundheitswissenschaftlern und Praktikern in diesem Bereich eine führende Rolle in der Prävention von Hitzeschäden bei körperlich aktiven Personen zukommt. Die folgenden Richtlinien wurden aus den obenerwähnten Stellungnahmen unter Berücksichtigung der besonderen Reaktionen des Kindes bei körperlicher Belastung in der Hitze zusammengefaßt:

1. Eine entsprechende Hitzeakklimatisierung sollte sichergestellt werden. Wird ein bisher nicht akklimatisiertes Kind erstmals der Hitze ausgesetzt, so sind Intensität und Dauer der Belastung zu reduzieren und erst wieder allmählich zu steigern. Die Expositionen können 3- bis 6mal pro Woche erfolgen, insgesamt sollten 6–8 Expositionen angestrebt werden. Die körperliche Belastung in der einzelnen Exposition sollte durch entsprechende Ruheperioden unterbrochen werden.
2. Vor Training und Wettkampf ist ein vollständiger Flüssigkeitsausgleich sicherzustellen. Ein 10–12 Jahre altes Kind sollte 300–400 ml Flüssigkeit 20–30 min vor jeder körperlichen Aktivität zu sich nehmen, es sollte darüber hinaus aufgefordert werden, regelmäßig ca. 100 ml Flüssigkeit alle 15 min während langanhaltender körperlicher Aktivität zu trinken. Man sollte stets berücksichtigen, daß das Durstgefühl keinen ausreichenden Kontrollmechanismus darstellt. Körperlich aktive Kinder sollten angehalten werden, mehr zu trinken als dies ihrem subjektiven Flüssigkeitsbedarf entspricht.
3. Die Getränke sollten kühl und wohlschmeckend sein. Die Konzentrationen sollten nicht über 5 mmol/l Natrium (entsprechend 0,3 g/l Kochsalz), 4 mmol/l Kalium (entsprechend 0,28 g/l Kaliumchlorid) und 25 g/l Zucker liegen. Man sollte versuchen, dem Kind jeweils das von ihm bevorzugte Getränk zur Verfügung zu stellen.
4. Von einem „Gewichtmachen" durch Dehydratation ist abzuraten. Diese unter Athleten und Trainern weitverbreitete Unsitte sollte durch pädagogische Maßnahmen soweit als möglich zurückgedrängt oder völlig eliminiert werden. Gummierte Süßigkeiten, Laxanzien, Diuretika und Brechmittel sollten völlig verboten werden. *Keinesfalls* ist die Flüssigkeitsaufnahme einzuschränken, um disziplinierend oder „charakterbildend" zu wirken.

5. Die körperliche Aktivität ist den jeweiligen Klimabedingungen anzupassen. Es ist Aufgabe des Mannschafts- oder Schularztes unter ungünstigen Wetterbedingungen den Sport zu verschieben, zu beschränken oder ganz auszusetzen, bzw. die Erholungsphasen zu verlängern. Entsprechende Vorschläge werden in der Tabelle 9.5 gegeben. Wer kein Hygrometer besitzt, kann entsprechende Informationen über die örtlichen Wetterstationen erhalten. Erholungspausen in gut belüfteten und schattigen Bereichen sind wichtig, um die während der körperlichen Belastung vermehrt gebildete Wärme abzugeben.
6. Die Kleidung sollte leicht sein, sie sollte sich auf eine einzige Schicht eines gut absorbierenden Materials beschränken, das eng der Haut anliegt, um die Schweißverdunstung zu ermöglichen. Von übertriebenen Schutzverbänden und Polsterungen ist abzusehen. Wenn es notwendig erscheint, die Sonneneinstrahlung zu vermindern, sind Kopfbedeckung und helle Kleidung zu empfehlen. Lange Sonneneinstrahlung auf die Haut sollte vermieden werden.
7. Personen mit hohem Risiko für Hitzeschäden, wie sie im einzelnen beschrieben wurden, sind zu identifizieren und evtl. dem Sport fernzuhal-

Tabelle 9.5. Klimatische Hitzebelastung und zulässige körperliche Aktivität

WBGT°C*	WBT°C**	Veränderungen in der Aktivität
25	15	Alle Aktivitäten erlaubt
25–27	15–21	1. Längere Pausen im Schatten 2. Flüssigkeitszufuhr alle 15 min 3. Beachtung von Warnsymptomen für Hitzeschäden
27–29	21–24	Wie oben, zusätzlich: 1. Unterbrechung von körperlicher Aktivität bei nichtakklimatisierten, untrainierten, sowie risikobehafteten Personen 2. Bei allen anderen sollte die körperliche Aktivität eingeschränkt werden (drastische Reduktion der Dauer jeder Aktivität, Verlängerung der Ruheperioden, Verbot von Langstreckenrennen)
29	24	Beendigung der körperlichen Aktivität aller Teilnehmer

* WBGT (Wet Bulb Globe Temperature) = 0,7 WE + 0,2 G + 0,1 DB, gemessen mit einem Feuchtigkeitsmesser (Wet Bulb = WB), einem schwarzen Kugelthermometer (G) zur Strahlungsmessung und einem Thermometer (Dry Bulb = DB) zur Erfassung der Lufttemperatur. In diesem Index werden Luftfeuchtigkeit, Strahlung und Temperatur erfaßt.
** WBT = 0,7 WB + 0,3 DB (gültig für Hallensportarten bei denen die Strahlungswärme keine größere Rolle spielt).
Bezüglich dieser Indizes wird auf den Abschnitt „Hitzestreß und Hitzebelastung" (s. S. 323) verwiesen

ten. Eine sportmedizinische Untersuchung vor der Saison ist zu diesem Zwecke anzuraten.
8. Man sollte auf frühe Warnsymptome eines drohenden Hitzeschadens achten und entsprechendes Wissen verbreiten. Hierzu gehören: unklare Kopfschmerzen, pochender Druck im Kopf, Kältegefühl, Übelkeit, „Gänsehaut" im Bereich von Brustkorb und Armen, Desorientierung, Ataxie und trockene Haut. Weisen Kinder solche Symptome auf, so ist der Sport zu unterbrechen, eine Behandlung ist einzuleiten.
9. Trainer, Sportler und sogar Eltern nehmen gelegentlich das Risiko eines Hitzeschadens angesichts eines möglichen Sieges in Kauf. Der Mannschafts- oder Schularzt oder auch der Arzt, der einem Wettkampf als Zuschauer beiwohnt, sollte sein Bestmögliches tun, hier pädagogisch Einfluß zu nehmen. Falls andere Mittel versagen, kann es erforderlich werden, die zuständigen Ämter zu verständigen.

Literatur

1. Allen TE, Smith DP, Miller DK: Hemodynamic response to submaximal exercise after dehydration and rehydration in high school wrestlers. Med Sci Sports 9:159–163, 1977.
2. Alter BP, Czapek EE, Rowe RD: Sweating in congenital heart disease. Pediatrics 41:123–129, 1968.
3. American Academy of Pediatrics, Committee on Sports Medicine: Climatic heat stress and the exercising child. Pediatrics 69:808–809, 1982.
4. American College of Sports Medicine: Position Statement on prevention of heat injuries during distance running. Med Sci Sports 7(1):vii–viii, 1975.
5. American College of Sports Medicine: Position Stand on weight loss in wrestlers. Med Sci Sports 8:xi–xiii, 1976.
6. Araki T, Toda Y, Matsushita K, Tsujino A: Age differences in sweating during muscular exercise. Jpn J Phys Fitness Sports Med 28:239–248, 1979.
7. Barcenas C, Hoeffler HP, Lie JT: Obesity, football, dog days and siriasis: a deadly combination. Am Heart J 92:237–244, 1976.
8. Bar-Or O: Climate and the exercising child—a review. Int J Sports Med 1:53–65, 1980.
9. Bar-Or O: Thermoregulation, fluid and electrolytes in the young athlete. In: Smith NJ (ed.) Sports Medicine: Health Care for Young Athletes. American Academy of Pediatrics, Evanston Ill., in press, 1983.
10. Bar-Or O, Dotan R, Inbar O, et al: Voluntary hypohydration in 10- to 12-year-old boys. J Appl Physiol: Respir Environ Exercise Physiol 48:104–108, 1980.
11. Bar-Or O, Harris D, Bergstein V, Buskirk ER: Progressive hypohydration in subjects who vary in adiposity. Isr J Med Sci 12:800–803, 1976.
12. Bar-Or O, Inbar O: Relationship between perceptual and physiological

changes during heat acclimatization in 8- to 10-year-old boys. In: Lavallée H, Shephard RJ (eds.) Frontiers of Activity and Child Health. Pélican, Quebec, 1977, pp. 205–214.
13. Bar-Or O, Lundegren HM, Buskirk ER: Heat tolerance of exercising obese and lean women. J Appl Physiol 26:403–409, 1969.
14. Bar-Or O, Lundegren HM, Magnusson LI, Buskirk ER: Distribution of heat-activated sweat glands in obese and lean men and women. Hum Biol 40:235–248, 1968.
15. Bergh U, Ekblom B, Holmer I, Gullstrand L: Body temperature response to a long distance swimming race. In: Eriksson B, Furberg B (eds.) Swimming Medicine IV. University Park Press, Baltimore, 1978, pp. 342–344.
16. Bosco JS, Terjung RL, Greenleaf JE: Effects of progressive hypohydration on maximal isometric muscular strength. J Sports Med Phys Fitness 8:81–86, 1968.
17. Bridger CA, Ellis FP, Taylor HL: Mortality in St. Louis, Missouri during heat waves in 1936, 1953, 1954, 1955 and 1966. Environ Res 12:38–48, 1976.
18. Brooke OG: Thermal insulation in malnourished Jamaican children. Arch Dis Child 48:901–905, 1973.
19. Brooke OG, Salvosa CB: Response of malnourished babies to heat. Arch Dis Child 49:123–127, 1974.
20. Burch GE, DePasquale NP: Hot Climates, Man and His Heart. Charles C Thomas, Springfield, 1962.
21. Buskirk ER, Bar-Or O, Kollias J: Physiological effects of heat and cold. In: Wilson NL (ed.) Obesity. F.A. Davis, Philadelphia, 1969, pp. 119–139.
22. Buskirk ER, Grasley WC: Heat injury and conduct of athletics. In: Physiological Aspects of Sports and Physical Fitness. Athletic Institute, 1968, pp. 49–52.
23. Buskirk ER, Lundegren H, Magnusson L: Heat acclimatization patterns in obese and lean individuals. Ann NY Acad Sci 131:637–653, 1965.
24. Cardullo HM: Sustained summer heat and fever in infants. J Pediatr 35:24–42, 1949.
25. Choremis K, Danelatou C, Maounis F, et al: Paper chromatography for amino-acids in thirst fever. Helv Paediatr Acta 14:44–53, 1959.
26. Claremont AD, Costill DL, Fink W, Van Handel P: Heat tolerance following diuretic induced dehydration. Med Sci Sports 8:239–243, 1976.
27. Costill DL: Sweating: its composition and effects on body fluids. In: Milvy P (ed.) The Long Distance Runner. Urizen Books, New York, 1978, pp. 290–303.
28. Costill DL, Miller JM: Nutrition for endurance sports: carbohydrate and fluid balance. Int J Sports Med 1:2–14, 1980.
29. Costill DL, Saltin B: Factors limiting gastric emptying during rest and exercise. J Appl Physiol 37:679–683, 1974.
30. Danks DM, Webb DW, Allen J: Heat illness in infants and young children: a study of 47 cases. Br Med J 2:287–293, 1962.
31. Davies CTM: Thermal responses to exercise in children. Ergonomics 24:55–61, 1981.

32. Davies CTM, Fohlin L, Thorén C: Temperature regulation in anorexia nervosa. J Physiol (London) 268:8P–9P, 1977.
33. Davies CTM, Fohlin L, Thorén C: Thermoregulation in anorexia patients. In: Borms J, Hebbelinck M (eds.) Pediatric Work Physiology. Karger, Basel, 1978, pp. 96–101.
34. Dill DB, Hall FG, Van Beaumont W: Sweat chloride concentration: sweat rate, metabolic rate, skin temperature and age. J Appl Physiol 21:99–106, 1966.
35. Dotan R, Bar-Or O: Climatic heat stress and performance in the Wingate Anaerobic Test. Eur J Appl Physiol 44:237–243, 1980.
36. Drinkwater BL, Kupprat IC, Denton JE, et al: Response of prepubertal girls and college women to work in the heat. J Appl Physiol: Respir Environ Exercise Physiol 43:1046–1053, 1977.
37. Drinkwater BL, Horvath SM: Heat tolerance and aging. Med Sci Sports 11:49–55, 1979.
38. Editorial: Dehydration and fat babies. Br Med J 1:125, 1971.
39. Ellis FP: Mortality from heat illness and heat-aggravated illness in the United States. Environ Res 5:1–58, 1972.
40. Ellis FP, Exton-Smith AN, Foster KG, Weiner JS: Eccrine sweating and mortality during heat waves in very young and very old persons. Isr J Med Sci 12:815–817, 1976.
41. Foster KG, Hey EN, O'Connell B: Sweat function in babies with defects of the central nervous system. Dev Med Child Neurol 20[Suppl.]:94, 1969.
42. Fox EL, Mathews DK, Kaufman WS, Bowers RW: Effects of football equipment on thermal balance and energy cost during exercise. Res Q Am Assoc Health Phys Educ 37:332–339, 1966.
43. Gullestad R: Temperature regulation in children during exercise. Acta Paediatr Scand 64:257–263, 1975.
44. Hadland DG, Stock JF, Hewitt MI: Heat and cold tolerance: relation to body weight. Postgrad Med 55:75–80, 1974.
45. Hanson PG, Zimmerman SW: Exertional heatstroke in novice runners. JAMA 242:154–157, 1979.
46. Haymes EM, Buskirk ER, Hodgson JL, et al: Heat tolerance of exercising lean and heavy prepubertal girls. J Appl Physiol 36:566–571, 1974.
47. Haymes EM, McCormick RJ, Buskirk ER: Heat tolerance of exercising lean and obese prepubertal boys. J Appl Physiol 39:457–461, 1975.
48. Huebner DE, Lobeck CC, McSherry NR: Density and secretory activity of eccrine sweat glands in patients with cystic fibrosis and in healthy controls. Pediatrics 38:613–618, 1966.
49. Inbar O: Acclimatization to dry and hot environment in young adults and children 8–10 years old. EdD Dissertation, Columbia University, 1978.
50. Inbar O, Bar-Or O, Dotan R, Gutin B: Conditioning versus exercise in heat as methods for acclimatizing 8- to 10-year-old boys to dry heat. J Appl Physiol Respir Environ Exercise Physiol 50:406–411, 1981.
51. Inbar O, Dotan R, Bar-Or O, Gutin B: Heat acclimatization—a comparison between prepubertal boys and young men. Submitted for publication.

52. Inbar O, Dotan R, Bar-Or O, Gutin B: Passive vs. active exposures to dry heat as methods for heat acclimatization in prepubertal children. Submitted for publication.
53. Jacobs I: The effects of thermal dehydration on performance of the Wingate Anaerobic Test. Int J Sports Med 1:21–24, 1980.
54. Kappagoda CT, Macartney FJ: Effect of environmental temperatures on oxygen consumption in infants with congenital disease of the heart. Br Heart J 38:1–4, 1976.
55. Kawahata A: Sex differences in sweating. In: Yoshimura H, Ogata K, Itoh S (eds.) Essential Problems in Climatic Physiology. Nankodo, Kyoto, 1960, pp. 169–184.
56. Keatinge WR: Body fat and cooling rates in relation to age. In: Folinsbee LJ, et al (eds.) Environmental Stress. Individual Human Adaptation. Academic Press, New York, 1978.
57. Keatinge WR, Sloan REG: Effect of swimming in cold water on body temperatures of children (abstract). J Physiol 226:55P–56P, 1972.
58. Kessler WR, Andersen DH: Heat prostration in fibrocystic disease of the pancreas and other conditions. Pediatrics 8:648–656, 1951.
59. Knochel JP: Dog days and siriasis: How to kill a football player. JAMA 233:513–515, 1975.
60. Kuno Y: Human Perspiration. Charles C. Thomas, Springfield, 1956.
61. Landing BH, Wells TR, Williamson ML: Studies on growth of eccrine sweat glands. In: Cheek BD (ed.) Human Growth. Body Composition, Cell Growth, Energy and Intelligence. Lea and Febiger, Philadelphia, 1968, pp. 382–395, Appendix 22.
62. Landing BH, Wells TR, Williamson ML: Anatomy of eccrine sweat glands in children with chronic renal insufficiency and other fatal chronic diseases. Am J Clin Pathol 54:15–21, 1970.
63. Leibowitz HW, Abernathy CN, Buskirk ER, et al: The effect of heat stress on reaction time to centrally and peripherally presented stimuli. Hum Factors 14:155–160, 1972.
64. Leithead CS, Lind AR: Heat Stress and Heat Disorders. F.A. Davis, Philadelphia, 1964.
65. MacDougall JD: Thermoregulatory problems encountered in ice hockey. Can J Appl Sport Sci 4:35–38, 1979.
66. Mackie JM: Physiological responses of twin children to exercise under conditions of heat stress. MSc Thesis, University of Waterloo, 1982.
67. Mahloudji M, Livingston KE: Familial and congenital simple anhidrosis. Am J Dis Child 113:477–479, 1967.
68. Malamud N, Haymaker W, Custer RP: Heat stroke. A clinico-pathologic study of 125 fatal cases. Milit Surg 99:397–449, 1946.
69. McConnell CM, Rostan S, Puyau FA: Heat dissipation in children with congenital heart disease. South Med J 63:837–841, 1970.
70. McCormick RJ: Heat tolerance of exercising lean and obese middle-aged men. EdD Dissertation. Pennsylvania State University, 1973.

71. McCormick RJ, Buskirk ER: Heat tolerance of exercising lean and obese middle-aged men. Fed Proc 33:441, 1974.
72. Mecklenburg RS, Loriaux L, Thompson RH, et al: Hypothalamic dysfunction in patients with anorexia nervosa. Medicine 53:147–159, 1974.
73. Murray JJ: Pediatric aspect of Nordic skiing. Pediatr Clin North Am 29:1423–1429, 1982.
74. Nielsen B: Physiology of thermoregulation during swimming. In: Eriksson B, Furberg B (eds.) Swimming Medicine IV. University Park Press, Baltimore, 1978, pp. 297–303.
75. Paterson DH, Cunningham DA, Penny DS, et al: Heart rate telemetry and estimated energy metabolism in minor league ice hockey. Can J Appl Sports Sci 2:71–75, 1977.
76. Pitts GC, Johnson RE, Consolazio FC: Work in the heat as affected by intake of water, salt and glucose. Am J Physiol 142:253–259, 1944.
77. Pugh LGCE, Corbett JL, Johnson RH: Rectal temperatures, weight losses, and sweat rates in marathon running. J Appl Physiol 23:347–352, 1967.
78. Puyau FA: Evaporative heat losses of infants with congenital heart disease. Am J Clin Nutr 22:1435–1443, 1969.
79. Randell WC: Quantitation and regional distribution of sweat gland in man. J Clin Invest 25:761–767, 1946.
80. Redfearn JA Jr: History of heat stroke in a football trainee (question). JAMA 208:699, 1969.
81. Robinson S, Wiley SL, Bondurant LG, Mamlin S Jr: Temperature regulation of men following heatstroke. Isr J Med Sci 12:786–795, 1976.
82. Rothstein A, Adolph EF, Wills JH: Voluntary dehydration. In: Adolph EF, et al (eds.) Physiology of Men in the Desert. Interscience Publishers, New York, 1947, pp. 254–270.
83. Rotstein A, Bar-Or O, Dlin R: Hemoglobin, hematocrit and calculated plasma volume changes induced by a short, supramaximal task. Int J Sports Med 4:230–233, 1982.
84. Saltin B: Aerobic and anaerobic work capacity after dehydration. J Appl Physiol 19:1114–1118, 1964.
85. Schickele E: Environment and fatal heat stroke. Milit Surg 100:235–256, 1947.
86. Shaker Y: Thirst fever, with a characteristic temperature pattern in infants in Kuwait. Br Med J 1:586–588, 1966.
87. Shapiro Y, Magazanik A, Udassin R, et al: Heat intolerance in former heatstroke patients. Ann Int Med 90:913–916, 1979.
88. Shattuck GC, Hilferty MM: Sunstroke and allied conditions in the United States. Am J Trop Med 12:223–245, 1932.
89. Sloan REG, Keatinge WR: Cooling rates of young people swimming in cold water. J Appl Physiol 35:371–375, 1973.
90. Sohar E, Shapiro Y: The physiological reactions of women and children marching during heat (abstract). Proc Isr Physiol Pharmacol Soc 1:50, 1965.
91. Spickard A: Heat stroke in college football and suggestions for prevention. South Med J 61:791–796, 1968.

92. Sutton JR: Heat Illness. In: Strauss RH (ed.) Medicine in Sports and Exercise: Non-Traumatic Aspects. Franklin Institute Press, Philadelphia, in press, 1983.
93. Sutton JR, Bar-Or O: Editorial—Thermal illness in fun running. Am Heart J 100:778–781, 1980.
94. Sutton J, Coleman MJ, Millar AP, et al: The medical problems of mass participation in athletic competition. The "city-to-surf" race. Med J Aust 2:127–133, 1972.
95. Taj-Eldin S, Falaki N: Heat illness in infants and small children in desert climates. J Trop Med Hyg 71:100–104, 1968.
96. Tipton CM, Tcheng T-K: Iowa wrestling study. Weight loss in high school students. JAMA 214:1269–1274, 1970.
97. van Beaumont W: Thermoregulation in desert heat with respect to age (abstract). Physiologist 8:294, 1965.
98. Wagner JA, Robinson S, Tzankoff SP, Marino RP: Heat tolerance and acclimatization to work in the heat in relation to age. J Appl Physiol 33:616–622, 1972.
99. Wakeling A, Russell GFM: Disturbances in the regulation of body temperature in anorexia nervosa. Psychol Med 1:30–39, 1970.
100. Williams AJ, McKiernan J, Harris F: Heat prostration in children with cystic fibrosis (letter). Br Med J 2:297, 1976.
101. Zambraski EJ, Foster DT, Gross PM, Tipton CM: Iowa wrestling study: weight loss and urinary profiles of collegiate wrestlers. Med Sci Sports 8:105–108, 1976.

Anhang I
„Normwerte"

Einleitung

Die Einbeziehung von „Normwerten" zur körperlichen Leistungsfähigkeit in dieses Buch setzt folgende Annahmen voraus:
1. daß wir wissen, welche körperliche Leistungsfähigkeit bei Kindern normal ist;
2. daß sich solche Normwerte unterschiedlicher Populationen untereinander übertragen lassen, unabhängig von ihren Bewegungsgewohnheiten, ihrer Körpergröße und -zusammensetzung, Ernährungs- und Gesundheitsstatus, Klima, Höhe, ethnischem Ursprung und sozialen Traditionen;
3. daß die Stichproben, bei denen die Normwerte erstellt wurden, jeweils für die einzelnen Populationen als repräsentativ betrachtet werden können;
4. daß die Variablen einer bekannten Verteilung folgen, das heißt der Gauß-Verteilung, so daß die Festlegung der Grenzen der Normalverteilung korrekt erfolgen kann.

Keine dieser Voraussetzungen ist vollständig gültig. Für keine der unterschiedlichen Komponenten der körperlichen Leistungsfähigkeit gelten die Kriterien einer Normalverteilung. Wenn Grenzen für „Normalwerte" existieren, so können sie für unterschiedliche Populationen variieren, in Abhängigkeit vom Ausmaß der jeweiligen körperlichen Aktivität (das für sich selbst nicht in Kategorien wie „normal" oder „anomal" eingeordnet werden kann), dem Gesundheits- und Ernährungszustand, dem vorherrschenden Klima, der Höhe und dem ethnischen Ursprung.

Die Normwerte einer ethnischen Gruppe müssen nicht für andere Populationen zutreffen. Der Autor dieses Buches hatte Gelegenheit, burmesische Kinder bei der Durchführung von Fitneßtests zu beobachten, die für Europäer und Nordamerikaner erstellt worden waren. Während die meisten, auf dem Land aufgewachsenen burmesischen Mädchen in ihrer Leistungsfähigkeit im Hängetest mit gebeugten Armen (ein Test der die Kraft und Ausdauer der Ellenbeuger sowie der Schultergürtelmuskulatur überprüft), über der „westlichen" 95%-Grenze lagen, konnten viele von ihnen keinen einzigen „sit-up" durchführen, ein Test, der Kraft und Ausdauer der Bauchmuskulatur überprüft. Der burmesische Gastgeber führte dieses Untersuchungsergebnis auf spezielle traditionelle Verhaltensmuster zurück, die dem Mädchen in ländlichen Bereichen erhebliche Hebearbeiten aufbürden, die andererseits aber Aktivitäten verbieten, die dynamische Bauchmuskelkontraktionen erfordern.

Wenige der Stichproben, die die nachfolgenden Graphiken enthalten, können für die jeweilige Population als repräsentativ angesehen werden. Die meisten beinhalten Untersuchungspersonen, die in verschiedenen Labors aus speziellen wissenschaftlichen oder klinischen Gründen untersucht wurden.
Die Graphiken stellen die Leistungsfähigkeit selektierter gut ernährter, nicht Sport treibender europäischer, nordamerikanischer und israelischer Kinder und Jugendlicher dar, die i. allg. kaukasischen Ursprungs waren und bei denen keinerlei klinischer Verdacht auf eine manifeste Erkrankung bestand. Sie sollten lediglich als Richtgrößen für diejenigen betrachtet werden, die nicht in der Lage sind, sich ihre eigenen Normwerte zu erstellen.
Die Auswahl des chronologischen Lebensalters als unabhängige Variable ist keineswegs ideal. Das *biologische* Alter wäre wesentlich geeigneter. Aus praktischer Sicht ist dem Kliniker i. allg. allerdings das biologische Alter selten zugänglich, wogegen das chronologische Alter leicht feststellbar ist. Soweit verfügbar, wurden die Daten auch gewichtsbezogen wiedergegeben. Hierdurch lassen sich bis zu einem gewissen Ausmaß Unterschiede im Wachstum korrigieren.

Literatur

1. Andersen KL, Seliger V, Rutenfranz J, Mocellin R: Physical performance capacity of children in Norway. Part I. Population parameters in a rural inland community with regard to maximal aerobic power. Europ J Appl Physiol 33:177–195, 1974.
2. Cumming GR: Exercise studies in clinical pediatric cardiology. In: Lavalée H, Shephard RJ (eds). Frontiers of Activity and Child Health. Pélican, Quebec, 1977, pp. 17–45.
3. Cumming GR, Everatt D, Hastman L: Bruce treadmill test in children: normal values in a clinic population. Am J Cardiol 4:69–75, 1978.
4. Roche PD: The development of norms for run-walk tests for children aged 7 to 17. J Canad Ass Health Phys Ed Recr J 46:6–13, 1980.
5. Rutenfranz J, Berndt I, Frost H, et al: Physical performance capacity determined as W_{170} in youth. In: Bar-Or O (ed.) Pediatric Work Physiology. Wingate Institute, Natanya, 1973, pp. 245–249.
6. Rutenfranz J, Mocellin R: Untersuchungen über die körpliche Leistungsfähigkeit gesunder und kranker Heranwachsender. I. Bezugsgrössen und Normwerte. Z. Kinderheilkd 103:109–132, 1968.
7. Seliger V, Bartunek Z: Mean values of various indices of physical fitness in the investigation of Czechoslovak population aged 12–55 years. CSTV Praha (CSSR), 1976.
8. Wirth A, Trager E, Scheele K, et al: Cardiopulmonary adjustment and metabolic response to maximal and submaximal physical exercise of boys and girls at different stages of maturity. Eur J Appl Physiol 39:229–240, 1978.

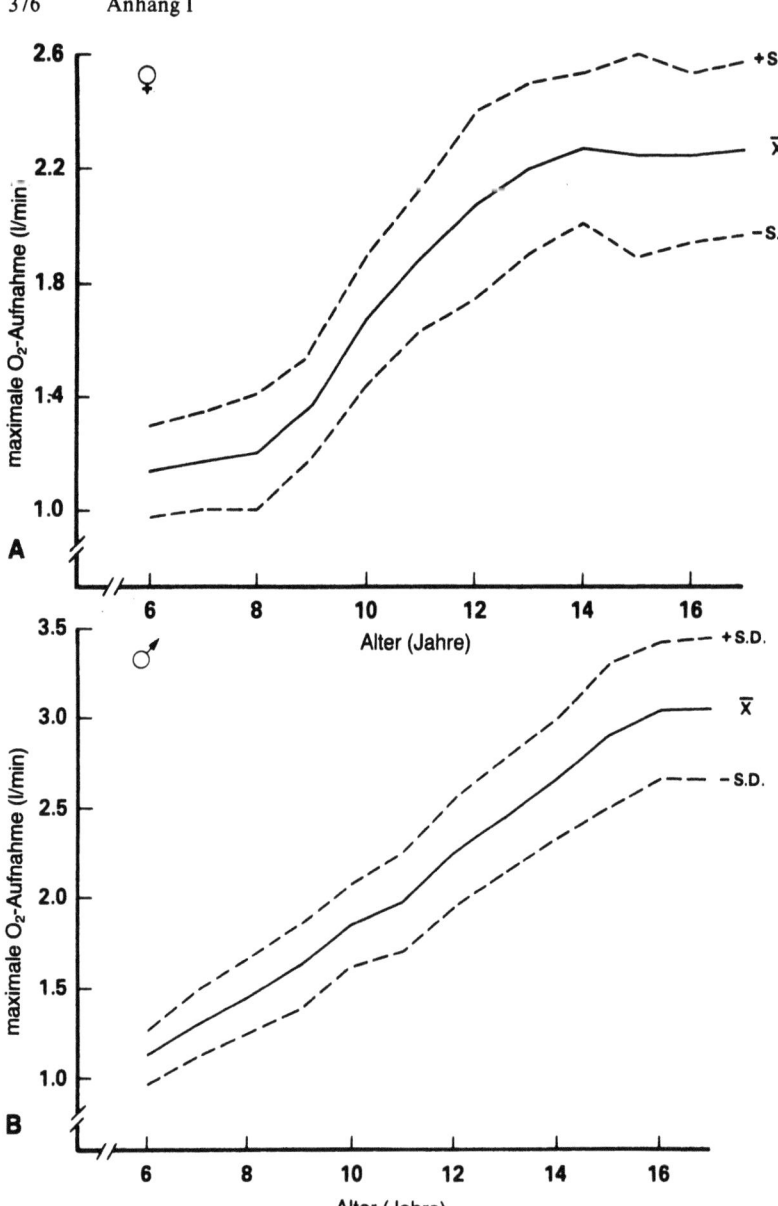

Abb. I.1 a, b. Maximale Sauerstoffaufnahme bei Kindern und Jugendlichen. Die Daten wurden bei 179 Mädchen *(a)* und 178 Jungen *(b)* während einer kontinuierlich stufenförmig durchgeführten maximalen Belastung auf dem Laufband erhoben. Alle Untersuchungspersonen waren untrainiert. (Daten aus dem Labor des Autors)

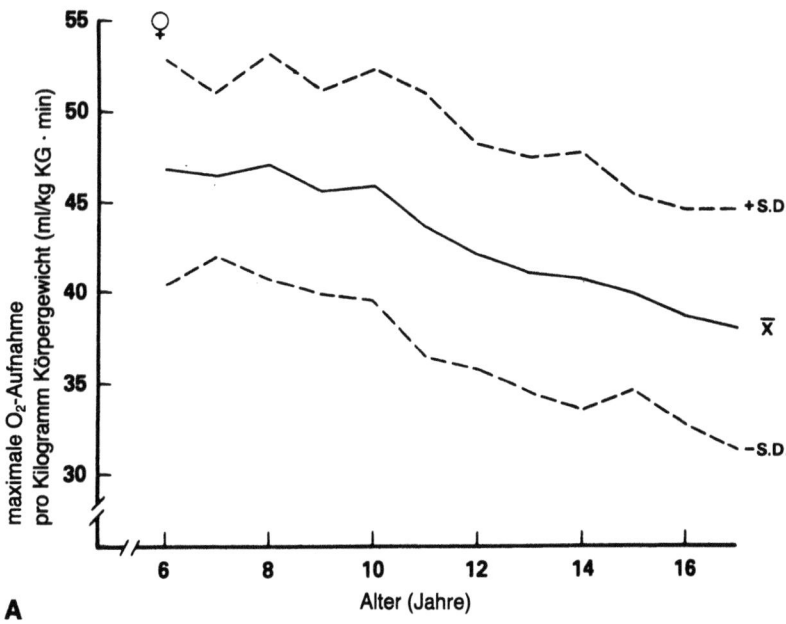
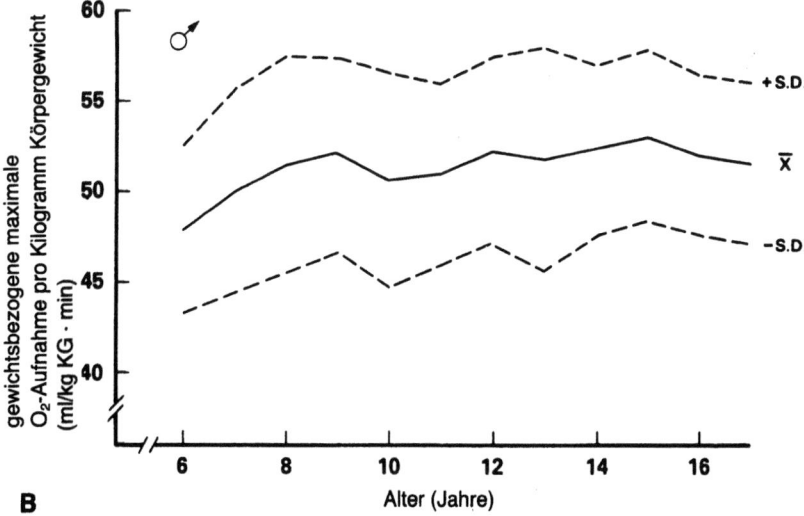

Abb. I.2 a, b. Maximale Sauerstoffaufnahme pro Kilogramm Körpergewicht bei Kindern und Jugendlichen. Untersuchungspersonen und Methoden wie in Abb. I.1

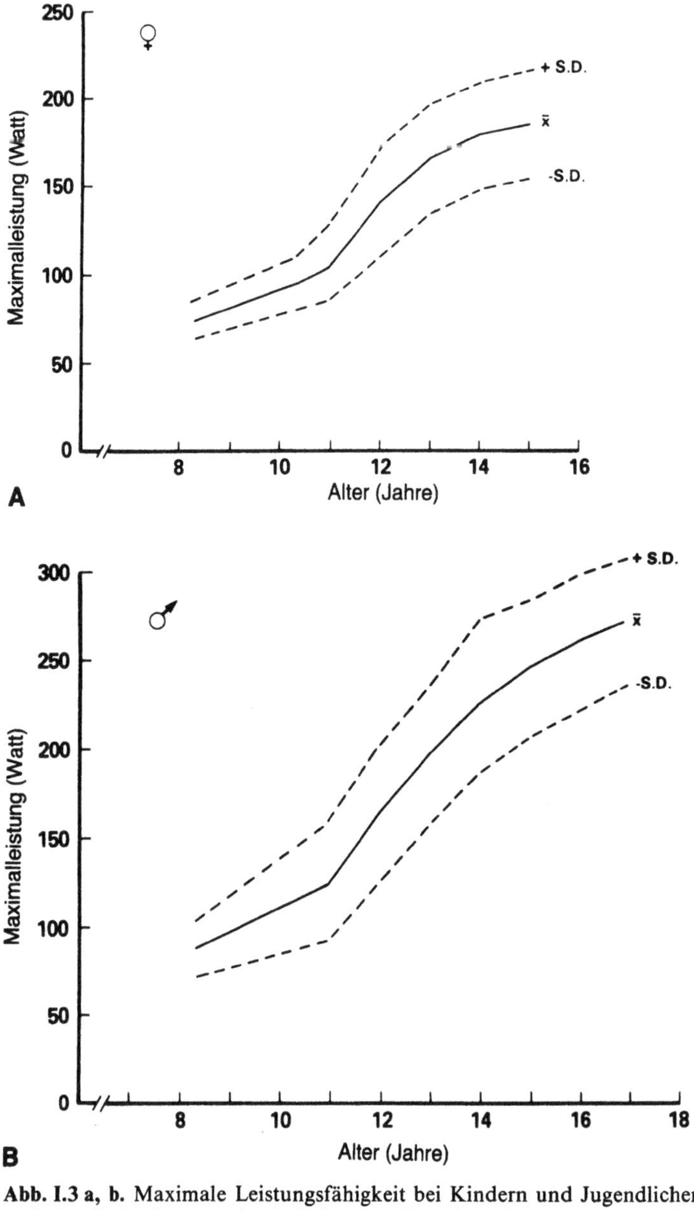

Abb. I.3 a, b. Maximale Leistungsfähigkeit bei Kindern und Jugendlichen. Dargestellt ist die höchste maximale Leistung, die während eines stufenförmig durchgeführten fahrradergometrischen Tests in aufrechter Körperposition von gesunden Mädchen *(a)* und Jungen *(b)* erreicht wurden. (Nach Daten von Andersen et al. [1], Seliger u. Bartunek [7] und Wirth et al. [8])

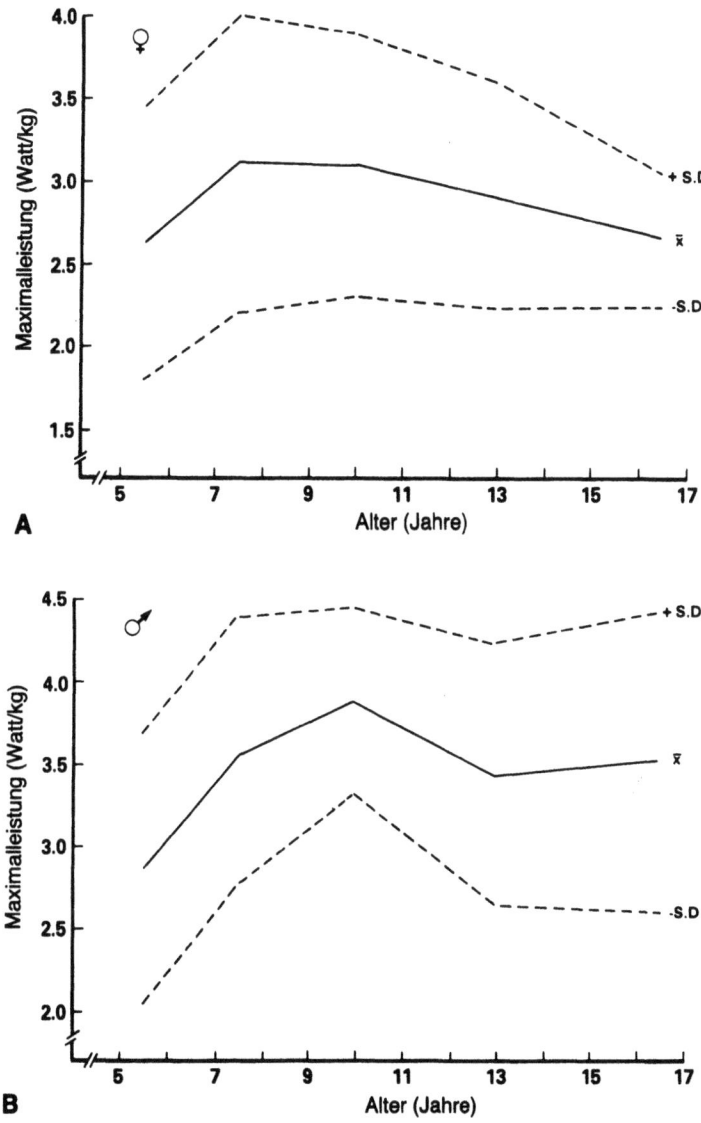

Abb. I.4 a, b. Gewichtsbezogene maximale Leistungsfähigkeit bei Kindern und Jugendlichen. Dargestellt ist die maximale Leistung pro Kilogramm Körpergewicht, die während eines stufenförmig durchgeführten fahrradergometrischen Tests in aufrechter Körperhaltung erreicht wurde. Die Untersuchungen wurden an Mädchen *(a)* und Jungen *(b)* durchgeführt, die ambulant zu einer klinischen Untersuchung aufgrund eines akzidentellen Herzgeräusches ohne organischen Befund kamen. (Nach Cumming [2])

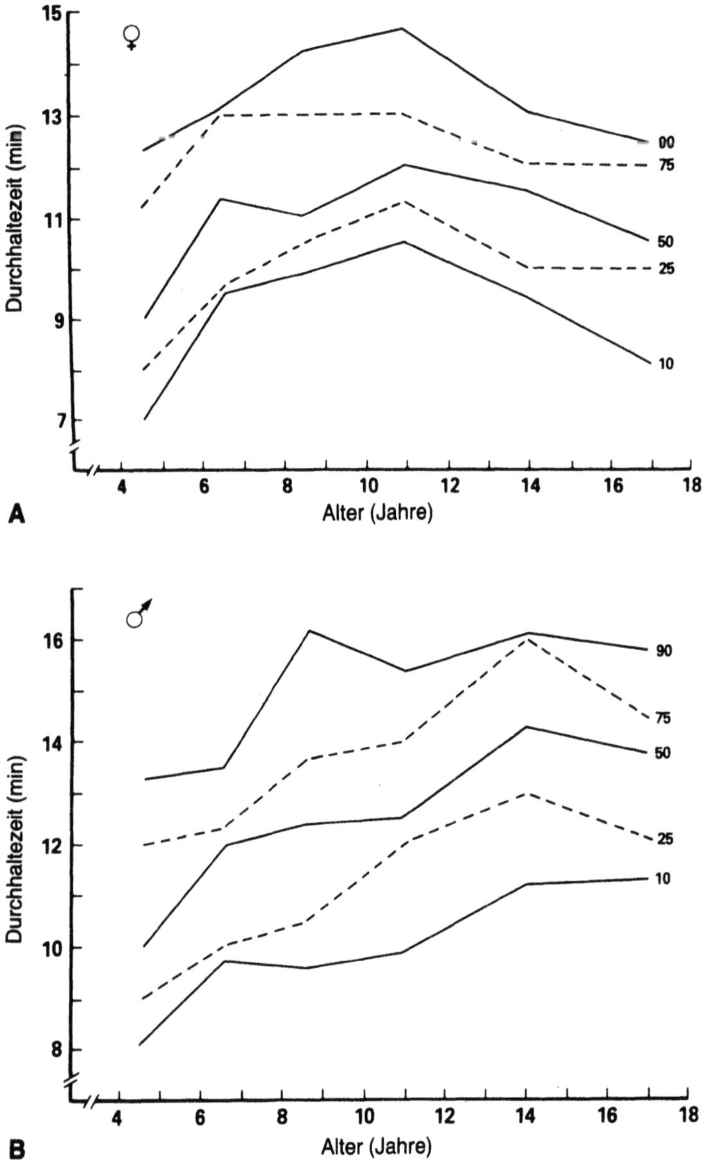

Abb. I.5 a, b. Belastungszeit im Laufbandtest nach Bruce bei Kindern und Jugendlichen. Die Linien geben den jeweiligen Prozentsatz derjenigen Kinder an, die eine bestimmte Belastungszeit durchhalten konnten. Die Untersuchungen erfolgten bei 160 Mädchen *(a)* und 167 Jungen *(b)*, die aufgrund eines akzidentellen Herzgeräusches ohne organischen Befund belastet wurden. (Nach Cumming et al. [3])

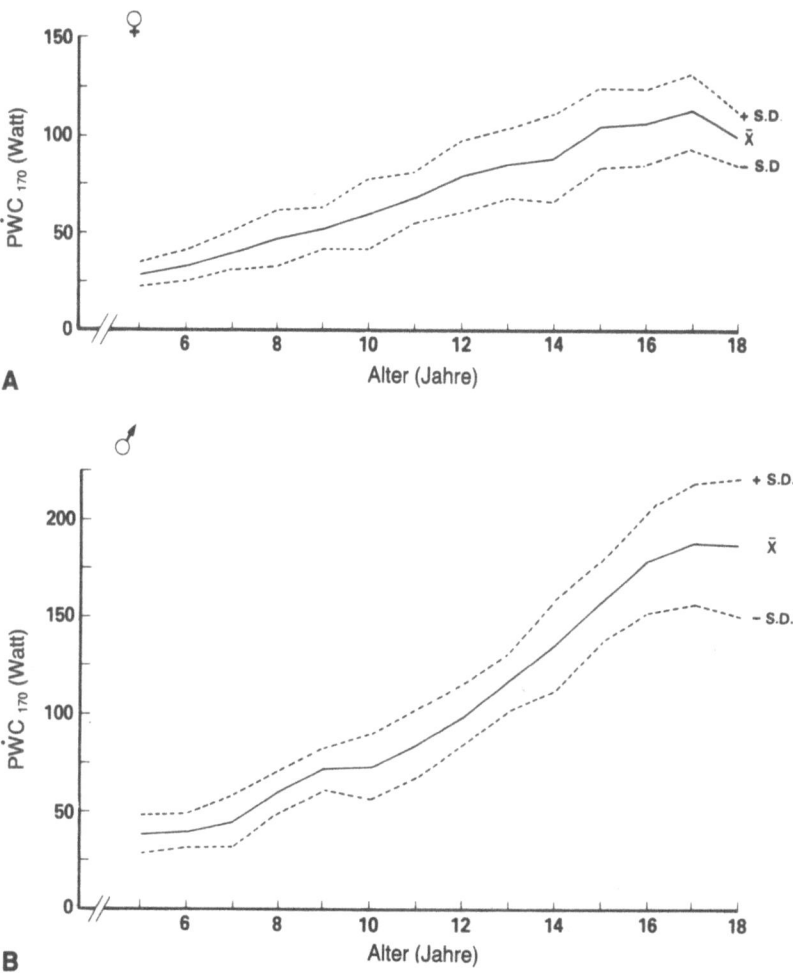

Abb. I.6 a, b. Körperliche Leistungsfähigkeit bei Puls 170 (PWC_{170}) bei 727 Mädchen *(a)* und Jungen *(b)*. (Nach Rutenfranz et al. [5])

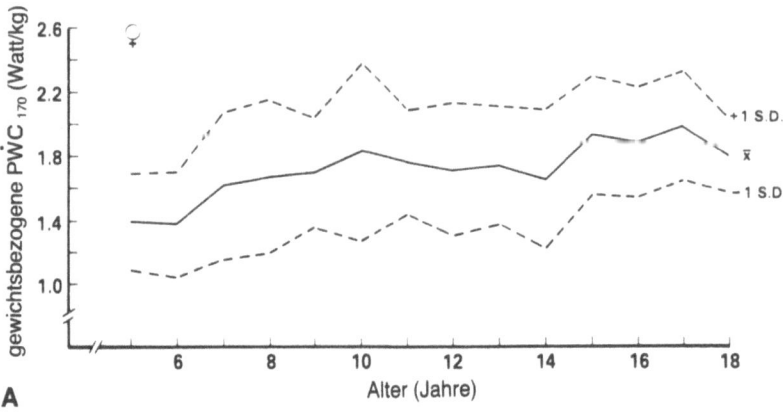

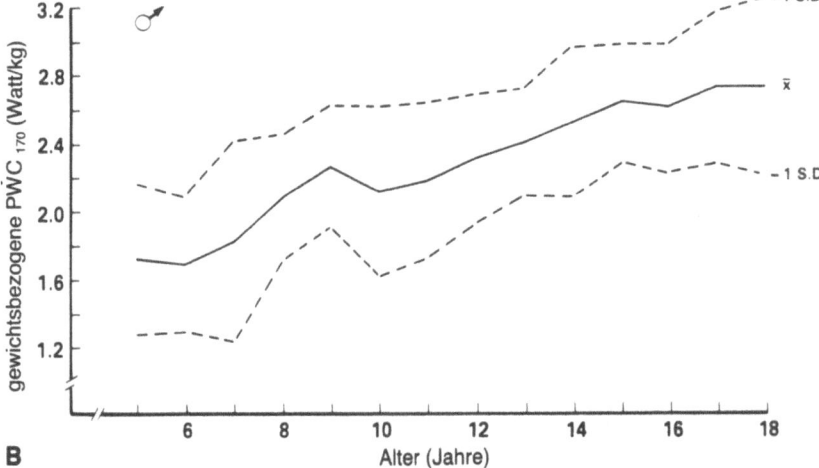

Abb. I.7 a, b. Leistungsfähigkeit pro Kilogramm Körpergewicht bei Herzfrequenz 170 Schlägen/min (PWC$_{170}$) bei 727 Mädchen *(a)* und Jungen *(b)*. (Nach Rutenfranz et al. [5])

"Normwerte" 383

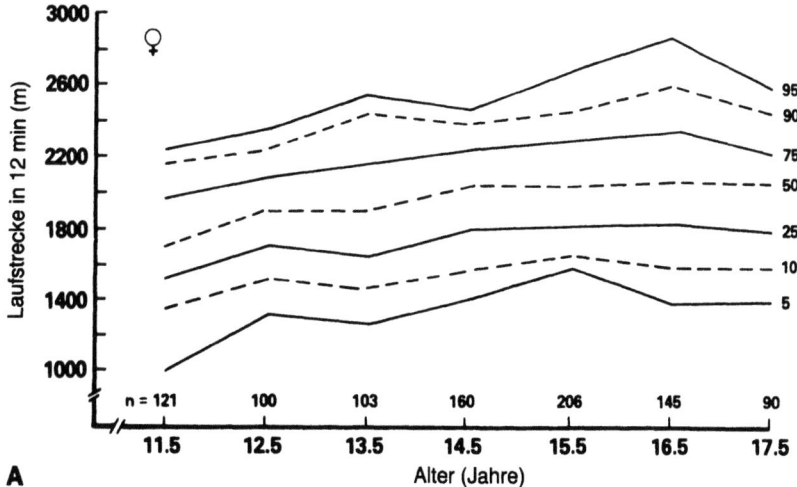

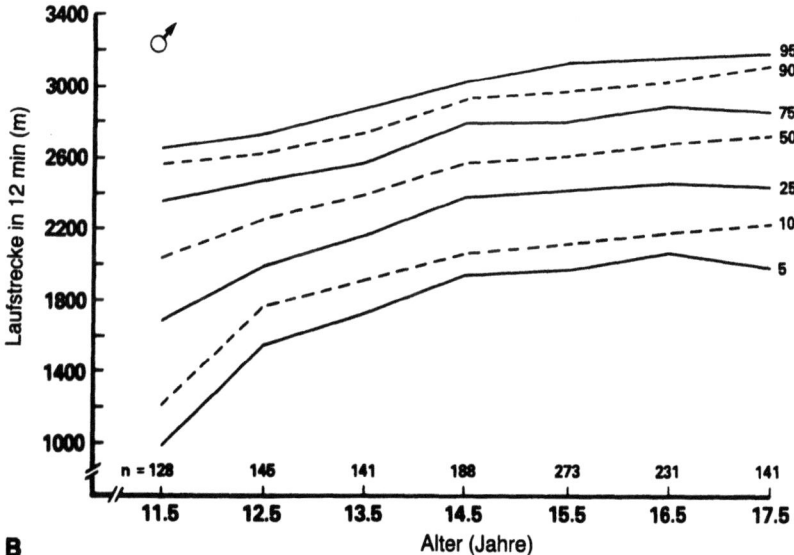

Abb. I.8 a, b. Zurückgelegte Strecke während eines 12minütigen Lauf-Geh-Tests bei Mädchen *(a)* und Jungen *(b)*. Die Linien bedeuten den jeweiligen prozentualen Anteil der Kinder, die eine bestimmte Strecke zurücklegen konnten. Die Untersuchungen erfolgten an Kindern, die randomisiert aus 43 Schulen in Halton County, Ontario, Kanada ausgesucht wurden. (Nach Daten von Roche [4])

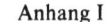

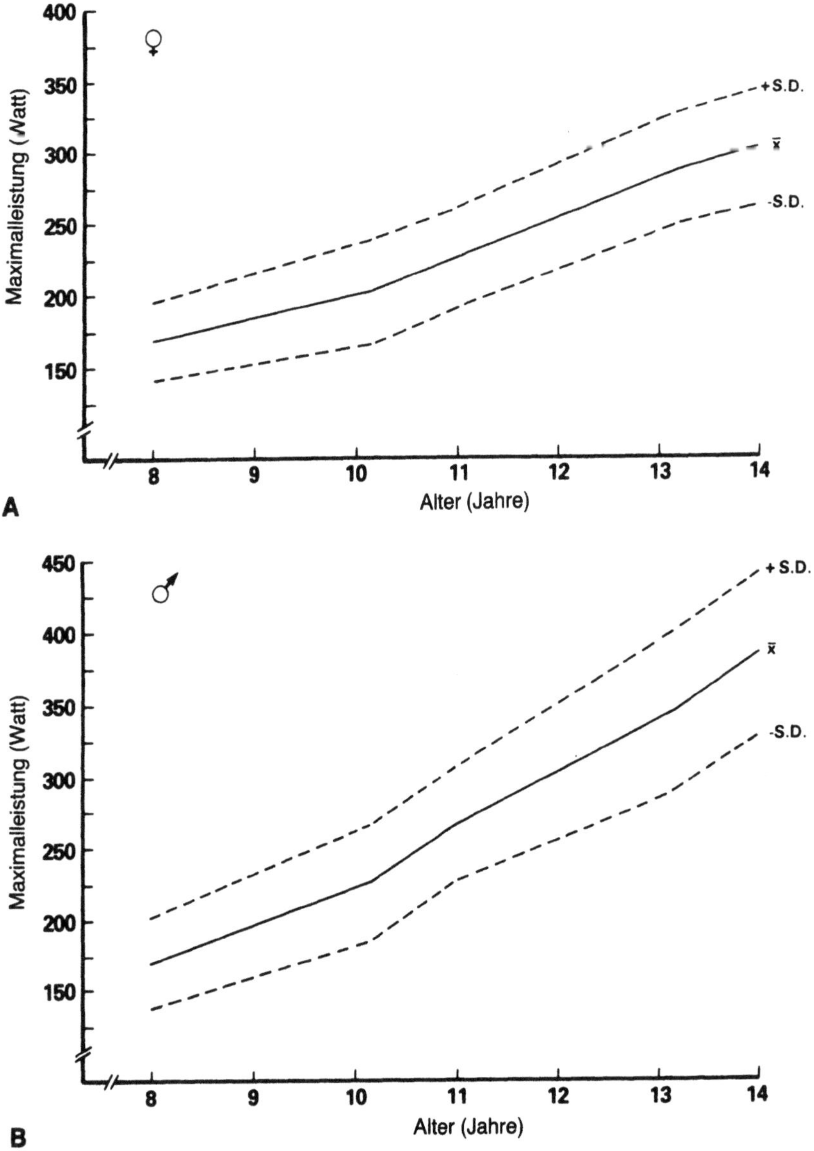

Abb. I.9 a, b. Anaerobe Kapazität bei Kindern und Jugendlichen. Dargestellt sind die Ergebnisse der Leistungsfähigkeit in einem supramaximalen 30 s lang durchgeführten Fahrradergometertest (anaerober Wingate-Test). Die Untersuchungen erfolgten an 144 Mädchen *(a)* und 145 Jungen *(b)*, alle gesund und untrainiert. (Auf der Basis von Daten aus dem Labor des Autors in Israel sowie aus dem Labor für Leistungsphysiologie der McMaster Universität)

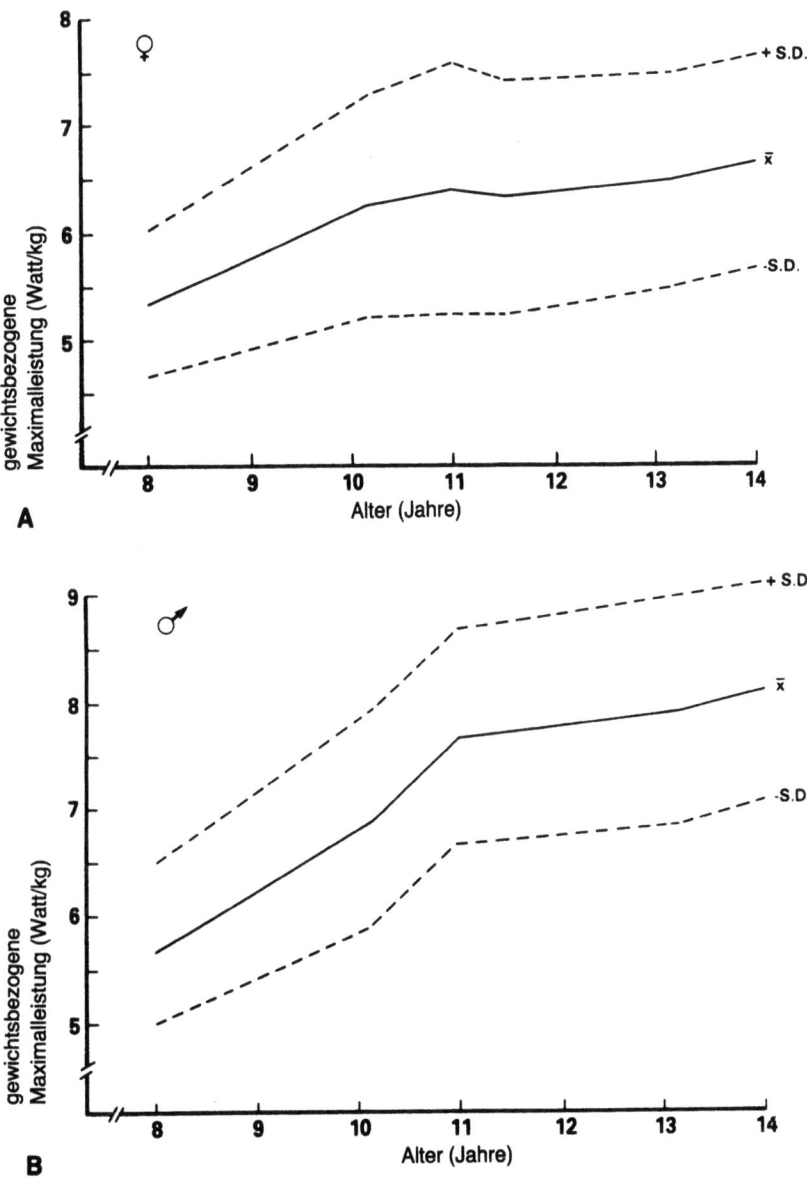

Abb. I.10 a, b. Anaerobe Kapazität pro Kilogramm Körpergewicht bei weiblichen *(a)* und männlichen *(b)* Kindern und Jugendlichen. Dargestellt ist die mittlere Leistungsfähigkeit in einem supramaximalen 30 s lang durchgeführten fahrradergometrischen Test (anaerober Wingate-Test). (Hinsichtlich der Beschreibung der Untersuchungspersonen sowie der Quellenangaben s. Abb. I.9)

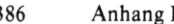

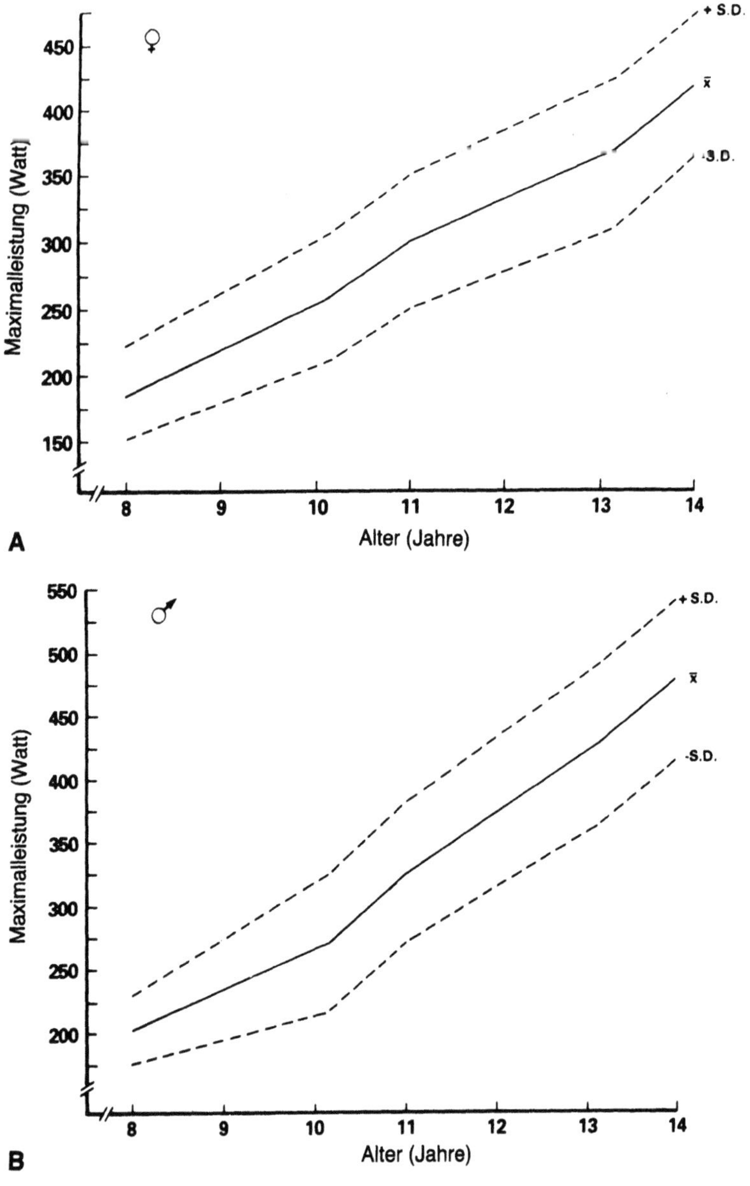

Abb. I.11 a, b. Maximale anaerobe Leistungsfähigkeit bei Kindern, Mädchen *(a)* und Jungen *(b)*. Dargestellt ist die höchste erreichte Leistung während einer beliebigen 5-s-Zeitperiode im Verlauf eines erschöpfenden 30 s lang durchgeführten maximalen fahrradergometrischen Test (anaerober Wingate-Test). (Hinsichtlich der Beschreibung der Untersuchungspersonen sowie der Quellenangaben s. Abb. I.9)

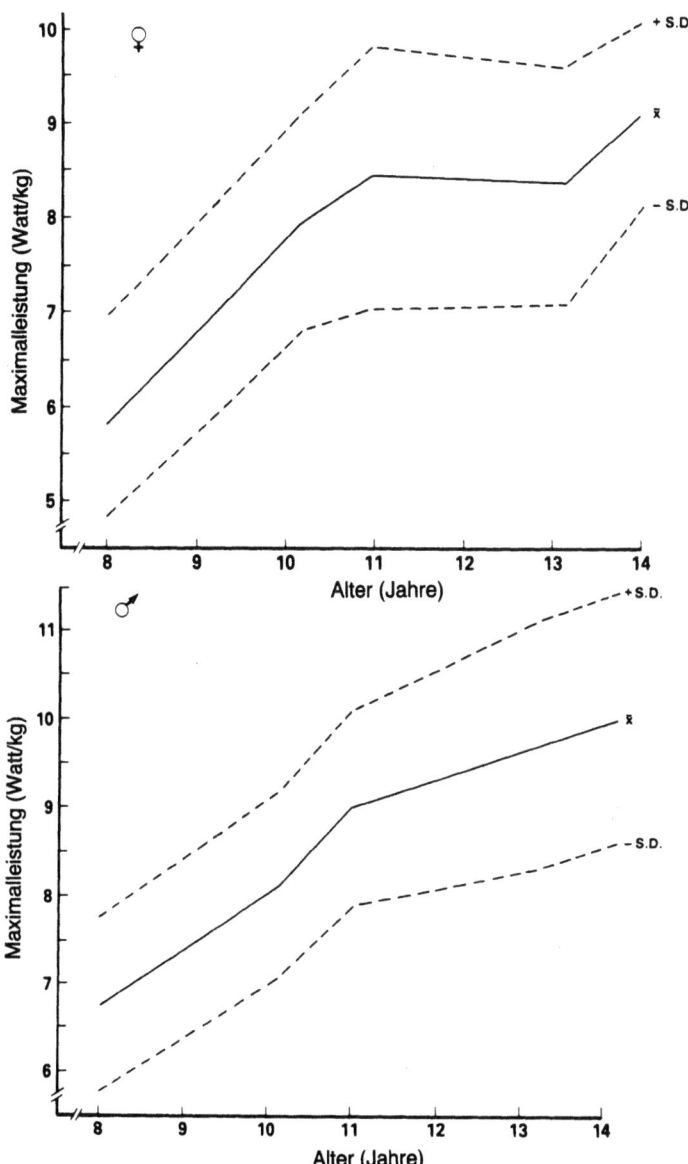

Abb. I.12 a, b. Maximale gewichtsbezogene anaerobe Leistungsfähigkeit bei Kindern, Mädchen *(a)* und Jungen *(b)*. Dargestellt ist die höchste erreichte Leistung während einer beliebigen 5-s-Periode im Verlauf eines 30 s lang durchgeführten maximalen fahrradergometrischen Test (anaerober Wingate-Test). Die Werte sind auf das Körpergewicht normalisiert. (Hinsichtlich der Beschreibung der Untersuchungspersonen und der Quellenangaben s. Abb. I.9)

Anhang II
Belastungsverfahren bei Kindern

Ein Belastungstest umfaßt prinzipiell drei Komponenten: das Ergometer, das Belastungsverfahren sowie die gemessenen physiologischen bzw. psychologischen Parameter.

Auswahl des geeigneten Ergometers

Die beiden wichtigsten Belastungsgeräte in einem leistungsmedizinischen Laboratorium sind das Fahrradergometer bzw. das Laufband. Auch ein Steptest kann benutzt werden, der besonders für die Praxis im niedergelassenen Bereich geeignet ist. Vor allem bei neuromuskulären Erkrankungen kann es erforderlich werden, daß die Untersuchungspersonen mit den Armen arbeiten. In diesen Fällen verwendet man Armdrehkurbelergometer oder modifizierte Fahrradergometer, die auch eine Armarbeit zulassen. Einen Vergleich der vier geschilderten Ergometertypen gibt die Tabelle II.1.
Trotz seiner Nachteile, nämlich den hohen Kosten, den erforderlichen Sicherheitsmaßnahmen, sowie der notwendigen technischen Überwachung, stellt das Laufbandergometer das Testgerät der Wahl zur Ermittlung der maximalen Leistungsfähigkeit bei Kindern dar. Dies gilt besonders für Kinder im Alter von 7 Jahren und jünger. Selbst Kinder im Alter von nur 3 Jahren können das Gehen oder Laufen auf einem Laufband erlernen [44].
Wir beobachten häufig, daß Kinder nicht mehr in der Lage sind, fahrradergometrische Arbeit fortzuführen, obwohl ihre Herzfrequenz nur Werte von 160–170 Schlägen/min erreicht. Das gleiche Kind ist in der Lage mit einer Herzfrequenz von 200–210 Schlägen/min auf einem Laufband zu laufen, die maximale Sauerstoffaufnahme erreicht dann Werte, die um 20–30% über denen liegen, die am Fahrradergometer beobachtet wurden. Diese erstaunlichen Unterschiede erklären sich ganz offensichtlich mit der relativ gering entwickelten Muskelmasse des kleinen Kindes, insbesondere im Bereich der Kniegelenkstrecker, denen die Hauptlast bei fahrradergometrischer Arbeit zukommt. Als Ergebnis entsteht eine lokale Ermü-

Tabelle II.1. Übersicht über die Eigenschaften unterschiedlicher Ergometertypen, die in der Pädiatrie für Belastungszwecke zur Anwendung kommen

Eigenschaften	Fahrradergometer	Laufband	Steptest	Arm-Drehkurbel-Ergometer
Kosten	niedrig bis mittel	hoch	niedrig	mittel
Transportierbarkeit	gut	überhaupt nicht	gut	gut
Erforderliches Bedienungspersonal	1–2	2–3	1–2	1–2
Lärmentwicklung	niedrig bis mittel	mittel bis hoch	niedrig	niedrig bis mittel
Spezielle Sicherheitsvorkehrungen	keine	Sicherheitsgurt Polsterungen	keine	keine
Anforderung an die motorische Geschicklichkeit	zu schwer für Kinder unter 5 Jahren oder für geistig retardierte Kinder	gering	mäßig	zu schwer für Kinder unter 5 Jahren oder für geistig retardierte Kinder
Beteiligte Muskelmasse	klein	groß	groß	klein
Maximale kardiale Auslastung	i. allg. nicht möglich	wird erreicht	wird erreicht	wird meist erheblich unterschritten
Bestimmung der Leistung	exakt möglich	kann nur geschätzt werden	ziemlich genau	genau
Registrierbarkeit physiologischer Parameter	einfach	schwieriger	schwieriger	einfach
Verwendbarkeit für anaerobe Tests	möglich	nicht möglich	nicht möglich	möglich

dung sowie eine vorzeitige Beendigung des Tests. Im Gegensatz hierzu wird beim Gehen oder Laufen eine wesentlich größere Muskelmasse in Anspruch genommen, es kommt zu einer höheren kardiorespiratorischen und metabolischen Ausbelastung. Weiterhin sind eine Reihe von Kindern, insbesondere kleinere oder geistig retardierte, nicht in der Lage, dem Takt eines Metronoms zu folgen, wie es bei mechanisch gebremsten Fahrradergometern oder bei Steptests benutzt wird. Hinzu kommt, daß die Zeit, die sich solche Kinder konzentrieren können, verhältnismäßig kurz ist. Sie reicht i. allg. nicht aus, um die erforderliche Tretfrequenz für die Dauer des Tests zu halten. Der Vorteil des Laufbands liegt demgegenüber darin, daß die Kinder hierdurch gezwungen werden, eine vorgegebene Geschwindigkeit einzuhalten. Momentane Unterschiede in ihrer Schrittfrequenz können sie relativ leicht ausgleichen.

Zahlreiche Laboratorien ziehen trotzdem das Fahrradergometer aufgrund seines geringeren Preises, seiner leichteren Transportierbarkeit und seiner größeren Sicherheit vor. Zusätzlich lassen sich bestimmte Untersuchungsmethoden wie Blutdruckmessung, Bestimmung des Herzminutenvolumens durch die Rückatmungsmethode oder Echokardiographie leichter am sitzenden Kind durchführen als bei einem Kind, das geht, läuft oder Treppen steigt.

Falls man sich zu einem Fahrradergometer entschließt, sind Geräte für den Gebrauch beim Erwachsenen i. allg. auch für Kinder im Alter von 8 Jahren und darüber verwendbar. Sollen auch kleinere Kinder untersucht werden, so benötigt man auf der anderen Seite spezielle Modelle für Kinder oder Standardmodelle, die für den kindlichen Gebrauch modifiziert werden durch Verkleinerung der Sitzhöhe, Verkürzung der Pedalkurbel bzw. Verlängerung der Lenkstange. Die optimale Länge der Pedalkurbel, die den geringsten Sauerstoffbedarf für eine gegebene Tretgeschwindigkeit ermöglicht, liegt für 6jährige Kinder bei 13 cm und für 8- bis 10jährige Kinder bei 15 cm im Vergleich zu 20 cm bei Erwachsenen [38]. Die optimale Sitzhöhe ist dann erreicht, wenn bei durchgetretenem Pedal der Winkel im Kniegelenk 15° beträgt [38]. Ein einfaches Zeichen für eine zu hohe Einstellung des Sattels zeigt sich in der Lateralkippung des Beckens, die besonders gut von hinten zu beobachten ist.

Elektronisch gebremste Fahrradergometer erlauben eine drehzahlunabhängige Arbeit in Tretfrequenzbereichen zwischen 50–70 U/min. Dagegen muß bei mechanisch gebremsten Ergometern die Tretfrequenz konstant gehalten werden. Bei 6–10 Jahre alten Kindern führt eine Umdrehungszahl von 50/min zu einem höheren mechanischen Wirkungsgrad als Tretfrequenzen von 30 oder 70/min [38]. Empfohlen werden Umdrehungszahlen von 50–60/min.

Ein Laufbandtest sollte erst dann durchgeführt werden, wenn das Kind sich mit dem Gerät bekannt gemacht und Vertrauen gewonnen hat, wenn es gelernt hat, auf dem Band zu gehen, zu laufen, auf ein laufendes Band auf- bzw. abzuspringen. Die Ökonomie der Bewegung auf dem Band hängt wesentlich von der Schrittlänge ab. Im allgemeinen ist das Kind in der Lage, seine optimale Schrittlänge selbst auszuwählen. Man sollte daher dem Kind seine persönliche Lauftechnik erlauben. In manchen Laboratorien wird ein Sicherheitsgurt verwendet. Nach unserer Erfahrung ist dies nicht unbedingt erforderlich, solange der Untersucher Hilfestellung geben kann. Wir empfehlen allerdings, die Umrandung des Laufbands abzupolstern, um Verletzungen im Falle eines Sturzes vorzubeugen.

Das Belastungsverfahren

Für Kinder steht eine große Zahl unterschiedlicher Belastungsverfahren zur Verfügung. Die Auswahl des jeweiligen Vorgehens hängt zunächst von der speziellen, zu beantwortenden Frage ab, darüber hinaus aber auch von den Fähigkeiten bzw. Beschränkungen des jeweiligen Patienten.

Grundtypen der Belastungsverfahren

Die einzelnen Grundtypen der Belastungsverfahren werden schematisch in der Abb. II.1 wiedergegeben. Diese können in maximale und submaximale unterteilt werden. Beim maximalen Test wird versucht, den Patienten bis an seine maximale aerobe Leistungsgrenze heran zu belasten, beim submaximalen Test wird dieser Gipfel nicht erreicht. Die Belastungsverfahren werden weiterhin in stufenförmig ansteigende und Einstufentests unterteilt. In der Abb. II.1G wird ein Testverfahren wiedergegeben, mit dem die anaeroben Eigenschaften einzelner Muskelgruppen bestimmt werden sollen. Dabei muß das Kind eine supramaximale Belastung ausführen, die es nicht länger als 30–45 s durchhalten kann.
Alle aufgezeigten Verfahren, von den anaeroben abgesehen, sind für Fahrradergometer, Armdrehkurbelergometer, Laufband oder Steptest gleichermaßen geeignet. Das anaerobe Verfahren eignet sich dagegen nur für Drehkurbelarbeit mit den Armen oder Beinen. Obwohl selbstverständlich auch ein Lauftest im supramaximalen Bereich durchgeführt werden kann, existieren weder hinreichend reproduzierbare noch risikoarme Verfahren für anaerobe Tests unter Benutzung des Laufbands.
Zur direkten Bestimmung der maximalen aeroben Leistungsfähigkeit wird i. allg. das in der Abb. II.1A wiedergegebene Verfahren benützt. Dabei wird die Belastung alle 1–3 min ohne Pause erhöht, bis das Kind die ge-

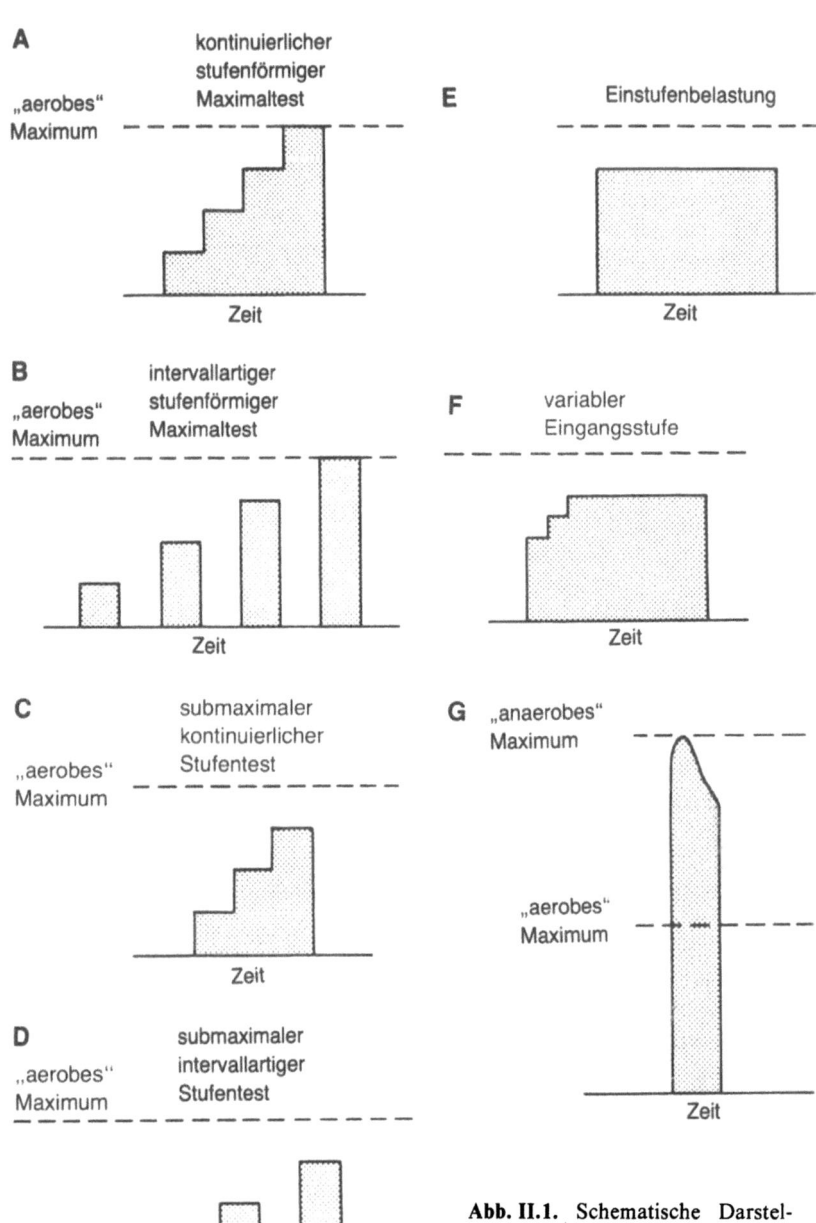

Abb. II.1. Schematische Darstellung von 7 Grundtypen verschiedener Belastungstests. Hinsichtlich der näheren Beschreibung wird auf den Text verwiesen

forderte Leistung nicht mehr erbringen kann. Dies geschieht durch Steigerung des Widerstands bei der Arm- oder Beindrehkurbelarbeit, durch Erhöhung von Neigungswinkel bzw. Geschwindigkeit des Laufbands oder durch Steigerung der Stufenhöhe bzw. der Steigefrequenz im Steptest. Intervallartige Maximaltests, wie in der Abb. II.1B gezeigt, werden dann ausgeführt, wenn Messungen *nach* jeder einzelnen Belastungsstufe durchgeführt werden müssen, beispielsweise in Form einer Blutabnahme zur Laktatbestimmung oder einer Echokardiographie, oder wenn der Untersucher Zeit zur Entscheidung der Frage benötigt, ob der Test mit einer höheren Belastung fortgeführt oder beendet werden soll.

Stufenförmig ansteigende submaximale Belastungstests, in denen die maximale aerobe Leistungsfähigkeit i. allg. errechnet und nicht direkt gemessen wird (s. Abb. II.1C, D) werden dann benutzt, wenn der Untersucher entweder nur an der Reaktion auf einer submaximalen Belastungsstufe interessiert ist oder wenn Bedenken gegen eine erschöpfende Belastung des Kindes durch einen Maximaltest bestehen. Dies ist beispielsweise der Fall, wenn Belastungstests im Zusammenhang mit einer Herzkatheterisierung erfolgen.

Einstufentests (s. Abb. II.1E, F) wird man dann wählen, wenn der Zweck der Untersuchung nicht in der Bestimmung der körperlichen Leistungsfähigkeit besteht, sondern in der Registrierung spezifischer pathophysiologischer Reaktionen auf eine Belastungsprovokation, beispielsweise in der Diagnostik einer belastungsinduzierten Bronchokonstriktion oder eines Wachstumshormonmangels. Die Dauer eines Einstufentests variiert zwischen 6–20 min, die Intensität liegt jeweils im submaximalen Bereich. Gelegentlich kann die genaue Intensität nicht durch einen Vortest ermittelt werden. In diesen Fällen beginnt der Untersucher mit einer vorher abgeschätzten *ungefähren* erforderlichen Intensität, die dann während der ersten 1–2 min aufgrund beispielsweise der Herzfrequenzreaktion angepaßt wird. Ein solches Verfahren kann als „Einstufentest mit Anpassung" bezeichnet werden (Abb. II.1F).

Beispiele für Belastungsverfahren

Der maximale Bruce-Test auf dem Laufband mit stufenförmiger Steigerung und kontinuierlicher Durchführung (Tabelle II.2)

Das Ziel dieses Belastungstests ist dann erreicht, wenn das Kind trotz Aufforderung nicht mehr in der Lage ist, weiterzugehen oder weiterzulaufen. Die Leistung wird an Hand der Minuten beurteilt, die der Test durchgehalten wird oder aufgrund der errechneten Sauerstoffaufnahme auf der höchsten Belastungsstufe. Der Test wurde ursprünglich für die Untersu-

Tabelle II.2. Laufbandtest nach Bruce

Stufe	Geschwindigkeit		Neigungswinkel (%)	Dauer (min)
	km/h	Meilen/h		
1	2,7	1,7	10	3
2	4,0	2,5	12	3
3	5,5	3,4	14	3
4	6,8	4,2	16	3
5	8,0	5,0	18	3
6	8,8	5,5	20	3
7	9,7	6,0	22	3

chung erwachsener Herzpatienten eingeführt [12], er wurde später den Bedingungen der Untersuchung bei Kindern angepaßt [16]. Die Reproduzierbarkeit der Ergebnisse ist bei Kindern hoch, der Test ist für die Untersuchung von 4–18 Jahre alten Jungen und Mädchen geeignet. Ein grundsätzlicher Vorteil gegenüber anderen maximalen Laufbandtests kommt ihm allerdings nicht zu [45, 53]. Ein wesentlicher Nachteil des Verfahrens besteht darin, daß besonders bei leistungsunfähigen Kindern die Eingangsstufe zu hoch sein kann. Ein weiterer Nachteil besteht in der Tatsache, daß ausgesprochen leistungsfähige Kinder oft 18 min oder länger belastet werden müssen, um ihre maximale aerobe Leistungsfähigkeit zu bestimmen. Bei solch langen Belastungszeiten können lokale Ermüdung und Wärmebelastung die gemessene Leistung beeinflussen. Trotz dieser Nachteile wird i. allg. der Bruce-Test im klinischen Bereich für die Bewertung der maximalen aeroben Leistungsfähigkeit empfohlen. Normalwerte stehen zur Verfügung, die bei poliklinischen Untersuchungen gesunder Kinder [16] (s. Abb. I.5 im Anhang I) oder bei Schulkindern [18] gewonnen wurden.

Der maximale McMaster-Test auf dem Fahrradergometer mit stufenförmiger Steigerung und kontinuierlicher Durchführung (Tabelle II.3)

Wie beim Bruce-Test wird das Kind aufgefordert, die Belastung so lange durchzuhalten, bis die eingestellte Tretfrequenz von 50 U/min nicht mehr eingehalten werden kann. Die Leistungsfähigkeit wird entweder nach der erbrachten mechanischen Arbeit oder aufgrund der direkt gemessenen maximalen Sauerstoffaufnahme bewertet. Kann das Kind die letzte Belastungsstufe nicht über die komplette Zeit von 2 min durchhalten, so wird die maximale Leistungsfähigkeit anteilmäßig nach der durchgehaltenen Zeit bestimmt.

Tabelle II.3. McMaster-Test zur maximalen, kontinuierlichen stufenförmigen Belastung am Fahrradergometer, Einteilung nach Körperlängengruppen

Körperlänge (cm)	Eingangsstufe (Watt)	Zuwachs (Watt)	Dauer der Stufe (min)
≤ 119,9	12,5	12,5	2
120–139,9	12,5	25	2
140–159,9	25	25	2
≥ 160	25	♀ 25 ♂ 50	2

Beispiel: Vorletzte Belastungsstufe = 100 Watt
Höchste Belastungsstufe = 125 Watt
Zeit, die die letzte Belastungsstufe
durchgehalten wurde = 60 s
Errechnete „maximale Leistung" = 112,5 Watt

Das Belastungsverfahren geht von der Körperlänge aus. Im Durchschnitt liegt die Belastungszeit für die meisten Kinder zwischen 8 und 12 min. Bei Kindern mit ausgeprägten Behinderungen, wie beispielsweise Muskeldystrophie oder Zerebralparese, wird es gelegentlich erforderlich, die Eingangsstufe sowie die Belastungssteigerung entsprechend zu reduzieren. Neben den bereits genannten stehen noch weitere maximale stufenförmig ansteigende fahrradergometrische Testverfahren zur Verfügung [24, 25, 31, 55]. Sie sind in gleichem Maße wie das Belastungsschema nach McMaster geeignet, die maximale Leistungsfähigkeit, bzw. die maximale Sauerstoffaufnahme, zu ermitteln. Andererseits sind die meisten dieser Verfahren nicht gleichwertig, wenn es darum geht, submaximale Daten zu erfassen, entweder deshalb, weil die Dauer der einzelnen Belastungsstufen zu kurz [24] ist oder weil die Belastung nicht einheitlich gesteigert wird [25, 31, 55]. Eine Variation dieser Verfahren stellt der sog. „pulsgesteuerte Belastungstest" dar. Hierbei wird die Belastungsintensität kontinuierlich oder angenähert kontinuierlich so gesteigert, daß ein Anstieg der Herzfrequenz von etwa 5 Schlägen/min erzielt wird [45, 58]. Der Leistungszuwachs wird somit von der kardiovaskulären Belastungsreaktion gesteuert, die fahrradergometrische Leistung steigt bei weniger leistungsfähigen Kindern entsprechend langsamer an. Zwar kommt einem solchen System der Vorteil einer größeren Flexibilität zu, andererseits ist das System aufwendiger, es benötigt Computer und weitere elektronische Steuerungsgeräte, die i. allg. nicht zur Verfügung stehen.

Tabelle II.4. McMaster-Schema zur Maximalbelastung durch Drehkurbelarbeit bei stufenförmig-kontinuierlich durchgeführter Belastung. Einteilung nach Körperlängengruppen

Körperlänge (cm)	Eingangsstufe (Watt)	Zuwachs (Watt)	Dauer der Stufe (min)
≤ 119,9	8	8	2
120–139,9	8	16,5	2
140–155,9	16,5	16,5	2
≥ 160	16,5	♀ 16,5 ♂ 33	2

Der maximale McMaster-Test für Drehkurbelarbeit mit den Armen bei stufenförmiger Steigerung und kontinuierlicher Durchführung (Tabelle II.4)

Der Test entspricht im Prinzip dem oben geschilderten mit der Besonderheit, daß das Kind hierbei mit den Armen an einem Drehkurbelergometer arbeitet, wobei es entweder in einem Rollstuhl oder auch auf einem normalen Stuhl sitzen kann. Die Pedalachse wird in Schulterhöhe des Kindes eingestellt. Für ein bequemes Sitzen ist Sorge zu tragen, der Rücken wird durch die Stuhllehne oder durch ein Kissen gestützt. Bei der am weitesten entfernten Stellung der Handgriffe sollte der Arm des Kindes voll ausgestreckt werden können, ohne daß dabei ein Vorwärtsbeugen des Oberkörpers erforderlich wird. Bei manchen Kindern, besonders bei solchen mit hochsitzenden Querschnittslähmungen, sind Stützverbände zur Stabilisierung und zur Minimierung der Oberkörperbewegungen erforderlich. Ebenso wie beim fahrradergometrischen Test im Sitzen muß das Belastungsschema der jeweiligen Behinderung des Kindes angepaßt werden. Bei manchen Patienten ist nur eine sehr geringe Leistungssteigerung möglich, besonders Kinder mit Zerebralparesen vom spastischen Typ können häufig nur sehr niedrige Drehzahlen einhalten.

Der maximale, stufenförmig nach dem Intervallprinzip gesteigerte fahrradergometrische Test nach Cumming (Tabelle II.5)

Dieses Verfahren kommt im Rahmen von Herzkatheteruntersuchungen zur Anwendung, der Patient führt Fahrradergometerarbeit in liegender Position durch [15]. Aus der angegebenen weiten Variabilität der empfohlenen Leistungsstufen geht hervor, daß bei diesem Test die Belastung sehr individuell nach Lebensalter, Krankheit und Leistungsfähigkeit gesteuert werden muß. Neben dem genannten stehen eine Reihe ähnlicher Verfahren für die Herzkatheteruntersuchung beim Kind zur Verfügung [40].

Tabelle II.5. Intervallartig, stufenförmig durchgeführter Maximaltest nach Cumming

Stufe	Leistung (Watt/kg KG)	Dauer (min)
1	0,65–1,14	3
Ruhe	–	3
2	1,31–1,96	3
Ruhe	–	5–10
3	2,12–4,08	bis zur Erschöpfung

Der submaximale, stufenförmig kontinuierlich durchgeführte fahrradergometrische Test nach Adams (Tabelle II.6)

Dieses Verfahren umfaßt drei Belastungsstufen, die für die meisten Kinder im submaximalen Bereich liegen. Am Ende jeder der 6 min dauernden Stufen wird die Herzfrequenz bestimmt. Die Leistungsfähigkeit wird aufgrund der Leistung bewertet, die das Kind bei einer Herzfrequenz von 170/min erbringt (PWC_{170}). Diesen Wert erhält man entweder durch Interpolation oder durch Extrapolation der individuell aus Herzfrequenz und Leistung errechneten Regressionsgerade. Die lange Dauer der einzelnen Belastungsstufen gewährleistet das Erreichen eines Steady state. Zur Bewertung der PWC_{170} stehen gleichfalls eine Reihe weiterer Belastungsschemata zur Verfügung [9, 49].

Tabelle II.6. Submaximaler, kontinuierlicher Stufentest am Fahrradergometer nach Adams. Einteilung nach Gewichtsgruppen*

Gewicht (kg)	1. Stufe Leistung (Watt)	2. Stufe Leistung (Watt)	3. Stufe Leistung (Watt)
<30	16,5	33	50
30–39,9	16,5	50	83
40–59,9	16,5	50	100
≥60	16,5	83	133

* Jede Stufe dauert 6 min

Der intervallartig stufenförmig durchgeführte submaximale Steptest nach Hanne (Tabelle II.7)

Dieses Schema wurde 1971 eingeführt [27], es basiert auf Untersuchungen über die Belastbarkeit von 7–12 Jahre alten Mädchen und Jungen. Die

Tabelle II.7. Submaximaler, intervallartiger Steptest mit progressiver Leistungszunahme nach Hanne

Belastung	Stufenhöhe (cm)	Steigefrequenz (min)	Dauer (min)	Ungefähre Leistung (Watt/kg)
1	30	15	5	1,0
2	30	22,5	5	1,5
3	30	30	5	2,0

Belastung wird in Form des Besteigens einer 30 cm hohen Stufe nach dem Takt eines Metronoms durchgeführt. Jede Stufe dauert 5 min, zwischen den einzelnen Belastungsphasen können sich die Kinder 5–10 min erholen. Die Bewertung erfolgt, in dem aus den einzelnen Frequenzreaktionen für die Belastungsstufen die PWC_{170} errechnet wird.

Die Berechnung der mechanischen Arbeit, bzw. der Leistung, erfolgt aufgrund der Arbeit, die für die Durchführung einer Einzelbesteigung erbracht werden muß:

Arbeit (Joule) = Körpergewicht (kg) · Stufenhöhe (m) · 9,80   (1)

Die Abstiegsarbeit wird mit einem Drittel der Aufstiegsarbeit angenommen. Die Gesamtarbeit für eine Stufenbesteigung aus Auf- und Abstieg ergibt sich für eine 30 cm Stufe somit als:

Arbeit (Joule) = Körpergewicht (kg) · 3,92   (2)

Unter der Voraussetzung von N Besteigungen pro Minute ergibt sich die Leistung nach folgender Gleichung:

$$\text{Leistung (Watt)} = \frac{\text{Körpergewicht (kg)} \cdot 3{,}29 \cdot N}{60} \qquad (3)$$

Ein weiterer für Kinder geeigneter Test ist der „Canadian Home Fitness Test". Dabei wird eine 20,3 cm hohe Doppeltreppe 19mal pro Minute bestiegen. Die Bewertung erfolgt nach der Herzfrequenz, die in der Erholungsphase ermittelt wird. Instruktionen zur Testdurchführung und Musik im Takt der erforderlichen Steigfrequenz sind auf speziellen Schallplatten verfügbar [5].

Der anaerobe Wingate-Fahrradergometertest (Abb. II.2 und Tabelle II.8)

Während die bisher genannten Testverfahren das Ziel haben, die maximale aerobe Leistungsfähigkeit zu bestimmen, wurde der Wingate-Test als ein Verfahren entwickelt, dessen Ziel in der Bewertung der Fähigkeit ein-

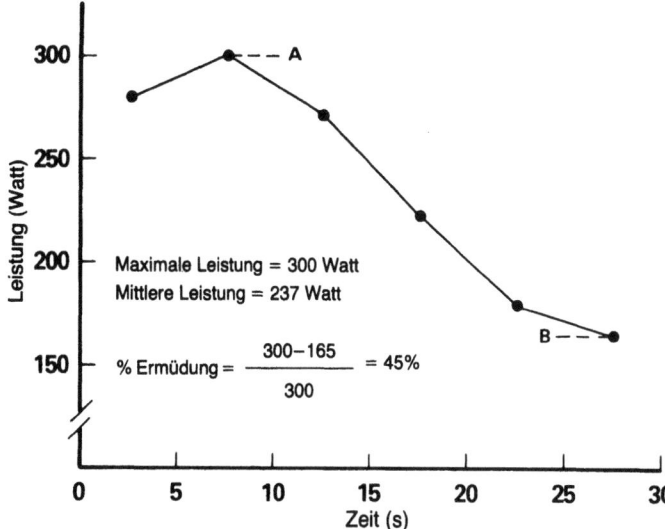

Abb. II.2. Der anaerobe Wingate-Test. Dargestellt ist eine Fahrradergometrie bei einem 11jährigen Jungen. Die aufgetragenen Leistungswerte entsprechen den jeweiligen Mittelwerten von 5sekündigen Belastungsperioden. Hinsichtlich der Berechnungsweise der drei Indizes wird auf den Text verwiesen.

Tabelle II.8. Optimale Einstellung der Bremskraft am Fahrradergometer im anaeroben Wingate-Test bei Verwendung des Monark-Fahrradergometers*

Körpergewicht (kg)	Bremskraft in kg	
	Beine	Arme
20–24,9	1,75	1,25
25–29,9	2,13	1,50
30–34,9	2,50	1,75
35–39,9	2,83	2,00
40–44,9	3,25	2,25
45–49,9	3,63	2,50
50–54,9	4,00	2,75
55–59,9	4,50	3,00
60–64,9	5,00	3,35
65–69,9	5,50	3,70

* Erstellt nach Daten aus dem Labor des Autors am Wingate Institut, Israel

zelner Muskelgruppen zur Durchführung kurzer supramaximaler Arbeit besteht [8]. Für solche Belastungen liegt der limitierende Faktor nicht im sauerstofftransportierenden System, sondern in der Fähigkeit, anaerob chemische Energie in mechanische zu transformieren.

Der Test kann unter Verwendung eines geeigneten Ergometers entweder mit den Beinen oder den Armen durchgeführt werden. Die Testdauer beträgt 30 s, dabei arbeitet der Patient mit *maximaler* Umdrehungszahl gegen hohen Widerstand. Die Leistung ist dann eine Funktion der Umdrehungsgeschwindigkeit; die mechanische Arbeit während der 30 s wird von der absoluten Zahl der erbrachten Pedalumdrehungen bestimmt. Diese kann durch einen mechanisch oder magnetisch getriggerten Zähler ermittelt werden.

Die Leistung wird in drei Indizes ausgedrückt, die in der Abb. II.2 wiedergegeben werden:
Maximale Leistung während jeder 5-s-Periode,
mittlere Leistung (oder Gesamtarbeit) während 30 s,
prozentuale Ermüdung, ausgedrückt als

$$\frac{A-B}{A} \cdot 100$$

wobei A die höchste und B die niedrigste erbrachte Leistung während einer einzelnen 5-s-Periode darstellt.

Für den Test geeignete Ergometer müssen über einen konstanten Widerstand verfügen. Dies ist bei allen mechanisch gebremsten Ergometern und bei einigen elektrisch gebremsten der Fall. Die folgende Berechnung für Arbeit und Leistung wird für das häufig verwendete Monark-Ergometer durchgeführt, bei dem der zurückgelegte Weg der Zirkumferenz des Schwungrads für eine Pedalumdrehung 6 m beträgt. In unseren eigenen Untersuchungen haben wir das Fleisch-Metabo-Ergometer (Schweiz) verwendet, in dem der entsprechende Weg 10 m beträgt. Die Arbeit für eine Pedalumdrehung beträgt:

Arbeit (kpm) = Widerstand (kp) · 6   (1)

Die Gesamtarbeit innerhalb von 30 s ergibt sich dann als:

Arbeit (kpm) = Widerstand (kp) · 6 · Gesamtzahl der Umdrehungen   (2)

Die mittlere Leistung im Testverlauf ist:

Mittlere Leistung (kpm/min) = Widerstand (kp) · 12 · Gesamtzahl der Umdrehungen   (3)

oder:

Mittlere Leistung (Watt) = Widerstand (kp) · 1,96 · Gesamtzahl der Umdrehungen   (4)

Die Leistung für die einzelnen 5-s-Perioden wird errechnet, um die maximale Leistung und die prozentuale Ermüdung zu ermitteln:

Leistung (Watt) = Widerstand (kp) · 11,76 · Umdrehungen in 5 s   (5)

Die Tabelle II.8 zeigt die Widerstandswerte, bei denen sich in Abhängigkeit vom jeweiligen Körpergewicht die höchsten mittleren Leistungs- bzw. Arbeitswerte bestimmen lassen. Die Werte werden für das Monark-Ergometer angegeben. Optimale Widerstandseinstellungen für andere Ergometer können nach dessen jeweiligen technischen Bedingungen errechnet werden.

Der anaerobe Wingate-Test kann bei gesunden oder behinderten Kindern ab einem Alter von 6 Jahren angewendet werden. Vor dem Test empfiehlt sich die Durchführung einer Aufwärmperiode [30], hinsichtlich von Einzelheiten wird auf den Abschnitt „Aufwärmungseffekt" (s. S. 43) verwiesen. Im Gegensatz zum aeroben Test, der in einer neutralen Umgebung erfolgen sollte, beeinflussen beim Wingate-Test weder Lufttemperatur noch -feuchtigkeit die Leistungsfähigkeit [20]. Normwerte für die maximale und mittlere anaerobe Leistungsfähigkeit werden im Anhang I (Abb. I.9–I.12) gegeben.

Als weiterer Test, mit dem die anaerobe Leistungsfähigkeit bei Kindern ermittelt werden kann, ist der Treppenlauftest nach Margaria zu nennen [19]. Hierbei läuft das Kind 2–4 Treppen mit maximaler Geschwindigkeit hinauf. Die Leistung wird aufgrund von Körpergewicht, überwundenem Höhenunterschied und Zeitbedarf für die Durchführung errechnet. Mit diesem Test lassen sich zwar höhere Leistungswerte erzielen als mit dem Wingate-Test, er erfordert jedoch andererseits ein gewisses Maß an Koordinationsfähigkeit und kann daher nicht bei behinderten Kindern zur Anwendung kommen. Ein weiterer Nachteil besteht darin, daß die Leistungsfähigkeit der Arme nicht gesondert bewertet werden kann. Aufgrund der kurzen Belastungsphase spiegelt sich in der Leistungsfähigkeit im Margaria-Test offensichtlich nicht die Geschwindigkeit der Glykogenutilisation wider.

Parameter ergometrischer Tests

Im Verlaufe eines Belastungstests können zahlreiche verschiedene Parameter ermittelt werden. Diese reichen von der einfachen Bestimmung der maximal erbrachten Leistung, bei der man vom Ergometer abgesehen keine weiteren Meßinstrumente benötigt, bis hin zur Erfassung von intrakardialen Drücken und myokardialer Durchblutung – Messungen, die eine Herzkatheterisierung und eine aufwendige technische Ausstattung erforderlich machen. Methodische Details für solche Messungen sind in Büchern über klinische Belastungsverfahren verfügbar, beispielsweise von Ellestadt [21], Godfrey [24] sowie Jones u. Campbell [37]. In diesem Abschnitt beschränken wir uns auf diejenigen Parameter, die nichtinvasiv in Klinik und Praxis gemessen werden können.

Herzfrequenz

Im allgemeinen wird dieser Parameter aus dem EKG ermittelt: durch Feststellung der Zahl der RR-Intervalle während einer bestimmten Zeitperiode oder durch Messung der Zeit, die für eine vorgegebene Anzahl von RR-Intervallen erforderlich ist. Für die letzte Methode stehen spezielle EKG-Lineale zur Verfügung. Aufgrund der respiratorischen Arrhythmie, besonders in Ruhe und bei niedrigeren Belastungsintensitäten, sollte man mindestens 6 RR-Intervalle bei jeder Messung erfassen. Bei Verwendung eines EKG-Geräts ist es wichtig, regelmäßig die Papiergeschwindigkeit zu eichen.
Weiterhin stehen Kardiotachymeter zur Verfügung, die elektronisch das RR-Intervall mitteln, und damit den Gebrauch von EKG-Streifen überflüssig machen. Diese Geräte sind zwar sehr bequem, sie müssen aber sorgfältig geeicht werden. Elektrokardiographische Daten können ferner auf ein Band aufgenommen werden, wobei dann die Herzfrequenz mittels eines Computers analysiert wird [3].
Wie in Tabelle 1.3 zusammengefaßt wurde, ist die Herzfrequenz erheblich von Umgebungsbedingungen und anderen Faktoren abhängig. Man sollte daher große Sorgfalt darauf verwenden, Raumtemperatur und Luftfeuchtigkeit zu standardisieren und den psychischen Streß zu vermindern. Ferner sollte man sicher sein, daß das Kind nicht durch eine vorausgegangene Belastung ermüdet ist und über einen ausgeglichenen Wasserhaushalt verfügt. In diesem Zusammenhang wird der Leser bezüglich weiterer Einzelheiten nochmals ausdrücklich auf den Abschnitt „Herzfrequenz unter körperlicher Belastung" (s. S. 26) verwiesen.

Atmung

Respiratorische Parameter werden häufig bestimmt, um den leistungsbegrenzenden Faktor beim dyspnoeischen Kind oder beim Kind mit bekannter pulmonaler oder kardialer Erkrankung zu ermitteln (s. beispielsweise den Abschnitt „Belastungstest beim Kind mit zystischer Fibrose"). Die Atmung wird weiterhin zur Messung der Sauerstoffaufnahme registriert. Die ausgeatmete Luft kann dabei mittels eines Mundstücks und eines Einwegventils in einem Douglas-Sack oder in einem Tissot-Spirometer gesammelt werden. Eine weitere Möglichkeit besteht in der Verwendung von Strömungsmeßgeräten auf der inspiratorischen oder exspiratorischen Seite oder in der Benutzung eines Pneumotachographen. Die Sammlung der Luft kann dann unterbleiben. Die Atmung wird als bewegtes Volumen pro Minute gemessen, unter Korrektur auf BTPS-Bedingungen (Luft bei Körpertemperatur, aktuellem Umgebungsdruck und unter vollständiger Wasserdampfsättigung). Für die Ermittlung der Sauerstoffaufnahme wird die Atmung auf STPD-Bedingungen korrigiert (trockene Luft bei 0°C, 760 mm Hg). Für Kinder ist es erforderlich, den Totraum von Klappe und Mundstück möglichst klein zu halten, er sollte für ein Kind bis zu 10 Jahren nicht über 50–60 ml liegen.

Arterieller Blutdruck

Die indirekte Blutdruckmessung läßt sich beim Kind ebenso wie beim Erwachsenen durchführen. Dabei können sich durch das Fehlen von Objektivität, durch unzureichende Erfahrung und durch die Verwendung nichtstandardisierter Verfahren allerdings leicht Fehler einschleichen. Bei der Verwendung der auskultatorischen Methode bestehen unter Belastungsbedingungen zwei wesentliche Schwierigkeiten, zum einen durch die Bewegung des Arms, zum anderen durch das Auftreten zusätzlicher akustischer Phänomene über die Korotkow-Geräusche hinaus. Eine technische Hilfe stellen Stethoskope dar, bei denen die Auskultationsmembran in der Manschette befestigt ist. Dies erweist sich besonders bei Kindern, die ihren Arm während der Belastung nicht ruhig halten, als hilfreich. Während fahrradergometrischer Belastung werden Lärm und Vibrationen von den Handgriffen auf den Arm übertragen. Es empfiehlt sich daher, die Kinder anzuweisen, die Handgriffe während der Messung loszulassen und den Arm gestreckt zu halten.
Die Messung des *diastolischen* Drucks mittels der Auskultation ist während Belastung sehr unzuverlässig. Man kann oft Korotkow-Geräusche bis zu einem Manschettendruck von Null hören. Andererseits läßt sich der systolische Druck während mäßiger und auch stärkerer körperlicher Aktivität aufgrund der hohen Intensität der Geräusche vergleichsweise leicht ermitteln.
Die Industrie bietet Sphygmomanometer an, bei denen das Aufblasen der Manschette, bzw. die Entlüftung, automatisch und mit standardisierter Geschwindigkeit erfolgt. Die Korotkow-Geräusche werden mit einem Mikrophon aufgenommen; einige Systeme verfügen über elektronische Filter für Störgeräusche. Solche Geräte erhöhen Objektivität und Standardisierbarkeit der Messung, sie werden für Kliniken mit einem hohen Patientendurchgang empfohlen.
Bei der Untersuchung von Kindern muß den Dimensionen der Manschette besondere Aufmerksamkeit gewidmet werden. Die Länge der Man-

schettenblase sollte im Regelfall mindestens zwei Drittel der Armlänge betragen, sie sollte den Arm völlig umschließen [46, 56].

Sauerstoffaufnahme

Eine direkte Bestimmung der Sauerstoffaufnahme erfordert die Verwendung von Sauerstoff- bzw. Kohlensäuremeßgeräten, um die anteilmäßige Konzentration dieser Gase in der Ausatmungsluft zu bestimmen. Solche Meßgeräte sind i. allg. in leistungsphysiologischen Laboratorien verfügbar, aber meist nicht in Kliniken oder ärztlichen Praxen. Bezüglich der näheren Beschreibung von Meßgeräten und Methoden zur direkten Ermittlung der Sauerstoffaufnahme wird auf die Veröffentlichungen von Consolazio et al. [13] und Jones u. Campbell [37] verwiesen.
Bei fahrradergometrischer Belastung kann die Sauerstoffaufnahme auch *indirekt* ermittelt werden, wenn die erbrachte Leistung bekannt ist. Die Tabelle II.9 gibt eine Umrechnung zur Bewertung der Sauerstoffaufnahme bei fahrradergometrischer Belastung unter der Voraussetzung, daß der Sauerstoffbedarf für gleiche Leistung bei Tretkurbelarbeit interindividuell nicht wesentlich variiert.
Weiterhin sind eine Reihe von Gleichungen zur Ermittlung des Sauerstoffbedarfs beim Gehen, Laufen sowie beim Aufwärts- bzw. Abwärtstreppensteigen verfügbar. Solche Gleichungen können allerdings die erheblichen Unterschiede im Sauerstoffbedarf für solche Belastungen bei Kindern verschiedener Altersgruppen und selbst innerhalb der gleichen Altersgruppe nicht berücksichtigen (s. Kapitel 1, Abschnitt „Mechanischer Wirkungsgrad und Bewegungsökonomie", S. 8, sowie Abb. 1.4 und 1.5).

Tabelle II.9. Sauerstoffaufnahme in Abhängigkeit von der Leistung bei submaximaler Belastung am Fahrradergometer im Sitzen

Leistung (Watt)	Sauerstoffaufnahme (l/min)
25	0,62
50	0,94
75	1,26
100	1,58
125	1,90
150	2,22

Mittelwerte bei 88 Mädchen und 83 Jungen im Alter von 8–16 Jahren. Geschlechtsabhängige Unterschiede in der Sauerstoffaufnahme ergaben sich dabei nicht. (Nach Andersen et al. [2])

Bei Kindern mit einer Reihe von neuromuskulären Erkrankungen (beispielsweise Zerebralparese) liegt der Sauerstoffbedarf für Tretkurbelarbeit über den Normalwerten (s. Kapitel 7, Abschnitt „Mechanischer Wirkungsgrad und Bewegungsökonomie", S. 283). Für solche Kinder können die Werte der Tabelle II.9 nicht zur Anwendung kommen.

Elektrokardiogramm (EKG)

Das Belastungs-EKG stellt eine wichtige Methode in der Untersuchung von Kindern mit bekannter oder vermuteter kardiovaskulärer Erkrankung dar. In der Literatur sind eine Reihe von Übersichten über Indikationen, Methoden und Befunde bei gesunden sowie bei kranken Kindern verfügbar [32, 35, 57]. Im folgenden sollen einige Hinweise zu praktischen Aspekten des Belastungs-EKG, zu Indikationen und den wichtigsten Befunden gegeben werden.

Hautpräparation

Die elektrische Leitfähigkeit der Haut kann durch die Induzierung einer Hyperämie, durch Säuberung und Einreiben mit Alkohol oder Azeton, erhöht werden. Zusätzlich wird die Haut leicht abgerieben unter Verwendung von Lanzetten oder Zahnbürsten.

Elektrodenwahl

Für die Ermittlung und Interpretation von Rückbildungsstörungen ist das Vorhandensein einer stabilen Null-Linie besonders wichtig. Um dies während Belastung zu gewährleisten, muß sichergestellt werden, daß der Elektroden-Hautwiderstand auch während Körperbewegungen unverändert bleibt. Dies kann durch die Verwendung von Elektroden erreicht werden, bei denen das Metall nicht direkt mit der Haut in Kontakt kommt, sondern von ihr durch eine Schicht von Elektrodencreme oder -Gel getrennt bleibt. Im Handel werden verschiedene Elektroden dieses Typs angeboten. Die Verbindungskabel des EKGs müssen leicht und biegsam sein.

Wahl der Ableitungen

Die Ableitungen können von einer einfachen bipolaren Brustwandableitung bis hin zu 14 verschiedenen Ableitungen reichen, wobei maximal die

Tabelle II.10. Indikationen für das Belastungs-EKG

Indikation	Abzuklärende Fragestellungen
Anamnestische Angaben wie Angina pectoris, Palpitationen, belastungsinduzierte Schwindelzustände	Liegt eine Rhythmusstörung oder eine Koronarinsuffizienz zugrunde?
Linksventrikuläre Ausfluß-Obstruktion (Aortenstenose, Aortenisthmusstenose)	Besteht eine Koronarinsuffizienz? Wie schwer ist die Obstruktion?
Chronische Volumenbelastung bei Klappeninsuffizienz oder Links-Rechts-Shunt	Besteht eine Koronarinsuffizienz?
Rhythmusstörungen in Ruhe	Ändert sich der Charakter oder die Schwere der Arrhythmie unter Belastung?
Verdacht auf elektrokardiographische Besonderheiten im Verlauf eines Langzeit-EKG	Können die Veränderungen auch im Belastungstest bestätigt werden?
Familiäre Hypercholesterinämie	Bestehen Hinweise auf die Frühmanifestation einer koronaren Herzkrankheit?

12 Standardableitungen des EKG und zusätzlich die orthogonalen Ableitungen nach Frank registriert werden [32]. Obwohl auch eine einzelne bipolare CM_5-Ableitung (Referenzelektrode auf dem Manubrium sterni, Ableitelektrode auf C_5 und Erdungselektrode auf dem Rücken) Arrhythmien und die meisten Rückbildungsstörungen aufdecken kann, sollte man bestrebt sein, mindestens drei Ableitungen gleichzeitig zu erfassen, beispielsweise V_3, V_5 und aVF.

Indikationen für das Belastungs-EKG

Das Belastungs-EKG ist bei Kindern mit bekannten kardiovaskulären Erkrankungen wertvoll, ebenso bei Kindern, die ohne bekannte Diagnose über Angina pectoris, Palpitationen, Schwindel oder leichte Ermüdbarkeit klagen. Die wichtigsten Indikationen für das Belastungs-EKG sind in der Tabelle II.10 zusammengefaßt.

Belastungsinduzierte elektrokardiographische Veränderungen

Die häufigsten EKG-Veränderungen beim Kind sind Rhythmusstörungen, ST-Senkungen und atrioventrikuläre Blockierungen. Die Tabelle

Tabelle II.11. Häufige elektrokardiographische Veränderungen beim Kind unter körperlicher Belastung

EKG-Veränderung	Mögliche Ursache bzw. zugrunde liegende Krankheit	Literaturstelle
ST-Streckensenkung	Aortenklappenstenose oder hypertrophe Kardiomyopathie	26
	Aortenklappeninsuffizienz	34
	Aortenisthmusstenose, prä- bzw. postoperativ	36
	Mitralklappeninsuffizienz	32
	Mitralklappenprolaps	51
	Familiäre Hypercholesterinämie	33
	bei Kindern ohne organische Herzkrankheit	33
Zunahme einer kardialen Blockierung	Niedriggradiger Block, Zustand nach Operation eines Vorhofseptumdefekts	32
Kammerarrhythmien	Totaler AV-Block	29
	Fallot-Tetralogie, Zustand nach Herzoperation	22
	Bei Kindern ohne organischen Herzbefund	43
Vorhoftachykardie	Sick-Sinus-Syndrom	47

II.11 gibt diese Veränderungen zusammen mit einer Auflistung möglicher Ursachen wieder.

Vergleich von Belastungs-EKG und Langzeit-EKG

Eine Möglichkeit zur Aufdeckung elektrokardiographischer Besonderheiten ist die Langzeit-EKG-Registrierung über 12 oder 24 h.
Hierfür stehen Aufzeichnungsgeräte von sehr geringem Gewicht zur Verfügung, die auch von Kindern getragen werden können, ohne deren spontane Aktivitäten zu beeinträchtigen.
Wie schneidet das Langzeit-EKG im Vergleich zur „Momentaufnahme" des Belastungs-EKG ab? Die Annahme liegt auf der Hand, daß das Langzeit-EKG besser geeignet ist, elektrokardiographische Besonderheiten aufzudecken. Trotzdem scheint aus neueren Vergleichsuntersuchungen hervorzugehen, daß die Ergometrie, bei der das Kind einer Reihe abgestufter Belastungen bis hin zum individuellen Maximum unterzogen wird, die gleiche diagnostische Empfindlichkeit aufweist. Tatsächlich scheinen belastungsabhängige Rhythmusstörungen durch einen stufenförmig durchgeführten Maximaltest besser ausgelöst, unterdrückt oder modifiziert zu werden als durch die regulären Aktivitäten im Tagesablauf [23, 47, 48].
Ein möglicher Grund für die größere Empfindlichkeit eines stufenförmig durchgeführten maximalen ergometrischen Tests mag darin liegen, daß

sich die Kinder i. allg. während ihrer spontanen Aktivitäten nicht bis an ihre Leistungsgrenzen heran belasten. Da belastungsinduzierte EKG-Veränderungen für ein bestimmtes Kind stets immer etwa bei der gleichen Herzfrequenz auftreten [48], kann eine leichte oder mäßige körperliche Belastung möglicherweise nicht geeignet sein, solche Phänomene auszulösen. Diese Veränderungen können evtl. erst dann auftreten, wenn ein solches Kind bis an sein Maximum heran belastet wird. Eine weitere Möglichkeit besteht darin, daß die höhere psychische Belastung und der höhere sympathische Antrieb in der ungewohnten Umgebung eines Laboratoriums eher geeignet ist, Rhythmusstörungen und andere Veränderungen auszulösen, als die Belastung beim Spiel in der vertrauten, heimischen Umgebung [23].

Ein unübersehbarer Vorteil des Langzeit-EKG in Form der Bandspeicheraufzeichnung oder der Telemetrie besteht in der Ermittlung von Daten über die Bewegungsgewohnheiten eines Kindes. Solche Informationen sind von besonderem Wert, wenn therapeutische Richtlinien hinsichtlich der körperlichen Aktivität im Alltagsleben erforderlich sind.

Zusammenfassend kann gesagt werden, daß Langzeit-EKG und Belastungs-EKG im Labor Methoden sind, die beide für sich ihren eigenen Informationswert haben und die sich gegenseitig ergänzen. Soweit als möglich sollten beide zur Anwendung kommen, wenn die Indikation für eine Untersuchung der elektrokardiographischen Reaktion unter Belastungsbedingungen besteht. Sind die Möglichkeiten allerdings beschränkt, so ist der stufenförmig durchgeführte Maximaltest im Labor die aussagekräftigere Methode.

Herzminutenvolumen

Die Ermittlung des Herzminutenvolumens beim Kind unter körperlicher Belastung kann invasiv, mittels der direkten Methode nach Fick, bzw. der Farbstoffverdünnungstechnik, oder nichtinvasiv durchgeführt werden. Aus ethischen Gründen ist eine nichtinvasive Bestimmung vorzuziehen. Unter den verfügbaren, nichtinvasiven Methoden hat sich im Vergleich zur direkten Bestimmung nach Fick die indirekte CO_2-Rückatmungsmethode nach Fick als leicht anwendbar, zuverlässig und valide erwiesen. Diese Methodik erfordert ein schnell registrierendes CO_2-Analysegerät, beispielsweise eine entsprechende Infrarotzelle sowie ein ventilgesteuertes System von Atembeuteln für die Rückatmung. Hinsichtlich von Details s. Godfrey [24] sowie Jones u. Campbell [37].

Tabelle II.12. Borg-Skala zur Erfassung des subjektiven Belastungsempfindens (Rating of Perceived Exertion)

6
7 sehr sehr leicht
8
9 sehr leicht
10
11 leicht
12
13 etwas schwerer
14
15 schwer
16
17 sehr schwer
18
19 sehr, sehr schwer
20

Belastungsempfinden (Rating of Perceived Exertion = RPE)

Die bisher beschriebenen Methoden zur Beurteilung der Belastungsreaktion basieren sämtlich auf der Erfassung von Parametern, die *objektiv* in Abhängigkeit vom jeweiligen physiologischen Anstrengungsgrad eine Änderung erfahren. Darüber hinaus wäre es allerdings auch wertvoll, über eine Methode zur Erfassung des *subjektiven* Anstrengungsgrads zu verfügen, die eine bestimmte Belastung für ein Kind darstellt. Eine Möglichkeit hierfür besteht in der Verwendung der RPE-Skala, die von Borg angegeben wurde [10]. Diese Meßskala ist in der Tabelle II.12 wiedergegeben.
Das Prinzip wird dem Kind zunächst vor Beginn des Belastungstests erläutert. Dabei ist es auch von Wichtigkeit, daß diese Erklärung standardisiert erfolgt. Wir verwenden folgende Einführung:
„Du mußt jetzt einen Belastungstest durchführen, bei dem die Leistung ab und zu größer wird." (Man sollte dem Kind *nicht* unbedingt auseinandersetzen, daß der Test stufenförmig mit gleichen Intensitätssprüngen ansteigt.) „Auf der Belastungsskala werden verschiedene Anstrengungsgrade angegeben: 6 bedeutet die geringste Anstrengung, die du dir überhaupt vorstellen kannst und 20 die höchstmögliche Anstrengung. Alle deine Angaben müssen daher zwischen 6 und 20 liegen. Ich werde dir diese Skala während der Belastung zeigen und dich fragen, wie anstrengend du die Arbeit empfindest. Nenne mir jeweils bitte eine *Zahl,* die nach deiner Meinung am besten die momentane Belastung beschreibt. Hinter einigen von diesen Zahlen findest du auch eine wörtliche Beschreibung. Diese Worte sollen dir helfen, sie sollen dich erinnern, was die Zahlen bedeuten, deine Antwort sollte aber immer eine Zahl und nicht ein Wort sein. Du

kannst *jede* beliebige Zahl zwischen 6 und 20 wählen und keineswegs nur die Zahlen, hinter denen du ein Wort findest. Denke bitte immer daran, daß es auf keinen Fall eine ‚richtige' oder ‚falsche' Antwort gibt. Wir wollen nur wissen, wie schwer du die Belastung im Augenblick jeweils einschätzt."

Nach dieser Erklärung geben wir dem Kind einige Beispiele; wir überzeugen uns davon, daß es die Methode verstanden hat. Die Skala wird stets am Ende jeder Belastungsstufe im Anschluß an die Registrierung des EKG-Streifens zur Frequenzregistrierung gezeigt. Jedes Mal erfolgt dann die Frage: „Wie stark ist deiner Meinung nach jetzt die Belastung?"

Wir haben die Borg-Skala routinemäßig in unserem Laboratorium als Teil jedes stufenförmig ausgeführten Belastungstests benutzt. Bei gesunden und auch bei sehr vielen kranken Kindern im Alter von 7 Jahren aufwärts, ist das subjektive Belastungsempfinden streng mit der Änderung physiologischer Parameter, insbesondere der Herzfrequenz, korreliert. Dieses Verfahren hat sich für uns bei einigen Gruppen von Kindern als besonders wertvoll erwiesen, beispielsweise bei Kindern mit neuromuskulären Erkrankungen, bei Kindern die durch Dyspnoe behindert waren oder auch bei besonders ängstlichen Kindern. Bei diesen Gruppen findet sich häufig eine Diskrepanz zwischen der objektiven Belastung und dem subjektiven Anstrengungsgrad. Diese Kinder geben dann oft ein hohes subjektives Belastungsempfinden an, obwohl die erbrachte Leistung ebenso wie der Herzfrequenzanstieg noch niedrig ist. Die körperliche Belastbarkeit eines Kindes beispielsweise mit Muskeldystrophie kann häufig wesentlich deutlicher von seinem subjektiven Belastungsempfinden als von der objektiven Belastung bestimmt sein.

Das RPE-Konzept läßt sich ferner auch zur Verordnung von Bewegungstherapie verwenden. Dabei wird nach dieser Skala die Belastungsintensi-

Tabelle II.13. Modifizierte Borg-Skala, zur Bewertung des subjektiven Belastungsempfindens

0	überhaupt nichts
0,5	sehr, sehr schwach (gerade eben bemerkbar)
1	sehr schwach
2	schwach (leicht)
3	mäßig
4	etwas anstrengend
5	anstrengend (schwer)
6	
7	sehr anstrengend
8	
9	
10	sehr, sehr anstrengend (fast maximal)
●	maximal

tät festgelegt, die der Patient erreichen sollte. Nach unserer Erfahrung ist ein solches Verfahren besonders für Kinder ab einem Alter von 13 Jahren geeignet. Über Erfahrungen mit jüngeren Kindern verfügen wir in dieser Hinsicht nicht.
Neuerdings wurde eine Modifikation der RPE-Skala vorgeschlagen, wobei die in der ursprünglichen Skalierung rein zahlenmäßige Abstufung mit einer begrifflichen Wertekategorie kombiniert wurde (Tabelle II.13). Über positive Erfahrungen mit dieser Skala wurde speziell bei Erwachsenen berichtet [11], und zwar dann, wenn es darum ging, spezielle Symptome unter Belastung zu erfassen, wie beispielsweise Dyspnoe oder subjektive Beschwerden. Der Wert dieser neuen Skala für die Untersuchung von Kindern muß erst noch untersucht werden.

Bestimmung der maximalen aeroben Leistungsfähigkeit

Zur Ermittlung der maximalen aeroben Leistungsfähigkeit stehen verschiedene Methoden zur Verfügung. Sie kann direkt durch die Messung der maximalen Sauerstoffaufnahme ermittelt oder indirekt auf der Grundlage der Erfassung der Herzfrequenz auf submaximalen Belastungsstufen bewertet werden. Die Belastung kann dabei in Form einer Fahrradergometrie oder eines Steptests bzw. als stufenförmig ansteigender Laufbandtest durchgeführt werden.

Direkte Messung

Das wichtigste Kriterium für das Erreichen der maximalen Sauerstoffaufnahme während eines Belastungstests besteht in der Tatsache, daß trotz weiter ansteigender Leistung die Sauerstoffaufnahme gar nicht oder nur um weniger als 2 ml/kg KG · min zunimmt. Ein solches Plateau findet sich bei Erwachsenen häufig, es wird dagegen bei Kindern, besonders während Fahrradergometrie, nur selten beobachtet [17].
Folgende sekundäre Kriterien zur Bewertung des Erreichens der maximalen Sauerstoffaufnahme stehen zur Verfügung: Herzfrequenz von mindestens 195 Schlägen/min, Blutlaktatkonzentration ab 9 mmol/l oder respiratorischer Quotient = Verhältnis von CO_2-Abgabe zu O_2-Aufnahme über 1,0. Es stellt sich allerdings die Frage, inwieweit diese für gesunde Kinder gültigen Kriterien bei allen Krankheitszuständen gleichermaßen verwendet werden dürfen. Es könnte beispielsweise sein, daß ein Kind mit Mus-

keldystrophie seine Maximalleistung bereits bei niedriger Herzfrequenz, beispielsweise bei 130-140 Schlägen/min erreicht. Gleiche Überlegungen gelten für das Kind mit angeborenem totalen AV-Block bzw. mit zyanotischem Herzvitium.

In solchen Zweifelsfällen ist eine Bewertung auf der Grundlage von physiologischen Parametern häufig nicht möglich. Erfahrene Untersucher verwenden dann *subjektive* Kriterien, wie zunehmende Hautblässe, besonders im Bereich des Mundes, des Halses und der Schultern, Erweiterung der Pupillen, oder Veränderungen in der Bewegungstechnik, die darauf hinweisen, daß das Kind nur noch mit Mühe die geforderte Geh- oder Laufgeschwindigkeit einhalten kann. Am Fahrradergometer ergibt sich ein wichtiges Kriterium für das Erreichen der maximalen Leistungsfähigkeit in der Tatsache, daß das Kind trotz Aufforderung die notwendige Tretfrequenz nicht mehr einhalten kann, gleiches gilt natürlich analog für Armarbeit am Drehkurbelergometer. Im allgemeinen beenden wir während eines Maximaltests die Ergometrie erst dann, wenn das Kind von sich aus nicht mehr in der Lage ist, weiterzumachen. Dabei sollte man besonderen Wert auf eine entsprechende verbale Aufforderung legen. Als sinnvoll erweisen sich Formulierungen wie: „Ja, du bist schon ziemlich am Ende, aber wir sind auch gleich fertig". Oder: „Wir sind jetzt in der letzten Minute (30 s)". Oft läßt sich hierdurch das Kind zu einer weiteren Leistungssteigerung stimulieren.

Indirekte Messung – submaximale Tests

Einige Autoren verzichten darauf, das Kind bis an das jeweilige subjektive Maximum heran zu belasten. Ein solches Vorgehen wird man im Falle von kranken oder schlecht motivierten Kindern, in Verbindung mit Katheteruntersuchungen, oder auch in breitangelegten Querschnittsuntersuchungen bevorzugen, bei denen der Test kurz und einfach sein soll. Bei submaximalen Tests wird die Herzfrequenz auf einer oder mehrerer Belastungsstufen gemessen, hieraus leitet man dann einen Index für die maximale aerobe Leistungsfähigkeit ab.

Indirekte Bestimmung der maximalen Sauerstoffaufnahme

Zur Ermittlung der maximalen Sauerstoffaufnahme aus einem oder mehreren submaximalen Herzfrequenzwerten stehen eine Reihe von Verfahren zur Verfügung. Am häufigsten wird in diesem Zusammenhang das Nomogramm von Astrand u. Rhyming [4] verwendet. Bei dieser Methode wird die Herzfrequenz bei einer gegebenen Belastung auf dem Fahrradergometer oder während eines Steptests bzw. zusammen mit der submaxi-

malen Sauerstoffaufnahme während eines Laufbandtests gemessen. Dieses Nomogramm wurde ursprünglich für junge Erwachsene erstellt, unter der Annahme einer maximalen Herzfrequenz von 198 Schlägen/min für Frauen bzw. 195 Schlägen/min für Männer. Da Kinder höhere maximale Herzfrequenzwerte aufweisen, muß die nach diesem Nomogramm ermittelte Sauerstoffaufnahme mit dem Faktor 1,1 multipliziert werden.
Bei der Verwendung des Nomogramms sind folgende Annahmen erforderlich:
1. Die Herzfrequenz steigt linear mit der Sauerstoffaufnahme an.
2. Eine bestimmte Leistung ist für alle Individuen mit der gleichen Sauerstoffaufnahme verbunden.
3. Innerhalb eines bestimmten Alterskollektivs muß jeweils von der gleichen maximalen Herzfrequenz ausgegangen werden.

Obwohl jede dieser Annahmen theoretisch zutrifft, gibt es in der Praxis erhebliche Abweichungen. Als Folge dieser Tatsache beobachtet man nur eine geringe Reproduzierbarkeit und Validität der Ergebnisse nach diesem Nomogramm bei Anwendung in kindlichen Kollektiven [27, 42, 54, 60]. Darüber hinaus liegen Hinweise dafür vor, daß das Nomogramm die tatsächliche maximale Sauerstoffaufnahme um 10–25% unterschätzt [28, 52, 54, 60]. Um diese zu niedrige Bestimmung zu korrigieren, wurden verschiedene Umrechnungsfaktoren angegeben. Andererseits ist aber auch eine solche rechnerische Korrektur nicht in der Lage, die erhebliche Streubreite der erhaltenen Resultate zu beseitigen. Aufgrund dieser Tatsachen können wir trotz seiner weiten Verbreitung das Nomogramm nach Astrand u. Rhyming für die Benutzung im *Einzelfall* nicht empfehlen. Seine Brauchbarkeit ist auf die Anwendung in größeren Kollektiven beschränkt.

PWC_{170}

Dieser Index gibt die Leistung bei einer vorgegebenen Herzfrequenz von 170 Schlägen/min wieder. Er wurde erstmals von Wahlund [59] eingeführt und seither ebenso für Kinder [49, 50] wie für Erwachsene verwendet. Der Index hat den Vorteil, daß hier die theoretische Annahme einer bestimmten maximalen Herzfrequenz entfällt. Die einzige notwendige Voraussetzung besteht in der Annahme einer linearen Beziehung zwischen Leistung und Frequenzanstieg bis zu einer Herzschlagzahl von 170/min. Man ermittelt zwei oder mehr Werte für die Herzfrequenz und zeichnet diese graphisch in Abhängigkeit von der jeweiligen Leistung auf, wie in der Abb. II.3 verdeutlicht. Aus der so entstandenen Gerade wird dann die Herzfrequenz 170 extra- oder interpoliert, die zugehörige Leistung wird als PWC_{170} abgelesen. Der Nachteil der PWC_{170} und anderer submaximaler Belastungsverfahren besteht in der Tatsache, daß sie das Verhalten der Herzfrequenz zugrunde legen, eines Parameters, der keineswegs nur von

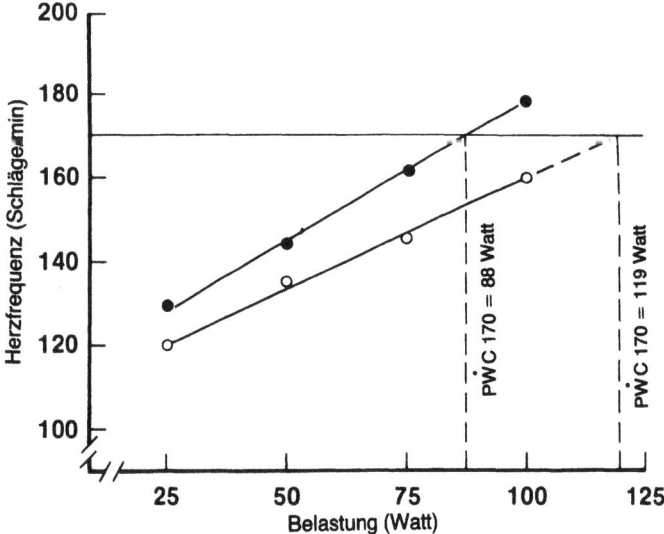

Abb. II.3. Schematische Darstellung der Ermittlung der PWC_{170} aus den submaximalen Herzfrequenzwerten bei zwei Jugendlichen

der individuellen Fitneß, sondern auch von zahlreichen anderen Faktoren abhängig ist.

Um die Fehlermöglichkeiten dieser Methode so klein wie möglich zu halten, sollte einer der Frequenzwerte nahe bei 170 liegen. Eine weitere Verbesserung läßt sich dadurch erreichen, daß man mehr als nur zwei Punkte bei der Erstellung der Geraden verwendet, die die Beziehung zwischen Herzfrequenz und Leistung charakterisiert. Wenn dann einer der gewählten Punkte ganz offensichtlich von der Geraden abweicht, kann man auf ihn verzichten. Dies gilt manchmal besonders für den höchsten bzw. den niedrigsten Frequenzwert. Eine Überhöhung gerade der Herzfrequenzen im unteren Bereich findet sich häufig bei Kindern, die unter den Untersuchungsbedingungen besonders aufgeregt sind. Der höchste Punkt kann unterhalb der extrapolierten Geraden liegen, wenn die Belastung bereits grenzwertig ist; dann nämlich kann die Herzfrequenz ein Plateau erreichen, obwohl die Sauerstoffaufnahme noch weiter ansteigt.

$W_{0,85}$

Bei einigen Kindern finden sich unter pathologischen Bedingungen maximale Herzfrequenzen *unter* 170 Schlägen/min. Dies gilt beispielsweise für

Kinder mit angeborenem AV-Block. Verwendet man hier die PWC_{170}, so wird man die maximale aerobe Leistungsfähigkeit *überschätzen*. Als Alternative wurde hier ein Index empfohlen, der die Leistung eines Kindes bei 85% seiner individuellen Maximalfrequenz angibt ($W_{0,85}$). Bei der Ermittlung dieses Index ist es erforderlich, die Herzfrequenz bei einer Reihe verschiedener Belastungsintensitäten unter Einschluß der Maximalbelastung zu messen und aus diesen Werten auf einen Wert von 85% der Maximalfrequenz zu interpolieren.

W_{R17}

Ein alternativer Index, der nicht von der Herzfrequenz ausgeht, besteht in der Beurteilung der Belastung, die das Kind als „sehr schwer" empfindet, entsprechend einem Wert von 17 nach der Borg-Skala (Tabelle II.12). Wir haben eine hohe Korrelation zwischen diesem Index und anderen Parametern für die maximale aerobe Leistungsfähigkeit gefunden und können ihn daher als brauchbar zur Bewertung der körperlichen Leistungsfähigkeit bei Kindern empfehlen [6, 7]. Wie in der Abb. II.4 dargestellt, wird er analog zur PWC_{170} ermittelt, wobei statt der Herzfrequenz die RPE-Werte aufgetragen werden.

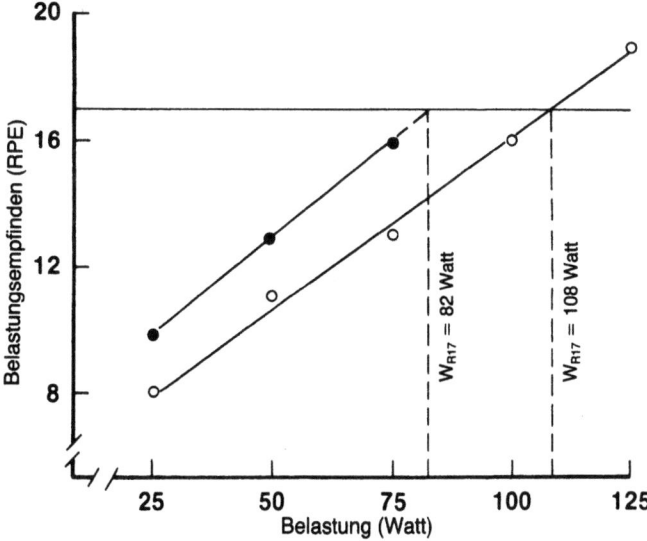

Abb. II.4. Schematische Darstellung der Ermittlung der W_{R17} aus dem subjektiven Belastungsempfinden, gemessen nach den Werten der Borg-Skala bei zwei Jugendlichen

Indirekte Bestimmung – Maximaltests

Auch dann, wenn die maximale Sauerstoffaufnahme nicht direkt gemessen werden kann, ist es möglich, die maximale aerobe Leistungsfähigkeit auf der Grundlage der erbrachten Maximalleistung des Kindes zu bewerten. Dies soll an Hand der höchstmöglichen Belastungsintensität verdeutlicht werden, die ein Kind während des Laufbandtests nach Bruce erreicht (s. oben und Abb. I.5). Dies gilt in gleicher Weise beispielsweise auch für die Maximalleistung im Fahrradergometer- oder Armdrehkurbeltest nach McMaster (s. oben sowie die Abb. I.3 und I.4).
Andere Indizes ergeben sich aus der Laufgeschwindigkeit für eine vorgegebene Strecke [39] oder für die Strecke, die innerhalb einer bestimmten Laufzeit bewältigt wird [41].

Erforderliche Sicherheitsmaßnahmen

Die beiden wichtigsten Risiken einer Belastungsuntersuchung beim Erwachsenen bestehen im Auftreten einer myokardialen Ischämie bzw. eines Kammerflimmerns. Obwohl hierzu epidemiologische Daten nicht verfügbar sind, scheint das Risiko des Auftretens solcher Komplikationen in der vom Pädiater untersuchten Altersgruppe extrem niedrig zu sein [14]. Damit dies auch so bleibt, sollten nachfolgende Sicherheitsmaßnahmen beachtet werden.

Personal

Das Team eines leistungsmedizinischen Labors umfaßt Ärzte und technisches Personal. Alle Mitarbeiter in einem solchen Team sollten mit den Grundsätzen der Belastungsphysiologie vertraut sein. Sie sollten in der Lage sein, normale und abnormale Belastungsreaktionen zu erkennen, sie sollten weiterhin in den Notfallmaßnahmen zur kardiopulmonalen Wiederbelebung ausgebildet sein.
Die Frage der Anwesenheit des Arztes ist unterschiedlich geregelt. In manchen Laboratorien ist er bei jeder Untersuchung anwesend, in anderen kann er im Notfall sofort gerufen werden. Aufgabe des Arztes ist es, zu entscheiden, welches Belastungsverfahren für den jeweiligen Patienten benutzt werden soll, für den Fall, daß in einem Labor unterschiedliche Belastungsprotokolle angewandt werden.

Tabelle II.14. Kontraindikationen zur Durchführung von Belastungstests in einem pädiatrischen Patientengut

1. Akute fieberhafte Zustände
2. Akute entzündliche Herzkrankheiten, beispielsweise Perikarditis, Myokarditis, akute rheumatische Karditis
3. Nicht ausreichend eingestellte Herzinsuffizienz
4. Asthmakranke Kinder mit Ruhedyspnoe und einem $FEV_{1,0}$ bzw. PEF* von weniger als 60% der altersentsprechenden Normalwerte
5. Akute Nierenerkrankungen, beispielsweise akute Glomerulonephritis
6. Akute Hepatitis, innerhalb der ersten 3 Monate seit Krankheitsbeginn
7. Insulinabhängiger Diabetes, bei fehlender vorausgegangener Insulininjektion oder bei Ketoazidose
8. Überdosierte Behandlung mit Medikamenten, die die Herz-Kreislauf-Reaktion unter Belastung beeinflussen, beispielsweise toxische Dosen von Digitalis, Chinidin, Salizylaten oder Antidepressiva

In Anlehnung an die Empfehlung der American Heart Association: Standardverfahren für die Durchführung von Belastungstets in der Pädiatrie [1]
$FEV_{1,0}$ = Forced expiratory volume in the first second = maximales Ausatmungsvolumen innerhalb der ersten Sekunde
*PEF = Peak expiratory flow = maximales exspiratorisches Strömungsvolumen

Kontraindikationen für Belastungstests

Prinzipiell kann bei jedem Kind ein Belastungstest durchgeführt werden. Es können allerdings gesundheitliche Bedingungen auftreten, die an bestimmten Tagen körperliche Belastung bei einem Kind ausschließen. Diese werden in der Tabelle II.14 zusammengefaßt.
Patienten mit folgenden Erkrankungen müssen als Gruppe mit hohem Risiko gelten, sie sind während des Tests besonders sorgfältig zu überwachen: schwere Aortenstenosen, myokardiale Erkrankungen, zyanotische Herzvitien, fortgeschrittene pulmonale Gefäßveränderungen, ventrikuläre Rhythmusstörungen in Verbindung mit myokardialen Erkrankungen, koronare Herzkrankheit und Hypercholesterinämie. In einigen Arbeitsgruppen werden solche Kinder nur submaximal belastet, in anderen erfolgt unter der Voraussetzung einer sehr sorgfältigen Überwachung auch die Durchführung von Maximaltests.

Abbruchgründe für einen Belastungstest

Aus Sicherheitsgründen ist gelegentlich der vorzeitige Abbruch eines Belastungstests erforderlich. Die Kriterien für einen solchen vorzeitigen Abbruch auf der Basis von klinischen Befunden, EKG und Blutdruck sind in

Tabelle II.15. Abbruchkriterien für die Beendigung eines Belastungstests in einem pädiatrischen Patientengut

1. Klinische Kriterien
   a) Subjektive Symptome wie Angina pectoris, ausgeprägte Kopfschmerzen, Schwindel, Frösteln, andauernde Übelkeit, deutliche Dyspnoe
   b) Objektive Symptome wie fortdauernde Hautblässe, kalte Haut, Desorientierung, affektive Störungen
2. Elektrokardiographische Veränderungen
   a) Kammertachykardie
   b) Supraventrikuläre Tachykardie
   c) ST-Senkungen oder Hebungen von mehr als 3 mm
   d) Auftreten von Erregungsleitungsstörungen während Belastung
   e) Zunehmende Zahl von Extrasystolen
3. Blutdruck
   a) Überschießender Blutdruckanstieg
      - systolische Blutdruckwerte über 240 mm Hg
      - diastolische Werte über 120 mm Hg
   b) Zunehmender Abfall des systolischen Drucks

Teilweise auf der Basis der Empfehlungen der American Heart Association: Standardverfahren zur Durchführung von Belastungstests in einem pädiatrischen Untersuchungsgut [1]

der Tabelle II.15 zusammengefaßt. Es ist selbstverständlich, daß jeder, der Belastungstests durchführt, in der Lage sein sollte, aus der Kenntnis dieser Indikationen heraus die Entscheidung für einen Belastungsabbruch zu fällen.

Literatur

1. American Heart Association Council on Cardiovascular Disease in the Young: Standards for exercise testing in the pediatric age group. Circulation 66:1377A–1397A, 1982.
2. Andersen KL, Seliger V, Rutenfranz J, Mocellin R: Physical performance capacity of children in Norway. Part I. Population parameters in rural inland community with regard to maximal aerobic power. Eur J Appl Physiol 33:177–195, 1974.
3. Antila K, Petäjoki M-L, Arstila M, Välimäki I. In: Stern S (ed.) Ambulatory ECG Monitoring. Year Book Medical Publishers, Chicago, 1978, pp. 69–75.
4. Åstrand PO, Rhyming I: A nomogram for calculation of aerobic capacity (physical fitness) from pulse rate during submaximal work. J Appl Physiol 7:218–221, 1954.
5. Bailey DA, Mirwald RL: A children's test of fitness. In: Borms J, Hebbelinck M (eds.) Pediatric Work Physiology. Karger, Basel, 1978, pp. 56–64.
6. Bar-Or O: A comparison of responses to exercise and lung functions of Israeli Arabic and Jewish 12 to 17 year-old boys. In: Bar-Or O (ed.) Pediatric Work Physiology. Wingate Institute, Natanya, 1973, pp. 59–68.

7. Bar-Or O: Age-related changes in exercise perception. In: Borg G (ed.) Physical Work and Effort. Pergamon Press, Oxford and New York, 1977, pp. 255–266.
8. Bar-Or O: Le test anaérobie de Wingate. Caractéristiques et applications. Symbioses 13:157–172, 1981.
9. Bengtsson E: The working capacity in normal children, evaluated by submaximal exercise on the bicycle ergometer and compared with adults. Acta Med Scand 154:91–109, 1956.
10. Borg G: Physical Performance and Perceived Exertion. Gleerup, Lund, 1962.
11. Borg G: Psychophysical bases of perceived exertion. Med Sci Sports Exercise 14:377–381, 1982.
12. Bruce RA, McDonough JR: Stress testing in screening for cardiovascular disease. Bull NY Acad Med 45:1288–1305, 1969.
13. Consolazio CF, Johnson RE, Pecora LJ: Physiological Measurements of Metabolic Functions in Man. McGraw-Hill, New York, 1963.
14. Cumming GR: Exercise studies in clinical pediatric cardiology. In: Lavallée H, Shephard RJ (eds.) Frontiers of Activity and Child Health. Pélican, Quebec, 1977, pp. 17–45.
15. Cumming GR: Hemodynamics of supine bicycle exercise in "normal" children. Am Heart J 93:617–622, 1977.
16. Cumming GR, Everatt D, Hastman L: Bruce treadmill test in children: normal values in a clinic population. Am J Cardiol 4:69–75, 1978.
17. Cumming G, Friesen W: Bicycle ergometer measurement of maximal oxygen uptake in children. Can J Physiol Pharmacol 45:937–946, 1967.
18. Cumming GR, Hnatiuk A: Establishment of normal values for exercise capacity in a hospital clinic. In: Berg K, Eriksson BO (eds.) Children and Exercise IX. University Park Press, Baltimore, 1980, pp. 79–93.
19. Davies CTM, Barnes C, Godfrey S: Body composition and maximal exercise performance in children. Hum Biol 44:195–214, 1972.
20. Dotan R, Bar-Or O: Climatic heat stress and performance in the Wingate anaerobic test. Eur J Appl Physiol 44:237–243, 1980.
21. Ellestad MH: Stress testing. Principles and practice, 2nd ed. F.A. Davis, Philadelphia, 1980.
22. Garson A Jr, Gillette PC, Gutgesell HP, McNamara DG: Stress-induced ventricular arrhythmia after repair of tetralogy of Fallot. Am J Cardiol 46:1006–1012, 1980.
23. Ginzel H, Porkony W: Telemetrische Belastungsuntersuchungen bei Kindern mit Extrasystolen. Paediatr Paedol 14:63–67, 1979.
24. Godfrey S: Exercise Testing in Children. Applications in Health and Disease. W.B. Saunders, Philadelphia, 1974.
25. Goldberg SJ, Weiss R, Adams FH: A comparison of the maximal endurance of normal children and patients with congenital cardiac disease. J Pediatr 69:46–55, 1966.
26. Halloran KH: The telemetered exercise electrocardiogram in congenital aortic stenosis. Pediatrics 47:31–39, 1971.

27. Hanne N: A step-test for 6- to 12-year-old girls and boys (in Hebrew). Research report, Wingate Institute, 1971.
28. Hermansen L, Oseid S: Direct and indirect estimation of maximal oxygen uptake in prepubertal boys. Acta Paediatr Scand Suppl 217:18-23, 1971.
29. Holmgren A, Karlberg P, Pernow B: Circulatory adaptation at rest and during muscular work in patients with complete heart block. Acta Med Scand 164:119-130, 1959.
30. Inbar O, Bar-Or O: The effects of intermittent warm-up on 7-9 year-old boys. Eur J Appl Physiol 34:81-89, 1975.
31. James FW: Exercise testing in children and young adults: an overview. Cardiovasc Clin 9:187-203, 1978.
32. James FW: Exercise ECG Test in Children. In: Chung EK (ed.) Exercise Electrocardiography—Practical Approach. Williams and Wilkins, Baltimore, 1979, pp. 122-145.
33. James FW, Glueck CJ, Fallat RW, et al: Maximal exercise stress studies in normal and hyperlipidemic children. Atherosclerosis 25:85-94, 1976.
34. James FW, Kaplan S: Systolic hypertension during submaximal exercise after correction of coarctation of aorta. Circulation 49, 50[Suppl. II]:27-34, 1974.
35. James FW, Kaplan S: Exercise testing in children. Primary Cardiol 3:34-40, 1977.
36. James FW, Kaplan S, Schwartz DC: Ischemic ST segments during exercise in children after coarctectomy (abstract). Am J Cardiol 37:145, 1976.
37. Jones NL, Campbell EJM: Clinical Exercise Testing. W.B. Saunders, Philadelphia, 1982.
38. Klimt F, Voigt GB: Investigations on the standardization of ergometry in children. Acta Paediatr Scand Suppl 217:35-36, 1971.
39. Krahenbuhl GS, Pangrazi RP, Petersen GW, et al: Field testing of cardiorespiratory fitness in primary school children. Med Sci Sports 10:208-213, 1978.
40. Lock JE, Einzig S, Moller JH: Hemodynamic responses to exercise in normal children. Am J Cardiol 41:1278-1284.
41. MacDougall JD, Roche PD, Bar-Or O, Moroz JR: Maximal aerobic capacity of Canadian school children. Prediction based on age-related oxygen cost of running. Int J Sports Med, in press, 1983.
42. Mocellin R, Lindemann H, Rutenfranz, J, Sbresny W: Determination of W_{170} and maximal oxygen uptake in children by different methods. Acta Paediatr Scand Suppl 217:13-17, 1971.
43. Monarrez CN, Strong WB, Rees AH: Exercise electrocardiography in the evaluation of cardiac dysrhythmias in children. Paediatrics 7:116-125, 1978.
44. Mrzena B, Máček M: Use of treadmill and working capacity assessment in pre-school children. In: Borms J, Hebbelinck M (eds.) Pediatric Work Physiology. Karger, Basel, 1978, pp. 29-31.
45. Petäjoki ML, Arstila M, Välimäki I: Pulse-conducted exercise test in children. Acta Paediatr Belg 28[Suppl]:40-47, 1974.

46. Riopel DA, Taylor AB, Hohn AR: Blood pressure, heart rate, pressure-rate product and electrocardiographic changes in healthy children during treadmill exercise. Am J Cardiol 44:607–704, 1979.
47. Rocchini A, Freed M, Rosenthal A: Detection of arrhythmias in childhood: use of treadmill and dynamic ECG (abstract). Pediatr Res 11:4, 1977.
48. Rozanski JJ, Dimich I, Steinfeld L, Kupersmith J: Maximal exercise stress testing in evaluation of arrhythmias in children: results and reproducibility. Am J Cardiol 43:951–956, 1979.
49. Rutenfranz J: Entwicklung und Beurteilung der körperlichen Leistungsfähigkeit bei Kindern und Jugendlichen. Karger, Basel, 1964.
50. Rutenfranz J: Exercise tests in children and adolescents. In: Andersen KL, Shephard RJ, Denolin H, Vernauskas E, Masironi R (eds.) Fundamentals of Exercise Testing. World Health Organization, Geneva, 1971, pp. 105–109.
51. Schwartz DC, James FW, Kaplan S: Exercise induced ST segment depression in children with mitral valve prolapse (abstract). Circulation 52 [Suppl. II]:67, 1975.
52. Shephard PJ, Allen C, Bar-Or O, et al: The working capacity of Toronto schoolchildren. Can Med Assoc J 100:560–566, 705–714, 1969.
53. Skinner JS, Bar-Or O, Bergsteinová V, et al: Comparison of continuous and intermittent tests for determining maximal oxygen intake in children. Acta Paediatr Scand Suppl 217:24–28, 1971.
54. Stewart KJ, Gutin B: The prediction of maximal oxygen uptake before and after physical training in children. J Hum Ergol 4:153–162, 1975.
55. Strong WB, Spencer D, Miller MD, Salehbhai M: The physical working capacity of healthy black children. Am J Dis Child 132:244–248, 1978.
56. Task Force on Blood Pressure Control in Children: Methodology and instrumentation for blood pressure measurement in infants and children. Pediatrics 59:800–801, 1977.
57. Thorén C: Exercise testing in children. Paediatrician 7:100–115, 1978.
58. Välimäki I, Petäjoki ML, Arstila M, et al: Automatically controlled ergometer for pulse-conducted exercise test. In: Borms J, Hebbelinck M (eds.) Pediatric Work Physiology. Karger, Basel, 1978, pp. 47–51.
59. Wahlund H: Determination of the physical work capacity. Acta Med Scand Suppl 215, 1948.
60. Waynarowska B: The validity of indirect estimation of maximal oxygen uptake in children 11–12 years of age. Eur J Appl Physiol 43:19–23, 1980.

Anhang III
Fragebogen zur körperlichen Aktivität

Im folgenden wird ein Beispiel für einen Fragebogen gegeben, wie er von den Eltern eines Kindes bei dessen erstem Besuch in einem leistungsmedizinischen Labor ausgefüllt werden kann. Bei der Konzeption der Fragen wurde davon ausgegangen, daß aufgrund der Antworten hinreichende Informationen über die körperlichen Aktivitäten des Kindes zu Hause, in der Schule und in Sportvereinen verfügbar sein sollten. Die Fragen sollten aber auch Informationen über die körperlichen Aktivitäten anderer Familienmitglieder sowie über die Einstellung der Eltern gegenüber körperlicher Aktivität ganz allgemein liefern.

Liebe Eltern:
Die folgenden Fragen sollen uns helfen die körperliche Aktivität sowie die Leistungsfähigkeit Ihres Kindes zu bewerten. Bitte seien Sie bei der Beantwortung so genau wie möglich. Bitte geben Sie alle zusätzlichen Gesichtspunkte an, die Ihnen wichtig erscheinen, auch wenn nicht danach gefragt wird:

1. Wie würden Sie die körperliche Aktivität Ihres Kindes im Vergleich zu seinen Freunden einschätzen?
   Das Kind ist etwa genau so aktiv wie seine Freunde ☐
   Das Kind ist aktiver als seine Freunde ☐
   Das Kind ist weniger aktiv als seine Freunde ☐
   Die Frage läßt sich nur schwer beantworten ☐
   Bemerkungen:_____

2. Wie würden Sie die körperliche Aktivität des Kindes im Vergleich zu seinen Geschwistern einschätzen?
   Es handelt sich um ein Einzelkind ☐
   Das Kind ist ebenso aktiv wie seine Geschwister ☐
   Das Kind ist aktiver als seine Geschwister ☐
   Das Kind ist weniger aktiv als seine Geschwister ☐
   Die Frage läßt sich nur schwer beantworten ☐
   Bemerkungen:_____

3. Nimmt das Kind am Sportunterricht in der Schule teil?
   Ja, ohne Ausnahme ☐
   Nur an manchen Sportarten ☐
   Es nimmt überhaupt nicht am Sportunterricht teil ☐
   Das Kind besucht die Schule nicht ☐
   Bemerkungen (besonders hinsichtlich evtl. Einschränkungen):_____
   _____

4. Geben Sie bitte die Gründe an, die gegebenenfalls eine Einschränkung im Schulsport erforderlich machen (Sie können dabei mehr als eine Antwort ankreuzen):
   Auf Anraten des Arztes ☐
   Auf Anraten des Lehrers ☐
   Entscheidung der Eltern ☐
   Das Kind will nicht teilnehmen ☐
   Andere Gründe: _____
           (Bitte im einzelnen aufführen)
   Bemerkungen:_____

5. Ist das Kind Mitglied einer speziellen Mannschaft oder Sportgruppe in der Schule oder außerhalb?
   Nein
   Ja, innerhalb der Schule ☐
   Ja, in Schulmannschaften, auch im außerschulischen Vergleich ☐
   Ja, außerhalb der Schule ☐
   Ja, früher aber jetzt nicht mehr ☐

6. Falls Ihr Kind Mitglied einer Mannschaft ist, für welche Sportart oder welche Sportarten trifft dies zu?_____

7. Für den Fall, daß Ihr Kind regelmäßig trainiert, in welcher Form geschieht dies?

	Sportart	Stunden pro Woche	Zeit pro Jahr	Bemerkungen
A.				
B.				
C.				

8. Betreiben Mitglieder Ihrer Familie *Wettkampf*sport?
   Nein, kein Familienmitglied
   Ja

9. Falls „ja", bitte nähere Angaben

	Familienmitglieder	Sportart	Regelmäßiges Training?
A.			
B.			
C.			
D.			

10. Betreibt Ihr Kind in seiner *Freizeit* körperlich stärker belastenden Sport? (Beispielsweise Skifahren, Kanu, Radfahren, Tanzen, Schwimmen). Bitte nähere Angaben.

	Sportart	Zeit pro Jahr	Stunden pro Woche
A.			
B.			
C.			

11. Treiben andere Mitglieder Ihrer Familie Freizeitsport mit stärkerer körperlicher Belastung?
    Ja   □
    Keiner □

12. Falls „ja", bitte spezifizieren

Familienmitglied	Sportart	Zeit pro Jahr
A.		
B.		
C.		
D.		

13. Klagt Ihr Kind über Schwierigkeiten während oder nach körperlicher Belastung?

    Nein, keine Klagen   ☐
    Atemnot   ☐
    Schmerzen   ☐   Wo? _____
    Leichte Ermüdbarkeit   ☐
    Andere Beschwerden   _____ ☐
        (Bitte nähere Angaben)
    Bemerkungen_____

14. Beobachten Sie bei Ihrem Kind im Zusammenhang mit körperlicher Belastung häufig Prellungen, Verletzungen oder andere Schäden?

    Ja   ☐
    Nein   ☐

15. Falls „ja", bitte nähere Angaben _____

16. Wie schätzen Sie nach Ihrer Meinung die körperliche Aktivität Ihres Kindes ein?

    Gerade richtig   ☐
    Überaktiv   ☐
    Nicht ausreichend aktiv   ☐

17. Für den Fall, daß Sie die körperliche Aktivität Ihres Kindes nicht für ausreichend halten, worin liegen die Gründe? (Es ist möglich, mehr als eine Antwort anzukreuzen)

Mangel an Interesse	☐
Krankheit	☐
Fehlende Möglichkeiten	☐
Sonstiges	☐
Ich weiß nicht	☐

Bemerkungen_____

18. Bitte kreuzen Sie eine oder mehrere der folgenden Feststellungen an, die Sie für zutreffend halten:

Körperliche Aktivität ist wichtig, weil sie Spaß macht	☐
Körperliche Aktivität ist notwendig, um die Leistungsfähigkeit aufrechtzuerhalten	☐
Körperliche Aktivität ist günstig aus gesundheitlichen Gründen	☐
Körperliche Aktivität kann gesundheitlich gefährlich sein	☐
Körperliche Aktivität kann Übergewicht vorbeugen	☐
Körperliche Aktivität ist v. a. für Leute wichtig, die Berufssport treiben wollen	☐

Anhang IV
Kalorische Äquivalentwerte

In der Tabelle wird der Kalorienverbrauch eines Kindes bei unterschiedlichen Sportarten für je 10 min in Abhängigkeit vom Körpergewicht angegeben

Sportart	Körpergewicht in kg									
	20	25	30	35	40	45	50	55	60	65
Basketball (Spiel)	34	43	51	60	68	77	85	94	102	110
Gymnastik	13	17	20	23	26	30	33	36	40	43
Skilanglauf (Freizeit)	24	30	36	42	48	54	60	66	72	78
Radfahren										
10 km/h	15	17	20	23	26	29	33	36	39	42
15 km/h	22	27	32	36	41	46	50	55	60	65
Feldhockey	27	34	40	47	54	60	67	74	80	87
Eiskunstlauf	40	50	60	70	80	90	100	110	120	130
Reiten										
Schritt	8	11	13	15	17	19	21	23	25	27
Trab	22	28	33	39	44	50	55	61	66	72
Galopp	28	35	41	48	50	62	69	76	83	90
Eishockey (Zeit auf dem Eis)	52	65	78	91	104	117	130	143	156	168
Judo	39	49	59	69	78	88	98	108	118	127
Laufen										
8 km/h	37	45	52	60	66	72	78	84	90	95
10 km/h	48	55	64	73	79	85	92	100	107	113
12 km/h	–	–	76	83	91	99	107	115	123	130
14 km/h	–	–	–	–	–	113	121	130	140	148
Sitzen										
völlig ruhig	8	8	9	9	10	10	11	11	12	12
ruhiges Spiel	11	12	14	15	15	16	17	18	19	20
Schneeschuhlaufen	35	42	50	58	66	74	82	90	98	107
Fußball (im Spiel)	36	45	54	63	72	81	90	99	108	117
Squash	–	–	64	74	85	95	106	117	127	138
Schwimmen 30 m/min										
Brustschwimmen	19	24	29	34	38	43	48	53	58	62
Kraul	25	31	37	43	49	56	62	68	74	80
Rückenschwimmen	17	21	25	30	34	38	42	47	51	55
Tischtennis	14	17	20	24	28	31	34	37	41	44
Tennis	22	28	33	39	44	50	55	61	66	72
Volleyball (im Spiel)	20	25	30	35	40	45	50	55	60	65
Gehen										
4 km/h	17	19	21	23	26	28	30	32	34	36
6 km/h	24	26	28	30	32	34	37	40	43	48

Anhang V
Glossar

Anaerobe Schwelle: Belastungsintensität ab der bei stufenförmiger Belastungssteigerung die Laktatproduktion das Ausmaß der Laktatelimination überschreitet.
Atemäquivalent. Verhältnis zwischen Atemminutenvolumen und Sauerstoffaufnahme, d. h. die Anzahl an Litern Luft, die ein- bzw. ausgeatmet werden muß, um 1 l Sauerstoff aufzunehmen.
Bewegungsmangel. Ausmaß an körperlicher Aktivität, das unterhalb des vergleichbaren Mittelwerts eines Kollektivs liegt, in das das jeweilige Individuum aufgrund von Alter, Geschlecht, kulturellem und sozioökonomischem Hintergrund einzuordnen ist.
Dauerbelastung. Eine Belastungsphase, die 30 min oder länger durchgehalten wird.
Dehydratation. Der Prozeß der Entwicklung eines Flüssigkeitsdefizits, der in der Hypohydratation endet.
Dynamische (rhythmische) Belastung. Belastungsmuster, das von abwechselnder Muskelkontraktion und -erschlaffung bestimmt ist.
Einzelbelastung. Belastungen einer beliebigen Intensität, die zwischen wenigen Sekunden und einigen Stunden andauern können.
Ergometer. Gerät zur Durchführung körperlicher Belastung, bei dem die erbrachte physikalische Leistung bzw. die Geh- oder Laufgeschwindigkeit, quantifizierbar und reproduzierbar ist. Die häufigsten verwendeten Ergometer stellen das Fahrradergometer, das Laufband, sowie der Steptest dar.
Exzentrische Muskelkontraktion. Kontraktion eines Muskels unter gleichzeitiger Verlängerung. Dies geschieht dann, wenn am Muskel eine äußere Kraft eingreift, die der Richtung der Muskelkraft entgegenwirkt und die die vom Muskel aufgebrachte Kontraktionskraft übersteigt.
Hitzebelastung. Physiologische und psychologische Reaktionen unter einem Hitzestreß. Folgende Parameter werden i. allg. in die Betrachtung einbezogen: Herzfrequenz, Rektaltemperatur, Schweißproduktion und Belastungsempfinden (RPE).
Hitzestreß. Kombination von Außenfaktoren, die den Mechanismus der Wärmeabgabe beanspruchen. Die wichtigsten Komponenten sind Luftfeuchtigkeit, Strahlung, Umgebungstemperatur und Luftbewegung.

Hypohydratation. Zustand eines Flüssigkeitsdefizits, d. h. der Wassergehalt des Körpers liegt unterhalb des Optimums (s. auch „Dehydratation").
Isometrische Muskelkontraktion. Kontraktion eines Muskels, bei dem es weder zu einer Verkürzung der Muskellänge noch zu einer Skelettbewegung kommt.
Körperkontaktsportarten. Sportarten, bei denen es häufig zu Kontakten zwischen den Gegnern kommt, die aber mehr zufällig sind und nicht eigentliches Ziel des Sports darstellen. Beispiele: Basketball, Handball, Fußball (s. auch „Kollisionssportarten").
Kollisionssportarten. Sportarten, bei denen der Körperkontakt mit dem Gegner in Form von Schlagen oder Rammen integrierender Bestandteil ist. Beispiele: American Football, Boxen, Eishockey, Rugby, Karate (s. auch „Körperkontaktsportarten").
Konditionsbildung (körperliche). Der Prozeß, der durch wiederholte körperliche Belastungen zu morphologischen und funktionellen Veränderungen des Gesamtorganismus führt (s. auch Training). Anmerkung der Übersetzer: Das Ausmaß der durch körperliche Aktivität erreichten Veränderungen wird im deutschen Sprachgebrauch auch als Kondition bezeichnet. Die vom Autor mit Konditionsbildung bezeichneten Vorgänge werden im Deutschen meist unter dem Trainingsbegriff zusammengefaßt, s. auch S. 48).
Konzentrische Muskelkontraktion. Kontraktion eines Muskels mit gleichzeitiger Verkürzung der Muskellänge.
Maximale Belastung. Die niedrigste Belastungsintensität bei der die Sauerstoffaufnahme ihr Maximum erreicht (s. auch „Supramaximale Belastung").
Maximale aerobe Leistungsfähigkeit. Die höchste Sauerstoffaufnahme, die während körperlicher Belastung erreicht werden kann. (Der Begriff wird auch synonym für aerobe Kapazität verwendet.)
Maximale Sauerstoffaufnahme. Das Maximum der Sauerstoffaufnahme, das trotz einer weiteren Steigerung der Belastungsintensität nicht überschritten werden kann. Die maximale Sauerstoffaufnahme dient auch als Maß für die maximale aerobe Leistungsfähigkeit.
Maximalleistung. 1) Die höchstmögliche physikalische Leistung, die im Verlauf eines stufenförmig durchgeführten Maximaltests erreicht werden kann. 2) Die höchstmögliche Leistung, die momentan oder bis zu einer Zeitdauer von 5 s im Verlauf eines supramaximalen Tests erreicht werden kann.
Maximaltest. Ein Belastungstest, der vom zu Untersuchenden bis zur subjektiven Erschöpfung durchgeführt wird.
Muskelausdauer. Die Fähigkeit eines einzelnen Muskels oder einer Muskelgruppe, eine langandauernde Kontraktion (statische Belastung) oder

wiederholte Kontraktionen (dynamische Belastung) hoher Intensität durchzuhalten.

Muskelkraft. Die maximale Kraft, die ein einzelner Muskel oder eine Muskelgruppe ausüben kann.

PWC_{170}. Die Leistung bei einer Herzfrequenz von 170 Schlägen/min, ein Index für die aerobe Leistungsfähigkeit.

Respiratorischer Quotient. Verhältnis zwischen CO_2-Produktion und O_2-Aufnahme.

Sauerstoffaufnahme. Das Sauerstoffvolumen, das während einer bestimmten Zeiteinheit von einem Gewebe, einem Organ oder dem Gesamtorganismus aufgenommen wird.

Schulsonderturnen. Spezielle Form des Sportunterrichts zur Förderung von körperlich, geistig oder psychisch behinderten Kindern durch Sport und Bewegungstherapie.

Statische Belastung. Ein Belastungsmuster, bei dem die (gewöhnlich) isometrische Muskelkontraktion auf Dauer durchgehalten und nicht von Erschlaffungsphasen unterbrochen wird.

Submaximale Belastung. Eine Belastungsintensität, bei der die Sauerstoffaufnahme submaximal ist.

Supramaximale Belastung. Eine Belastungsintensität, die über der maximalen Belastung liegt.

Training (körperliches). Ein Prozeß, der durch wiederholte körperliche Belastungen zu morphologischen und funktionellen Veränderungen eines speziellen Gewebes oder eines einzelnen Organsystems führt (s. auch „Konditionsbildung"; Anmerkung der Übersetzer: Wie unter Konditionsbildung ausgeführt, werden im Deutschen unter den Trainingseffekten nicht nur Veränderungen eines speziellen Organsystems oder eines Körpergewebes verstanden, sondern auch Veränderungen, die den Gesamtorganismus betreffen, s. auch S. 48).

Wirkungsgrad (mechanischer). Verhältnis zwischen erbrachter äußerer mechanischer Arbeit eines Muskels und der im Verlaufe der Kontraktion umgesetzten chemischen Energie.

Sachverzeichnis

(Seitenangaben mit dem Index a beziehen sich auf Abbildungen, mit dem Index t auf Tabellen)

Adams, submaximaler Fahrradergometertest nach 397, 397t
Adenosintriphosphat (ATP) 3
Adipositas
–, arterieller Sauerstoffgehalt 90
–, Belastung 248–249
–, Belastungsempfinden 255
–, Bewegungsgewohnheiten 249–254, 251a, 252a, 256a
–, Bewegungsmangel 82t, 250–249
–, Diabetes 218–219
–, empfehlenswerte Sportarten zur Gewichtsabnahme 272–275
–, –, Durchführbarkeit 273–274
–, –, Freizeitaspekte 274–275
–, –, Wirksamkeit 272–273
–, Herzfrequenz 28t, 31
–, Hitzeschäden 362–365, 356t
–, hyperplastische 262
–, Kalorienaufnahme 250–252, 251a, 252a, 254a
–, körperliche Aktivität in der Therapie 96, 96t
–, Leistungsfähigkeit 256–260
–, Muskeldystrophie 303
–, Stoffwechselbedarf unter Belastung 248–249
–, Thermoregulation 362–365, 363a
–, Trainingseffekte 261–272
–, –, Appetitveränderungen 265–267, 266a
–, –, biochemische Veränderungen 267–269, 267t
–, –, diätetische Einschränkungen im Vergleich 264–265
–, –, Fettgewebs-Zellpopulation 269–270
–, –, Gewichtsreduktion 261–262, 263t
–, –, kardiorespiratorische Veränderungen 267t, 268
–, –, Langzeiteffekte 271–272
–, –, Leistungsveränderung 269
–, –, psychosoziale 267t, 268
–, Zerebralparese 285
Adipozyten 269

aerobe Belastungsformen 4
aerobe Energiebereitstellung 3
–, Belastungsintensität 4
–, Reserve 11, 12
–, Trainingseffekt 64
aerobe Kapazität (s. aerobe Leistungsfähigkeit, maximale)
aerobe Leistungsfähigkeit, maximale
–, Adipositas 256, 258a
–, Anämie 312–313
–, Anorexia nervosa 239
–, Aortenstenose 157
–, Asthenie, neurozirkulatorische 183
–, Asthma 122–123
–, Belastungstest 391

–, Bestimmung, direkte 411–412
–, –, Verfahren zur 391–393
–, Bestimmung, indirekte 412–416
–, Bruce, Laufbandtest nach 393
–, Definition 429
–, Fallot-Tetralogie 197, 198a
–, fettfreie Körpermasse 5, 5a
–, Krankheitseinflüsse 88–91, 90a (s. auch spezielle Erkrankungen)
–, Lebensalter 4, 4a, 5a, 13a
–, maximale Sauerstoffaufnahme als Index 4, 429
–, –, Dimensionstheorie 6–8
–, –, gewichtsbezogene 4–5
–, Muskeldystrophie 300
–, Skoliose 304–305
–, Trainingseffekte 56–57
–, Tuberkulose 144
–, Unterernährung 242, 244
–, Wachstumshormonmangel und Provokationstest 227
–, Zerebralparese 283, 291, 292a
Aktivitätsmeßgeräte 86t, 87
Aldosteron 349
Alter, s. Lebensalter
alveoläre Ventilation
–, Adipositas 41
–, Belastung 41
–, Skoliose 305t, 305–306

anaerobe Belastungsformen 12
anaerobe Kapazität
–, Asthma 121
–, Azidose im arbeitenden Muskel 16–17, 18a
–, Definition 12, 384a, 385a
–, Dehydratation 348
–, gewichtsbezogene 385a
–, –, Ergometer 389t
–, –, Laktatproduktion 13–14
–, Muskelmasse 15
–, Wingate, anaerober Test 384a
anaerobe Leistungsfähigkeit
–, Lebensalter 12, 13a, 14a
–, maximale 386a
–, –, gewichtsbezogene 387a
anaerobe Schwelle
–, Definition 17–19, 428
–, Kinder im Vergleich zu Erwachsenen 17
–, Lebensalter 12, 13a, 14a
–, Muskeldystrophie 298–300
–, Punkt des optimalen Wirkungsgrads der Atmung 38
–, Thalassaemia major 319–320
Anämie
–, Bewegungsmangel 312–314
–, Eisenmangel 314
–, Herzfrequenz 28t
–, Kompensationsmechanismen 311–312
–, Leistungsfähigkeit 312–314
–, Sichelzellen 318–319
–, sportinduzierte 59, 314
Androgene
–, Laktatproduktion 16
–, Schweißproduktion 328
Anorexia nervosa
–, Belastungsempfinden 241–242
–, Bewegungsgewohnheiten 242
–, Bewegungstherapie 96t
–, Fettanteil 240, 239t
–, Herzfrequenz 28t
–, hitzeabhängige Erkrankungen 355, 356t
–, Leistungsfähigkeit 239–240
–, physiologische Charakteristika 239–240
–, –, nach ernährungsmäßiger Wiederherstellung 240, 241a
angeborener, totaler AV-Block, s. AV-Block, angeborener totaler

Antihistamine 131
Aorta, Coarctatio, s. Aortenisthmusstenose
Aortenisthmusstenose
–, diagnostischer Belastungstest 166–167
–, hämodynamische Besonderheiten 164–166, 164t, 165a
–, ischämische Veränderungen unter Belastung 166–167
Aortenstenose
–, Belastung 154
–, –, Blutdruck 159–160
–, –, Diagnostik 159–162
–, –, EKG 159–160
–, –, hämodynamische Besonderheiten 154–156, 154t, 155a
–, –, klinisch negative Effekte 158
–, –, myokardiale Ischämie 156–157, 158
–, –, physiologische Reaktionen 154–156
–, –, Verhältnis myokardialer Sauerstoffbedarf: Sauerstoffangebot 160
–, Leistungsfähigkeit 157
–, operative Korrektur 162–163
–, Tod 158
–, zulässige Aktivität 163
Armdrehkurbelergometrie
–, anaerobe Belastungsverfahren 391
–, Belastungstests 388
–, Eigenschaften 392t
–, maximale aerobe Leistungsfähigkeit, Bestimmung 391
–, Zerebralparese, Tests 286
Armtest, McMaster nach 394–396, 396t
arteriovenöse O_2-Differenz
–, angeborener totaler AV-Block 168
–, krankheitsbedingte Einflüsse auf die maximale 89–91, 90a
–, Lebensalter 23, 24, 26a
Arthritis
–, Bewegungsmangel 82t
–, Bewegungstherapie 96t
Asthenie, neurozirkulatorische
–, Belastungsreaktion 181–182
–, Belastungstest in der Diagnostik 182–183, 183a
–, Bewegungstherapie 96, 96t
–, Herzfrequenz 28t
–, Leistungsfähigkeit 181–182

–, Thermoregulation 355
–, Trainingseffekte 184
Asthma bronchiale
–, arterieller Sauerstoffgehalt 90
–, Auswahl von Sportarten 133–134
–, Belastungstest zur Provokation 123–128
–, –, Ausgangstests 126
–, –, allgemeine Gesichtspunkte 124–125
–, –, Belastungstyp und Asthmaprovokation 124
–, –, Belastungsverfahren 126–127
–, –, Begründung 126–127
–, –, Bestimmung der Belastungstoleranz 124
–, –, Diagnostik hyperaktiver Atemwege 124
–, –, Dokumentation der Bronchokonstriktion 123
–, –, Ergebnisinterpretation 127–128
–, –, medikamentöser Auslaßversuch 126
–, –, Medikamentenüberprüfung 126
–, –, Testvorbereitung 125
–, Bewegungsgewohnheiten 82t, 122
–, Bewegungstherapie 96t
–, Bronchokonstriktion, belastungsinduzierte 107–125
–, –, Atemwegsabkühlung 116–120, 116a, 118a
–, –, Auslösemechanismen 115
–, Behandlung 129–134
–, –, Befeuchtung und Erwärmung der Luft 133
–, –, geeignete Belastungsformen 133–134
–, –, medikamentöse Prophylaxe und Therapie 129–131
–, –, Nasenatmung 132–133
–, –, Belastungsdauer 112
–, –, Belastungsintensität 111, 112
–, –, Belastungstyp 109–111, 110a
–, –, Beschreibung 107–108
–, –, chemische Mediatoren 120–121
–, –, Epidemiologie 108–109
–, –, Klimafaktoren 114–115
–, –, Mechanismen, zugrunde liegende 115–121
–, –, respiratorischer Wärmeverlust 119a

–, –, vagale Auslösemechanismen 120–121
–, –, Zeit zwischen vorausgegangener Belastung 113
–, emotionale Komponenten 125
–, hämodynamische Veränderungen 121
–, körperliches Training 134–136
–, Leistungsfähigkeit 122–123
–, Rückbildung der Bronchokonstriktion 131
–, ventilatorische Änderungen 121
Atemäquivalent
–, Asthenie, neurozirkulatorische 182
–, Definition 428
–, Lebensalter 40, 41a
–, Training 430
Atemfrequenz
–, Adipositas 249
–, Anorexia nervosa 239
–, Belastungseinfluß 39–40
–, Trainingseinfluß 63, 64t
Atemminutenvolumen
–, Adipositas 248
–, Asthenie, neurozirkulatorische 182
–, Asthma 121
–, Belastungsuntersuchung 401–402
–, Bewegungs- und Trainingsmangel 59–60
–, Epilepsie 293
–, Kinder im Vergleich zu Erwachsenen 38t, 39
–, Langzeitbelastungen 42–43
–, Lebensalter 38, 38t, 39a
–, Skoliose 305
–, Thermoregulation 323
–, Trainingseinflüsse 63, 64t
–, zystische Fibrose 137
Atemzugvolumen
–, Adipositas 248
–, Asthma 121
–, Belastungseinfluß 38, 39–40
Atmung
–, Asthmatherapie 132–133, 132a
–, Skoliose 305t, 305
–, zystische Fibrose 137
Aufwärmen
–, Asthma 134
–, Effekte 43–45
–, –, aerobe Belastungen 43, 44a
–, –, anaerobe Belastungen 45, 45a
–, –, Wingate, anaerober Test 399

Ausdauer 50–51
–, Eisenmangel 314
–, Messung 380a
–, Muskeldystrophie 297–298
–, Trainingseinfluß 52t
–, Unterernährung 239
–, Zerebralparese 287
AV-Block, angeborener, totaler
–, belastungsinduzierte Synkope 170
–, Belastungstest in der Diagnostik 172–174, 173a
–, Bewegungsgewohnheiten 171–172
–, hämodynamische Belastungsreaktionen 167–169, 167, 168a
–, Leistungsfähigkeit 170–171
–, ventrikuläre Arrhythmien 169–170

Baseball
–, Asthma 134
–, Epilepsie 296
–, motorische Beanspruchsformen, Einfluß auf die 52
–, Überlastungssyndrome 99
Basketball
–, Diabetes mellitus 222t
–, –, Belastungsausgleich 222t
–, –, Broteinheiten, Austausch von 222t
–, Epilepsie 296
–, Gewichtsreduktion 274
–, motorische Beanspruchungsformen, Einfluß auf die 52t
Becker-Muskeldystrophie 299
–, Bewegungsgewohnheiten 300
–, Muskelausdauer 300a
Belastung
–, Adipositas 248–249
–, Aortenstenose 154
–, –, abnorme hämodynamische Funktion 154–156, 154t, 155a
–, –, myokardiale Ischämie 156–157
–, –, negative Effekte 158
–, Definition 351
–, Diabetes mellitus 208–212
–, Hyperglykämie 212, 213a
–, Hypoglykämie 208–212, 209a, 210a
–, kardiovaskuläre Reaktionen 23–37
–, –, arterieller Blutdruck 35–36
–, –, Herzfrequenz 26–34
–, –, Herzminuten- und Schlagvolumen 24–26
–, –, Muskeldurchblutung 34–35

–, physiologische Reaktionen 3–48
–, –, Aufwärmeffekt 43–45
–, –, Langzeitbelastung 42–43
–, pulmonale Reaktionen 37–42
–, –, Atemäquivalent 40
–, –, Atemfrequenz 39–40
–, –, Atemminutenvolumen 38–39
–, –, Atemzugvolumen 39–40
–, –, Gasaustausch 41
–, –, Ventilation, alveoläre 41
–, –, Vitalkapazität 41–42
–, Stoffwechselreaktionen 3–23
–, –, anaerobe Charakteristika 12–19
–, –, maximale aerobe Leistungsfähigkeit 4–11
–, –, mechanischer Wirkungsgrad 8–11
–, –, Sauerstoffaufnahme, Dynamik der 19
–, –, Spezialisierung 20–23
Belastungsäquivalente 180–182, 224–226, 225t
Belastungs-EKG
–, Ableitungen 405
–, Aortenisthmusstenose 164–166
–, Aortenstenose 160–162
–, Elektrodenwahl 405
–, Hautpräparation 405
–, Indikationen 406, 406t
–, Veränderungen 406–407, 407t
–, Vergleich gegen Langzeit-EKG 407–408
Belastungsempfinden 45–48, 340–341, 409–411
Belastungstest
–, angeborener, totaler AV-Block 167–169, 173a
–, Aortenisthmusstenose 166–167
–, –, hämodynamische Reaktionen 164–165, 164t, 165a
–, –, Rückbildungsstörungen 166–167
–, Aortenstenose
–, –, Belastungs-EKG 160–161
–, –, Bewertung des Operationsergebnisses 162–163
–, –, hämodynamische Parameter 159–160
–, Armtest nach McMaster 396, 396t
–, Asthma 123–127
–, –, Ausgangstest 126
–, –, Auslaßversuch, medikamentöser 126

Sachverzeichnis 435

–, –, Belastungstoleranz, zur Bestimmung der 124
–, –, Belastungsverfahren 126–127
–, –, Bewertung der Gefahr Asthmaanfälle auszulösen 124
–, –, Diagnostik hyperreaktiver Atemwege 124
–, –, Dokumentation von Bronchokonstriktion 123
–, –, emotionale Komponente, zur Bewertung der 25
–, –, Interpretation von Ergebnissen 127–128
–, –, Medikation, zur Bewertung der 124
–, –, Testvorbereitung 125–126
–, –, Standardisierung 126–127
–, Beendigung 417–418, 418t
–, Belastungsschemata 391–401
–, –, Beispiele 393–401
–, Belastungsverfahren 388–418
–, Ergometer 388–391
–, –, Eigenschaften 389t
–, Fallot-Tetralogie 198–199
–, Fahrradergometrie
–, –, Adams, submaximaler progressiver kontinuierlicher Test nach 397, 397t
–, –, Cumming, maximaler, progressiver, intervallartiger Test nach 396, 397t
–, –, McMaster, maximaler, progressiver, kontinuierlicher Test nach 394, 395t
–, –, Wingate, anaerober Test 323–325, 398–401, 399t
–, Hochdruck, bei 177–179
–, Kontraindikationen für den 417, 417t
–, Laufbandtest, kontinuierlicher Maximaltest nach Bruce 393–394, 394t
–, Messungen 401–411
–, –, arterieller Blutdruck 403–404
–, –, Belastungs-EKG 405–406
–, –, Belastungsempfinden 409–411, 409t, 410t
–, –, Herzfrequenz 402
–, –, Herzminutenvolumen 408
–, –, Sauerstoffaufnahme 404–405, 404t
–, –, Ventilation 402–403
–, Personal 337

–, Prototypen 391–393, 392a
–, Pulmonalstenose 187–189
–, Sicherheitsvorkehrungen 416
–, Steptests
–, –, Canadian home fitness test 398
–, –, Hanne, submaximaler, progressiver, intervallartiger Test nach 397–398, 398t
–, –, Harvard-Test 259
–, –, Margaria, Test nach 401
–, Skoliose 306
–, Ventrikelseptumdefekt 192
–, Vorhofseptumdefekt 190
–, Wachstumshormonmangel 226–233
–, –, Adipositas 186
–, –, Belastungsverfahren 227–233
–, –, falsche Resultate 231
–, –, Gründe 226
–, –, Leistungsfähigkeit 231–233
–, –, refraktäre Phase 232
–, –, Screeningtest 227–229
–, –, Standardisierung 231–233
–, –, Temperatureinfluß 232
–, –, zystische Fibrose 139–140
Betarezeptorenblocker
–, Herzfrequenz 28t, 33, 33a, 90a
Bewegungsgewohnheiten (s. körperliche Aktivitäten)
Bewegungsmangel
–, Adipositas 249–255
–, Anämie 313
–, angeborener, totaler AV-Block 171
–, Blutdruck 179
–, Definition 80–81, 352
–, Diabetes 217–219, 218a
–, Fehldiagnosen 82, 84a
–, Gründe 80–85, 83t
–, Krankheitsfolge 81, 88
–, „overprotection" durch die Eltern 82, 83t
–, Unterernährung 246–247, 247a
–, Zerebralparese 285
Blutdruck, arterieller
–, Belastungsreaktion 35–37, 36a
–, –, Adipositas 249
–, –, Anorexia nervosa 240
–, –, Aortenisthmusstenose 164–166, 165a
–, –, dynamische Belastung 35–36
–, –, Hochdruck 175–177, 176a
–, –, statische Belastung 36–37
–, –, Ventrikelseptumdefekt 191

–, Belastungstest 403
–, Bewegungsmangel 179
–, Kinder im Vergleich zu Erwachsenen 24t
–, Trainingseffekte 61t, 63, 267t, 268
–, Trainings- und Bewegungsmangel 60
Blutvolumen
–, Anorexia nervosa 240
–, Asthma 121
–, Trainingseffekt 61, 61t
–, Veränderung unter Belastung 341
–, Veränderung unter Dehydratation 341
Blutzucker bei Diabetes
–, Belastungseffekt 208–214, 215–217
–, Diätetische Behandlung 220
–, Hyperglykämie, belastungsinduzierte 212–214, 213a
–, Insulineffekt 210–212, 220, 215
Borg-Skala zur Messung des Belastungsempfindens 409, 409t, 410t
Boxen
–, Epilepsie 296
–, Hämophilie 317
–, motorische Beanspruchungsformen, Einfluß auf die 52t
Bradykardie 62
Bradykinin 120
Bronchokonstriktion, belastungsinduzierte
–, Asthma 107–121
–, Behandlung 129–134
–, –, Auswahl von Belastungsformen 133–134
–, –, Befeuchtung und Erwärmung der Luft 133
–, –, medikamentöse Therapie 129–131
–, –, Nasenatmung 132–133
–, Belastungsdauer 112
–, Belastungsintensität 111
–, Belastungstyp 109–111, 110a
–, Beschreibung 107–108
–, Epidemiologie 108–109
–, Mechanismen, zugrundeliegende 115–121
–, –, Atemwegsabkühlung 116–120, 118a, 119a
–, –, Auslösereize 116
–, –, chemische Mediatoren 120–121
–, –, vagale Auslösemechanismen 120–121
–, refraktäre Phase 113

–, Testverfahren 109–113, 110a, 112a
–, Zeit nach vorausgegangener Belastung 113
Bruce, Laufbandtest nach 380a
–, Belastungsschema 393 394, 394t
, Bestimmung der maximalen aeroben Leistungsfähigkeit 416
–, Nachteile 393

Canadian home fitness test 398
Chloride
–, Dehydratation 346
–, Schweißkonzentration 343
Cor pulmonale 138
Cumming, intervallartiger Fahrradergometertest nach 396, 397t

Da Costa-Syndrom 181
Dehydratation
–, absichtliche 345–346
–, Ausgleich 348–351
–, Auswirkungen auf Leistungsfähigkeit und Gesundheit 346–348
–, Belastung 343
–, Definition 428
–, Hitzeschäden 360
–, Körpertemperatur 347, 347a
–, spontane 344
Dextropropoxyphen 131
Diabetes mellitus
–, Adipositas 218
–, Belastung 208–214
–, –, blutzuckersenkender Effekt 208–214, 209a
–, –, Hyperglykämie 212–214, 213a
–, –, Insulinbindung an Rezeptoren 212
–, –, Insulininjektion, Applikationsform und -ort, Einfluß auf 210–212, 211t
–, –, synergistische Wirkung mit Insulin 214–215
–, Bewegungsmangel 82t
–, Bewegungstherapie 95–96, 96t
–, Einstellung 215–217, 216a
–, Hitzeschäden 287–288
–, Ketoazidose 100t, 101–102
–, Komplikationen 215
–, Leistungsfähigkeit 219–220
–, Therapie 220–226
–, –, Belastungsausgleich 224–226, 225t
–, –, Broteinheiten-Austausch 221

Sachverzeichnis

–, –, Ernährung 220–224
–, –, Insulin 210–212, 220, 221
–, –, Wachstumshormon in Reaktionen unter Belastung 227
Diät im Vergleich zu Training bei Adipositas 264–265, 264t
Diarrhö und Erbrechen 359
Dimensionstheorie 6
Dinatrium-Cromoglycat 129
2,3-DPG und Belastung 91
–, Anämie 251
Druckaufnehmer 86t, 87
Duchenne-Muskeldystrophie
–, Bewegungsgewohnheiten 300–302
–, Muskelkraft 297, 299a
–, Trainingseffekte 302–304

Eisenmangelanämie 243
–, Sport 314
Eishockey
–, Diabetes mellitus 222t
–, –, Belastungsausgleich 225t
–, –, Broteinheiten, Austausch der 222t
–, Epilepsie 296
–, Gewichtsreduktion 273t
–, Hämophilie 317
–, kalorisches Äquivalent 427t
–, motorische Beanspruchungsformen, Einfluß auf die 52t
–, Unterkühlung 335
Eislauf
–, Diabetes mellitus
–, –, Belastungsausgleich 284
–, –, Broteinheiten, Austausch 222t
–, kalorisches Äquivalent 427t
–, motorische Beanspruchungsformen, Einfluß auf die 52t
–, Wind, Abkühlung durch den 335
Eiweiß-Kalorien-Mangel, kombinierter
–, Bewegungsgewohnheiten 246
–, Leistungsfähigkeit 245
–, Prävalenz 243
Elektrolyte
–, Dehydratation 346
–, Ersatz bei Belastung 348–351
–, Hitzeerschöpfung 352–354
–, Verlust während Belastung 343
Endokrine Störungen (s. Diabetes mellitus, Wachstumshormonmangel)
Epidemiologie
–, Belastungsinduzierte Bronchokonstriktion 108, 109

–, Krankheiten in heißem Klima 354
Epilepsie
–, Anfälle bei, Auslöser für 293–294
–, Belastungseinfluß 102
–, Belastung 293
–, Bewegungsmangel 82t
–, empfehlenswerte Sportarten 295–296
–, Erschöpfung 293
–, Hyperventilation 293
–, Kollisions- und Körperkontaktsportarten 296
–, Schädeltrauma 294
–, Unfälle 294
Erfrierungen 268
Ergometer
–, Armergometer 388, 389t
–, Auswahl 388–391
–, Belastungstest bei Asthma 128
–, Beschreibung 388, 428
–, Eigenschaften 388, 389t
–, Fahrradergometer 388–391, 389t
–, Fleisch-Metabo Ergometer 400
–, Laufband 388–391, 389t
–, Monark 400
–, Steptest 388, 389t
–, Wingate, anaerober Test 398–399
Erkrankungen
–, Bewegungsgewohnheiten 80–81
–, Bewegungsmangel 81–82
–, endokrine Störungen
–, –, Diabetes 208–226
–, –, Wachstumshormonmangel 226–233
–, hämatologische
–, –, Anämie 256, 311–314, 318
–, –, Hämoglobinurie 253–254, 314–316
–, –, Hämophilie 316–318
–, Ernährungsstörungen
–, –, Adipositas 199–220, 248–249
–, –, Anorexia nervosa 239–241
–, –, Unterernährung 242–246
–, –, kardiovaskuläre (s. kardiovaskuläre Erkrankungen)
–, Leistungsfähigkeit, Einfluß von 88–91
–, neuromuskuläre
–, –, Epilepsie 292–296
–, –, McArdle-Syndrom 296–297
–, –, Muskeldystrophie 297–304
–, –, Skoliose 304–306

–, –, Zerebralparese 283–291
–, pulmonale
–, –, Asthma 107–136
–, –, interstitielle Lungenerkrankung 144
–, –, Tuberkulose 144
–, –, zystische Fibrose 136–143
Ernährungsstörungen (s. spezielle Erkrankungen)

Fallot-Tetralogie
–, Belastungstest in der Diagnostik 198–199
–, Bewegungsgewohnheiten 197
–, hämodynamische Situation 193, 193t
–, Leistungsfähigkeit 197–198, 198t, 198a
–, operative Korrektur 194–195, 196a
–, –, maximale aerobe Leistungsfähigkeit und Lebensalter 194–195, 198a
–, respiratorische Besonderheiten 193–194, 194a
–, Tod 199
–, zulässige Aktivitäten 199–200
Fahrradergometer
–, anaerobe Testverfahren 391
–, Belastungstest 388–391
–, Eigenschaften 389
Fahrradergometrische Tests
–, Adams, kontinuierlicher, progressiver Submaximaltest nach 397, 397t
–, Cumming, progressiver, intervallartiger Maximaltest nach 396–397, 397
–, McMaster, progressiver, kontinuierlicher Maximaltest nach 394–396, 395t
–, Wachstumshormonmangel 229t
–, Wingate, anaerober Test 398–401, 399a, 399t
Feldhockey
–, Diabetes mellitus 225t
–, kalorisches Äquivalent 225t
Fettanteil (s. auch Adipositas)
–, Anorexia nervosa 239, 239t
–, Herzfrequenz 28t, 31
–, kaltem Klima, in 362
–, körperliche Aktivität 251–253, 252a
–, Leistungsfähigkeit, körperliche 256–260
–, Training zur Reduktion 261–267

Feuchtigkeit
–, Asthma 114–115, 114a, 117, 133
–, Hitzestreß 323–324
–, Verdunstung 324–325
Ficksches Prinzip 23
Fieber
–, Herzfrequenz 28t
–, Hitzeeinfluß 359–360
Fleisch-Metabo-Ergometer 400
Flüssigkeit- und Elektrolytbilanz
–, Dehydratation 343–344
–, –, absichtliche 345–346
–, –, Konsequenzen 346–348
–, –, spontane 344
–, Elektrolytverlust unter Belastung 343
–, Flüssigkeitsverschiebungen unter Belastung 341–342
–, Wasser- und Elektrolytersatz 348–351
Flüssigkeitsverschiebung während Belastung 341–342
Football, amerikanischer
–, Epilepsie 296
–, Hämophilie 318
–, motorische Beanspruchungsformen, Einfluß auf die 52t
Fragebogen zur körperlichen Aktivität
–, Beispiel 422–426
–, Gebrauch 85–86, 86t
Fußball
–, Diabetes mellitus 223t
–, –, Belastungsausgleich 225t
–, –, Broteinheitenaustausch 223t
–, Epilepsie 296
–, Gewichtsreduktion 273t, 274
–, kalorisches Äquivalent 427t
–, motorische Beanspruchungsformen, Einfluß auf die 50, 51

Gasaustausch, alveolärer
–, Asthma 121
–, Belastung 41
–, zystische Fibrose 137, 138a
Gehen
–, Asthma 110
–, Bewegungsökonomie 9
–, Diabetes mellitus 223–t
–, –, Belastungsausgleich 225–t
–, –, Broteinheitenaustausch 223t
–, Gewichtsreduktion 272–273, 273t
–, kalorisches Äquivalent 261, 427t

–, motorische Beanspruchungsformen, Einfluß auf die 52t
–, Muskeldystrophie 301
–, Skoliose, 304
–, Wachstumshormonmangel
–, –, Provokationstest 227, 228t
–, Zerebralparese 286, 289, 289a, 290a
–, zystische Fibrose 139, 140
Geschlechtsunterschiede
–, Blutdruck 36
–, Gewichtsreduktion durch Belastung 264
–, Herzfrequenz 28t, 29–30, 30a
–, maximale Sauerstoffaufnahme 3, 4, 4a, 5a
–, Schlagvolumen 26
geistige Retardierung
–, Bewegungsmangel 83t
–, Bewegungstherapie 96t
–, Hitzeeinfluß 362
Gewichtheben und Krafttraining
–, Faktoren mit Einfluß auf die Belastungsreaktion 50–51
–, Gewichtsreduktion 274
–, Hochdruck 180–181
–, motorische Beanspruchungsformen, Einfluß auf die 52t
Glukagon 226
Glukose, im Blut bei Diabetes
–, Belastungseinfluß 208–214
–, –, Hyperglykämie 212, 213a
–, –, Hypoglykämie 208–214, 209a
–, Insulininjektion, Einfluß auf die 210–212, 211t
–, Insulinrezeptorenlokalisation, Einfluß auf die 212
–, Toleranz 209, 209a
Glykolyse
–, Adenosentriphosphat 3
–, Enzymregulation 15
–, Laktatbildung 15
–, –, Kinder im Vergleich zu Erwachsenen 15, 15t, 16a
–, Unterernährung 245
Golf 52t
Gymnastik
–, Diabetes mellitus 225t
–, kalorisches Äquivalent 427t
Gynäkomastie 82t

Hanne, intervallartiger Step-Test nach 397–398, 398t
Harvard Step Test 259
hämatologische Erkrankungen (s. spezielle Erkrankungen)
Hämoglobin
–, Diabetes, bei der Überwachung 217
–, Herzfrequenz 29
–, maximale Sauerstoffaufnahme 313a
–, Sauerstofftransportvermögen des Blutes 311
–, Thalassaemia major 319–320
–, Trainingseinfluß 62
Hämoglobinopathien 90, 318–319
Hämoglobinurie
–, Behandlung 316
–, belastungsinduzierte 314
–, Mechanismen 315
Hämolyse
–, bei belastungsinduzierter Hämoglobinurie 102
–, Eisenmangel 314
Hämophilie
–, Bewegungsmangel 82t, 102
–, Bewegungstherapie 96t
–, Blutungen 316
–, empfehlenswerte Sportarten 317
–, Gründe für Training 316–317
Herzfrequenz
–, Adipositas 249
–, Anämie 311, 312a
–, Anorexia nervosa 239
–, Aortenstenose 156
–, Asthenie neurozirkulatorische 182, 183a
–, Asthma 126
–, Belastungsuntersuchung 402
–, Bestimmung der aeroben Leistungsfähigkeit 411, 413
–, Bewegungsmangel und Trainingsmangel 28t, 60
–, Dehydratation 346
–, Erkrankung, Einfluß auf die 89, 90a
–, Fettanteil 28t, 31
–, Hämoglobinkonzentration 29
–, Hitzeakklimatisierung 28t, 32, 337, 339a
–, Hitzebelastung, als Teil der 322
–, Kinder, im Vergleich zu Erwachsenen 24t
–, Klimabelastung, Einfluß auf die 28t, 31

–, Körperhaltung 28 t, 34
–, körperliche Aktivität, Bewertung der 86 t, 87
–, Langzeitbelastung 42
–, Lebensalter 27–29, 28 t, 29 a
–, maximale 28–29, 44, 45 a
–, mechanische Leistung 381 a, 382 a
–, Medikamente 28 t, 33, 33 a
–, Messung 23
–, Muskelmasse 28 t, 32
–, psychischer Streß, Gewöhnung und 28 t, 31–32
–, submaximale 27, 29, 44
–, Tagesprofil der körperlichen Aktivität 86 t, 87
–, Trainingseinfluß 61 t, 62–63, 267 t
–, Zerebralparese 283
Herzminutenvolumen
–, Anämie 311
–, angeborener totaler AV-Block 167 t, 168
–, Anorexia nervosa 240
–, Aortenstenose, körperliche Belastung bei 156
–, Asthma 121
–, Belastungstest 408
–, Dehydratation 346
–, Kinder im Vergleich zu Erwachsenen 24 t
–, kongenitale Vitien 357–358
–, Lebensalter 26, 26 a
–, maximales, Krankheitseinfluß auf 80, 90 a
–, Messung 24
–, Pulmonalstenose 185 t, 186
–, Reaktion unter Belastung 24–26, 25 a, 26 a
–, Thermoregulation 323, 327
–, Trainingseinfluß 63
Histamine 120
Hitze
–, Akklimatisierung 337–341
–, –, Adaptationserscheinungen 337
–, –, Änderungen im Empfindungsvermögen 340–341
–, –, Herzfrequenz 28 t, 31
–, –, Kinder im Vergleich zu Erwachsenen 338
–, –, Natriumretention 349
–, –, unzureichende 360
–, Gesundheitsrisiken 351–356
–, Hitzeschäden 351–366, 353 t

–, –, Adipositas 362–365
–, –, Anorexia nervosa 355
–, –, Brechdurchfall 359
–, –, Dehydratation 360
–, –, Diabetes 359
–, –, Einteilung, Ätiologie und Vorbeugung 353 t
–, –, Epidemiologie 354
–, –, Fieber 359–360
–, –, geistige Behinderung 362
–, –, kongenitale Herzvitien 357–358
–, –, Risikogruppen 355–366
–, –, Symptome 368
–, –, Syndrome mit ungenügender Schweißproduktion 366
–, –, Tod durch 354 t
–, –, Trainingsmangel 361
–, –, übertriebener Ehrgeiz 359
–, –, ungenügende Akklimatisierung 360–361
–, –, Unterernährung 389
–, –, Vorbeugung 282–284
–, –, zystische Fibrose 358
–, Richtlinien zur Durchführung sportlicher Veranstaltungen 366–368
Hitzebelastung 323, 428
Hitzeerschöpfung 353 t
–, Hypohydratation 360
Hitzekollaps 352, 353 t
–, Hypohydratation 360
Hitzekrämpfe 352, 353 t
Hitzschlag 101
–, Adipositas 362
–, Einteilung, Ätiologie und Vorbeugung 352, 353 t
–, Hypohydratation 360
–, Symptome 352
Hitzestreß 323, 428
–, zulässige Aktivitäten 367 t
Hitzetoleranz
–, Adipositas 362
–, Definition 332
–, Kinder im Vergleich zu Erwachsenen 332–334
–, Kriterien 332
Hofmann-Reflex 288
Hyperglykämie (s. auch Ketoazidose)
–, belastungsinduzierte 209, 210 a, 212–214
–, –, Gefahr 224
–, –, Vorbeugung 210–221, 224

hyperkinetisches Herzsyndrom 183a, 184
Hypertonie
–, Belastungseinfluß 179–181, 181a
–, –, statische gegen dynamische Belastung 180–181
–, Belastungsuntersuchung in der Diagnostik 177–179
–, Bewegungsgewohnheiten 177
–, hämodynamische Belastungsreaktionen 175–176, 176a
–, Leistungsfähigkeit 177
Hypoglykämie
–, Diabetes mellitus 100t, 102
–, –, Belastung 208–214, 209a
Hypohydratation (s. auch Dehydratation)
–, Bedeutung für Leistungsfähigkeit und Gesundheit 346–348
–, Definition 429
–, Dehydratation, absichtliche 345–346
–, Dehydratation, spontane 344
–, Hitzeschäden 351–354
–, Körpertemperatur 347, 347a
Hypothermie 271

Indoramin 131
Insulin
–, Diabetestherapie 220–221, 224
–, –, Applikationsform und Injektionsstelle 210–212
–, –, körperliche Aktivität, Einfluß auf die 220–221
–, Rezeptorenbindung 212
–, Trainingseffekte 268
–, Wachstumshormonmangel 226
Insulinpumpe 221
interstitielle Lungenerkrankung 144
Ipratropium-bromid 131
Isoproterenol 189

Jogging
–, Kalorienverbrauch 261
–, Zerebralparese 291
Judo
–, Diabetes mellitus 225t
–, kalorisches Äquivalent 427t
–, motorische Beanspruchungsformen, Einfluß auf die 61t
Jungen (s. Geschlechtsunterschiede)

Kältetoleranz 334–337, 336a
Kältezittern 325
Kalium
–, Dehydratation 346
–, Muskelermüdung und Krämpfe durch Kaliumverlust 347
–, Schweißkonzentration 343
–, Verlust unter Belastung 350
Kalorienaufnahme
–, Adipositas 250–251
–, Diabeteseinstellung 224
–, Fettanteil 252–253, 253a
–, Unterernährung 245
kalorische Äquivalentwerte körperlicher Aktivitäten 427t
Kalzium 335
kardiale Reserve 12a, 29
–, Adipositas 248
kardiovaskuläre Erkrankungen (s. auch spezielle Erkrankungen)
–, Tod durch 100, 101a
kardiovaskuläres System
–, Belastungseinfluß 23–37
–, –, arterieller Blutdruck 35–37
–, –, Herzfrequenz 26–35
–, –, Herzminuten- und Schlagvolumen 24–26
–, Training 60–63
–, –, funktionelle Veränderungen 62–63, 61t
–, –, morphologische Veränderungen 60, 81t
–, Trainingseffekt 268
Ketoazidose (s. Hyperglykämie)
–, Diabetes mellitus 100, 101t
–, –, Belastung 224
–, –, Risiko 224
–, –, Vorbeugung 224
Ketotifen 131
Klima
–, belastungsinduzierte Bronchokonstriktion 114–115
–, Einfluß auf Asthma 113–114
–, Epidemiologie in heißem 354–355
–, Fettanteil 363
–, Flüssigkeits- und Elektrolytbilanz 341–351
–, –, Dehydratation 343–346
–, –, Elektrolytverlust unter Belastung 341–351
–, –, Flüssigkeitsverschiebungen unter Belastung 341–343

–, –, Wasser- und Elektrolytersatz 348–351
–, Gesundheitsrisiken bei heißem 351–366
–, –, Adipositas 362–365
–, –, Anorexia nervosa 355
–, –, Brechdurchfall 359
–, –, Dehydratation 360
–, –, Diabetes 359
–, –, epidemiologische Studien zu 354–355
–, –, Fettgehalt 363
–, –, Fieber 359–360
–, –, geistige Behinderung 362
–, –, Gewichtsreduktion 264
–, –, Hitzeschäden 351–354
–, –, kongenitale Vitien 357–358
–, –, übertriebener Ehrgeiz 359
–, –, ungenügende Akklimatisierung 360–361
–, –, ungenügende Schweißproduktion 366
–, –, ungenügender Trainingszustand 361
–, –, Unterernährung 362
–, –, vorausgegangene Hitzeschäden 365
–, –, zystische Fibrose 358
–, Hitzeakklimatisierung unter Belastung 337–341
–, –, Kinder im Vergleich zu Erwachsenen 338–339
–, –, Veränderung im Empfindungsvermögen 340–341
–, Hitzeschäden 351–354
–, –, unterschiedliche Populationen und Risiko 355–360
–, Hitzetoleranz 332–334
–, –, Definition 332
–, –, Kinder im Vergleich zu Erwachsenen 332–334
–, Kältetoleranz 334–337
–, Schwitzen 328–332
–, –, Einfluß auf die Leistungsfähigkeit 330–332
–, –, hitzeaktivierte Schweißdrüsen 329–330
–, Sportereignisse in heißem Klima, Richtlinien zur Durchführung von 366–368
Thermoregulation 232–327
–, –, Grundsätze 325–326

–, –, Hitzestreß und Hitzebelastung 323–324
–, –, physiologische und Verhaltensmöglichkeiten 325–326
–, –, Wärmeproduktion und Abgabe 324–325
Körpergewicht (s. auch Adipositas)
–, maximale Sauerstoffaufnahme 3–4, 7a
–, Training und Reduktion 262
–, Zerebralparese 285
Körperkontaktsportarten
–, Epilepsie 295
–, Verletzungen 99
Körperlänge
–, Dimensionstheorie 6
–, Muskelkraft 6
Körperlage und Herzfrequenz 28t, 34
körperliche Aktivität (s. auch Bewegungsmangel)
–, Adipositas 250–259
–, –, Fettanteil, Kalorienaufnahme 250–251
–, angeborener, totaler AV-Block 171–172
–, Anorexia nervosa 242
–, Asthma 122
–, Bewertung
–, –, Aktivitätsmeßgeräte 86t, 87
–, –, Beobachtung durch Untersucher 72, 86t, 87
–, –, Druckwandler-Meßgeräte 86t, 87
–, –, Fragebogen 85–87, 86t, 422–426
–, –, Herzfrequenzregistrierung 86t, 87
–, –, Photographie 86t, 87
–, –, Protokoll, selbstgeführtes 86t
–, –, Sauerstoffaufnahme, Messung 86t, 88
–, –, Schrittzähler 86t, 87
–, –, Zeit und Bewegungsanalyse 86t, 87
–, Definition 85–88
–, Diabetes 217–219
–, –, Insulindosierung, Veränderung durch 217
–, –, Kalorienaufnahme, Veränderungen durch 217
–, Epilepsie 405
–, Fallot-Tetralogie 197
–, Fettanteil 251–253, 252a
–, Hämophilie 317
–, kalorisches Äquivalent 427t

–, klimatischer Hitzestreß 368
–, Muskeldystrophie 300–302
–, regelmäßig betriebene 80–81, 81a
–, –, Verminderung kindlicher Erkrankungen 82, 82t
–, Unterernährung 246–247, 247a
–, Zerebralparese 285
körperliche Leistungsfähigkeit
–, Adipositas 256–260
–, Anämie 312–314
–, angeborener, totaler AV-Block 170–171
–, Anorexia nervosa 239–240
–, Aortenstenose 157
–, Asthenie neurozirkulatorische 181–182
–, Asthma 122–123
–, Definition 429
–, Fallot-Tetralogie 197–198
–, Fettanteil 245
–, Hypertonie 177
–, krankheitsbedingter Einfluß 88–91
–, –, Trainingsverlust 88–89
–, –, Reduktion der maximalen aeroben Leistungsfähigkeit 89–91
–, –, Zunahme des energetischen Bedarfs bei Belastung 91
–, Normwerte 374–375
–, Pulmonalstenose 187
–, Tuberkulose 144
–, Ventrikelseptumdefekt 192
–, Vorhofseptumdefekt 190
–, Zerebralparese 283
körperliches Training
(s. auch Training)
–, Adipositas 208–220, 261–275
–, Appetitveränderungen 265–267
–, Asthenie, neurozirkulatorische 184
–, Asthma 135–136, 135a
–, biochemische Veränderungen 267–269, 267t
–, Blutdruck 267t, 268
–, –, empfehlenswerte Belastungsformen 291
–, –, Leistungsveränderung 289–291
–, –, physiologische Veränderungen 287–289
–, Definition 48, 351, 430
–, diätetische Beschränkung, Adipositas 264–265
–, Eiweißstoffwechsel, Veränderungen 267–269

–, Fettgewebszellzusammensetzung 269–271
–, Forschung, methodische Probleme 48–49
–, Gewichtsreduktion 261–262
–, Grundsätze 50–55
–, –, Dauer des Programms 55
–, –, Dauer der Trainingseinheit 54
–, –, Häufigkeit 54
–, –, Intensität 53–54
–, –, Progression 53
–, –, Reizschwelle 53
–, –, Trainingsspezifität 50–51
–, Hämoglobinkonzentration 62, 314
–, Hämophilie 254–255
–, Herzfrequenz 28t, 32, 62, 61t, 267t, 268, 215
–, kardiovaskuläres System 60–63, 267t, 268
–, –, funktionelle Veränderungen 62–63
–, –, morphologische Veränderungen 61–62
–, Körperzusammensetzung 66–67, 261–265
–, Lipidstoffwechsel, Veränderungen 267–268, 267t
–, Muskeldystrophie 302–304, 304a
–, Muskelfunktion und Muskelkraft 55–56
–, –, aerobe Leistungsfähigkeit 56–57
–, –, anaerobe Kapazität 57–58
–, –, Kraft 58–59
–, psychosoziale Effekte bei Adipositas 267t, 268
–, pulmonales System 63–64, 64t
–, Skoliose 306
–, Skelettmuskeladaptation 64–66
–, –, biochemische Veränderungen 65–66
–, –, morphologische Veränderungen 65
–, Therapieform in der Pädiatrie 95–97, 96t
–, Trainingsabbau 59–60
–, Unterernährung 248
–, Zerebralparese 231–234, 289–291
–, zystische Fibrose 140–143, 141–142a
Körpermasse
–, Anorexia nervosa 239
–, Leistungsfähigkeit 41

–, maximale aerobe Leistungsfähigkeit 41
–, Trainingseinflüsse 66–67, 261
–, Thermoregulation 326
–, Unterernährung 242
Kondition 48
Kollisionssportarten 429
–, Epilepsie 295
–, Hämophilie 317
–, Verletzungen 99
koronare Herzkrankheit 174–175
Kortikosteroide 131
Kreatinphosphat 2
Krebszyklus 2

Labilitätsindex 108
Lähmungen
–, Bewegungsmangel 82 t
–, Bewegungstherapie 96 t
Laktat
–, Anorexia nervosa 239 t
–, Asthma, Laktatbildung 121
–, Bildung, bei Kindern im Vergleich zu Erwachsenen 15, 16 a, 19
–, Langzeitbelastungen 42
–, MacArdle-Syndrom 296–297
–, Testosteron bei der Laktatbildung 16
langsam reagierender Anaphylaxiefaktor 120
Laufbandergometer
–, anaerobe Belastungsverfahren 391
–, Belastungsuntersuchungen 388–391
–, Eigenschaften 389 t
–, maximale aerobe Leistungsfähigkeit, Bestimmung 391
Laufbandtests
–, Bruce, kontinuierlicher, stufenförmiger Maximaltest 393–394
–, maximale, aerobe Leistungsfähigkeit, Bestimmung 411
Laufen
–, Asthma 110, 123
–, Bewegungsökonomie 9
–, Diabetes mellitus 221, 224
–, –, Belastungsausgleich 225 t
–, –, Broteinheitenaustausch 222–223 t
–, Epilepsie 295
–, Flüssigkeitsersatz 350
–, Gewichtsreduktion 272–273, 273 t
–, Hämoglobinurie, belastungsinduzierte 314
–, kalorisches Äquivalent 427 t

–, Langstreckenlauf 3, 50
–, metabolische Differenzierung 20–23
–, motorische Beanspruchungsformen, Einfluß auf die 52 t
–, Sauerstoffbedarf 11
–, Unterkühlung 335
–, Wachstumshormonmangel
–, –, Provokationstests 229 t
–, Zerebralparese 289
–, zystische Fibrose 140
Lebensalter
–, aerobe Reserve 11, 12 a
–, Belastungsempfinden 45–48, 46–47 a
–, Herzfrequenz 27, 28 t, 29 a
–, Herzminutenvolumen 24, 25 a
–, Hitzeakklimatisierung 338, 338–339 a
–, Langzeitbelastungen 42
–, maximale aerobe Leistungsfähigkeit 4, 4 a, 5 a, 376–377 a
–, maximale anaerobe Leistungsfähigkeit 13, 13 a, 384–387 a
–, respiratorischer Wärmeverlust 118, 119 a
–, Säure-Basen-Bilanz 17, 18 a
–, Schlagvolumen 24
–, Schweißproduktion 328, 330 a
–, submaximale Sauerstoffaufnahme 9, 10 a
Leistungsfähigkeit
–, aerobe, maximale (s. aerobe maximale Leistungsfähigkeit)
–, anaerobe
–, –, Lebensalter 13, 13 a, 14 a
–, –, maximale 386 a, 387 a
–, maximale, Definition der 429
–, mechanische (s. mechanische Leistungsfähigkeit)
Lungentuberkulose 144

Mädchen (s. Geschlechtsunterschiede)
Magnesium
–, Dehydratation 346
–, Schweißkonzentration 343
Marschhämoglobinurie 314
Margaria-Treppenstufentest
–, Belastungsverfahren 401
–, chemischer Energieumsatz 13, 13 a
–, Lebensalter und Leistungsfähigkeit 13, 13 a, 14 a
MacArdle-Syndrom 296–297

McMaster, maximaler Fahrradergometertest nach 394, 395 t
McMaster, maximaler Armdrehkurbelergometertest nach 396, 396 t
mechanische Leistungsfähigkeit
–, anaerobe Leistungsfähigkeit 12
–, Ergometer zur Messung 389 t
–, Herzfrequenz 381, 382 a
–, maximale 378 a
–, –, gewichtsbezogene 379 a
–, Messung 9
–, Muskeldystrophie 300–301
–, Sichelzellanämie 319
Mechanischer Wirkungsgrad
–, Bewegungsökonomie 8–11
–, Definition 8, 430
–, Trainings- und Bewegungsmangel 59
–, Zerebralparese 283–284, 284 a
Medikation
–, Asthma 129–131
–, –, Behandlung der Bronchokonstriktion 131
–, –, prophylaktische 129–131
–, Auslaßversuch im Belastungs-Provokationtest bei Asthma 126
–, Diabetes 220
–, Herzfrequenz 28 t, 33, 33 a, 34 a
Methylphenidat 28 t, 33, 34 a
Methylxanthin 130–131
Monark-Ergometer 400
Muskeldystrophie
–, Belastungsgrenzen 297–300
–, Bewegung in der Therapie 302–304, 302 a
–, Bewegungsgewohnheiten 82 t, 300–302
–, Herzfrequenz 68 t
–, körperliche Aktivität in der Therapie 95
–, Leistungsverlust 60
–, maximale aerobe Leistungsfähigkeit 300
–, Muskelausdauer 298–299, 300 a
–, Muskelkraft 297, 298 a
–, Wingate, anaerober Test 299, 300 a
Muskelkontraktion
–, Adenosintriphosphat 2
–, aerobe und anaerobe Energiebereitstellung 2–3
–, Azidose 17, 18 a
–, exzentrische 428
–, isometrische 429

–, konzentrische 429
–, Krafttraining 50
–, Substrate 15, 15 t
Muskelkraft
–, Adipositas 258 a
–, Asthma 123
–, Definition 430
–, Dehydratation, bei 278
–, Körpergröße und 6
–, Muskeldystrophie, bei 297, 298–299 a
–, Sport, Einfluß auf die 52 t
–, Trainingseinfluß auf die 58
–, Zerebralparese 286
Muskelmasse
–, Ergometrie 389 t
–, Herzfrequenz 28 t, 33
–, maximale aerobe Leistungsfähigkeit 3, 5 a
–, Unterernährung 242

Nasenatmung 132–133, 132 a
Natrium
–, Dehydratation 346
–, Hitzekrämpfe 353 t
–, Schweißkonzentration 343
neuromuskuläre Erkrankungen
 (s. spezielle Erkrankungen)
neutrophiler chemotaktischer Faktor der Anaphylaxie 97
Nifedipin 106

Ökonomie der Fortbewegung
–, gesunde Kinder 8–9
–, Zerebralparese 283–284

Phosphofruktokinase 16
–, Sprinttraining 50
–, Trainingseffekte 65
Phosphorylase 16
–, MacArdle-Syndrom 296
Plasmavolumen (s. Blutvolumen)
Propranolol
–, beim Belastungstest zur Diagnostik des Wachstumshormonmangels 226, 228 a
–, Herzfrequenz 33, 33 a
Prostaglandine 120
pulmonale Erkrankungen
 (s. spezielle Erkrankungen)
Pulmonalstenose

–, Belastungsuntersuchung in der Diagnostik 187–188, 188a
–, hämodynamische Besonderheiten 184–185, 185a, 185t
–, Isoproterenol in der Diagnostik 188–189
–, Leistungsfähigkeit 187
Pyruvatdehydrogenase 16
PWC$_{170}$
–, Bestimmung 413
–, Definition 413, 430
–, Übergewicht 257a
–, Unterernährung 243

Radfahren
–, als aerobe Belastungsform 3
–, Asthma 111, 123
–, Diabetes mellitus 222t
–, –, Belastungsausgleich 222t
–, –, Broteinheitenaustausch 222t
–, epileptische Anfälle 294
–, Gewichtsreduktion 273t
–, Hämophilie 317
–, kalorisches Äquivalent 427t
–, mechanischer Wirkungsgrad 9
–, motorische Beanspruchungsformen, Einfluß auf die 52t
–, Wärmeverlust 335
–, Zerebralparese 291
Reiten
–, Diabetes mellitus 225t
–, epileptische Anfälle 294
–, motorische Beanspruchungsformen, Einfluß auf die 52t
–, Überlastungssyndrome 99
respiratorischer Wärmeverlust 117–120, 118–119a
respiratorischer Quotient 430
respiratorisches System
–, Belastung, Einfluß auf die 37–41, 38t
–, –, Atemäquivalent 38t, 40, 41a
–, –, Atemfrequenz 38t, 39–40
–, –, Atemminutenvolumen 38–39, 39a
–, –, Atemzugvolumen 39–40, 38t
–, –, Kinder im Vergleich zu Erwachsenen 37, 38
–, –, Ventilation, alveoläre 41
–, –, Trainingseffekt
–, –, Adipositas 268–269
Ringen
–, absichtliche Dehydratation 346

–, Epilepsie 296
–, Hochdruck 181
–, motorische Beanspruchungsformen, Einfluß auf die 52t
Rudern 52t

Salbutamol 129–131
Säure-Basen-Bilanz
–, Lebensalter 17, 18a
–, –, Muskelkontraktion 17
–, –, respiratorisches System 37
Sauerstoff
–, Sauerstoffaufnahme 430
–, –, Adipositas 248
–, –, Atemminutenvolumen 428
–, –, Belastungstest 404–405, 404t
–, –, Bewertung der körperlichen Aktivität 86t, 87
–, –, Ergometer zur Messung 389t
–, –, Kohlendioxidproduktion im Vergleich 430
–, Sauerstoffaufnahme, Dynamik 19–20, 20–21a
–, Sauerstoffaufnahme, maximale 429
–, –, Adipositas 248
–, –, aerobe Leistungsfähigkeit, zur Bestimmung der 411
–, –, Anorexia nervosa 239t, 240
–, begrenzende Faktoren bei Erkrankungen 88–91, 90a
–, –, chronologisches Alter 3, 4a, 5a
–, –, Dehydratation 348
–, –, Dimensionstheorie 4–6
–, –, Fettanteil 259–260, 260a
–, –, Geschlechtsunterschiede 3, 4, 4a, 5a
–, –, gewichtsbezogene 3–4, 5a, 377a
–, –, Hämoglobinkonzentration 313a
–, –, Körperlänge 6
–, –, Muskelmasse 3, 5a
–, –, Muskeldystrophie 300
–, –, Normwerte 376a
–, –, Skoliose 305t
–, –, Trainingseffekt 267t, 268
–, –, Unterernährung 243–244
–, –, Vorhersage 412–414
–, –, Zerebralparese 287
–, Sauerstoffaufnahme, submaximale 8, 8a
–, –, Adipositas 248
–, –, Alter 8–11, 11a, 12a

–, –, begrenzender Faktor bei Erkrankungen 91
–, –, Training 267t, 268
Sauerstoffschuld 19, 20a
Schädelverletzung 352
Schilddrüsenhormon 28t
Schlagvolumen
–, Anämie 311
–, –, angeborener, totaler AV-Block 167t, 168
–, –, Aortenstenose unter Belastung 156
–, –, Asthma 121
–, –, Belastungsreaktion 23–26, 26a
–, –, Dehydratation 346
–, Kinder im Vergleich zu Erwachsenen 24t
–, Krankheitseinfluß auf das maximale 89, 90a
–, Lebensalter 24, 26a
–, Messung 24
–, Pulmonalstenose 185t, 186
–, Trainingseinfluß 61t, 62
Schneeschuhlaufen
–, Diabetes mellitus 225t
–, kalorisches Äquivalent 427t
–, Unterkühlung, allgemeine 334
Schrittzähler 86t, 87
Schulsonderturnen 430
Schweiß
–, Belastung 341–342
–, Entwicklung der Salzkonzentration 343a
–, Eiseneliminaton 314
–, Hypotonie 350
–, Natriumverlust 349
–, Osmolalität 343
–, Verdunstung 324
–, Zusammensetzung 343
Schweißdrüsen
–, hitzeaktivierte 329–330, 329a
–, –, Verteilung auf der Körperoberfläche 329, 329a
–, Patienten mit kongenitalen Vitien 357
Schweißmenge 328, 329, 329a
–, Androgene 328
–, Dehydratation 329a
–, Elektrolytverlust 337
–, Entwicklung 329a
–, Haut- und Rektaltemperatur 331a
–, Hitzeakklimatisierung 337
–, Hitzebelastung 324

–, Hitzeerschöpfung 353t
–, Hitzschlag 353t
–, Kinder im Vergleich zu Erwachsenen 332–334, 334a
–, Leistungsbeeinflussung 330–332, 331a
–, Syndrome mit ungenügender 366
–, Unterernährung 362
–, Verdunstung 324
–, zystische Fibrose 358
Schweißverteilung 328–332
Schwimmen
–, adipöse Jugendliche, Eignung für 274
–, aerobe Aktivität 3
–, Asthma 109, 110a, 118, 118a
–, Diabetes mellitus 223t
–, –, Belastungsausgleich 225t
–, –, Broteinheiten, Austausch der 223t
–, Durchhaltezeit 245–246
–, Gewichtsreduktion 272–274, 273t
–, epileptische Anfälle während 294
–, Hämophilie 317
–, kalorisches Äquivalent 427t
–, Körpergröße und Leistungsfähigkeit 42
–, metabolische Differenzierung 20
–, muskuläre Beanspruchungsformen, Einfluß auf die 52t
–, Überlastungssyndrome 99
–, Wärmeverlust 335
–, Zerebralparese 289
–, zystische Fibrose 141
Segeln
–, Gewichtsreduktion 274
–, Hochdruck 181
–, motorische Beanspruchungsformen, Einfluß auf die 52t
Septumdefekte
–, Ventrikelseptumdefekt 191–192
–, –, Belastungstest in der Diagnostik 192
–, –, hämolynamische Belastungsreaktionen 191
–, –, Leistungsfähigkeit 192
–, Vorhofseptumdefekt 189–190
–, –, Belastungstest in der Diagnostik 190
–, –, hämodynamische Belastungsreaktionen 189
–, –, Leistungsfähigkeit 190
Sichelzellanämie 318

Sitzen
–, kalorisches Äquivalent 225 t, 427 t
Skelettmuskel
–, Ausdauer 429
–, Durchblutung 34
–, –, Bewegungseinfluß 34
–, –, Trainingseinfluß 63
–, –, Zerebralparese 287
–, Fasertypen, Differenzierung 23
–, Kontraktion (s. Muskelkraft)
–, Kraft (s. Muskelkraft)
–, Trainingseinfluß 64–66
Skilauf
–, Asthma 133
–, Diabetes mellitus 221
–, –, Belastungsausgleich 225 t
–, –, Broteinheiten, Austausch der 223 t
–, Gewichtsreduktion 271, 273 t
–, kalorisches Äquivalent 427 t
–, motorische Beanspruchungsformen, Einfluß auf die 52 t
–, Skilanglauf 3
–, Unterkühlung 335
–, Wind, Abkühlung durch 335
Skoliose
–, arterieller Sauerstoffgehalt 90
–, Bewegungsmangel 82 t
–, Dyspnoe 305
–, Leistungseinschränkung 304–305
–, physiologische Einschränkungen 304–305
–, Trainingseinfluß 306
Soldier's heart 181
Sonnenstrahlung 323
Sport (s. auch spezielle Sportarten, Gewichtheben)
–, Jogging, Körperkontaktsportarten, Kollisionssportarten,
–, Laufen, Schwimmen, Segeln
–, Wurfdisziplinen
–, Anämie, sportinduzierte 314
–, Diabetes 225 t
–, Gewichtsreduktion 271–274, 273 t
–, kalorisches Äquivalent 427 t
–, metabolische Differenzierung 20–23
–, Zerebralparese 234
Sportunterricht 49
Springen
–, anaerobe Belastungsform 3
–, Asthma 109
–, motorische Belastungsformen, Einfluß auf die 52 t

–, Wachstumshormonmangel
–, –, Provokationstests 229 t
Sprint
–, anaerobe Aktivität 3
–, metabolische Differenzierung 21
–, oxidative Enzyme 65
–, spezielle Gewebsveränderungen 50
Squash
–, Diabetes mellitus 225 t
–, kalorisches Äquivalent 427 t
Stenose der Aorta (s. Aortenstenose)
Stenose der Pulmonalis (s. Pulmonalstenose)
Steptests
–, anaerobe Belastungstests, Verfahren für 391
–, Belastungsverfahren 388
–, Canadian home fitness test 398
–, Eigenschaften 389 t
–, Hanne, Test nach 397–398, 398 t
–, Harvard-Test 259
–, maximale aerobe Leistungsfähigkeit, Bestimmung der 391, 411
–, Margaria, Test nach 401
Streß
–, emotionaler 31–32
–, Herzfrequenz 18 t, 31–32
–, Hitzestreß 323, 366, 368, 428
–, –, Herzfrequenz 31
Sukzinyldehydrogenase 50
Synkope
–, angeborener, totaler AV-Block 170
–, Aortenstenose 158
–, Hitze 352, 353 t, 359

Temperatur (s. auch Hitze, Wärme)
–, effektive 323
–, Haut- und Körperkern
–, –, Adipositas 362–365, 363 a
–, –, Anorexia nervosa 355
–, –, Dehydratation 346, 347 a
–, –, Hitzeakklimatisierung 337, 338–339 a
–, –, Kaltwasserexposition 335–337, 336 a
–, –, Unterernährung 362
–, Hitzestreß, beim
–, Wet Bulb Globe 323
–, –, zulässige körperliche Aktivitäten 367 t
Tennis
–, Diabetes mellitus 223 t

–, –, Belastungsausgleich 225t
–, –, Broteinheitenaustausch 223t
–, Epilepsie 28t
–, Gewichtsreduktion 273t
–, kalorisches Äquivalent 427t
–, motorische Beanspruchungsformen, Einfluß auf die 52t
Thalassaemia major 319
Theophyllin
–, Asthma 130–131
–, Herzfrequenz 33
Thermoregulation
–, Anorexia nervosa 285
–, Besonderheiten beim Kind 326–327
–, Dehydratation 346
–, Fieber 359–360
–, Grundsätze 323–326
–, Hitzestreß und -belastung 323
–, Nachteile für Kinder 326–327
–, physiologische Mechanismen 325–326
–, Verhaltensmöglichkeiten 325–326
–, Wärmeproduktion und Austausch 324–325
Tischtennis
–, Diabetes mellitus 225t
–, kalorisches Äquivalent 427t
Tod durch
–, Fallot-Tetralogie 199
–, Hitzeschädigung 354t
–, kardiovaskuläre Erkrankungen 104, 101a
Training
–, aerobe Kapazität 56–57
–, anaerobe Kapazität 57–58
–, Ausdauer 50
–, Definition 430
–, methodische Probleme bei Untersuchungen 48–49
–, muskuläre Leistungsfähigkeit und Muskelkraft 58–59
–, Muskeldystrophie 304
–, Skelettmuskelveränderungen 64–65
–, Spezifität 50–51
–, zystische Fibrose 140–143, 141a
Training, körperliches (s. körperliches Training)
Trainingsmangel
–, Herzfrequenz 28t, 32
–, physiologische Effekte 59–60
Tricarboxylsäurezyklus (s. Krebszyklus)

Turnen
–, Asthma 133
–, Gewichtsreduktion 272
–, Hochdruck 181
–, motorische Beanspruchungsformen, Einfluß auf die 52t
–, Überlastungssyndrome 99

Überlastungssyndrome 99
Unterernährung
–, Bewegungsgewohnheiten 246–247
–, Bewegungsmangel 82t
–, Fettanteil 362–365
–, Hitzeschäden 362
–, Kriterien 242
–, Protein- und Kalorienmangelernährung 245
–, Trainingseffekt 248
–, Wachstum und Leistungsfähigkeit 242–246

Vagusnerv 120
Ventilation, alveoläre
–, Adipositas 90a
–, Belastungseinfluß 41
–, Skoliose 305t, 306
ventilatorische Reserve 38
Ventrikelseptumdefekt
–, Belastungstest in der Diagnostik 192
–, hämodynamische Belastungsreaktionen 191
–, Leistungsfähigkeit 192
Verapamil 131
Vitalkapazität
–, Belastungseinfluß 41–42
–, Skoliose 304, 305t
–, Trainingseinfluß 63, 64t
Volleyball
–, Diabetes mellitus 225t
–, kalorisches Äquivalent 427t
–, motorische Beanspruchungsformen, Einfluß auf die 51, 52t
–, Zerebralparese 289
Vorhofseptumdefekt
–, Belastungstest 190
–, hämodynamische Besonderheiten 189–190
–, Leistungsfähigkeit 190

$W_{0.85}$ 414–415
W_{R17} 415, 415a

Wachstum und Entwicklung
–, aerobe gegen anaerobe Leistung-
  14, 14a
–, Dimensionstheorie 4–6
–, Herzvolumen 26, 27a
–, maximale Sauerstoffaufnahme 3
–, physiologische Fähigkeiten in
  Abhängigkeit 1
–, physiologische Reaktionen in Abhängigkeit 1
–, Unterernährung 242
–, Wachstumshormonmangel 226–233
Wachstumhormonmangel
–, Belastungstest 226–233
–, –, Belastungsverfahren 226–227,
  229t, 228–230
–, –, Blutabnahme 231
–, –, falsche Resultate 227, 229t
–, –, Gründe 226
–, –, pharmakologische Stimulation 227, 229t
–, –, refraktäre Phase 231
–, –, Standardisierung 231–233
–, –, Temperatureinfluß 232
–, –, Variation in den Ergebnissen 227
–, Provokationstest zur Diagnose 226
Wärme
–, Abgabe an die Umgebung 324
–, –, in kaltem Wasser 335, 335–337,
  336a
–, Konvektion 324, 347–348
–, Leitung 324
–, Produktion und Austausch 324–325
–, Strahlung 324–326
Wasser
–, Ersatz 348–351
–, Hitzeerschöpfung 352
Wasserball
–, Asthma 133
–, Gewichtsreduktion 274
–, motorische Beanspruchungsformen,
  Einfluß auf die 52t
Wet-Bulb-Globe-Temperatur 323
Wind, Abkühlung durch 335
Wingate, anaerober Test 398–401
–, Belastungsverfahren 398–401
–, Klima 334
–, Leistungsindex 398–401
–, metabolische Differenzierung 22,
  22a

–, Muskeldystrophie 299, 300a
–, Normalwerte 384a
–, optimaler Widerstand 399t, 401
–, Ziele 398
Wurfdisziplinen
, anaerobe Aktivität 3
–, epileptische Anfälle 294
–, motorische Beanspruchungsformen,
  Einfluß auf die 52t

Zeit-Bewegungs-Analyse 86t, 87
Zerebralparese
–, Fettanteil 285
–, Belastungstest 286–287
–, Bewegungsgewohnheiten 285
–, Bewegungsmangel 82t
–, Bewegungsökonomie 283–284
–, Leistungsfähigkeit 283
–, mechanischer Wirkungsgrad 282–283
–, Muskelspastizität, Messung 288
–, Training 287–291
–, –, empfehlenswerte Sportarten 291
–, –, Leistungssteigerung 289–291
–, –, funktionelle Veränderungen
  287–289
zyanotische Herzfehler
–, arterieller Sauerstoffgehalt 90
–, Bewegungsmangel 82t
zystische Fibrose
–, arterieller Sauerstoffgehalt 90
–, Belastungstest in der Diagnostik 139–140
–, Bewegungsmangel 82t
–, bewegungstherapeutische Programme 143
–, Cor pulmonale 137
–, Dyspnoe 136
–, Hitzeschäden 358
–, Leistungsfähigkeit 136–138, 139a
–, Lungendiffusionskapazität 137, 138a
–, pathophysiologische Veränderungen 136t, 137
–, Salzverlust durch Schweiß 143
–, Sauerstoffsättigung 137, 139a
–, Training 113–115, 112a, 140–143,
  141a
–, Training, therapeutische Bedeutung 96t, 139a, 140–143

MIX
Papier aus verantwortungsvollen Quellen
Paper from responsible sources
FSC® C105338

If you have any concerns about our products,
you can contact us on
ProductSafety@springernature.com

In case Publisher is established outside the EU,
the EU authorized representative is:
**Springer Nature Customer Service Center GmbH
Europaplatz 3, 69115 Heidelberg, Germany**

Printed by Libri Plureos GmbH
in Hamburg, Germany